社会疫学

編 リサ・F・バークマン
　イチロー・カワチ
　M・マリア・グリモール

監訳 高尾総司
　　藤原武男
　　近藤尚己

大修館書店

本文中の〔　〕は訳者注を示す。

Social epidemiology Second edition was originally published in English in 2014.This translation is published by arrangement with Oxford University Press. Taishukan Publishing Co., Ltd. is solely responsible for this translation from the original work and Oxford University Press shall have no liability for any errors, omissions or inaccuracies or ambiguities in such translation or for any losses caused by reliance thereon.

日本語版に寄せて

　私がハーバード公衆衛生大学院の助教になったのは、1992年のことであった。その時、最初に指導した博士課程院生、つまりまさに私の院生第1号に、「社会疫学」をテーマとするように提案した。ところが、学内の学位審査委員会に提出した彼の申請書は、なんと翌日には突き返されてしまった。委員長のコメントが、「そんな分野はない」というそっけないものだったことに私は驚きを隠せなかった。これこそ、私が社会疫学の教科書を執筆しようと思ったモチベーションだったのだ。折しも、私のメンターでもあり、当時講座の主任教授でもあったリサが、ちょうどOxford University Pressと『社会疫学』第1版の出版契約を済ませたところであり、幸運にも私は編著者として加わることになった。出版後には、もはや「社会疫学なんて分野はない」などという批判を耳にすることはなくなった。第1版が上梓された2000年は、*Social Science & Medicine* 誌が社会疫学を独立した掲載領域として、それまですでにあった5つの領域、つまり医療社会学、健康心理学、医療人類学、医学地理学、医療経済学に加えた年でもあった。この時、私は社会疫学が間違いなく疫学の一分野として確立したことを確信したのであった。

　第1版と第2版の違いは、まずはそのボリュームであろう。わずか14年という期間ではあったが、原書は391頁から615頁になり、つまり確固たるエビデンスがそれだけ増えたということを意味しよう。社会疫学は今や引っ張りだこの領域である。何しろ北米に所在するほとんどの主要な公衆衛生大学院の教育カリキュラムに含まれたのだから。もっと言えば、Society for Epidemiologic Research（SER）や International Association of Epide-miology（IEA）においても、シンポジウム、口演、ポスター発表のテーマとして社会疫学は躍進を遂げている。喫煙、運動や食生活などの個人の健康行動をターゲットにした「リスクファクター」疫学全盛であった1990年代初期とは比べるべくもない。今となっては、少し古い世代の疫学者さえも、個人の健康行動を社会経済的状況、職場や近隣などの「上流の」社会的決定要因から影響を受ける文脈の中で捉えるようになってきた。

　第1版は日本語に翻訳されることはなかった。それにもかかわらず、社会疫学が日本において確実にその花を開かせてきたことは興味深く、若き日本の疫学者たちの活躍ぶりには目を見張るばかりである。私はこうしたトレンドが決して、日本にありがちな一過性のハヤリやブームではないと確信している。なぜなら、日本という国は社会疫学を研究するためのテーマには事欠かないからだ。社会格差は拡大し、終身雇用制度の崩壊とともに非正規雇用は急速に増加している、高齢社会の進展は世界の最先端を突っ走り、東日本大震災後にはコミュニティのレジリエンスの重要性を世界に知らしめた。

　日本の研究者たちが健康の社会的決定要因に関する研究の最前線に登場するようになったことは、今や明白な事実である。JAGES、JHOPE、JSHINE、JPHC、JACCといった数々のコホート研究が進められ、出版される論文の数は膨大なものになりつつある。社会疫学研究に対する日本からの貢献は多大なもので、職場と健康、ソーシャル・キャピタル、所得格差、さらにはライフコース疫学など多岐にわたる。その一端は、川上らの『社会と健康：健康格差解消に向けた統合アプローチ』（東京大学出版会）や、近藤による『健康格差への処方箋』（医学書院）からも伺える。たいていの欧米人は、日本人の長寿の秘密は、そのライフスタイルにあるのだろうと、特に食生活に注目する。豆腐や鮨、あるいは緑茶の健康影響にとどまらず、日本の社会の中にはそれ以上の「文脈」が隠されているのである。健康の社会的決定要因に目を向けない政治家は、選挙で当選できない時代が訪れるかもしれない。

最後に、翻訳というハードな仕事を引き受けてくれた日本の仲間たちに感謝の意を表したい。さらに言えば、翻訳作業の過程で、少なくない原書の間違いを指摘してくれた。しばらく先にはなるが、原書の誤りも第3版では必ず修正しよう。つまり、日本の読者は今世界中で最も恵まれた環境にあり、なんと原書よりも確実にカイゼンされた内容を読むことができるのだ。日本のさらに次の世代の社会疫学者たちが、本書から刺激を受け、世界に羽ばたいていくことを切に望む。

2017年3月
有馬温泉にて
イチロー・カワチ

まえがき

　2000年に『社会疫学』第1版が上梓されたことは、大きな喜びであった。疫学における新たな学問分野が、この本の登場により確立されたのだ。社会的要因と健康との関連について、当時蓄積され始めていたエビデンスを1つにまとめた最初の教科書だった。これはとりわけ興味深い現象だった。何しろ1958年に私が取り組み始めた頃には、このテーマについて知られていることはわずかで、研究している疫学者もごく少数であった。Saxon Graham、John Cassel、Sol Levine、Leo Reeder らがいたことは間違いないが、誰も社会的要因に関する教科書が実際に出版されるなど思いもしなかった。

　第1版の出版から14年で、なんと『社会疫学』第2版が上梓された。この14年の間に社会疫学に関する教科書が複数出版され、世界中の多くの公衆衛生大学院では社会疫学のコースが設置されるようになった。社会疫学に対する関心が爆発的に拡大した理由は明白であろう。第一に、これまでよく知られていた個人のリスク要因（血中脂質、血圧、喫煙、肥満、運動不足、偏った食事）は疾病の発症には比較的わずかな影響しか及ぼさないことが、近年明らかになってきている。第二に、個人のリスクを下げるための取り組みは成功しているとは言えない。そして第三に、最も大切なこととして、たとえリスク要因をもつ全員のリスクを下げることができたとしても、問題の根源となっている地域社会における社会的決定要因に介入しない限り、際限なく別の新しい人々がリスク要因をもつことになる。

　社会疫学という学問の成熟は非常に重要だ。なぜなら、一般的な疫学研究にとっても有用な視点をいくつか提供してくれるからだ。1つ目は、家族、近隣、コミュニティおよび社会的グループを重視する視点である。2つ目は、

VII

リスク要因と疾病を研究するためのより適切な方法の視点であり、病因論（etiology）と介入の概念に対するアプローチを根本的に変え得るものである。これらの2つの重要な視点については、以下でそれぞれを詳細に検討しよう。

　1つ目の視点はつまり「集団に焦点をあてる」ということだ。疫学の主な目的は、疾病予防など人々の健康に関する知見に寄与することである。そのために疫学者は、集団における疾病の分布を調査したり、分布を説明する要因を特定したりしようとする。社会疫学の視点が単にこうした要因をさらに追加する程度のものではないことが、本書を通してわかるだろう。つまり、個人レベルの要因だけではなく、グループやコミュニティレベルの要因によっても健康や疾病が影響を受けることが明確になろう。このアプローチは、個人を対象に個人のリスク要因に焦点をあてる疫学研究とは対照的である。疫学研究における、いわゆる「コミュニティ」研究は、疾病の発生に関連する個人の行動や属性を丁寧に記述しているに過ぎなかった。この手の研究は、差し詰め大規模集団における臨床研究とみなす方が適切かもしれない。

　エミール・デュルケームが行った自殺に関する研究は、社会疫学的アプローチの重要性を示す顕著な例であろう。彼は、最も個人的な行動の1つとも言える自殺について研究することにより、社会環境の重要性を実証した。デュルケームは、個人単位での流出入があったとしても、国やグループの自殺率には定常的に特定のパターンが認められることを指摘した。もし、自殺が特定の個人が抱える問題によって発生するだけなら、個人単位での流出入を考慮すれば、特定のグループの自殺率が高かったり低かったりするパターンは説明できない。デュルケームは、グループの社会的環境にこそ答えがあるのだという示唆を与えてくれた。もちろん、社会的要因はグループ内のどの個人が自殺するかを決定することはないが、グループ間の定常的な自殺率の違いに寄与するのだ。

　デュルケームが示したのは、コミュニティの健康やウェルビーイングは、人々が住んでいる社会環境から影響を受ける、という視点である。個人レベルのリスク要因だけに注目すれば、介入は必然的に個人の行動に焦点をあてるものになる。問題は、前述の通りたとえこれらの介入が完全にうまくいっ

たとしても、問題の根源である地域社会における社会的決定要因は何も変化しないため、別の新しい人々がリスクをもつ状況が続くことにある。本書を読むことで、社会環境の本当の意味について明確かつ創造的に考える新たな機会が得られるだろう。集団に注目することで、病因論に対するアプローチのみならず、介入に対する新鮮で有意義なアプローチも促すと期待している。

社会疫学によって得られる2つ目の視点は、「疾病をいかに分類するか」ということだ。疫学の主な目的は疾病のリスク要因を特定することであるが、残念ながら達成されているとは言えない。先進国で最も多い死亡原因である冠動脈疾患の研究を見れば、多くの慢性疾患においてこの目的が達成されていないことは明らかである。1950年代から冠動脈疾患は最も積極的に研究されてきたテーマであり、巨額の予算も投じられてきた。世界中での多大な努力の結果、数多くの重要なリスク要因が特定された。喫煙、高血圧、高脂血症は、誰もが納得する3つの主要因子である。すべての人が納得しているわけではないにせよ、これら以外にも肥満、運動不足、糖尿病、凝固因子、ストレス、ホルモンなどのリスク要因が提起されてきた。問題は、これらのリスク要因すべてを考慮しても、冠動脈疾患発生のおよそ40％程度しか説明できないことにある。

50年間以上も努力を傾けたにもかかわらず、見出されたリスク要因のすべてを組み合わせても疾病罹患の半分未満しか説明できないのはなぜだろうか。1、2個の重要なリスク要因を見落としているのだろうか。しかし、仮にそのようなリスク要因があるとすれば、冠動脈疾患発生の残りの60％を説明できる程度に大きな相対危険度でなければならない。そんなに重要なリスク要因を見落としているとは考えにくい。この問題は何も心疾患に限ったものではなく、他の疾患の状況はより厳しいものである。したがって、病因論におけるアプローチ方法を考え直す必要があることは明らかである。

社会疫学のパイオニアの1人であるJohn Casselは、亡くなる直前の1976年に発表した論文の中で、この問題に示唆を与えてくれた。Casselは、多種多様な疾病が似通った環境と関連していることを指摘した。例えば、結核患者、統合失調症患者、アルコール中毒患者、交通事故に何度も遭う被害者、ひいては自殺既遂者のもつリスク要因が極めて類似していた。Casselは、

このような現象が見過ごされている理由として、研究者は通常「1つの臨床的に独立した実体にだけ関心が向かうため、複数の疾病に共通する特徴は見落とされやすい」のだろうと述べている。

　疫学における疾病分類方式は、臨床的な疾病アプローチに基づいている。このことは、疫学者がかつて集団ではなく個人に注目していたことを示す、別の遺産とも言える。このようなアプローチが疾病の診断や治療を行う上で有用であることに疑問の余地はないが、疾病を予防するという目的を果たす上ではあまり役に立たない。しかし興味深いことに、感染症を専門とする疫学者は、適切かつ有用な方法で疾病を分類することにより、すでにこの問題を解決していた。すなわち、水によって感染する疾病、空気によって感染する疾病、食品によって感染する疾病、媒介生物によって感染する疾病などに分類したのである。この分類方式は、疾病の原因となる環境因子を標的とする効果的な介入方法を考える助けになる。しかし、心臓病、がん、外傷、自殺などの非感染性疾患に対しては、いまだによい分類方式はない。

　この問題に関して、私たちの研究資金の主要な拠出元である National Institutes of Health（NIH）が、臨床疾病モデルを中心に組織されていることも指摘できる。例えば、NIH に「貧困と疾病」に関する研究助成を申請しても、担当者はその申請書の評価をどの下部研究機関に依頼すべきか困ってしまう。いずれの下部機関も疾病ごとに組織されているからである。「喫煙と疾病」「栄養失調と疾病」「ストレスと疾病」の場合でも同じである。健康問題を疾病単位で捉えてしまうと、特定の臓器障害の背景に存在する社会的決定要因は視界から消えてしまう。

　『社会疫学』第2版は、このような問題への新たなアプローチを提供する。臨床疾病を中心に構成される章は1つもなく、疾病発生に影響する主要な社会的決定要因や概念に目を向けさせる。疾病を分類したり介入を考えたりするための新たな方法を創造的に考えることにつながり、私たちの思考を大きく変えてくれるだろう。

　本書には他にも特筆すべき特徴がある。第1版では、不平等、近隣、地域社会、仕事、家族という、当時注目を浴びつつあった研究分野を網羅していた。第2版では、ごく最近新たに光をあてられつつある重要な課題を扱って

おり、労働、教育、家庭などに関する公共政策が健康に与える影響についても概説している。これらの課題は国民の健康に大きな影響を与えるため、本書を通して課題を認識することは有益であろう。また、全体を通して、ライフコースの視点からあらゆる論題を考察している。すべてのリスク要因は、人生のごく早い段階から最期の日に至るまで影響を与えるものであり、ライフコースの視点は極めて重要である。加えて、リスク要因が体内で健康に影響を及ぼす生物学的メカニズムについても深く考察する。社会的要因と健康との関連を単に観察するだけではなく、社会的要因が健康に対して生物学的にどのように影響を及ぼすかについても知る必要がある。社会環境が生物学的機能にどのように埋め込まれているかを理解することは、研究や介入におけるまったく新しい道を拓くことにつながるだろう。

　前書きに何を書くべきかを思案しつつ、ふと Leo Reeder と私が 1967 年に編集した Social Factors and Cardiovascular Disease に目をやった。著者は皆、当時その分野における最高の研究者たちだった。その後、私たちはこの研究分野について議論しようと、ある学会に彼ら全員を招待したが、総勢わずか 28 人に過ぎなかった。このような 47 年前の状況と本書に書かれている状況を比較すると、畏敬の念を抱かざるを得ない。現在の知識に比べると 1967 年に上梓した本の内容は簡素なものではあったが、私たちが当時行っていた研究が正しい方向に向かっていたことがはっきりした。今から 47 年後の 2061 年に『社会疫学』の新しい版が上梓され、誰かがその前書きを執筆していることを期待している。また、創造性、方法論、精巧性の点で、これまでの 47 年間と同じように飛躍することも望む。その時、本書が将来への発展のための優れた基礎を築いたことが明らかになるだろう。人々の健康を守る公衆衛生における私たちの進歩は、このような積み重ねによるものなのである。

S・レオナード・サイム

カリフォルニア大学バークレー校

公衆衛生大学院

疫学・地域保健　名誉教授

序文

現実に生じている事柄を研究しようとする一方で現実を改善しようとしないなら、それは辻褄が合わない。推論的な関心だけの研究には，まったく価値がない。現実問題から理論問題を慎重に切り分けるとしても、前者を無視することにはならない。むしろ逆で、いずれの問題も解決しやすくなる。

エミール・デュルケーム『社会分業論』

『社会疫学』第2版の出版に当たり、私たちは実に思い切ったことをした。本のタイトルはそのままだが、内容はほぼ刷新されている。これは、根源的な健康の決定要因を理解するためのアプローチとして社会疫学が成し遂げた成功への「歓喜の歌」と言えよう。本書の第1版が上梓された当時は、健康や疾病の分布パターン形成に社会が果たす役割を実証した論文は少なく、いくつかの雑誌にまばらに発表されている程度であった。しかし今や、本書の各章がそれぞれ別個に1冊の本として出版できるほど、新しい研究成果は多くなった。かつてはごく少数の研究しかなかった論題について、今では世界中の数百編もの論文をまとめたメタアナリシスが存在するほどなのだ。

過去40年間で、社会や様々な形態の社会組織が健康やウェルビーイングにどのように影響を及ぼすかという関心が爆発的に高まった。社会的要因への理解が進めば不平等を減らして集団の健康を改善するための確固たる戦略が得られるという認識が広まったのだ。このような時代背景の中で社会疫学は先人たちの研究成果をもとに誕生した。20世紀初頭にFrost、Goldberger、Sydenstrickerによって行われた公衆衛生研究のほか、CannonとSelyeに

XIII

よるストレスに関する研究、そして現在注目されつつある医療社会学や健康心理学の研究である。かつて疫学は、物理的な環境が健康に与える影響だけを評価するために用いられていたが、今では社会的な環境の健康影響を評価するためにも用いられている。本書は第1版に続き、過去14年間に発展した新しい方法や理論を説明し、様々な社会領域における膨大なエビデンスを概観することを目指している。私たちの目的は、様々な読者に対して重要な社会的状況に関して紹介するだけでなく、公共政策、人口統計学、経済学、社会学、そして当然のことながら疫学における新たなアプローチも紹介することだ。本書の読者は、各章に記されている理論や方法論の概説により、入手可能な最新の情報をもとにして自身の研究や実践を始められると確信している。

第2版は、公共政策や自然実験ないしは無作為化比較試験の影響に関して、まったく新しい方向づけを与える。本書には、労働政策や経済状況、政策領域における自然実験から得られる様々な政策の健康影響評価、行動経済学、政策決定における社会疫学の実践に関する章が、それぞれ新しく加えられた。また、実質的にすべての章において、差別、教育、労働条件に関して変化をもたらした政策評価を引き合いに出している。これは疫学における新世界であり、科学者たちは古典的アプローチを用いて世界を単に観察するだけではなく、健康改善を目指した介入を設計し、評価を実践する。これは、公衆衛生分野の実践と研究が統合された19世紀や20世紀当時の公衆衛生の専門家たちが共有したことと多くの点で類似している。

本書は全15章で構成される。歴史的文脈の中に本書を位置づけるS・レオナード・サイムによる前書きの後、社会疫学の歴史を紹介する第1章では、社会疫学の始まりから今日に至るまでの包括的な論題を扱う。第2章以降は5つのセクションに大別される。最初のセクション（第2章～第4章）では、社会経済的状況、差別、所得格差と健康との関連を扱う。第2章では、個人の社会経済的状況と健康との関連に関するエビデンスを論じるほか、教育が長期的な健康に及ぼす役割を評価した自然実験も取り上げる。続く第3章〔抄訳〕は差別の役割について深く考察しており、人種や民族による差別だけではなく、ジェンダー、年齢による差別についても論じる。最後に第4

章では、地域の社会経済的状況による健康格差に関して多くの研究を概説する。これら3つの章は全体を通して、社会経済的状況や差別が健康アウトカムに与える影響に関する最新の理論やエビデンスを提供する。根底にある社会的な状況を分析することで、人種や民族による健康格差をより深く理解できるだろう。

続く2番目のセクション（第5章～第6章）では、労働環境や労働市場について健康との関連から論じる。第5章では、職業性ストレス、努力－報酬不均衡、仕事－家庭葛藤、シフト制勤務、勤務スケジュールの調整など、仕事に関連した組織的な状況における主な概念を概説する。第6章では、雇用の不安定性、失業、景気後退に関連するマクロな経済状況による健康影響を論じる。その上で、失業、産休、退職などに関する労働政策の健康影響について考察する。これら2つの章は、労働と健康の研究に関する理論、測定、方法論的問題について最新の内容を扱っている。

3番目のセクション（第7章～第8章）のテーマは、コミュニティや社会的関係が健康に果たす役割である。第7章では、社会的統合、ソーシャルネットワーク、ソーシャルサポートの健康影響に関する理論的方法とエビデンスを結びつける。ネットワーク分析における重要な成果と、その分析法がどのように社会疫学で用いられてきたかについても扱う。そして、第8章ではソーシャル・キャピタルと健康の関連についてのエビデンスを概説する。ここでは1番目のセクションと同様に、地域レベルおよび個人レベルの測定法について議論する。

4番目のセクション（第9章）では、感情が健康（特に心血管疾患）とどのように関連するかについての研究結果を扱う。正負の両次元を含めて、感情がいかに健康に影響するか、に関するエビデンスを概説する。これらの心理状態は、それ自体が重要であるだけでなく、社会的な状況が健康に与える影響を媒介する経路としても重要なものである。加えて、ライフコースに関する論題は感情の発達と健康に関係するため、このセクションで扱う。

最後の5番目のセクション（第10章～第15章）では、社会疫学において重要であると同時に、真に学際的な視点が求められる数多くの論題を扱う。第10章〔抄訳〕では、健康行動や健康を損なう行動の社会的文脈について

論じ、行動への介入の有効性を高めるために社会的な組織をしっかりと組み入れることがどのように役立つのかを示す。第11章では、個人やグループの心理的状態だけではなく、社会的な環境も変えることを目指した介入に関して新たな心理学的モデルを提示する。これら2つの章では、組織的な状況の変化を目指した職場介入だけではなく、健康行動の改善を目指した職場介入についても詳細に議論する。そして第2版にはまったく新しい2つの章が加えられた。1つは政策に関する第12章で、社会疫学研究の成果を政策化することについて論じる。もう1つは、行動経済学に関する第13章である。これら2つの章は、経済学や公共政策学によって、政策が及ぼす健康影響の評価や健康のための行動変容における従来の方法が、いかに根本的に変わったかを示す。まさに、これらは社会疫学の重要領域である。というのも、公共部門や民間部門に関する政策に影響を与えたり、個人の行動決定に対して影響を与えたりできない場合は、健康改善の見込みはほぼないからである。そしてこれに続く第14章では、社会的な状況と健康を結ぶと考えられる生物学的メカニズムに関する詳細な説明がなされる。社会的な経験の生物学的埋め込みに関する最も革新的な考え方や推論をいくつか紹介する。また、比較的よく研究されている病態生理学的メカニズムを概説し、社会疫学分野においてはほとんど知られていないメカニズムの概要も述べる。最後に、本書の結びとして第15章では、グローバルポリシーに健康の社会的決定要因を組み込むことを扱う。国民の健康を守るためには、従来の保健医療政策にとらわれることなく、社会組織、社会構造、およびそれらを形づくる政策による健康影響を理解しなければならない。これこそが、第2版の根底にあるテーマなのだ。

リサ・F・バークマン、イチロー・カワチ、M・マリア・グリモール
マサチューセッツ州ケンブリッジにて
2014年3月

謝辞

『社会疫学』第2版の出版に当たり、長年にわたって社会疫学分野の発展に貢献してくださった方々への謝意を表したい。最初にイチローと私リサは、マリア・グリモールの多大な貢献に感謝を述べる。マリアがこの分野に与えた影響を考えると、共同編集者として彼女を迎えることは必然であった。私たちの発展が先人たちの偉業の上に成り立っていることは間違いないが、次世代の研究者の力や洞察もさらなる発展のためには必要だ。この点で、第2版に著者として新たに加わった新世代の研究者にも謝意を表したい。マウリチオ・アベンダーニョ、スブ・スブラマニアン、カッサンドラ・オケチュクウ、そしてカーステン・ディヴィソンは社会疫学分野に変化をもたらしてくれた。加えて、本当に優れた貢献をしてくれたアディティ・クリシュナ、アミー・エンソルト、アシュリー・ウィニング、エイミー・クレス、ジェシカ・アレンなど、さらに新しい世代の若手研究者もいる。彼らが社会疫学者として今後さらに活躍すると確信している。そして当然のことながら、ナンシー・クリーガー、ローラ・クブザンスキー、テレサ・シーマン、トーマス・グラス、トレス・テオレル、そしてマイケル・マーモットといった偉大な研究者たちの貢献がなければ、今日のような社会疫学の繁栄はなかったであろう。彼らはこの新しい研究分野を生み出しただけではなく、自分たちに続く世代の研究者を教育し、育成し、刺激を与えてきた。この分野の系譜をネットワーク分析になぞらえて表現すれば、S・レオナード・サイムが「ハブ」だろう。レオナードはバークマン、マーモット、クリーガー、シーマンを訓練したことに加え、テオレルやカワチとも密接に研究するなどして、この分野を1人で開拓していったと言える。特にハーバード大学においてネッ

トワークが拡大し、バークマン、カワチ、クリーガーが次世代の研究者を教育していった。その結果、米国、英国、その他の欧州の多くの大学における新たな「ノード」が素晴らしい教育プログラムを提供している。これが言うなれば、社会疫学の「エゴセントリック・ネットワーク図」だ。

　次に、ソシオセントリックな視点に移ろう。この視点から眺めると、米国全土および世界中にネットワークのハブが数多く存在することがわかる。Robert Wood Johnson Foundation と財団が設立した Scholars in Health Society Fellowship 基金がなければ、今日のような社会疫学の繁栄はなかった。社会学と心理学、そして疫学、歴史学、生物学に至るまでまさに学際的に科学者が融合することによって、社会と健康に関する分野が発展するという視野をもった Steve Schroeder と Risa Lavizzo-Mourey に感謝したい。ミシガン大学 (Kaplan、Diez Roux、House、Morenoff)、コロンビア大学 (Link、Bearman)、カリフォルニア大学バークレー校・サンフランシスコ校 (Adler、Catalano、Syme)、ウィスコンシン大学 (Kindig、Robert、Mullahy)、ペンシルバニア大学 (Aronowitz、Asch)、そしてハーバード大学の各大学のセンターに加えて Robert Wood Johnson Foundation の 10 年以上にわたる支援により、集団における健康の社会的決定要因に関する革新的な研究に専念することができた。ハーバード大学におけるコミュニティは、Allan Brandt、Charles Rosenberg、Sandy Jencks など社会疫学を専門とする同僚たちが学際的な取り組みを促進したおかげで繁栄してきた。このような経験を積んだ研究者と新しい世代の研究者たちの融合により、この分野における新たなアプローチは今後数十年にわたって開拓され続けるだろう。また、Chris Bachrach と Jo Ivey Bufford が、このプログラムにおいてリーダーシップを発揮してくれたことに感謝している。そして、Harvey Fineberg がハーバード大学において長年にわたり、ハーバード公衆衛生大学院の学部長として、また学長としてリーダーシップを発揮したことに加え、ビジョンを与えてくれたことに感謝する。彼らの貢献は社会疫学分野の成長に必要不可欠だった。さらに国際的には、以下に挙げる社会疫学者のネットワークによって社会疫学は形づくられただけでなく、組織間のやり取りを通じて産業疫学に関する知見に多大な影響を与えた。オランダ・エラスムス (Mackenbach)、スウェーデン・カロリンスカ (Theorell、Orth-

Gomer)、スウェーデン・チェス（Olle Lundberg、Johan Fritzell、Mikael Rostila、Monica Aberg Yngwe）、スウェーデン・ルンド（Juan Merlo、Jan and Kristina Sundquist、Martin Lindstrom）、フィンランド（Pekka Puska、Pekka Martinkainen、Jussi Vahtera、Mika Kivimäki、Tuula Oksanen、Marianna Virtanen、Jaana Halonen、Jan Saarela、Ari Haukkala）、フランス（Goldberg、Basile Chaix）、英国（Marmot、Steptoe、Brunner、Wilkinson、Pickett、Gindo Tampubolon）、ドイツ（Siegrist）、日本（近藤克則、高尾総司、藤原武男、近藤尚己、相田潤、池田愛、白井こころ）、韓国（Juhwan Oh、Myounghee Kim、Soongnang Jang）、ニュージーランドやオーストラリア（Tony Blakely、Phihppa Howden Chapman、Anne Kavanagh、Bilhe Giles-Corti、Lisa Wood）、ブラジル（Alex Chiavegatto Filho、Naomar Almeida Filho）、カナダ（Ariumand Siddiqi、Spencer Moore、Roman Pabayo、そして急逝したことが大変惜しまれる Clyde Hertzman）である。加えて MacArthur Foundation Networks において、Jack Rowe と Nancy Adler がそれぞれ高齢化社会と社会経済的状況に関するネットワークを力強く牽引したことによって、社会疫学分野はさらに大きく進んだ。また社会疫学を全世界に広める上で、National Institute on Aging の行動学・社会学研究部門が果たした役割は見過ごすことができない。この点で Richard Suzman が、社会学を最もふさわしい形で推し進めるために何をすべきかを見通す創造力を発揮してくださったことに深甚なる謝意を表したい。また、ハーバード公衆衛生大学院の私たちの講座（研究分野の発展の変化を反映して、講座名は 10 年間で 3 回以上も変更された）と Harvard Center for Population and Development Studies は、社会疫学と健康の社会的決定要因に関するビジョンが進展するよう支援してくれた。ここにいるすべての同僚に、そしてとりわけ、私たちが社会疫学者として自分たちの考えや方策を定義できるように鼓舞し続けてくれた Jason Beckfield、Amitabh Chandra、Rohini Pande、Mary Waters、David Canning に感謝を述べたい。

　マリア・グリモールはとりわけ、Amitabh Chandra が疫学と政策との関連について鋭い洞察力に富んだ意見を述べてくれたことに感謝している。彼女はまた、Sandy Jencks がいつも愛想よくとても親切に、私たちが知って

いることがいかに少なく、私たちがいかにしてより多くを学ぶべきかについて教えてくれたことにも感謝している。この数年間、Theresa Osypuk、David Rehkopf、Stephen Gilman、Kristen Patton、そしてマウリチオ・アベンダーニョは、彼女の素晴らしい同僚として支えてくれた。マウリチオとは本書のいくつかの章を共同執筆したが、それだけではマウリチオの知的貢献を十分に伝えることはできないと彼女は考えている。そして特に、優れたメンター、同僚、そして友人でもあるリサ・バークマン、イチロー・カワチ、ローラ・クブザンスキーに感謝している。

本書は非常に多くの寛容な支援があったからこそ出版できた。とりわけ、Robert Wood Johnson Foundation、MacArthur Foundation、そして National Institutes of Health（NIH）、NIH 傘下では特に National Institute on Aging（NIA）と National Institute of Child Health and Development（NICHD）から多大なる支援を受けた。NIA と NICHD は特定の疾病に注目することから脱却して、取り組むべき課題の多くを、ライフコースを通じた重要な社会的および経済的状況に向けるようになってきた。これらの機関から長年にわたって受けた支援により、私たちは社会疫学分野を大きく発展させることができた。また、私リサは本書を執筆するに当たり、サバティカル（長期有給休暇）期間中にランド研究所で知的活動に没頭できる場所や時間を与えてくれた Jim Smith に感謝している。この特別な時間がなければ、本書は出版できなかった。それから、Oxford University Press の Chad Zimmerman が編集面で多大な貢献をしてくれたことにも感謝を述べたい。

もちろん、私たちの最も近しい家族や友人への感謝を述べなければ、健康の社会的決定要因に関する本は完成しない。私リサは、今や成人して私とはまったく異なる分野で働いている子どもたち（Andrei と Alex）が、社会疫学で私たちが行っている仕事を理解してくれていることにいまだに驚かされている。また、長年にわたって子どもたちが与えてくれた愛と励ましすべてに感謝している。イチローにとってはキャサリンがヒロインだ。マリアは、Stephen Brennan が何度も夜遅くまで嫌な顔一つせずつきあってくれたことに、そして素晴らしい家族が示してくれた愛や明晰さに感謝している。

著者一覧

ジェシカ・アレン
University College London

マウリチオ・アベンダーニョ
King's College London

リサ・F・バークマン
Harvard Center for Population and
Development Studies
Harvard School of Public Health

カーステン・ディヴィソン
Harvard School of Public Health

カレン・エモンス
Kaiser Foundation Research Institute

トーマス・A・グラス
Johns Hopkins Bloomberg School of
Public Health

M・マリア・グリモール
University of California, San Francisco,
School of Medcine

イチロー・カワチ
Harvard School of Public Health

エイミー・M・クレス
Johns Hopkins Bloomberg School of
Public Health

ナンシー・クリーガー
Harvard School of Public Health

アディティ・クリシュナ
Harvard School of Public Health

ローラ・D・クブザンスキー
Harvard School of Public Health

マイケル・マーモット
University College London

カッサンドラ・オケチュクウ
Harvard School of Public Health

テレサ・E・シーマン
University of California, Los Angeles,
School of Medcine and Public Health

S・V・スブラマニアン
Harvard School of Public Health

トレス・テオレル
Karolinska Institute

アシュリー・ウィニング
Harvard School of Public Health

『社会疫学〈上〉』 目次

日本語版に寄せて ………………………………………………………… III

まえがき ………………………………………………………………… VII

序文 ……………………………………………………………………… XIII

謝辞 ……………………………………………………………………… XVII

著者一覧 ………………………………………………………………… XXI

第 1 章

社会疫学の歴史的枠組み —健康の社会的決定要因— ……………………… 3
A Historical Framework for Social Epidemiology: Social Determinants of Population Health
リサ・F・バークマン、イチロー・カワチ

1 社会環境への曝露による直接の生理学的影響 ………………………… 5

2 社会疫学の歴史的背景 ………………………………………………… 7

3 社会疫学における基本概念 …………………………………………… 10

4 ポピュレーションの観点 ……………………………………………… 11

5 行動の社会的文脈および経済的文脈：リスクのリスク ……………… 14

6 マルチレベル分析の必要性 …………………………………………… 15

7 発達とライフコースの観点 …………………………………………… 16

8 疾病への抵抗性と感受性 ……………………………………………… 18

9 結論 …………………………………………………………………… 20

第**2**章

社会経済的状況と健康 25
Socioeconomic Status and Health
M・マリア・グリモール、マウリチオ・アヴェンダーニョ、イチロー・カワチ

1 社会格差研究の理論 27
2 実践的な社会疫学に向けた反事実的枠組み 38
3 教育と健康 48
4 収入と健康 63
5 今後の方向性 77
6 結論 80

第**3**章

差別と健康格差 (抄訳) 93
Discrimination and Health Inequities
ナンシー・クリーガー

第**4**章

所得格差 III
Income Inequality
イチロー・カワチ、S・V・スブラマニアン

1 所得格差と集団の健康を結ぶ3つの仮説 II2
2 所得格差仮説に対する批判と反証 I28
3 相対順位仮説 I4I
4 結論 I42

第**5**章

労働環境と健康 ···149
Working Conditions and Health
リサ・F・バークマン、イチロー・カワチ、T・テオレル

1	歴史的背景 ··	152
2	6つの理論モデル ··································	153
3	労働環境と社会経済的状況 ····················	172
4	結論 ··	179

第**6**章

労働市場・雇用政策と健康 ······················189
Labor Markets, Employment Policies, and Health
マウリチオ・アヴェンダーニョ、リサ・F・バークマン

1	人的資本論に基づく理論モデル ················	191
2	失業と健康 ··	201
3	景気循環と健康 ····································	214
4	時代、場所、経済発展の違いによるエビデンスの違い ··············	216
5	雇用の不安定性・不完全就業と健康 ············	225
6	雇用保障政策と健康 ······························	230
7	結論 ··	242

第7章

ソーシャルネットワーク疫学 ······ 261
Social Network Epidemiology
リサ・F・バークマン、アディティ・クリシュナ

1　理論的基盤 ······ 264
2　ソーシャルネットワークと健康をつなぐモデル ······ 270
3　社会的統合、ソーシャルネットワーク、ソーシャルサポートの測定方法 ·· 287
4　ソーシャルネットワークと死亡、疾病罹患、認知機能、行動との関連 ·· 297
5　結論 ······ 315

第8章

ソーシャル・キャピタルと健康 ······ 339
Social Capital, Social Cohesion, and Health
イチロー・カワチ、リサ・F・バークマン

1　ソーシャル・キャピタルの定義 ······ 340
2　ソーシャル・キャピタルと健康を結ぶ経路に関する理論 ······ 342
3　ソーシャル・キャピタルの負の側面 ······ 346
4　結合型ソーシャル・キャピタルと橋渡し型ソーシャル・キャピタル ·· 349
5　ソーシャル・キャピタルの測定 ······ 351
6　実証的エビデンス ······ 359
7　ソーシャル・キャピタル研究における空間的スケール ······ 362
8　職場のソーシャル・キャピタル ······ 364
9　内生性と因果推論 ······ 366
10　ソーシャル・キャピタルへの介入 ······ 370
11　ソーシャル・キャピタルと社会政策 ······ 373
12　結論 ······ 377

索引 384

編者紹介　監訳者紹介　訳者紹介 390

『社会疫学＜下＞』目次

第9章　感情と健康
Affective States and Health
ローラ・D・クブザンスキー、アシュリー・ウィニング、イチロー・カワチ

第10章　社会的文脈における健康行動介入（抄訳）
Changing Health Behaviors in a Social Context
カッサンドラ・オケチュクウ、カーステン・ディヴィソン、カレン・エモンス

第11章　心理社会的な介入研究
Experimental Psychosocial Interventions
トーマス・A・グラス、エイミー・M・クレス、リサ・F・バークマン

第12章　政策と社会疫学研究
Policies as Tools for Research and Translation in Social Epidemiology
M・マリア・グリモール

第13章　行動経済学の保健対策への応用
Applications of Behavioral Economics to Improve Health
イチロー・カワチ

第14章　社会的状況と健康をつなぐ生物学的経路
　　　　　 ―メカニズムと新たな課題―
Biological Pathways Linking Social Conditions and Health: Plausible Mechanisms and Emerging Puzzles
ローラ・D・クブザンスキー、テレサ・E・シーマン、M・マリア・グリモール

第15章　科学から政策へ
From Science to Policy
マイケル・マーモット、ジェシカ・アレン

なぜいま社会疫学なのか（監訳者解説）

社会疫学 ㊤

第1章

社会疫学の歴史的枠組み
──健康の社会的決定要因──

A Historical Framework for Social Epidemiology:
Social Determinants of Population Health

リサ・F・バークマン、イチロー・カワチ

疫学は、健康状態が集団においてどのように分布し、それが何によって決定づけられるかを評価する学問である（Susser, 1973）。17世紀にJohn Grauntが、イングランドで教会区ごとに死亡者数を数え上げて以来（Graunt, 1662）、疾病罹患と死亡との間にある社会的パターンが観察されてきた。初期の研究の多くは、貧困や劣悪な居住環境、そして労働環境による悪影響に焦点をあてていた。19世紀までにはVillerméやVirchowなどの医師らにより、社会階層や労働環境が健康や疾病を決定する重要な要因であることが明らかにされた（Villermé, 1830; Virchow, 1848; Rosen, 1963; Rose, 1992）。19世紀半ばの英国における公衆衛生の指導的立場にあったChadwickも、貧困層に見られる疾病リスクが高い物理的環境について述べた（Chadwick, 1842）。デュルケームは、社会的統合（social integration）が死亡パターン、特に自殺パターンとどのように関連するかについて調査し、社会的な経験について異なる観点から洞察に富んだ記述を行った（Durkheim, 1897）。このように、社会的状況が健康に影響するという考えは何も新しいものではない。一方で、社会疫学はこの数十年間で発展してきた比較的新しい分野であり、本書第1

版の出版以来、ますます急速に進展した（Galobardes ら, 2008; Holt-Lunstad ら, 2010）。

19 世紀から 20 世紀初頭に、米国と英国において公衆衛生運動が展開されるにつれて、貧困層の疾病リスクが高いことに注意が向けられるようになった（Rosen, 1975; Duffy, 1990）。公衆衛生専門家が当初取り組んだ主な課題は、貧困層における物理的環境（住居、有害な労働環境、上水道など）や衛生、栄養、そして予防接種へのアクセスの改善などであった。このようにして、米国や英国、その他の多くの北部欧州諸国において物理的環境が幅広く改善された結果、国全体の平均寿命が延伸した。そのため多くの科学者は、社会的な健康格差は大幅に改善されるだろうと予測した（Kadushin, 1964）。しかし現実には、いまだに多くの国々において健康格差が存在しており、最近ではむしろ拡大している。この事実はまさに、社会疫学の観点が必要であることを如実に物語っている。多くの疾病は現れては消え、ある感染症が根絶された一方で他の新たな感染症が現れ、多数の非感染性疾患が死亡や障害の主たる要因となってきたが、健康格差は変わらず存在している。このことは、疾病の原因を理解するためには、従来の見方ではなく、社会的な経験を疾病や障害の直接的もしくは根源的原因として、つまり曝露として捉える疫学的アプローチが必要であることを示している（Link & Phelan, 1995）。社会疫学は、社会構造、社会制度、人間関係が健康に影響を及ぼす仕組みを追求する疫学の一分野である。社会疫学者は、人々の健康が社会によっていかに促進されたり阻害されたりするかに関心をもつ。これまでにも指摘されてきたように、社会疫学者は他分野の科学者、特に社会科学や行動科学の研究者（社会学者、経済学者、心理学者）と研究方法を共有する一方で、以下に示す点で異なっている（Brandt & Gardner, 2000）。すなわち、社会疫学者は、集団における健康の全体像だけではなく、集団内の健康の分布にも関心をもちながら、究極的には集団の健康を改善することを目指している。

幸いなことに、様々な力が集まることによって、この研究領域は発展してきた。その中で、(1) 社会的な経験がどのように生理的ストレス反応に影響を与えるかに関する理解の統合（Adler & Stewart, 2010）、(2) Rose が提唱したパラダイムから発展した、集団の健康分布に関する詳細な理解、そして (3)

社会政策および経済政策による健康影響の評価、などに議論は集約されてきた。これら3つのテーマに、ライフコースとマルチレベル分析のアプローチを用いて取り組むことにより、健康のパターンや分布が社会によっていかに決定されているかを理解することができる。

1.1 社会環境への曝露による直接の生理学的影響

　社会疫学における最も重要な発展は、ストレスに関する研究およびストレスに対する生理学的反応に関する研究によるだろう。Cannon や Selye らによる研究を基盤として（Cannon, 1935; Selye & Wolff, 1973）、健康心理学者、神経内分泌学者、生理学者は、外的ストレッサーと疾病の進行や予後に影響を与える生理学的反応を結びつける強固な生物学的モデルを提示し、ストレス状況が身体に直接影響することを明らかにしてきた。精神生理学、精神神経免疫学、そして最近のアロスタティック負荷（allostatic load）に関する研究によって、社会的状況と健康アウトカムを結びつける特定の行動や有害物質曝露のほか、生物学的メカニズムも見出されてきた（Cohen, 1988; Kiecolt-Glaser ら, 1997; 1996; McEwen, 1998）。そして 1990 年 代 後 半、MacArthur Foundation Network on Socioeconomic Status and Health により、社会経済的に不利な状況というテーマに関する生物学的研究は大きな転換を迎えた。ストレスの生物学的理解のために、ストレスを社会的および経済的状況と関連づけて捉えたことが成果であった（Adler & Stewart, 2010）。McEwen らによる動物モデルや疫学研究によって発展したアロスタティック負荷や視床下部－下垂体－副腎系の役割に関する概念が、このグループの研究によって洗練されていった。その後、Epel によって社会心理学と疫学の分野で発展したテロメアに関する研究も大きな成果である。これらはいずれも、幼少期の社会経済的に不利な状況による悪影響が蓄積し、多くの生物学的システムが調節異常を起こして様々な疾病が発症したり進行したりするという考えに基づいている（Adler & Stewart, 2010）。

1.1.1 Rose のパラダイムと集団における健康の分布

　集団のリスク分布を理解し、社会的要因と健康に関する質の高い調査を実施する上で重要な、もう1つの理論的発展を取り上げよう。Rose は、予防医学のストラテジーに関する著書において、リスク要因や疾病が有り・無しの二値に分類されることは、実世界では稀であることを指摘した（Rose, 1992）。多くの場合、リスクは連続的に分布し、集団におけるリスク分布が少しでも変化すれば、集団全体の健康状態が大きく変わり得る。さらに、なぜ特定の個人がリスク分布の裾に存在するのかを検討するだけではなく、なぜ特定の集団がこのようなリスク分布をもつのか、というリスク動態全体を理解することにより、病因論に関するまったく異なる視点をもつことができる。このようにして、ハイリスク・ストラテジーではなくポピュレーション・ストラテジーを推進するならば、従来とは異なる視点で問題を捉え、斬新な予防医学のアプローチを用いることができる。ポピュレーション・ストラテジーは社会疫学において重要な核となる考え方であり、長い間、公衆衛生の柱となってきた。Rose の著書は非常に薄いものであったにもかかわらず、公衆衛生の世界に大きな影響を与えたのである。

1.1.2 公共政策による健康影響の評価

　近年、経済学者は、様々な政策が健康に及ぼした影響について評価を始めており、米国の州単位で分析をしたり国家間の比較（多くの場合 OECD 加盟国）をしたりしてきた。経済学者が政策の影響を評価する際には、操作変数法（instrumental variable analyses）や差分の差分法（difference-in-difference models）などの方法を用いてきたため、健康アウトカムを評価するためにもこれらの方法を流用したのは自然な成り行きであった。ごく最近になって、社会疫学者も、多くの計量経済学的手法を用いて特定の政策による健康影響を評価するようになってきた。本書には、社会政策および経済政策に関する理論やしっかりした評価を社会疫学に取り入れるための本格的な取り組みが反映されており、政策に関する第6章、第12章に示されている。また、行動経済学に関する第13章や、健康の社会的決定要因の現実社会へ

の実装に関する第 15 章も興味深い内容を扱っている。

1.2　社会疫学の歴史的背景

　社会疫学の発展においては、医療社会学や健康心理学のみならず、生理学、心身医学、社会医学、予防医学など様々な分野の重要な貢献がある（米国における予防医学に関する議論は、Rosen［1975］参照）。とはいえ、社会疫学は、疫学という学問そのものの中からも発展してきた。1950 年に Yankauer が *American Sociological Review* に発表した乳児死亡率に関する論文の副題は、"an inquiry into social epidemiology" というものだった（Yankauer, 1950）。Krieger によれば、ここで初めて「社会疫学」という用語が用いられた（Krieger, 2001）。その後も、Jaco が、1958 年および 1960 年に出版した著書の中で「社会疫学」という用語を用いている（Jaco, 1958; 1960）。このようにして社会疫学という学問分野は誕生し、1960 年代後半から 1970 年代にかけて、Reeder、Cassel、Susser、Syme、Graham などの疫学者が、社会的状況による健康影響を中心的課題とする疫学の確固たる一分野を確立していった。当時の主たる研究対象は、文化の変化、社会的地位、生活の変化による健康影響であった。彼らの研究は、Goldberger らによるペラグラに関する研究（Goldberger ら , 1929）、Frost の結核に関する研究などの 20 世紀初頭の重要な研究を参考にしていた（Maxcy, 1941）。他にも、医療社会学（Freeman ら , 1963）や精神疫学（Faris & Dunham, 1939; Hollingshead & Redlich, 1958; Leighton, 1959; Srole, 1962）において行われた研究も参考にしていた。Syme は、「疾病の社会的病因論に関する研究のねらいは、社会構造内の様々な地位にいる人々の間に見られる疾病罹患の違いを系統的に評価したり、社会構造内の地位が特定の病への脆弱性に影響を及ぼす仕組みを評価したりすることだ」と説明した（Syme ら , 1965）。

　Graham は自身の有名な論文の中で、いくつかの慢性疾患の社会疫学について論じた。彼は社会疫学の明確な定義について言及しなかったが、社会学と医学を統合することによって、疫学をより有望で新たな学問にできると

提唱した。ある疾病の因果関係に関する首尾一貫した完璧な理論を構築するためには、その疾病に関して相互に一致する社会学的および生物学的なデータが必要だとも述べた（Graham, 1963）。すなわち、ある特定の社会集団に属していることが、ある行動様式とどのように関連するのか、また伝染性病原体の「ベクター」に曝露することとどのように関連するのか、そして直接的な組織学的変化や最終的な疾病罹患とどのように関連するのかを理解しなければならないと主張した。Graham の目的は、どのような社会環境が特定の行動から特定の疾病への連鎖を生み出すのかを明らかにすることだった。この点で彼が取り上げた古典的な事例は、Pott が行った煙突掃除人の陰嚢がんに関する研究であった。それと並行して、ある個人の喫煙、食生活、性行動がその人の所属する様々な社会集団と関連すること、そしてより近接的には特定の疾病と関連することに関して、自身の初期の研究で明らかにしていった。このようにして Graham は、社会集団に所属する個人の行動という観点から、疾病の大きな社会的パターンを理解するために重層的な思考を取り入れることによって、疫学に大きく貢献した。

　10 年ほど後の 1970 年代半ば、Cassel と Susser は、社会が人の健康に影響を及ぼすという洞察を疫学的思考に取り入れる重要な理論構築を行い、パラダイムシフトが進んだ。Cassel は、それまでの 10 年間のエビデンスを踏まえ、米国公衆衛生協会の第 4 回 Wade Hampton Frost Lecture において、「疫学研究が直面している課題は、人の宿主抵抗性を大きく変化させ、あらゆる環境中に存在する病原体への感受性を多少なりとも高める環境因子群があるかを明らかにすることだ」と述べた。彼は、「宿主抵抗性に対する社会環境の寄与」と題する有名な論文で、「宿主感受性に大きな影響を与える環境的状況としては、社会環境の特定の側面、例えば同種族の集団が存在することが挙げられる」と主張した（Cassel, 1976）。

　Cassel は、Hinkle らのストレスに関する研究結果をもとに（Hinkle, 1973; Cannon, 1935; Dubos, 1965; Selye & Wolff, 1973）、人は自分の行動に対し期待される結果が保証されない場合にストレスを感じると考えていた。今日ではそのような状況の典型例として、社会解体（social disorganization）、移住、差別、貧困、職場における低支援などによって引き起こされる自分では何も

できない状況を挙げることができよう。また、ストレスの多い状況下で生じる有害な結果を和らげる防御プロセスについて概説し、これらに共通する特徴は「個人にとって最も重要な集団によるソーシャルサポートの強さ」であると述べた（Cassel, 1976）。このようにして、地位、急激な社会変化や社会解体、文化変容と移住、ソーシャルサポートと家族の紐帯に関する疫学研究の知　見（Syme & Hyman, 1965; Hinkle, 1973; Cassel & Tyroler, 1961; James & Kleinbaum, 1976; Marmot & Syme, 1976; Nuckolls ら , 1972; Pless & Saterwaite, 1972）を統合して社会疫学が取り組むべき課題を明確にすることにより、その後の基盤を築いた。

　Susser は一連の論文で、個人レベルのリスク要因だけに取り組み、メカニズムや病因解明は後回しにしてきた "blackbox epidemiology" から、疫学はその基盤を広げて、ミクロレベルの生物学的メカニズムおよびマクロレベルの社会的文脈をも包含する新たな "multilevel eco-epidemiology" へ移行しなければならない、として多くの議論を巻き起こした（Susser & Susser, 1996a; 1996b; Susser, 1998; 1994a; 1994b）。もととなった考え方の多くは、彼の1973 年の著書 Causal Thinking in the Health Sciences: Concepts and Strategies in Epidemiology に見ることができる。その導入部では、疫学は一般的に、社会学、人類生態学、人類遺伝学などの他の人間科学研究と共有する部分があると述べられている。このように、社会を研究する他の学問分野と共通する理論的および概念的基盤があることを認め、「健康状態は人々から離れて孤立したところに存在するものではない。人々が社会を形成しているのであり、集団に関するすべての研究は、社会的決定要因（social forces）の形態、構造、過程の発現に関する研究でもある」と説明した（Susser, 1973）。疫学の最も基本的な構成要素である、病原体、宿主、環境に関するモデルは、様々なレベルの組織を有する 1 つの生態系として捉えられるとも述べた。

　このようにして Susser は、生命体の生物学は重層的で相互に影響を及ぼす環境の中で規定されるため、疫学は本質的に生態学的な学問であると繰り返し強調した。たとえ個人レベルのリスクを数多く同定できたとしても、それらの交互作用や経路を十分に説明することにはならないし、健康リスクに影響を及ぼす社会的決定要因を組み込むことにはならないと考えたのである。

近年 Krieger は、社会的な経験がどのようにして、そしてなにゆえに生物学的に埋め込まれるかを明確に説明するいくつかの理論と枠組みを生み出した。その中には、ecosocial theory に基づく概念モデルが含まれる。中心となる問題は、「現在、過去、そして将来にまで変化する社会的な健康格差として現れる集団の健康、疾病、ウェルビーイングの分布は、誰によって、あるいは何によって決まるのか」というものである。この理論の基本概念には、(1) embodiment（第 14 章）、(2) embodiment の経路、(3) 曝露と感受性と抵抗性の累積交互作用、(4) accountability と agency が含まれる（Krieger, 2001）。

1.3　社会疫学における基本概念

　私たちは社会疫学を、健康状態の社会的な分布および健康の社会的決定要因を研究する疫学の一分野と定義している。この定義から示唆されるように、社会疫学は、多岐にわたる身体的・精神的健康アウトカムに関連する社会環境曝露を特定することを目指す。このような方向づけは、特定の疾病を対象とする疫学（循環器疫学、がん疫学、精神疫学など）よりもむしろ、特定の曝露に焦点をあてる疫学（環境疫学、栄養疫学など）と似ている。私たちは疾病ではなく、社会階層、ソーシャルネットワーク、差別、職場組織、公共政策などの社会現象に注目する。今後、ある疾病が社会的な経験によって特に影響を受けることが明らかになるかもしれないが、ほとんどの疾病や健康アウトカムは周囲の社会から影響を受けると考えられる。

　環境疫学や栄養疫学と同様に社会疫学も、その分野内にある事象を明らかにする必要がある。例えば、心理的状態、行動、物理的環境もしくは建造環境（built environment）の様々な側面は、社会環境から影響を受けるだけでなく、逆に社会環境に影響を及ぼす。しかし、どの分野も境界は曖昧なものであり、社会疫学も例外ではない。したがって、社会疫学を明確に定義する境界線を引くつもりもない。社会疫学者にとって関連する領域に関心をもつことは重要であるがゆえに、本書では、私たちの主要な関心事である社会的な経験と密接に関係する心理状態や行動に関する章を新たに設けた。もし

境界を曖昧にし過ぎて失敗するならば、社会疫学分野において検証可能な研究仮説を明確に定義することによりバランスをとる必要がある。私たちが今後も進歩していくためには、明確に支持ないしは反駁できる仮説、時間的前後関係や生物学的妥当性に関する明確な理解、そして実証研究を導くための明瞭な理論と具体的な概念が必要不可欠なのである。

　本章では、社会疫学分野で重要ないくつかの概念の要点を述べる。なお、これらはまったく議論の余地がない一般概念というわけではない。むしろ、単独の曝露に関する研究を乗り越えていく上での有用な手引きとして紹介するものであり、一見理解し難いものも含まれるだろう。

1.4　ポピュレーションの観点

　個人は、社会や集団に埋め込まれている（embedded）。Rose が提唱したポピュレーションの観点から示唆される重要な点は、個人の疾病リスクは、その人が属している集団の疾病リスクから切り離して考えることはできないということである（Rose, 1992）。例えば、フィンランドに住む人が、日本に住む人よりも若くして心臓発作で亡くなるリスクが高いのはなぜだろうか。もちろん、たまたま比較対象となったフィンランド人の血中脂質値が、日本人より高いという理由もあるだろう。しかしそれだけではなく、フィンランドにおける社会全体の血中脂質値の分布が、日本の分布よりも右に寄っているからなのである。この場合、フィンランドにおいて「標準」とみなされる値が、日本では著しい異常値で治療が必要と警告されるレベルとみなされることになる。さらに、移民を対象とした詳細な分析結果によると、これらの集団間に見られる違いは遺伝的なものではないことがわかっている（Marmot & Syme, 1976）。例えば、米国に移住した日本人は、米国人と同様の冠動脈疾患リスクをもつようになる。

　Rose が当初用いた例は心疾患のリスク要因に関する研究だったが、今日では公衆衛生分野全般に適用される考え方として認識されており、攻撃性、暴力、メンタルヘルス、貧困や物質的剥奪が健康に及ぼす影響などにもあて

第 1 章　社会疫学の歴史的枠組み　｜　II

はまる。本質的には、Rose の考察は、ある社会の自殺率は集合体としての社会的決定要因と関連しているというデュルケームの研究結果を思い起こさせる。個人における自殺の理由は多岐にわたり、各個人は集団間を移動するにもかかわらず、社会における自殺率は比較的予測可能である。

　Rose の理論は、ある人々が健康である一方で他の人々が疾病に罹患する理由を説明する際には、社会的背景を考慮しなければならないという極めて重要な示唆を社会疫学に与えた。このようなポピュレーションの観点を疫学研究に適用するならば、「この人は、なぜ疾病に罹患したのか」だけではなく、「この集団は、なぜこのようなリスク分布をもつのか」と考えることになる。さらに Rose は、公衆衛生において効果的な健康改善結果を得るためには、後者の問いに対する答えが重要であると指摘した。疾病の多くは、集団のリスク分布の裾に位置する高リスクの少数の集団からではなく、集団のリスク分布の中央に位置する中等度リスクの多数の集団から発症するからである。Rose は、「健康関連の属性は、その分布全体がよい方向ないしは悪い方向に動くものだ。したがって、疾病の頻度を理解するためには、その背景にある集団属性の分布を考慮する必要がある」と述べた（Rose, 1992）。例えば、米国では肥満の有病割合が過去数十年にわたって増加しているが、この経過を詳細に分析すると、国民全体の体重分布が右側に移動（増加）したことが明らかになる。これは、Rose の見解を支持する結果である。事実、平均体重の増加に伴って、体重分布の裾も移動したのだ。

　これらの仮説を検証するエビデンスが蓄積されるにつれて、集団分布の変化には様々なパターンがあり、そのため Rose のポピュレーション・ストラテジーの有効性が低くなる状況があり得ることも明らかになってきた。この点は、集団分布の裾に位置する人の割合が多い場合や、そもそも分布自体が正規分布に従わない場合には重要になる。このような状況では、Rose のポピュレーション・ストラテジーの有効性は十分には検証されておらず、場合によっては特定のハイリスク・ストラテジーの方が効果的となり得るからだ。これは経験に基づく率直な疑問と言えるが、最近ではデータを用いた検証もなされるようになった。他にも、リスク比が非線形に増加する場合や明らかな閾値効果がある場合も挙げられる。リスク要因の分布や、リスク要因が疾

病に及ぼす効果（リスク比など）のパターンが異なれば、集団におけるリスクを減少させるためのポピュレーション・ストラテジーの有効性は、その都度検証しなければならない。Rose 自身、ある特定の状況では、ポピュレーション・ストラテジーよりもハイリスク・ストラテジーの方が効果的となり得ることを認めている。確かに、純粋に理論的な観点から述べると、リスク分布が大きく歪んでいる場合には、Rose のパラダイムはむしろ問題を大きくしてしまう可能性もある。考慮すべき問題は、このような議論が実際にあてはまる場面があるのか、あるいは単に理論上の問題なのか、ということである。

　もう 1 つの問題は、分布曲線の形に関するものだ。例えば、経済格差と健康に関する論題を扱うため、所得分布の曲線を考えてみよう。絶対的貧困だけではなく、不平等そのもの、すなわち相対的貧困が健康に悪影響を及ぼす場合には、仮に全員に同額の金銭を与えて曲線全体を右に移動させても、集団の健康はほとんど改善しない。健康を改善するためには、分布の裾にいる人たちの割合を減らすことが重要となる。この場合、標準偏差を減らせば平均値はまったく変わらないが、分布の裾は中心に寄ることになる。そのためには、リスク分布を平均に向かって狭めるようなポピュレーション・ストラテジーや、リスク分布の裾（とりわけ健康リスクが高い低所得の方の裾）を平均に寄せるようなハイリスク・ストラテジーが必要となる。いずれにせよ今は、Rose が提唱したパラダイムを批判的に吟味し直すべき時期である。その理論を検証し、集団の健康を改善するために最善のストラテジーを立てる必要があるのだ。

　さらに最近の研究では、集団の健康が変化する際には、リスク分布の形が保たれたまま移動するのではなく、むしろ分布が引き伸ばされて両端の差が広がることが示唆されている（Razak ら, 2013）。Rose の主張によると、ほとんどのリスク要因では、集団の平均値が変わる場合でも「平均周囲のばらつきの程度は変わらない」としていた（Rose, 1992）。しかし、いくつかの国の最近のデータを観察すると、必ずしもすべてのリスク分布がそのようなパターンをとるわけではなく、リスク分布の裾における変化の度合いの方が、リスク分布の中心における変化の度合いよりも大きいことが示唆されている。結果として不平等は拡大し、リスク分布は正規分布に従わなくなる。低中所

得の国々におけるBMI（body mass index）は、このようなパターンを示す。実際、小児ないしは成人を対象としたナショナルデータでは、もともと肥満傾向にある人たちの体重増加の度合いの方がずっと大きいことが示されている（Razakら, 2013）。

　Roseは、集団におけるリスク分布の重要性を強調することで、社会疫学の歴史に大きく貢献した。今私たちが行うべきことは、各国で長年収集されてきたデータに基づいて、Roseの理論を洗練することである。加えてKriegerは、集団の定義方法をさらに吟味し、その定義に誰を含めるべきかを明確にすることが重要だと提言している（Krieger, 2012）。

1.5　行動の社会的文脈および経済的文脈：リスクのリスク

　何十年もの間、健康改善を目的として飲酒や喫煙、食事、運動などの行動変容を目指した膨大な数の介入研究が実施されてきた。その中でも成功した介入は、社会組織を同時に変えようとする要素を取り入れたものであった。個人の行動は、集団の中でランダムに分布するわけではない。むしろ、個人の行動の分布には社会的・経済的パターンがあり、しばしば集積する傾向がある。すなわち、飲酒者の多くは喫煙者である一方で、健康的な食生活を送る人は運動もする。貧困、低学歴、社会的孤立に伴い、様々なリスク行動が集積する（Matthewsら, 1989; Adlerら, 1994）。このように、個人の行動には一定のパターンが認められ、「リスクのリスク」が規定される文脈が明らかにされてきた（Link & Phelan, 1995）。

　「貧しい人が健康によくない行動をする（poor people behave poorly）」（Lynchら, 1997）理由を理解するためには、個人の行動はその人自身の選択のみで決まるという従来の考え方ではなく、社会的文脈によって決まるという考え方が求められる。社会環境は、以下の4点に基づき行動に影響を及ぼす（ただし、健康に望ましい行動にも、望ましくない行動にも影響し得る）。(1) 規範を形成する、(2) 社会統制（social control）を強化する、(3) 特定の行動を促すような環境を提供する、(4) 特定の行動に対するストレス

を軽減する。このようにして環境が個人の選択に制約を課す一方で、社会的、心理的、金銭的、身体的なインセンティブを用いることによって特定の選択を促すこともできる。行動への介入に社会的文脈を組み入れることで、地域、学校、職場を活用した行動変容を達成するまったく新しい方法への道が拓ける（Sorensen ら［1998］および第 10 章参照）。

　この数十年間、米国内のタバコ消費は大きく減少した。消費が減ったグループの健康状態は明らかに改善したが、消費が増えたグループの健康状態は悪化した。タバコ消費が減少した要因は数多くあり、単一の対策だけによる成果ではない。とはいえ、個人を対象にした禁煙プログラムの貢献がわずかであったことだけは、はっきりしている。むしろ重要な役割を果たしたのは、課税、公共の場所での禁煙、広告規制や未成年者への販売禁止などの環境的・政策的対策である。つまり、行動変容を達成するためには、個人レベルの介入ではなく社会的・経済的レベルの介入が重要である。しかし、今日のタバコ消費の社会的パターンに目を向ければ、喫煙者の多くは社会的弱者や貧困者であり、このような社会的グループに対する努力はなお必要である。要するに、社会疫学的アプローチにおいては、個人の主体的な選択に基づく行動が総体として社会・経済的文脈をつくり出しているのではなく、むしろ複雑な社会的・経済的ダイナミクスの方が個人の行動を規定しているということを理解しなければならない。

1.6　マルチレベル分析の必要性

　行動が社会によって影響を受けるという理解に伴い、疫学全般において社会的文脈を解析に含めることの必要性が認識されるようになった。「純粋なリスクファクター疫学は、ミクロレベル研究のように緻密かつ正確なわけではないし、マクロレベル研究のような幅広さや方向づけがあるわけでもない」（Susser, 1998）。個人レベルのリスク要因の影響だけを分析していても、文化や政策や環境がどのように健康に影響を与えるかについて理解することはできず、空論の域を出ない。生態学的分析（ecological analysis）は、20 世紀初

頭の疫学や社会学において重要な役割を果たし、環境による影響を評価するためのアプローチであった。しかし、生態学的錯誤（ecological fallacy）[訳注1]のためにほとんど用いられなくなった。

　環境疫学における地域の大気汚染濃度のように、個人レベルの変数のみに注目した研究では十分に把握できない変数、例えば食料品店や公園の数、住宅戸数、有権者投票率などの社会環境の特徴が重要であることは変わりない。さらに、これらの集団レベル曝露が、個人の健康行動、医療アクセス、疾病罹患などの重要な決定要因になり得ることが明らかになってきた（Macintyreら, 2009; Kawachi & Kennedy, 1997; Kawachi ら, 1997; Kaplan, 1996）。このような集団レベル曝露を適切に取り扱うためには、革新的な方法が必要となる（Jones & Moon, 1993; Diez Roux ら, 1997; Subramanian ら, 2009）。なぜなら、個人レベル曝露と集団レベル曝露が個人レベルアウトカムに及ぼす影響を同時に評価するためには、構成効果（compositional effect）と文脈効果（contextual effect）[訳注2]の分離に関する問題があるからだ。評価の適切なレベル（近隣、市町村、県、国など）に関する問題や、集団レベル曝露が個人の健康に影響を及ぼすメカニズムなどに関する論点は残るが、個人レベルのデータと組み合わせれば、マルチレベル分析という有用な方法を用いることが可能である。これにより、健康の社会的決定要因の理解に大きく寄与する。

1.7　発達とライフコースの観点

　ライフコース疫学を疫学研究に統合することによって、社会疫学は大きく進歩した。病因期間（曝露変化に関する期間と疾病発生に関する期間）を特定することは、人々の健康を改善する上で非常に重要である。これまでに、3 つの主なライフコースの軌跡（trajectory）モデルが明らかにされている。1 つ目のモデルは、初期発達と子ども期に関心を抱く発達学者が何十年も注目してきたように、認知や脳機能を形成する人生初期の曝露を特に重視する（Berkman, 2009）。この 20 年間、疫学者はしばしば胎児期に焦点をあて、疾病の早期起源（early origin）を理解するようになってきた。これまでのと

ころ、胎児期には、糖尿病や他の健康アウトカムに関連する代謝機能が形成されることがわかっている（Berkman, 2009）。子ども期早期の曝露が発達の過程、特に可塑性が高い時期の脳の発達に影響を与える（Power & Hertzman, 1997）。これらの「臨界期（critical stage）」が過ぎるまでの間に反応パターンが形成されてしまい、人生初期の経験が、成人期における様々な疾病に対する脆弱性や抵抗性に影響を及ぼす（Barker, 1990）。2つ目は、ライフコースに関心をもつ疫学者の多くが想定するように、成人期のほとんどの疾病は、子ども期早期や胎児期の曝露の結果というよりも、曝露の蓄積の結果であるとするモデルである（Berkman, 2009）。曝露の蓄積がその後の健康に影響を及ぼすと考えれば、幼少期の曝露と成人期の曝露を同時に扱うことができる。幼少期の経験も健康アウトカムに対して何らかの独立した影響を与えるかもしれないが、これはこのモデルにおける重要な論点ではない。このモデルの病因期間は、人生初期もしくは成人期から始まる数十年間であり、非常に長いのが特徴だ。3つ目は、健康と疾病の社会的軌跡モデルである。これは、人生初期の曝露が成人期の曝露に影響を与えて、直接的には成人期の曝露が疾病リスクに影響を与えるというものである。この因果経路では、人生初期の曝露が直接的に成人期の健康に影響を与えるわけではない。むしろ、人生初期の曝露は成人期の社会的状況に影響を及ぼし、それがひいては成人期の健康に影響を及ぼすと考えるのである。このモデルの場合、成人期の介入によって、子ども期の悪影響を完全に埋め合わせることができる。

　ライフコースの軌跡モデルは、理論的には明快だが、実証研究によって検証するのはかなり困難である。しかし興味深いことに、このようなモデルから貴重な知見が得られるというエビデンスがある。1960年代から70年代にかけて社会疫学者は、同じような社会的状況下で育った人たちの中で、その後の社会的地位が低くなった人だけでなく、高くなった人さえもストレスを感じていたという興味深い研究を行っていた。彼らは、このような地位の変化（status incongruity）に関する理論を検証する際に、実は知らないうちにライフコースの観点を用いていたのだ（Srole ［1962］の議論を参照）。

　上記の3つのモデルは、社会的状況および経済的状況が健康にどのように影響するかをライフコースの観点から検証する枠組みである。ここで私たち

は、どのモデルが妥当なのかを結論づけたいわけではない。重要なのは、ライフコースの観点によって、社会的要因がどのように成人期の健康に影響を及ぼすかに関する視点が得られるということである。

1.8 疾病への抵抗性と感受性

Wade Hampton Frost は、貧困や劣悪な居住環境ほど「疾病に対する非特異的抵抗性（nonspecific resistance to disease）」を変化させたものはなかったと、20 世紀初めに指摘した（Frost, 1937）。貧困層において結核の有病割合が高かったのは、曝露リスクが高いせいだけではないとも述べた。過去に曝露した疾病に対する感受性が高まり、疾病の発生を抑制することができなかったからだというのだ。

Cassel、Syme、Berkman は、Frost の考えに基づき、多くの社会的状況が様々な疾病や障害に関連することを示した（Cassel, 1976; Berkman & Syme, 1979; Syme & Berkman, 1976）。彼らは、社会的要因が疾病の発生に影響を与える際、特定の疾病に対してではなく、むしろ疾病全般に対する脆弱性や感受性を生じさせると考えた。この一般的感受性（general susceptibility）仮説によると、個人が様々な疾病を発症するかどうかは、その人の生物学的・遺伝的な特徴だけではなく、行動や環境による曝露にも依存する。しかし、若くして疾病に罹患したり死亡したりするかどうか、あるいは特定の社会的集団における疾病の罹患率が高いかどうかは、社会的状況に依存する。

提案された当初より、一般的感受性または「心理社会的」宿主抵抗性という概念は、直感的で魅力的ではあったが、生物学的にはあまり確立されていないものだった。社会疫学分野の研究が、神経科学および精神神経免疫学分野の研究と統合されて初めて、社会的なストレス経験によって健康状態が悪化する生物学的メカニズムが明確になった。それ以前から、神経内分泌学者は、炎症マーカー、テロメアや視床下部－下垂体－副腎系などの古典的ストレス介在因子のほか、デヒドロエピアンドロステロン（DHEA）、プロラクチン、成長ホルモンなどの介在因子を同定し、これらが多くの生理系に影響

を及ぼすことを知っていた。社会疫学とこれら他分野のエビデンスを統合することによって、ストレス経験が多様なホルモンや炎症過程を活性化し様々な生理系に影響を与えるだけではなく、最終的には臓器にあらゆる障害を生じさせることが示された。さらに近年、加齢に伴って変化する神経内分泌反応パターンが理解されるようになった。ストレスの蓄積や発達期におけるストレス経験によって神経内分泌を介する生物学的経路が変化し、さらには循環器疾患やがん、感染症などの様々な疾病に至り得ることが示唆された（McEwen, 1998; Meaney ら, 1991; Sapolsky, 1996）。

　老化研究の発展により、ストレス経験は老化を加速させたり老化過程そのものを変化させたりするものとして概念化されてきた（Berkman, 1988）。この概念は一般的感受性という古い概念と関連しているが、ずっと洗練されている。テロメア、ストレス反応、アロスタティック負荷、炎症過程に関する最近の研究は概して、社会的状況から生じるストレスやその経路となる行動が老化過程で果たす調節異常の役割に着目している。例えば、年齢とテロメアの長さは関連しており、テロメアが死亡率や罹患率と関連することが示されてきた（Lee ら, 2002; Brouilette ら, 2007; Bakaysa ら, 2007; Cawthon ら, 2003; Honig ら, 2006）。テロメアの長さを規定する社会的要因や経済的要因はまだ明らかにはされていないが、テロメアが短いことは、低い社会経済的地位、低学歴、失業だけではなく（Batty ら, 2009; Cherkas ら, 2006; Steptoe ら, 2011; Needham ら, 2013; Surtees ら, 2012）、慢性ストレスとも関連するというエビデンスが増えている（Epel ら, 2009）。社会的環境と生物学的老化の関連を検証することは、非常に興味深いことである。同時に、社会的状況と様々な疾病や障害との間に広く見られる関連を理解するための手がかりとなるだろう。そのような社会的状況が調節異常や老化過程と関連する生理系に依存するのであれば、老化メカニズムの解明こそが、健康の社会的決定要因の理解に大きく寄与するのかもしれない。

1.9 結論

　この数十年間、疫学という学問分野には環境疫学、栄養疫学、臨床疫学、生殖疫学、そして最近は遺伝疫学などの多くの専門領域が生まれてきた (Rothman ら , 2008)。「社会的状況が個人と集団の健康や疾病パターンにどのように影響するか」という社会疫学の中心的課題は、公衆衛生の黎明期以来の問題である。しかし、この問題を疫学というレンズを通して見直すようになったのは、比較的最近のことだ。本書の各章で示すように、社会疫学者は今日、社会学、心理学、政治学、経済学、生物学など様々な分野から取り入れた概念や方法を活用している。このような学際的特徴があるからこそ、社会疫学研究は発展し、目の前の問題にも適切に取り組むことができている。社会疫学はその誕生以来、比較的短い期間で多くの重要な知見を生み出してきたが、いまだ明らかにされていない重要な問題も残されている。これまでの研究方法を強化するだけでなく、社会的決定要因を捉えるための新たな方法を導入することで、社会がどのように人々の健康を決定するかに関するさらなる知見が得られるだろう。そのためには、社会的文脈、生物学的メカニズム、ライフコースの観点、適切な介入時期に関する課題に精力的に取り組む必要がある。

注釈

訳注 1：集団レベルでの変数間に観察される関連が、必ずしも個人レベルでの関連の存在を示すものではないこと。

訳注 2：地域間の健康状態に差があった場合に、構成効果とは不健康な人々が単にその地域に集まっていることによる効果であり、文脈効果とはその地域の人々の特性を考慮してもなお存在する「地域レベル」の特性に基づく効果である。

参考文献

Adler, N. E., Boyce, T., Chesney, M. A., Cohen, S., Folkman, S., Kahn, R. L., et al. (1994). Socio-economic status and health: the challenge of the gradient. *Am Psychol*, 49(1): 15-24.

Adler, N. E., & Stewart, J. (2010). Health disparities across the lifespan: meaning, methods, and mechanisms. *Ann NY Acad Sci*, 1186(1): 5-23.

Bakaysa, S. L., Mucci, L. A., Slagboom, P. E., Boomsma, D. I., McClearn, G. E., Johansson, B., et al. (2007). Telomere length predicts survival independent of genetic influences. *Aging Cell*, 6(6): 769-74.

Barker, D. (1990). Fetal and infant origins of adult disease. *BMJ*, 301(6761): 1111.

Batty, G. D., Wang, Y., Brouilette, S. W., Shiels, P., Packard, C., Moore, J., et al. (2009). Socioeconomic status and telomere length: the West of Scotland Coronary Prevention Study. *J Epidemiol Community Health*, 63(10): 839-41.

Berkman, L. F. (1988). The changing and heterogeneous nature of aging and longevity: A social and biomedical perspective. *Annu Rev Gerontol Geriatr*, 8: 37-68.

Berkman, L. F. (2009). Social epidemiology: Social determinants of health in the United States: are we losing ground? *Annu Rev Public Health*, 30(1): 27-41.

Berkman, L. F., & Syme, S. L. (1979). Social networks, host resistance, and mortality: a nine-year follow-up study of Alameda County residents. *Am J Epidemiol*, 109(2): 186-204.

Brandt, A. M., & Gardner, M. (2000). Antagonism and accommodation: interpreting the relationship between public health and medicine in the United States during the 20th century. *Am J Public Health*, 90(5): 707-15.

Brouilette, S. W., Moore, J. S., McMahon, A. D., Thompson, J. R., Ford, I., Shepherd, J., et al. (2007). Telomere length, risk of coronary heart disease, and statin treatment in the West of Scotland Primary Prevention Study: a nested case-control study. *Lancet*, 369(9556): 107-14.

Cannon, W. B. (1935). Stresses and strains of homeostasis. *Am J Med Sci*, 189: 1-14.

Cassel, J. (1976). The contribution of the social environment to host resistance. *Am J Epidemiol*, 104(2): 107-23.

Cassel, J., & Tyroler, H. (1961). Epidemiological studies of culture change: I. Health status and recency of industrialization. *Arch Environ Health*, 3: 25-33.

Cawthon, R. M., Smith, K. R., O' Brien, E., Sivatchenko, A., & Kerber, R. A. (2003). Association between telomere length in blood and mortality in people aged 60 years or older. *Lancet*, 361(9355): 393-5.

Chadwick, E. (1842). *Report on the sanitary condition of the labouring population of Great Britain*. London: Poor Law Commission.

Cherkas, L. F., Aviv, A., Valdes, A. M., Hunkin, J. L., Gardner, J. P., Surdulescu, G. L., et al. (2006). The effects of social status on biological aging as measured by white-blood-cell telomere length. *Aging Cell*, 5(5): 361-5.

Cohen, S. (1988). Psychosocial models of the role of social support in the etiology of physical disease. *Health Psychol*, 7(3): 269-97.

Diez Roux, A. V., Nieto, F. J., Muntaner, C., Tyroler, H. A., Comstock, G. W., Shahar, E., et al. (1997). Neighborhood environments and coronary heart disease: a multilevel analysis. *Am J Epidemiol*, 146(1): 48-63.

Dubos, R. (1965). *Man adapting*. New Haven: Yale University Press.

Duffy, J. (1990). *The sanitarians: a history of American public health*. Chicago: University of Illinois Press.

Durkheim, E. (1897). *Suicide: a study in sociology*. Glencoe, IL: Free Press.

Epel, E. S., Merkin, S. S., Cawthon, R., Blackburn, E. H., Adler, N. E., Pletcher, M. J., et al.

(2009). The rate of leukocyte telomere shortening predicts mortality from cardiovascular disease in elderly men. *Aging*, 1(1): 81-8.

Faris, R., & Dunham, H. W. (1939). *Mental disorders in urban areas*. University of Chicago Press.

Freeman, H. E., Levine, S., & Reeder, L. G. (1963). *Handbook of medical sociology*. Englewood Cliffs, NJ: Prentice-Hall.

Frost, W. H. (1937). How much control of tuberculosis? *Am J Public Health*, 27: 759-66.

Galobardes, B., Lynch, J. W., & Smith, G. D. (2008). Is the association between childhood socio-economic circumstances and cause-specific mortality established? Update of a systematic review. *J Epidemiol Community Health*, 62(5): 387-90.

Goldberger, J., Wheeler, E., Sydenstricker, E., & King, W. I. (1929). A study of endemic pellagra in some cotton-mill villages of South Carolina. *Hygienic Laboratory Bulletin*, 153: 1-66.

Graham, S. (1976). Social factors in relation to chronic illness. In: Freeman, H., Levine, S., & Reeder, L. G. (eds.), *Handbook of medical sociology*. New Jersey: Prentice-Hall.

Graunt, J. (1662). *Natural and political observations mentioned in a following index and made upon the bills of mortality*. London (1939): Reprinted Johns Hopkins University Press, Baltimore.

Hinkle, L. E. (1973). The concept of "stress" in the biological and social sciences. *Sci Med Man*, 1: 31-48.

Hollingshead, A. B., & Redlich, F. C. (1958). *Social class and mental illness*. New York: John Wiley.

Holt-Lunstad, J., Smith, T. B., & Layton, J. B. (2010). Social relationships and mortality risk: a meta-analytic review. *PLoS Med*, 7(7): e1000316.

Honig, L. S., Schupf, N., Lee, J. H., Tang, M. X., & Mayeux, R. (2006). Shorter telomeres are associated with mortality in those with APOE epsilon4 and dementia. *Ann Neurol*, 60(2): 181-7.

Jaco, E. G. (1958). Introduction: medicine and behavioral science. In: *Physicians and illness: sourcebook in behavioral science and medicine*. Glencoe, IL: The Free Press, pp.3-8.

Jaco, E. G. (1960). *The social epidemiology of mental disorders: a psychiatric survey of Texas*. New York: Russell Sage Foundation.

James, S. A., & Kleinbaum, D. G. (1976). Socio-ecologic stress and hypertension related mortality rates in North Carolina. *Am J Public Health*, 66: 354-8.

Jones, K., & Moon, G. (1993). Medical geography: taking space seriously. *Prog Hum Geog*, 17(4): 515-24.

Kadushin, C. (1964). Social class and the experience of ill health. *Sociol Inq*, 35: 67-80.

Kaplan, G. A. (1996). People and places: contrasting perspectives on the association between social class and health. *Int J Health Services*, 26(3): 507-19.

Kawachi, I., & Kennedy, B. P. (1997). Health and social cohesion: why care about income inequality? *BMJ*, 314(7086): 1037-40.

Kawachi, I., Kennedy, B. P., Lochner, K., & Prothrow-Stith, D. (1997). Social capital, income inequality, and mortality. *Am J Public Health*, 87(9): 1491-8.

Kiecolt-Glaser, J. K., Glaser, R., Gravenstein, S., Malarkey, W. B., & Sheridan, J. (1996). Chronic stress alters the immune response to influenza virus vaccine in older adults. *PNAS*, 93(7): 3043-7.

Kiecolt-Glaser, J. K., Glaser, R., Cacioppo, J. T., MacCallum, R. C., Snydersmith, M., Kim, C., et al. (1997). Marital conflict in older adults: endocrinological and immunological correlates. *Psy-*

chosom Med, 59(4): 339-49.

Krieger, N. (2001). Theories for social epidemiology in the 21st century: an ecosocial perspective. *Int J Epidemiol*, 30(4): 668-77.

Krieger, N. (2012). Who and what is a "population?" Historical debates, current controversies, and implications for understanding "population health" and rectifying health inequities. *Milbank Q*, 90(4): 634-81.

Lee, W-W., Nam, K-H., Terao, K., & Yoshikawa, Y. (2002). Age-related telomere length dynamics in peripheral blood mononuclear cells of healthy cynomolgus monkeys measured by Flow FISH. *Immunology*, 105(4): 458-65.

Leighton, A. H. (1959). *My name is legion*. New York: Basic Books.

Link, B. G., & Phelan, J. (1995). Social conditions as fundamental causes of disease. *J Health Soc Behav*, Spec No: 80-94.

Lynch, J. W., Kaplan, G. A., & Salonen, J. T. (1997). Why do poor people behave poorly? Variation in adult health behaviours and psychosocial characteristics by stages of the socioeconomic lifecourse. *Soc Sci Med*, 44(6): 809-19.

Macintyre, S., Maciver, S., & Sooman, A. (2009). Area, class and health: should we be focusing on places or people? *J Soc Pol*, 22(2): 213.

Marmot, M., & Syme, S. L. (1976). Acculturation and coronary heart disease in Japanese-Americans. *Am J Epidemiol*, 104: 224-47.

Matthews, K., Kelsey, S., & Meilahn, E. (1989). Educational attainment and behavioral and biologic risk factors for coronary heart disease in middle-aged women. *Am J Epidemiol*, 129: 1132-44.

Maxcy, K. F. (ed.). (1941). *Papers of Wade Hampton Frost*. New York: Commonwealth Fund.

McEwen, B. S. (1998). Protective and damaging effects of stress mediators. *N Engl J Med*, 338(3): 171-9.

Meaney, M. J., Mitchell, J. B., Aitken, D. H., Bhatnagar, S., Bodnoff, S. R., Iny, L. J., et al. (1991). The effects of neonatal handling on the development of the adrenocortical response to stress: implications for neuropathology and cognitive deficits in later life. *Psychoneuroendocrinology*, 16(1-3): 85-103.

Needham, B. L., Adler, N., Gregorich, S., Rehkopf, D., Lin, J., Blackburn, E. H., et al. (2013). Socioeconomic status, health behavior, and leukocyte telomere length in the National Health and Nutrition Examination Survey, 1999-2002. *Soc Sci Med*, 85: 1-8.

Nuckolls, K., Cassel, J., & Kaplan, B. (1972). Psychosocial assets, life crisis and the prognosis of pregnancy. *Am J Epidemiol*, 95: 431-41.

Pless, I. B., & Saterwaite, B. (1972). Chronic illness in childhood: selection, activities and evaluation of non-professional family counselors. *Clin Pediatr*, 11: 403-10.

Power, C., & Hertzman, C. (1997). Social and biological pathways linking early life and adult disease. *British Medical Bulletin*, 53(1): 210-21.

Razak, F., Corsi, D. J., & Subramanian, S. V. (2013). Change in the body mass index distribution for women: analysis of surveys from 37 low- and middle-income countries. *PLoS Med*, 10(1): e1001367.

Rose, G. A. (1992). *The strategy of preventive medicine*. New York: Oxford University Press.

Rosen, G. (1963). The evolution of social medicine. In: Freeman, H. E., Levine, S., & Reeder, L. G. (eds.), *Handbook of medical sociology*. Englewood Cliffs, NJ: Prentice Hall. p.61.

Rosen, G. (1975). *Preventive medicine in the United States 1900-1975: trends and interpretation*. New York: Science History.

Rothman, K. J., Greenland, S., & Lash, T. L. (eds.). (2008). *Modern epidemiology*. 3rd ed. Philadelphia, PA: Lippincott Williams & Wilkins.

Sapolsky, R. M. (1996). Why stress is bad for your brain. *Science*, 273(5276): 749-50.

Selye, H., & Wolff, H. G. (1973). The concept of "stress" in the biological and social sciences. *Sci Med Man*, 1: 31-48.

Sorensen, G., Emmons, K., Hunt, M. K., & Johnston, D. (1998). Implications of the results of community intervention trials. *Annu Rev Public Health*, 19: 379-416.

Srole, L. (1962). *Mental health in the metropolis*. New York: McGraw-Hill.

Steptoe, A., Hamer, M., Butcher, L., Lin, J., Brydon, L., Kivimäki, M., et al. (2011). Educational attainment but not measures of current socioeconomic circumstances are associated with leukocyte telomere length in healthy older men and women. *Brain Behav Immun*, 25(7): 1292-8.

Subramanian, S. V., Jones, K., Kaddour, A., & Krieger, N. (2009). Revisiting Robinson: The perils of individualistic and ecologic fallacy. *Int J Epidemiol*, 38(2): 342-60.

Surtees, P. G., Wainwright, N. W. J., Pooley, K. A., Luben, R. N., Khaw, K. T., Easton, D. F., et al. (2012). Educational attainment and mean leukocyte telomere length in women in the European Prospective Investigation into Cancer(EPIC)-Norfolk population study. *Brain Behav Immun*, 26(3): 414-8.

Susser, M. (1973). *Causal thinking in the health sciences: concepts and strategies of epidemiology*. New York: Oxford University Press.

Susser, M. (1994a). The logic in ecological: I. The logic of analysis. *Am J Public Health*, 84(5): 825-9.

Susser, M. (1994b). The logic in ecological: II. The logic of design. *Am J Public Health*, 84(5): 830-5.

Susser, M. (1998). Does risk factor epidemiology put epidemiology at risk? Peering into the future. *J Epidemiol Community Health*, 52(10): 608-11.

Susser, M., & Susser, E. (1996a). Choosing a future for epidemiology: I. Eras and paradigms. *Am J Public Health*, 86(5): 668-73.

Susser, M., & Susser, E. (1996b). Choosing a future for epidemiology: II. From black box to Chinese boxes and eco-epidemiology. *Am J Public Health*, 86(5): 674-7.

Syme, S. L., Hyman, M. D., & Enterline, P. (1965). Cultural mobility and the occurrence of coronary heart disease. *J Health Human Behav*, 6: 178-89.

Syme, S. L., & Berkman, L. F. (1976). Social class, susceptibility and sickness. *Am J Epidemiol*, 104(1): 1-8.

Villermé, L. R. (1830). De la mortalité dans divers quartiers de la ville de Paris. *Annales d'hygiene publique*, 3: 294-341.

Virchow, R. (1848). Report on the typhus epidemic in Upper Silesia. In: Rather, L. J. (ed.), *Rudolph Virchow: collected essays on public health and epidemiology*. Canton, MA: Science History, pp.205-20.

Yankauer, A. (1950). The relationship of fetal and infant mortality to residential segregation: an inquiry into social epidemiology. *Am Sociol Rev*, 15(5): 644-8.

第2章

社会経済的状況と健康
Socioeconomic Status and Health

M・マリア・グリモール、マウリチオ・アヴェンダーニョ、
イチロー・カワチ

　社会経済的な状況が健康に対して重要な意味をもつことは、何世紀も前から知られている（Adler & Rehkopf, 2008; Adler & Stewart, 2010; Krieger, 2011）。ビクトリア朝時代のイングランドのミルタウン（Dickens, 1854）、アメリカ南北戦争後の大好況期のニューヨークで起きた労働搾取（Wharton, 1905）、インドのムンバイのスラム（Boo, 2012）、いずれを例にとっても貧しい人が裕福な人よりも不健康かつ短命であることが示されている。貧しい人が早世しやすいという状況は、いつの時代も、どんな社会でも変わらない。社会経済的な健康格差[1]は、出生時（新生児期の健康状態や乳幼児死亡率）から、就労期（循環器疾患や事故）、高齢期（機能障害）に至るまで、人々の生涯ほぼすべてにわたって認められる。社会経済的状況（socioeconomic status：SES）が低いことは、早期死亡の主要な原因と関連している（Davey Smith ら, 1996）。さらに健康格差は、一定の水準以下の貧困層だけが不健康という「閾値効果（threshold effect）」を表すだけではない。健康格差は、SES の高い集団から低い集団に至るまで、連続的に見られる。すなわち、健康には「勾配（gradient）」があるのだ。世帯収入、財産、教育、職位が高水準にある

25

ほど、疾病罹患率や死亡率が低い。健康の勾配は、SES の全範囲において観察される。つまり、中階層の人々は低階層の人々よりも健康であり、高階層の人々は中階層の人々よりも健康である（Adler & Stewart, 2010）。

　SES は、次の 3 つの側面から評価することが多い。教育、雇用、カネ（money）である。健康格差（health inequality）の多くは、この 3 つの側面すべてに見られる。職位が低いほど、教育歴が短いほど、健康状態は悪い。こうしたことから、SES は社会における「根源的（fundamental）」な健康の決定要因であると言われる。どのような時代であっても、人々の健康を脅かす存在が何であっても、SES は健康のための資源（例えば知識、資金、名声、権力など）となり得るものであり、個人にしろ集団にしろ、多く所持しているほど健康であると言われている（Link & Phelan, 1995）。

　本章では、SES の 2 つの側面（学歴と収入）と健康との関連についての理論とエビデンスを整理する。公衆衛生上は 2 通りに活用できる。まず、誰により手厚く医療などの支援をすべきかを考える際に、SES を考慮することが可能である。あるいは、SES を保健活動のターゲットとすることもできる。ただし後者の活用法は、SES への介入が実際に健康に影響するという因果関係があるという前提条件の下に実施すべきである点を心にとどめておく必要がある。

　学歴と収入はどちらも健康にとって重要だが、現在知られている健康との関係のすべてが因果関係を示しているとは言えない。一部は、逆因果や交絡を反映している可能性がある。また、SES は様々な経路を通じて健康に影響する。そのため、介入方法によって健康に与える影響は異なり、場合によっては予期せず健康を損なうような結果を引き起こすこともある。社会疫学の役割は、SES と健康の間の様々な相関関係の中から適切に因果関係を導き出すことにある。健康の社会的決定要因に関する近年の研究における最も目覚ましい進歩の 1 つは、因果関係の評価のための革新的な手法が多く提唱されたことである。因果関係と非因果的な相関関係を区別することで、研究成果を健康づくりのための実際の介入へと応用することが可能となる。

　本書第 1 版では、健康の社会格差を示すエビデンスを広く紹介した（Berkman & Kawachi, 2000）。SES と健康との関係は、それまでの疫学研究で

知られていた多くのリスク要因と同じくらい明確であった。SES と健康の関係は、様々な背景や対象集団において一致して認められ、SES が高いほど健康状態が良好であるという量的関係も観察された。エビデンスの量は圧倒的で、頑健で一貫している。しかし、注意が必要な部分もある。例えば、入院患者はそうでない人よりも死亡率が高いというデータがあったとしても、だからといって病院が人々を死に至らしめているという結論に飛びついてはいけない[2]。同じように、多くの国や時代において SES が健康と関連してきたという事実だけから、両者に因果関係があると結論づけてはならない。1 つの要因ですべてを説明できるようなことはまずあり得ない。何らかの要因が見逃されていることを疑う姿勢が重要である。例えば、収入が高い人ほど、運転中にシートベルトを使用し、規則正しい睡眠をとっている傾向が知られている（Case & Paxson, 2002）。だからといって、これらの行動は特別な費用を必要とするものではないため、収入自体が健康的な習慣を促進しているわけではない。喫煙と学歴には強い関連が見られる。ある研究では、成人後の（最終）学歴によって喫煙割合の差が認められた。しかし、その人々に 17 歳時点の喫煙状況を尋ねてみたところ、成人してから観察された喫煙割合の格差は、まだ学歴の格差がほとんど存在しないはずの 17 歳時点においてすでに認められていた（Farrell & Fuchs, 1982; Gilman ら, 2008）。このことから、強制的に学校に通わせ大学を卒業させたとしても喫煙を防げないであろうことがわかる。もしかすると、因果関係が逆で、喫煙が留年や退学の原因となっているのかもしれない。あるいは、親との対立といった喫煙と学歴の共通の原因が、喫煙と学業不振の両方に関連している可能性もある。

2.1　社会格差研究の理論

　健康に最も悪影響を与える社会状況とは何か、社会格差はなぜ存在するのか。この疑問に対して多くの研究者が熱心に議論してきた。議論としては興味深いのだが、実際の政策にはあまり応用されてこなかったようである。人々を健康にするためにはマルクスとウェーバーのどちらが正しいかを考え

る必要はなく、人々を実際に健康にできる要因を見つければよいのである。とはいえ、ある介入が特定の集団に大きな健康効果を与え得るのかを考える際に、社会格差に関する理論は役に立つ。ある集団で効果がある介入であっても別の集団では効果がないことや、わずかな介入方法の変更でも効果がなくなってしまうこともある。どのような社会状況がどのようなメカニズムで健康に影響するのかを説明する理論は、様々な集団に対して知見を一般化したり、新たな介入の効果を予測したりする際に役立つ。例えば、Link らの「根源的原因理論（fundamental cause theory）」は、社会経済的な健康格差を説明する際に最もよく用いられる。

2.1.1　健康格差の根源的原因としての社会経済的状況

　SES が高い人々は様々な資源を多く所有している（Link & Phelan, 1995）。これらの、例えば、お金、知識、名誉、権力、社会的つながりなどといった資源は健康に保護的に働く。根源的原因理論は、健康格差が時代を超えて存在し続けている理由を理解するのに役立つ。20 世紀に入り、主な疾病や死亡の原因が変わっても健康格差はなくならなかった。新たな疾病が生まれると、新たな格差が発生した。新たに予防法や治療法が開発されても、それらへのアクセス格差が生じた（Chang & Lauderdale, 2009; Phelan ら , 2010; Fortson, 2008; Phelan ら , 2004）。Link らは、このような状況は SES が低い人々が「リスクのリスク」を負っているためと考えた。地域や時代によってリスク要因がどう異なろうと、SES が低い人の方がそれらのリスクに曝露する可能性が高いことには変わりがない。なぜなら、SES が高い人々は資源を駆使してそのような曝露を避けるからである。Link らは、個人の健康リスク要因だけでなく地域やグループごとのリスクの差を検討することの重要性も主張している。また、SES それ自体を無視して、SES と健康を結ぶメカニズムだけに注目するのは好ましくないとも主張している。社会背景がリスク要因の分布に与える影響を無視してしまうと、せっかくの介入が無意味になってしまう可能性があるためである。例えば、経済的な事情などで健康行動をとることが難しいような人に対して健康情報をいくら提供しても、行動変容にはつながらない。さらに、個人レベルのリスクに着目するアプローチは、個人の努

力で変容することができない行動までも「自己責任」としてしまう可能性がある。例えば、タバコが原因の疾病や死亡は、個人の習慣の責任にされがちであり、大規模な宣伝と政府からの助成を受けながら莫大な利益を生み出している殺人産業のせいだとは認識されていない（Link & Phelan, 1995, p.90）。

　この理論の欠点は、それぞれの資源と各健康アウトカムとの個別の関係について何も具体的な示唆を与えないことである。つまり、ある特定の SES の構成要因（例えば収入など）を変えることで、実際にどの程度健康が変化するのかを予想しない。この理論からは、SES と健康に関連があること、そのため SES が低い人々に対し、教育や収入、安全な仕事といった様々な資源へのアクセスを拡大すべきということだけは言えよう。とはいえ、これだけでは政治家がどのような政策を優先すべきかを判断する助けにも、特定の政策が及ぼし得る健康への悪影響を予測する助けにもならない。例として以下の 2 つが観察された場合について考えよう。(1) 収入と喫煙の間には負の関連、すなわち収入が高い人ほど喫煙をしない傾向が見られる。しかし、(2) 短期的な収入増加（例えば宝くじに当選するなど）はタバコ消費の増加につながりやすい。一見すると矛盾しているように見えるこれらの結果を、どのように解釈したらよいだろうか。経済理論におけるタバコ需要の所得弾力性は、後者の結果が生じることを支持している。つまり、その他のすべての要因が等しい場合、収入が増えるとタバコの消費が増えるのである。

　根源的原因理論に基づけば、たとえ収入が短期的に増加したとしても、SES の低い人は必ずしもそのお金を健康のためには使わない、というようにこのパラドックスは説明される。なぜなら、SES が高い人々がもっているような知識やその他の資源（例えば、健康に悪い行動をやめるように働きかける社会的なつながりなど）がないからである。社会経済的な格差は川の流れに例えられることがある。川の分岐を 1 つや 2 つせき止めたとしても、水は容赦なくその周りを流れ、止まることなく下流へと流れていく。根源的原因理論は社会格差の根源的な永続性を述べるものであり、格差を是正するための社会政策の限界について注意喚起している。言い換えると、たとえ SES が低い人々の収入を少しだけ増やすことができたとしても、これらの人々は知識、名声、権力、有益な人間関係といったその他の資源をもっていないの

で、増加した収入を健康づくりにつなげることができない。逆に SES が高い人々は、彼らのもつ資源を柔軟に活用することができるため、健康への脅威を避けることができる。例えば収入が増加した時、SES が高い人々は（タバコが健康に悪いという知識をもっているので）臨時収入をタバコの購入には使わないし、ひょっとすると退職後のための貯蓄にしてしまうかもしれない。

　根源的原因理論は有益ではあるが、具体的な格差対策に役立っていない。多くの人にとって健康は、もてる資源をすべて注いでまで達成したいほどの目標ではない。このことから 1 つの限界が見えてくる。自分や大切な人のウェルビーイングや社会的統合、快楽や喜びといった、健康以外のアウトカムの方が重要だと考える人が多いのだ（Phelan ら, 2010）。したがって、健康を犠牲にしても、健康以外のことに資源をつぎ込むことがしばしばある。これは、健康アウトカムの多くが時間的にずいぶん後になって発生するのに対し、リスクへの曝露は人生の早い段階で起こるような場合に特に顕著である。教育が多くの健康アウトカムに影響する理由の仮説として、教育によって個人の計画対象期間（time-horizon）が引き延ばされ、短期的な欲求よりも長期的な健康目標の方が重要と考えるようになる、というものがある（第 13 章）。また、特定の行動 1 つで健康になれるほど物事は単純ではない。ある状況では健康によくても別の状況では健康に悪いような行動もある。最後に、予防法や治療法がほとんどわかっていないような疾病が多く存在するが、そのような場合においては、SES の高い人々が所有する資源もさほど有益ではないだろう（Phelan ら, 2004）。

2.1.2　健康の社会経済的格差を概念化するための動的なアプローチ

　根源的原因理論やその他の極めて初期の社会疫学モデルが前提としたのは、SES は静的で変化することがなく、生まれた時点でほぼ規定され、人生を通じて変わらないという考えであった。それに対して近年のライフサイクルモデルは、SES を個人のライフステージを通じて変化する動的なものと捉えている（Smith, 2007; Galama & van Kippersluis, 2010）。例えば、消費行動を一時的あるいは永続的に大きく変えてしまうような「収入ショック（income shock）〔収入の急激な減少〕」を経験する人がいるかもしれない。同じように、政府によって同世代の人々全員に教育の機会が与えられるようになり、それまでの世代が経験したことがないほど教育の水準が高まるということがあるかもしれない。あるいは、年金制度に関する法改正によって高齢者の収入が増減し、結果として高齢期の消費行動が変化するかもしれない。生まれながらにして決定され、その状態が永久的に続くような静的で不変のSESというものが存在したとしても、収入や学歴の変化が人々の財の消費や行動選択に何の影響も及ぼさないとするのは誤りである。この動的モデルでは、人々は社会経済的資源を健康のために使うことがあると考えられているが、この点においては根源的原因理論と矛盾しない。とはいえ、実際は健康を損なうようなことに資源を活用する人もいるし、加えて健康であれば、危険を伴うが高報酬な仕事に従事できるというように、健康によって資源を増やしやすいという逆の方向性も考えられる〔このように、実際はより動的な可能性がある〕。

　動的モデルは、SESにより健康格差が生じるという因果関係を考える上で重要な示唆も与えてくれる。なぜならこのモデルは、健康とSESの関係は相互的かつ動的なものであることを示しているからである（Smith, 2007; Galama & van Kippersluis, 2010）。例えば、幼少期に慢性疾患を経験したり、大けがをしてしまうと、十分な教育を受けられなくなってしまうかもしれない。同様に、慢性疾患になると十分な貯蓄を行えなくなり、医療のために財産を使い果たしてしまうようなことも考えられる。このように、社会経済的な健康格差のメカニズムを紐解き、SESへの介入が集団の健康に影響し得るのかどうかという公衆衛生の実務家の関心にも応えるには、動的なモデルが必要なのである。

2.1.3　社会階級、社会的地位、それとも社会経済的状況

　伝統的な社会階層論では、社会階級（social class）がなぜ存在し継続するのかに関する理論が提案されてきた。例えば、マルクス主義のグランドセオリーは、資本主義は生産手段との関係によって定義される2種類の階級（すなわちブルジョワジーとプロレタリアート）を形成すると説いた。一方で、

伝統的なウェーバー主義は、階級が生産手段との関係に加えて収入やステータス（名誉、名声）、権力といった複数の側面によって定義されると説いている[3]。社会階級を定義するこれらの分類的アプローチとは対照的に、社会疫学では（心理学や経済学などその他関連する領域と同様に）、より柔軟で「連続的な」アプローチを用いることが多い（Grusky, 1994）。社会階級間のはっきりとした境界に注目するよりも、収入、富、人的資本（教育）などの指標を連続的なものとして扱った方が、公衆衛生上の意義は大きいだろう。

　社会疫学は、健康格差の問題について、実際に「変えられること」に関心がある。人種間格差同様、学歴や収入による健康格差の実態は、時代や地域によっても大きく異なる（Kriegerら, 2008; Mackenbachら, 2008; Lopez-Aranaら, 2013; Avendanoら, 2005; 2006; Mearaら, 2008）。このように（これまで考えられていたよりも）現実が多様であることは、健康格差が是正可能であることを示唆する。社会的・政治的な対応によって、格差を是正し、最も社会的に不利な立場にある人々の健康を向上させられる。仮にSESのいくつかの側面が健康に対して因果的に働いているとして、健康格差是正について、政策立案者に何を提言できるであろうか。健康格差を是正するために最も効果的な戦略を見つけるためには、SESの概念を分類し、各SESの構成部分と健康アウトカムとの根本的な関係を個々に深めていく必要がある。すなわち、社会疫学の目的は、政策実施に役立つ実行可能な情報を提供することにある[4]。例えば、学歴と健康との関係がある程度因果的であるとすると、次に理解する必要があるのは、どこに投資をすべきかということである。つまり、例えば、幼児教育に補助金を出すべきなのか、高校卒業を促すべきなのか、それとも短大への進学を増やすべきなのか。あるいは、もし収入と健康との関係がある程度因果的であるなら、次に様々な現金給付の方法がそれぞれどのように健康に寄与したり、脅かしたりする可能性があるのかということを知る必要がある。例えば、現金給付プログラムは、その使用用途を子どもの教育費やワクチン接種などの特定の行動に限定することがよくある。これらの条件付きプログラムは、子どもの健康アウトカムに対して、通常の制約なしの現金給付プログラムや親の就労を要求するプログラムとは根本的に異なった影響を与える可能性がある。子どもに対する用途に限定しない給付プログラ

ムでは、親が子どものため以外にお金を使ってしまうことがあるからだ。貧しい人々が自らの厚生（welfare）を最大化する（例えばフードスタンプ〔特定の食品と交換できる、政府が貧困世帯へ配布するチケット〕を利用して栄養価の高い食品を子どもに買うことや、長期的に見て健康や社会にとって有益な行動をとることを条件にした現金給付を利用すること）ためにお金を使えるよう、彼らへの現金給付がもたらし得る予期せぬ結果を最小限にすることは、社会政策における重要な課題と言えるだろう。

社会経済的状況（SES）と社会経済的地位（socioeconomic position：SEP）という2つの用語は、疫学論文の中では区別されずに使われることが多い。少なくとも"SEP"の用語を用いる研究者の多くは、彼らがどのような理論に依拠してその言葉を用いているかをわざわざ説明することなどめったにない。しかし厳密に言えば、両者は異なる概念である。SEPは「関係性」を示す概念で、複数のグループが互いにどのような関係性の上で成り立っているかによって決まる。職場を例にとると、そこには部下を管理監督する地位に就く者と、上司からの指示を仰ぐ者とが存在する[5]。対して、社会経済的「状況」（SES）は、資源の所有の有無が個人間やグループ間で「異なる」ことを表す用語として使われる。資源とは、例えば学校教育や収入、職業身分などのことである。このSESという言葉は、必ずしも個々人の状態間に因果的な関係があるかを説明するものとして使われるわけではない。例えば、繊維工場の所有者が、そこで働く人々の何倍もの収入を稼いでいる状況を仮定しよう。関係性を重視する視点、例えばマルクス主義的な立場から考えると、これらの不平等は階級関係の結果生じるものである。階級関係の結果とはすなわち、工場の所有者が労働者の労働力を搾取し、対価としてわずかな額だけを労働者に支払うことで裕福になるという意味である。本章では階級分析の枠組みを採用していないので、SESという用語に統一すべきだろう。前述したように、SEPのフレームワークは、健康を改善するためにSESのどの構成要素にどのような介入をしたらよいかについて直接的な示唆を与えないからである。本章の残りの部分では、SESの3つの側面のうち学校教育と収入の2つに焦点をあてる。SESの第三の側面である職業に関しては、大部分を第5章に譲る。職業の測定に関する詳細な説明に関しては、第1版

の第 2 章を併せて参照されたい（Lynch & Kaplan, 2000）[6]。

　これまで、特定の健康アウトカムに対して最も妥当な SES 指標は何であるかという議論が数多くなされてきた。妥当な指標とは教育なのか、収入なのか、職業なのかという議論である。しかし、最良な SES 指標を 1 つ選ぼうとするアプローチには、2 つの根本的な問題が存在する。1 つは、これらの試みが誤った認識に基づいていることである。すなわち（各 SES 指標は共通の概念としての SES の一部の特性をそれぞれ表現しているに過ぎないにもかかわらず）、3 つの指標のうちどれが SES をよりよく反映しているかを明らかにする必要がある、という誤解である。しかしこれから見ていくように、異なる SES の側面同士は相互に関連しているが（例えば、教育は収入に影響を与え、収入は財産に影響を与える）、SES の側面によって、健康への影響も様々である。第二に、特定の SES 指標を掘り下げて分析するアプローチは、具体的な介入のあり方を決め、SES が健康に影響を与えるメカニズムの理論的な理解を深める上で必要なものである。例えば認知的なアウトカムに対しては、財産よりも教育の方が重要な可能性がある。その一方で、慢性疾患管理のような医療へのアクセスに密接に関連するアウトカムの場合は、金銭的な資源を直接測定した方が妥当と言えるかもしれない。本章で学歴と収入に焦点をあてるのは、どちらも介入によって容易に変容可能であり、これまで膨大な数の研究が行われてきたためである。

2.1.4　ライフコースを通じた社会経済的状況と健康

　健康の社会格差の是正に効果的なアプローチが何であるのかを明らかにするためには、時間という概念、特にライフコースのステージによって影響が異なる点を考慮することが極めて重要である。これは、曝露が「いつ」疾病を引き起こすのかを検討することを意味する。いつ曝露の影響が生理学的な影響を引き起こし、もはや曝露を取り除いても手遅れの状態に陥るのか、を検討するのである。発達段階のいくつかのステージでは、周囲の環境からの影響をより「敏感」に受けるかもしれない。すると、その期間に受けた曝露は、その前後に受けた曝露よりも強い影響を健康に与えることになる。ライフコースにおけるある時期が健康に影響を及ぼしやすいか否かについては、

生理学的（急速な細胞増加が起きる時期）、心理学的（他者の行動への関心が高まる時期）、あるいは社会的（労働人口へ参入する時期）な状況が起きやすいかどうかが関係してくる。また、「最も曝露状況を変えやすいのはいつなのか」を知る上でも、時間の概念は重要である。例えば、タバコを吸い始めるのは青年期の場合が多い[7]。したがって、禁煙させることはあらゆる年齢の人にとって健康上利点があるが、青年期に喫煙を開始しないような介入を行うことが最も効果的だろう。

低SESなどの社会的状況に曝露するタイミングが健康にどのような影響を与えるかに関して、従来のライフコース研究では、3つのモデルを提唱し

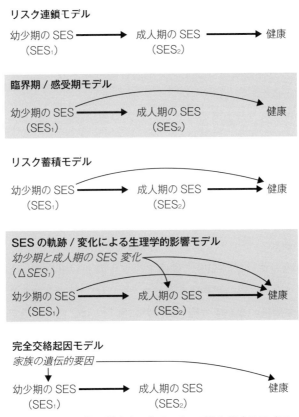

図 2.1 幼少期のSESと成人期の健康をつなぐメカニズムに関するライフコースモデル

第2章 社会経済的状況と健康 | 35

ている（**図 2.1**、前頁）（Kuh & Ben-Shlomo, 1997）。まず、「臨界期（critical period）」あるいは「感受期（sensitive period）」モデルは、ある特定の発達期間に受けた曝露が、〔潜在効果として〕何年も経過した後に不健康な状態に至るとしている。「リスク蓄積（accumulation of risk）」モデルは、低SESによる影響が次々と次第に蓄積され、健康が加法的に損なわれていくことを想定している。「軌跡（trajectory）」または「リスク連鎖（chain-of-risk）」モデルは、現在の低SESが将来の低SESにつながっていくことで最終的に不健康につながり、ライフコースの後期になって初めて疾病という形で低SESの生物学的な影響が発現するとするものである。これら3つの古典的なモデルに加え、いくつかの曝露には「即時リスク（immediate risk）」モデルがあてはめられる。社会的曝露が健康に即座に影響する場合である。さらに、ある一時点でSESが低いことの影響よりも、SESの「不安定さ（instability）」それ自体の方が健康にとって重要な意味をもつことを示唆するエビデンスも存在する〔ライフコースにわたるメカニズムについては第11章や第14章も参照〕。

　これらのモデルを区別することは、介入の方法を考える上で有益である。もし、人生の早い段階に「感受期」が存在するならば、成人を対象とした介入は時間と労力の無駄になる。「リスク蓄積モデル」を想定した場合は、早期での介入が最も好ましい一方、人生後期での介入もまた有益だと考えられる。これらのモデルは実証的に区別可能だが（Mishraら, 2009）、各モデルを検証しようとするこれまでの試みは、測定誤差や時間依存性交絡といった課題によって難航してきた（Nandiら, 2012; Galobardesら, 2006; Pollittら, 2005）。注意すべきは、すべてのSESと健康アウトカムとの組み合わせに同じモデルを適用すべきだという理由はどこにもない、ということである。社会的な逆境状況が健康につながる生理学的経路に関しては、感受期モデルやリスク蓄積モデルに対応する様々なメカニズムが紹介されている（第14章）。

　「SES不安定性（SES-instability）」モデルも有効である。SESが下がること、下方移動が不健康と関連することは数々の研究で示唆されている（もちろん、これらの関連の一部は不健康のためにSESが下方移動するという逆因果によるものである。詳細は後ほど議論する）。驚くべきは、SESの「上

方移動」が健康に有害である可能性も、いくつかの研究から示唆されていることである。なぜだろうか。それは、SES の上方移動の定義と測定がされる時間的枠組みに依存する。短い期間（例えば数ヵ月）での移動であれば、収入が増加することで不健康な行動をしやすくなる可能性がある（賃金の上昇とタバコ消費の増加の例を思い出してほしい）。ライフコースにわたるゆるやかな社会移動の場合（例えば、子どもの頃は親が低収入であったが成人期で高収入となるなど）でも、SES の上方移動による負の影響は存在するかもしれない。これはどのように説明できるだろうか。第 14 章でも説明するように、将来の環境を「予期」してそれに適応するための生物学的反応が発達早期において起こる可能性が考えられる。そのような適応には、生理的なもの（例えば、人生早期における母親との関わりによって引き起こされた糖質コルチコイド受容体発現の変化など）と、行動的なもの（例えば、将来、〔全寮制学校や軍隊など〕高度に管理統制された施設に収容されることを予想して、今のうちに頻繁に外へ出かける行動をとるなど）があるだろう。しかし、これらは特定の状況下の「適応」である。その状況の外、あるいは長期的に見ると、それらの反応は健康によいものとはならない可能性がある。例えば、子宮内にいた頃に栄養が不足していた人は、出生後、十分なカロリーが摂取できない環境でも生存の可能性を高めるような発達の経過をたどる。一方で、十分にカロリーが摂取できる環境では心血管疾患や代謝疾患のリスクが高まるという仮説がある。SES の変化が有害かもしれない理由を、胎児期環境と出生後環境とのギャップのような、環境の差異によって説明できる可能性がある。これは、Merton の言う「地位の非一貫性理論（status inconsistency theory)」と関連している。この理論は、低い SES 出身の人々は高い SES の社会に「適応」しづらいため（"Eliza Doolittle effect"）、ストレスや好ましくない健康アウトカムが生じる可能性があるとしている。最近の研究で、この現象の報告例がいくつかあるが、そのうちの 1 つに、青年期の 102 人を追跡した縦断研究がある。この研究では、もともと SES が低い家庭に生まれたが幼少期に SES が高くなった、という社会経済的に上方移動した人々は、青年期に血圧が最高に達した（Marin ら, 2008）。もう 1 つ、米国南部の郊外に在住する黒人の若者 489 人の追跡調査では、11〜13 歳の間に高い能力を

示した青年（教師によって、勤勉さ・忍耐強さ・社会的技能が評価・報告された）は、19歳時点での大学進学率が高かった。しかし、社会階層の上方移動があったこれらの青年は、BMI、血圧、ストレスホルモン（コルチゾールとカテコールアミン）によって評価された「アロスタティック負荷」（第14章）も高かった（Brodyら, 2013）。研究者らは、その発見がジョン・ヘンリズム（John Henryism）仮説を裏付けるものであると解釈している。ジョン・ヘンリズム仮説とは、もともと社会的に不利な集団（Brodyらの研究では黒人の米国人）が社会階層の上方移動を達成しようと積極的に努力をし続けることは、結果的にこれらの人々の健康を損なうことにつながる、というものである（James, 1994）。もちろん、社会階層の上方移動がおおむね健康によいとするエビデンスも数多く存在する。しかし一方で、ライフコースを通じたSESと健康との関係に関する包括的な理論を活用することで、上方への社会移動が不健康につながるという対照的な結果も説明可能なのである。

2.2　実践的な社会疫学に向けた反事実的枠組み

前述のように、社会疫学研究を応用する時は、因果推論を重視すべきである（Pearl, 2000）。反事実モデル（counterfactual model）に基づいて因果を捉えることで、ある治療や曝露の因果効果を示すことができる。因果効果とは、ある治療を受けた個人の実際の健康アウトカムと、同じ個人が「（事実に反して）もし、もう一方の治療を受けていたら」得られたであろうアウトカムとを比較した結果である。例えば、2006年時点で高等学校の学位（General Educational Development：GED）を取得している男性の25歳時の平均余命は、高校を卒業していない同年齢の男性に対して4.3年長かった。女性においては、その差は5.3年であった（National Center for Health Statistics, 2012）。この関連を因果関係として捉えるということは、もし私たちが何らかの方法で過去に戻って男性中退者に高校を卒業させることができたなら、これらの男性は平均して4.3年長く生存しただろうということである。因果効果をこのように定義することで、社会疫学において重要な次の4つの

ポイントが見えてくる。

1．曝露と健康アウトカム間の統計的な関連の多くは、曝露がアウトカムに与える因果効果によるものではなく、むしろ逆因果や交絡によるものである可能性がある。

2．測定上は同じ社会的な曝露でも、実際に経験される内容は非常に多様であり、それぞれが異なった健康への影響を示す。例えば、教育年数が同じでも、Saint Grottlesex prep schools〔米国ニューイングランド地域の有名進学高校の総称〕を卒業することと、資金に乏しい公立学校を卒業することの健康影響は異なる可能性が高い。

3．同じ曝露であったとしても、メカニズムが異なれば健康への影響もまた異なる可能性がある。例えば、高校への通学が金銭的補助や社会的支援によって促されたものであった場合と、無断欠席補導員（truancy officers）などによって強制された場合とでは異なる結果をもたらすだろう。

4．まったく同じメカニズムによって得られた同じ曝露にもかかわらず、その影響は人によって異なるかもしれない。The Saint Grottlesex prep schools の教育から大した恩恵を受けない人もいれば、公立学校の学位を大変有効に活用する人もいる。

SES と健康アウトカムの関係すべてに因果関係があるわけではない（Kawachi ら, 2010）。反事実モデルを社会疫学に応用する上では、健康を決定する因果システムが非常に複雑（フィードバックのループや非線形関係、そして相互作用が数多く存在する）であるために、因果効果のある曝露要因を分離することが不可能という点が懸念として挙げられる[8]。この考え方に基づけば、平均余命の差をつくり出しているのが高校卒業そのものであると簡単に結論づけることはできない。「あまりに関係性が複雑で、そのように単純化された因果関係について問うても仕方がない」と言いたくなる気持ちもわかるが、それでは公衆衛生を改善するための試みを放棄してしまうことになる。もし、私たちの目的が個人、臨床医あるいは政策立案者への助言であるならば、私たちは特定の介入に関する因果関係に率先して言及しなければ

ならない。

「SESと健康との関係はそれほど単純ではない」と主張する一派に対して提案がある。健康が促進されるような複数の介入の「組み合わせ」を見つけて同時に実践してはどうだろうか。このアプローチは、たとえそれら複数の介入のうち実際はどれが効果的なのかがわからなくても有効である。後述する条件付き現金給付制度（conditional cash transfer programs）は、複数の介入の「組み合わせ」のよい例と言える。条件付き現金給付制度のような介入の組み合わせが、様々な健康アウトカムを改善するという知見は、非常に有用である。組み合わせのうち最も重要な側面が、追加で得られたお金なのか、お金を得るための条件なのか、それともプログラムのその他の側面なのかがはっきりわからなくてもよいのである。組み合わせたもののうち何が最も健康によい影響を与えているかを特定する必要は、実践する上で必ずしも必要ない。単純に「組み合わせたものの全体の効果」を検証するだけでいいのだ。もちろん、最も健康によい影響を与えている要因を特定することも役には立つ。次なる新しいプログラムを設計したり、これまでの知見の一般化可能性を予測したりする手法を提供できるからである（Ozerら, 2011）。

こうして、健康格差対策に取り組むために私たちが介入すべきはSESのどの側面か（そしてライフコースのどのステージか）を理解することや、どのような場合に（そして誰にとって）介入が無益あるいは有害にさえなり得るのかを予想することができるようになる。無作為化比較試験（randomized controlled trials：RCTs）は、逆因果や交絡の可能性を除外できるため、因果関係を立証するためのゴールドスタンダードとされる。無作為化比較試験の実施において重要なのは、誰が研究に参加するか、何が曝露で、曝露（あるいは治療）がどのように提供されるか、といったことを明確にすることである。しかし、無作為化比較試験にはいくつかの限界があることに疑いの余地はない。無作為化比較試験の結果は、参加しなかった人々には一般化できない可能性がある。加えて、無作為化比較試験を用いて評価されたプログラムは、それを大規模に実施した際、均衡効果（equilibrium effect）や波及効果（spillover）によって異なる効果を示す可能性がある。これは公衆衛生上、特に重要である。なぜなら公衆衛生においては、アウトカムが集合的行

動（collective action）に依存し、かつ実験では容易に再現できない多数の要因が絡み合う複雑な相互作用から生じるからである。したがって、無作為化比較試験の結果が実際のプログラムや政策の導入の効果と一致しない可能性がある（Barrett & Carter, 2010）。しかし、これらの限界はあるものの、無作為化比較試験が実践的な社会疫学のためのエビデンスの基礎を形成する強力なツールであることに変わりはない。一方、無作為化比較試験の実施が不可能である時や一般均衡効果が懸念される時は、自然実験が有望な代替案となり得る。観察データを用いて因果関係を同定するのである。このように、反事実モデルを積極的に採用することで、社会疫学研究に基づく実践に向けた有益な知見が得られる。

2.2.1 因果推論における課題：逆因果

SES と健康に関する観察研究において、逆因果は長らく研究者の間で因果推論の難題と考えられてきた。1980 年に英国保健省が公表したブラック・レポート［サー・ダグラス・ブラックが議長を務めた、健康格差についての専門委員会による報告書。近代において初めて健康格差の原因を系統的に理解しようと試みた著作の 1 つ］においては、少なくとも SES と健康の関連の一部は「下方への社会的漂流（downward social drift）」を反映していると示されていた（Black & Working Group on Inequalities in Health, 1980）。例えば、社会経済的な不利や逆境が不安や気分の落ち込み、心理的苦痛などを生み出すという事実だけから、SES とメンタルヘルスの関係を完全に説明することは不可能だろう。むしろ、精神疾患が失業や収入の喪失、医療費負担などをかなり引き起こす。こうした逆因果の可能性を無視すると、結果としてSES とメンタルヘルスの関係を過大評価することになる。

SES と健康に関する従来の知識では、（SES 指標としての）教育は、収入や職業といった他の SES 指標と比較して、逆因果の影響を受けにくいとされてきた（Kawachi ら, 2010）。ほとんどの人々が、（幸運なことに）慢性疾患を発症し始める前に学校教育を終えているからである。そして発症後に、仕事や収入を失う可能性はあるが、それまでの教育自体を失う可能性はない。言い換えれば、医師とて病気と診断した後にその患者の学位を剥奪すること

第 2 章　社会経済的状況と健康　41

はできない[9]。しかし、これは厳密な意味で正確だろうか。実はこの問題を
より注意深く見てみると、学校教育と健康の関連においても逆因果はあると
いう多くのエビデンスが見つかる。例えば、ある研究では 1958 年に始まっ
た英国出生コホート（National Child Development Study）のデータを用
いて、子ども期の慢性的な不健康が学業成績に負の影響を与えている可能性
が指摘された（Case ら, 2005）。家庭や親の特徴を考慮しても、7 歳時点で慢
性的な不健康が報告された子どもたちは、その後 16 歳時に受験した統一試
験（General Certificate of Education O-level examinations）で合格した科
目数が、その他の子どもたちと比較して平均 0.3 科目少なかったのである。
要するに、幼少期に不健康（例えば、若年性糖尿病、重篤な喘息、ADHD、
メンタルヘルスの問題など）だと、子どもは学校を休みがちになるというわ
けだ。米国でも、子ども期の肥満が学校の卒業に影響を与えることを示唆す
る同様の研究結果がある（Glass ら, 2010）。

　収入と健康についても、逆因果を支持するエビデンスがある。例えば、収
入と過体重や肥満との間には勾配的（gradient）な関係〔収入が高いと肥満
である傾向が低く、収入が下がるにつれて肥満傾向が高まる傾向〕が繰り返
し観察されてきた。しかし、世帯収入が高いほど肥満・過体重割合が少ない
という関係が（少なくとも米国のデータでは）女性だけに限られている。こ
の事実に注目する者は少ない。対して、男性における収入と肥満は無関係か、
女性とは逆で、高収入ほど肥満である傾向さえある。米国の国民健康栄養調
査（National Health and Nutrition Examination Survey：NHANES）によ
れば、2005 年から 2008 年において、世帯収入が貧困レベルの 350% 以上
ある男性の肥満割合は 33% だった（Ogden ら, 2010）。その一方で、世帯収入
が貧困レベルの 130% 未満の男性では、肥満割合が 29% であった。収入の
不足が、女性では過体重を引き起こし、男性ではやせを引き起こすとする考
えは、この結果から考えると明らかに怪しい。もし、収入の不足が不適切な
栄養摂取習慣を招くのだとすれば、なぜ収入と肥満の関係は女性でしか見ら
れないのだろうか。

　この問いへの答えとしては、収入と過体重・肥満の関係の一部は逆因果に
よって引き起こされているという点が挙げられる。つまり、収入が少ないこ

とが人々の体重増加を引き起こしているのではなく、むしろ過体重・肥満が収入の少ない状態を引き起こしているのだ。実験研究および観察研究のエビデンスから、女性に対する体格差別は男性よりも厳しいことが知られている（Conley & Glauber, 2007; Roehling, 1999）。もし、逆因果が低収入と過体重の関係を説明する鍵となる現象だとしたら、その関係が女性にしか現れないというのも不思議ではないだろう。Panel Study of Income Dynamics の縦断分析によって、25 歳以上の成人を対象として逆因果仮説の検証が行われた（Conley & Glauber, 2007）。解析結果によると、1986 年のベースライン時における女性の BMI が 1% 増えるごとに、世帯収入は 0.6% 低くなり、配偶者の収入は 1.1% 低く、さらに追跡期間 15 年間に結婚する確率は 0.3% 低くなった。言い換えれば、過体重や肥満状態の女性は、労働市場や結婚市場での競争において厳しい状況に直面していると言える。さらに同様の研究において、男性や黒人女性の間では、ベースラインにおける BMI とその後の経済・結婚に関するアウトカムの間に関連は見られなかったため、この現象は性別や人種によって異なる可能性が示唆された。つまり、収入と過体重・肥満の関係の少なくとも一部は、白人女性に対して起きている（一方で、白人男性には起きていない）社会的な「肥満に対する偏見（fat bias）」によって説明できる。この研究結果が意味するところは、貧しい女性の収入を上昇させても彼女らの体重減少にほとんど役立たない、ということである。そして実際のところ、Earned Income Tax Credit（EITC）による収入転移についての分析結果から、女性においては収入の上昇が体重増加につながっていることが示唆された（Strully ら, 2010）。これが、政策を誘導することができる反事実的枠組みの活用例である。すなわち、低収入と過体重・肥満の間に相関があるからといって、貧しい人々の収入を増やすことで体重減少を促せるとは限らないのである。

2.2.2 因果推論における課題：交絡

もう 1 つの因果推論上の大きな課題は、交絡である。交絡とは、収入あるいは教育（SES）と健康の相関関係が、SES と健康それぞれに対して影響をもつ考慮されていない（観察されていない）第三の変数によってもたらされ

ている、ということである。繰り返すが、SESと健康の関連のすべてが順因果を示す［つまり、SESが低いために健康が損なわれる］わけではない。例えば、学歴と喫煙状況には強い関連がある。しかし、例えば、喫煙の「教育による勾配」は学校教育を終える前までにすでに存在していることが指摘されている（Farrell & Fuchs, 1982）。24歳の時点における喫煙の教育格差は、彼らがまだ17歳で誰もが同じ年数の教育を受けているタイミングからすでに存在していた、ということである。これに対して、17歳までの教育の質に差があったのではないかとの反論があるかもしれない。しかし、17歳以降のさらなる教育を受けても、24歳時点でも同じように格差が見られたことを考えると、それは考えにくい。なぜなら、そう考えてしまうと、教育の質は12年生［日本の高校3年生相当］までの喫煙行動に影響を与えるが、12年生以降の喫煙行動には影響しない、というおかしな主張になってしまうからである。シンプルに考えれば、そもそも学校教育が喫煙の開始と因果的に関係していないと言えよう[10]。両者の関係はむしろ、教育を受けることと喫煙の開始の背後にある未測定の第三変数によって説明され得る。そのような第三変数の例の1つに、遅延割引（delay discounting）の個人差がある。目先の欲求を辛抱し、将来に投資する能力には個人差が存在する（第13章）。より「辛抱強い」ことや自己制御ができることは、若者がどのくらい学校にとどまるか、および喫煙のような魅惑的な習慣に手を出してしまうかどうか、の共通原因となり得る[11]。学校教育と喫煙開始に因果関係がないことは、藤原とカワチが行った双子の固定効果分析などの研究によっても支持されている（Fujiwara & Kawachi, 2009）。同じ遺伝的背景をもつだけでなく、早期の養育環境も共有する一卵性双生児のMIDUSサンプルにおいて、時間によって変化しない交絡因子を考慮に入れると、学歴と喫煙率の関連が見られなくなった。一方、喫煙行動に対する家庭の脆弱性という未測定の要因を調整した兄弟姉妹の固定効果モデルでは、学校教育と喫煙の間に弱い関連が観察された（Gilmanら, 2008）。

2.2.3 社会疫学における因果効果を同定するためのアプローチ

健康の社会的決定要因に対する研究は、疫学、経済学、社会学、そして心

理学といったいくつかの学問分野において行われている。他の学問領域の研究スタイルを理解することは、因果関係の評価を実施する上で非常に重要である。**表14.1**（下巻、第14章）に、社会疫学の分野で一般的に用いられている研究デザインとそれぞれの強み・弱みを示している（第14章）。SESの影響に関して、真に無作為化比較試験を実施できるケースはほんの一握りしかない。無作為化は「クラスター」を単位として行われる場合もあるが、クラスター無作為化デザインも、個人単位の無作為化と同等の科学的厳密さをもつエビデンスを生み出すことができる。しかし、ひどい貧困から家庭を救うという介入の場合、介入を受けられない人を対照群とするデザインは妥当とは言えない。そのため、いずれは全員が介入を受けることになるが、資源の制約のために一部の人を早期に介入を受ける群に無作為に割り付け、残りの人を後に介入を受ける群に割り付けるというねじれ型（staggered）、あるいは待機リスト（wait list）デザインを用いることがある。繰り返しになるが、無作為化比較試験は科学的に厳密なデザインである。しかし、待機リストを用いた場合、介入の短期的な影響しか特定することができず、長期曝露による蓄積効果を明らかにすることはできない。

　無作為化比較試験は実施が難しく、実際に行われるのは非常に少ない。そこで、「疑似無作為化比較試験」と呼ばれる準実験や自然実験から得られた知見が非常に注目されている。曝露がアウトカムに与える影響を理解するために用いられる「操作変数法（instrumental variables：IV）」「差分の差分分析（difference-in-difference）」、そして「回帰不連続（regression discontinuity）デザイン」などは、概念的に互いに密接に関連している。これらのアプローチは、まだ疫学において標準的な手法とはなっていないが、経済学分野では非常によく用いられている（Angrist & Pischke, 2009）。この3つのデザインは、曝露はアウトカムと関係のない何らかの理由によって変化するという前提に基づいている。ただし、これらのアプローチそれぞれによる結果の評価は、モデルの前提と同じくらい慎重に行われるべきである。

　IV分析は社会疫学の分野でもすでに広く用いられつつあるため、ここで簡単に説明する。例えば、教育が健康にもたらす効果について明らかにしてきたいくつかの重要な研究がある。これまでに、義務教育に関する国や州の

法律の変化（例えば退学可能な年齢の下限設定の義務付け）を自然実験として扱い、教育期間の延長が成人期の健康状態に与える影響を推定することが試みられてきた。ある時点で退学が合法になったからといって、多くの子どもはすぐに退学するわけではない。法律があろうとなかろうと早く退学する子どももいる一方、多くの子どもは法律が退学を認める年齢になってもその後数年間は学校教育を受け続ける。このことから、法律が子どもたちに与える平均的な影響は非常に小さいということがわかる。1944年の米国の出生コホートを用いた研究において、17、18歳まで学校教育を義務化した州では、16歳での退学を認めている州に比べて、16歳での退学率が4%ポイント低いと推定された（Angrist & Krueger, 1991）。

IV分析についてもっと議論するために、図2.2に示す有向非巡回グラフ（causal directed acyclic graph：DAG）を用いることにしよう（Greenlandら, 1999）。ここでは、次の場面を想定してほしい。私たちは、ある曝露あるいは介入Xが健康アウトカムYに与える影響を評価したい。しかし、XとY両方に影響する未測定の因子（DAGでは"U"で示されている）が1つ、あるいは複数存在している可能性がある。これらの変数は測定されていないので、必然的に私たちの回帰モデルから省略されてしまい、結果として経済学者が「欠落変数（omitted variables）」、疫学者が「交絡」と呼ぶものに由来するバイアスが生じることになる。

幸運なことに、着目している曝露に影響を与えるがアウトカムには直接影響せず、Yと共通原因を有していない変数"Z"を同定したとする。このようなZは、XがYに与える影響に対する「操作変数」とみなされる（Glymour, 2006）。図に示すように、次の3つの前提が重要になる。(1) ZからXへの矢印が存在する、(2) ZからYへの直接の矢印は存在しない、そして (3) ZとYへの矢印をもつ変数が存在しないことである。

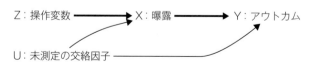

図2.2 操作変数法が想定している因果的構造

疫学者の中には、この図式が無作為化比較試験の構造とまったく同じであると気づく者もいるかもしれない。Ζは無作為割付の作業、Ｘは割り付けられた介入、そしてＹは関心のあるアウトカムを示している、といった具合である。初級レベルの疫学講義では、すべての無作為化比較試験は「ITT（intent-to-treat）デザイン〔開始時の割付に従って解析を行う〕」で評価されていると教えられている。つまり、無作為割付Ｚとアウトカムの関係は、ＸはＹにまったく影響していないという帰無仮説を検証するために用いられる。この帰無仮説を評価するために、受ける介入Ｘとアウトカムの関連は用いない。なぜなら、無作為に割り付けた介入の順守とアウトカムに影響を与える因子Ｕが存在する可能性が、たとえＸのＹに対する因果効果が存在しない場合でも、ＸとＹの間に関連を生み出してしまう可能性があるためである。ITTによる推定は、ＸがＹにまったく影響していないという帰無仮説を検定しているが、仮に帰無仮説を棄却して介入がアウトカムに影響していると結論づけた場合でも、効果の程度を推定できているわけではない。実際のところ、介入群に無作為に割り付けられた人々の中には、割り付けられた介入を忠実に守らない者も多い。準実験の場合では、「疑似無作為化」介入割付と実際に行われている介入の関連が非常に小さいこともよくある。ＺによってＸが完全に決まらないほど、ＺとＹの関連はＸがＹに与える影響を過少に推定しているものとなるだろう。ＸがＹに与える影響を推定するため、IV分析ではＺがＸに与える影響が弱いために起こる過少推定を考慮している。Ｚ、Ｘ、Ｙすべてが二値の場合に適用できる最も単純なIV推定量は、ＺとＹの関連（ITTによる影響の推定値）をＺとＸの関連（参加者の無作為割付に対する「順守」）で割った単純比となる。Ｚは無作為化されているので、この比の分子、分母ともにバイアスを除外して推定することができる。これは直感的に、無作為化比較試験の分析で用いられることもある非順守度（nonadherence）の補正と似ていると言える。

　準実験から得られたデータにIV分析を応用する際、特に注意すべき点が３つある。第一に、操作変数の曝露に対する影響が多くの場合とても小さいため、IVによる効果の推定は不正確になりやすい点である。操作変数と曝露の関連の強さが弱まるほど、推定値が急激に不正確になる。第二に、操作

変数がアウトカムに非常に小さな影響であれ直接に与えているなど、わずか
でも前提が崩れると、IV による影響の推定に大きなバイアスが生じる点で
ある。第三に、もし曝露の影響が注目している集団すべての人に対して均一
でない場合（例えば、1 年間の教育がある人々に非常に大きな便益を与える
のに対し、他の人々にとっては些細な影響しかない場合など）、特定の準集
団において X が Y に与える因果効果として IV 推定を解釈するには、追加
の前提要件が必要となる点である。最も一般的な解釈では、IV による効果
の推定は、操作変数 Z によって曝露 X が変化した人々における、X が Y に
与える影響であるとされている（Angrist & Imbens, 1995; Angrist ら, 1996）。よっ
て、1 年間の追加的な教育が平均余命に与える影響を評価するために義務教
育に関する法律を用いた場合、法律で強制された内容に従って学校に残った
まさにその生徒たちにおける追加的な教育の影響を見ていると言えるのだ。
そうした人々が誰なのかを正確に特定する方法がないために、この解釈はし
ばしば IV 推定の限界として捉えられる。一方、政策の変化によって最も影
響を受けた人々というのは、実のところ、政策決定者が特別関心を寄せてい
る対象なのかもしれない。

2.3　教育と健康

　北川らが行った教育と死亡率の関係についての画期的な研究以降、学校教
育と健康アウトカムの関係について数えきれないほどの研究が行われてきた
（Kitagawa & Hauser, 1973）。例えば、1979 年から 1985 年にかけて追跡調査が
行われた大規模な米国の National Longitudinal Mortality Study（NLMS）
では、35～54 歳の個人間では教育年数が 1 年延びるごとに死亡率が 7～8%
減少するという結果が示唆された（Elo & Preston, 1996）。高齢者では、教育の
相対的な効果は小さいが、死亡率が高いために絶対的な効果は格段に大きく
なっている（Huisman ら, 2004）。また、いくつかの欧州諸国では、特に心疾
患関連死亡において学歴と死亡率との関連は小さいものの、学歴における死
亡率格差は世界中に確実に存在している（Avendano ら, 2006）。2000 年の米

国での研究では、白人男性、白人女性、黒人男性および黒人女性の間におい
て、教育は心疾患、がん、慢性閉塞性肺疾患、脳卒中、そして不慮の事故に
よる死亡と関連していた（Meara ら, 2008）。しかし、それぞれの死因が学歴
による死亡率格差に寄与する度合いは、国によって違いがある（Mackenbach
ら, 2008; Huisman ら, 2005）。

　教育と健康の関連が強く安定していることは、必ずしも、教育を改善する
と健康状態や予後が改善されることを意味しているわけではない。この問題
に取り組むためには、教育における変化がどのように健康や死亡率に影響を
与えるかという実験的、準実験的そして妥当な観察研究を行う必要がある。
ここでは、まず教育という曝露の定義から始めることとしよう。

2.3.1　教育とは何か

　教育と健康に関するほとんどの研究は、教育を就学年数あるいは学位に
よって定義している。しかし、この概念化が不十分であることは明らかであ
る。まず、個人間における学校教育の「質」のばらつきが見逃されている。
Manly は、就学年数よりも識字率の方が教育の指標としては優れていると
述べている。特に米国における黒人と白人のように、教育を受ける学校の質
が系統的に異なるような個人間の比較においては有効であるとしている。彼
女らはその研究の中で、高齢期の認知アウトカムの人種間の違いが、教育年
数によっては説明されず、「識字率」によって説明されることを示した
（Manly ら, 2003）。しかし、高齢期の認知と識字の指標に強い関連が見られる
ことを考慮すると、これらの結果の解釈には注意を要する。歴史的に見て、
居住する近隣あるいは地区や居住地域、また両親の社会経済的状況にかかわ
らず、人種間には教育の量や質における大きな違いが存在する（1954 年頃
まで米国内に存在した学校教育人種隔離政策や、今でも見られる人種差別な
ど）。そして、これらの格差をはっきりと定量化することは難しい。教育の
「質」を総合的に評価することが難しいためである。例えば、学校教育の質
は、学費や教師のトレーニングなどといったフォーマルな要素だけではなく、
仲間の違いによっても影響を受ける。とはいえ、学期内就学日数のような表
面的な指標も、教育の質の格差を示すことはできる。学期の日数が異なるた

めに（白人の子ども向けの学校と黒人の子ども向けの学校では、平均の出席日数にもっと大きな差があるのだが）、就学「年」数が同じであっても、教室内で実際に席に着いていた就学日数は明らかに違う。現在の米国の典型的な学校は年間 180 日制であるため、1 学年を 180 日単位で考えてみよう。20 世紀初頭、州および人種によってどのくらいの差があっただろうか。サウスカロライナ州の 1925 年生まれの白人の子どもの就学年数 10 年は、同じ地域の同世代の黒人の子どもの就学年数 10 年と比べて、平均すると 2.6 年分、実際に授業に出ていた年数が長かった。一方で、ニューヨーク生まれの同世代と比較すると 1.0 年分短かった（Glymour & Manly, 2008）。

　研究規模は小さいが、学校人種差別廃止による長期の健康影響に取り組んでいるグループもある。結果として、黒人女子の思春期における多産の減少、差別地域内の学校に通学していた黒人の成人期における主観的健康の改善が報告されている（Liu ら, 2012）。また、兄弟固定効果モデル（sibling fixed effects models）を用いた研究では、就学前教育や子ども 1 人あたりの行政支出などが主観的健康によい影響を与えると報告されている（Johnson, 2011）。さらに、人種別の学校の質の差は、障害の人種間格差を部分的に説明するが、人種間の BMI や喫煙、主観的健康の格差は説明しないとする研究もある（Frisvold & Golberstein, 2013）。他にも、例えば幼少期における学校の質は、成人期の収入にまで長期的な影響を及ぼすことが知られている。テネシー州の STAR プロジェクト（Student Teacher Achievement Ratio：STAR）は、初期教育の増加そのものではなく、小さな子どもに一般的に提供される教育の質の向上に焦点をあてる。まず、子どもたちを 3 つのグループに無作為に割り付けた。1 クラスが 13～17 人とやや小さめのグループ、22～25 人の通常サイズのグループ、そして通常サイズの 22～25 人のクラスに 1 人の教育助手が付くグループである。介入の対象は、幼稚園児から小学 3 年生までであった（介入方法の詳細は後述）。子どもたちは無作為に割り付けられたため、優秀な先生やクラスメートに恵まれる子どももいれば、先生にもクラスメートにもさほど恵まれずに終わる子どももいた。研究者たちはこれらの特定の情報は測定せず、「クラスの質」を各生徒のクラスメートの年度末テストの点数（対象である生徒個人を除いたクラスメートの平均

点）で評価した。質の高いクラスに割り付けられた子どもは、その後、レベルの高い大学へ入学する確率が上がり、収入も高くなる傾向が見られた。具体的には、「クラスの質」の標準偏差 1 単位分の向上に対して、27 歳時点での年収が 1,520 ドル高くなると予測されたのである（Chetty ら , 2011）。クラスの質の効果のうち、教師の経験値などの測定可能な特徴による影響はごくわずかであった。

　教育の測定指標に関する他の欠点として、いわゆる学校教育以外の教育経験を含めていない点が挙げられる。例えば、General Educational Development（GED）証明〔日本における高等学校卒業程度認定試験（いわゆる旧大検）に相当〕や仕事に直結する教育的経験、あるいは多くの成人が正規の教育課程を修了したずっと後に、個人的興味を動機に受ける教育経験である。GED 取得者の方が通常の高卒者よりも健康状態が悪いという研究結果はほとんどなく、また GED 取得者の方が高校中退者よりも健康状態がよいかどうかについても、まだはっきりした結論はない（Liu ら , 2013; Caputo ら , 2005a; 2005b; Zajacoba, 2012; Zajacova & Everett, 2013）。GED を若いうちに修了した場合は、GED がより大きな便益をもつ可能性がある。これはライフコース理論とも矛盾しないが、まだ明らかではない。2004 年の調査では、フルタイムの学生を除いた米国成人のおよそ 44% が何らかの教育的活動に参加しており、そのほとんどが自分の仕事や個人的興味に関するものであった（O' Donnell, 2006）。これらの活動は社会一般に見られるが、そのような成人期の教育プログラムに費やされる全体の平均時間は、正規の学校教育の時間に比べればわずかであり、健康への影響もあまり大きくないかもしれない。多くの研究で、認知的、社会的関わりを必要とする余暇活動が認知症発症の遅延を予測することを示しているが、精神状態が余暇活動に強く影響を及ぼすため、この分野で因果推論を行うことは極めて難しい（Stern & Munn, 2010）。

　最後に、これまでの典型的な教育の測定指標は、教育の開始時期や就学前の行動についてはあまり注意を払ってこなかった点を指摘しておく。幼児期は認知機能が急速に発達するため、この時期の教育への曝露は、後に受ける教育よりもずっと大きなインパクトをもつ可能性がある（Knudsen ら , 2006）。幼児期における教育効果の長期的な健康影響は、社会疫学がまだ切り拓いて

いない重要な研究分野である。

2.3.2　教育と健康をつなぐメカニズム

　教育と健康の関連の研究についての信頼性を評価するには、教育が健康に影響を与えるメカニズムを検証することがその一助となるだろう。まず初めに、教育は望ましい職業（例えば安全な職業）や高い収入を得る入り口と言える。教育による健康格差は、実際のところは収入による健康格差だというもっともらしい論理に退けられることもあるが、これは因果関係の誤った理解による。教育を多く受ければ、その分だけ収入は増加するという圧倒的なエビデンスが存在する（Card, 2001）。したがって、収入が健康に影響しているなら教育は健康に作用していないという主張は、病気はワクチン接種によってではなく活性化された免疫応答システムによって予防されるのだから、ワクチン自体が病気を予防しているわけではないという主張と何ら変わらない。つまり、たとえ教育の健康への効果が収入の増加による「媒介された」結果だったとしても、学歴を向上させる政策は健康によい効果をもたらす潜在的な力があると言える（一般的に、収入が教育と健康を結ぶ唯一のメカニズムということはない）。

　教育と健康を結ぶメカニズムは他にもある。例えば、教育によって、疾病や障害、そして疾病発症後の死亡を予防するための知識を伝授できる。しかしながら、学校教育を通して直接得られる実際の知識によって教育の健康効果における主要なメカニズムが説明されるとは言い難い。多くの学校カリキュラムでは、健康教育に費やされる時間は限られているからである。また、喫煙者の大部分は、卒業前にすでにその習慣に手を染めており、学歴による成人の喫煙格差も、彼らが7年生〔日本の中学1〜2年生に相当〕の時にはすでに確立されていたというデータがある（Farrell & Fuchs, 1982）。多くの場合、主要な疾病を発症する前に学校教育を修了する。これまでに行われてきた出生コホートの結果からは、疾病により生じる健康格差の大きさに比べれば、修学中に得た健康に役立つ情報の効果は微々たるものであることが示唆されている。

　学校教育は、実際の知識提供よりもむしろ、健康に関する意思決定を育む

ための永続的な認知的、感情的スキルの形成に寄与しているのかもしれない。識字能力と数学の基礎知識は、人々が健康的な決定をするのに役立つであろうし、抽象的に物事を考える能力、自己制御、欲求の我慢、あるいは組織のルールの順守といった抽象的なスキルも重要だろう。認知的な行動への関与それ自体（例えば知的要求度の高い余暇活動によって生じるもの）が、認知症を予防し、神経損傷後の認知的可塑性を向上させるという可能性も多くの研究で示唆されている（Kramer ら, 2004）。教育によって、生涯にわたって認知能力が育まれ、結果として健康や長寿につながっているのかもしれない。

学校で過ごした時間は、「他の活動に費やさなかった」時間でもある。その活動は、健康に悪影響があるかもしれない。学校から抜け出して行う行動の多くは、薬物使用や飲酒、犯罪的な行動、性行動あるいは身体的に有害な場での労働など、思春期の若者にとって不健康なものばかりである。歴史的に見ても、思春期の学校教育は労働と競合する。そして労働は概して苦しいものであり、不健康なことが多い。最近のコホート研究では、学校が終わった放課後の数時間に特に危険行動や非行行為の増加が認められており、"warehousing（学校で匿っておくこと）"の効果も重要であることが示されている（Snyder & Sickmund, 2006）[12]。

最後に、教育は学歴の高い配偶者や友人、そして知り合いをもつ機会を増やすことで、健康を向上させているのかもしれない。こうしたソーシャルネットワークは多くの健康の利益をもたらしている（第7章）。実際、アイビーリーグ加盟校に入学する主なメリットは、アイビーリーグがもたらす強力な社会的つながり（いわゆる「ソーシャル・キャピタル」）が得られることである[13]。新入生として寮に入り、たとえほとんどの時間をパーティーや社交に費やそうとも、皇太子や将来のインターネット長者などとルームメートになるかもしれないという明確なアドバンテージがある。要するに、教育とは一連のプロセスであり、通常の疫学的観念による二値の「曝露」（教育を受けたか、受けないか）ではないのである。

2.3.2.1 早期教育における無作為化比較試験

（多くの国で義務となっている）初等教育で無作為化比較試験を行うことは、倫理的にも現実的でない。つまり、コインを投げて一方のグループは学

校に残し、もう一方のグループを学校から放り出すということだ。それゆえ
ここに示すことができるのは、典型的な初等教育開始年齢よりも幼い子ども
たちにおける早期教育の無作為化比較試験によるエビデンスである[14]。

　早期教育（例えば4歳）へのアクセスあるいは質の改善を目的としたい
くつかの介入が、無作為化比較試験によって評価された。これらの研究は、
サンプル数が少なくかつ検証された健康アウトカムも少ないにもかかわらず、
非常に大きな影響を与えている。これまでの研究では、健康それ自体よりも
認知的、教育的、また労働市場に関する影響が主に検証されてきた。長期に
わたる健康影響を評価するには参加者はまだ比較的若く、これらの介入によ
る健康影響の結果はあくまで予備的なものである。しかし、これらの研究か
ら得られたエビデンスは、早期教育が健康に与える因果効果の可能性につい
て、非常に励みとなるものであった。

　ペリー就学前教育プロジェクト（The Perry Preschool Project）というミ
シガン州イプシランティで行われた研究では、貧困家庭のアフリカ系アメリ
カ人の子どもたちを、通学型の就学前教育や家庭訪問、そして両親のグルー
プミーティングなどを行う介入群（n＝58）と、それらを行わない対照群（n
＝65）に無作為に割り付けた。このプロジェクトは、サンプル数が比較的
小さいにもかかわらず大きな関心を集めた。なぜなら、厳密な研究デザイン
によって実施されたこのペリー・プログラムが、元が取れ、さらにおつりま
でくるという非常に興味深い結果をもたらしたからだ。40歳まで追跡した
ところ、費用便益分析で、プログラム費用1ドルあたり12.9ドルのリター
ンがあることがわかった。少なくとも修士号をもち、子どもたちに1日2.5
時間、年間30週の教育を提供できる就学前教育の教員への給与など、開始
時には集中してかなりの初期費用がかかっているにもかかわらず、である。
別の言い方をすれば、ペリー・プログラムは1ドル投資したら13ドルの「利
益」をもたらす、まるで魔法の豚の貯金箱なのだ。財政的リターンの大部分
は、就学前教育を受けた子どもたちの犯罪の減少によるもので、彼らの健康
改善の財政的な結果は含まれていない（Belfieldら, 2006）。介入群に割り付け
られた子どもたちは、対照群と比較して37年後（つまり40歳時点）の健
康状態は良好で、累積死亡率も低かった（3.4%対7.7%）。しかし、これら

の差は統計的に有意ではなかった。研究者らは様々な指標を組み合わせ、介入群の子どもたちは、対照群の子どもたちに比べて、全体的な健康状態（死亡率や健康事由による休職の報告）はよかったが、自己評価の健康状態、特に関節痛などは悪いと結論づけた。また、介入群の方が三次医療サービスや薬物の利用が低いこともわかった（Muenningら, 2009）。

　1970年にノースカロライナのチャペルヒルで行われたAbecedarian研究では、乳児期から5歳までの子どもに通年の幼児ケアを提供する施設において集中的な教育プログラムを受ける群と、受けない群に無作為に割り付けた。5歳時点、つまり幼稚園入園前に、両群を再度、幼稚園2年目まで追加プログラムを受ける群と対照群に無作為に割り付けた。Abecedarian研究は要因デザイン（factorial design）に沿って行われた。就学前教育を受けた子どもたちは、そうでない子どもたちに比べて、21歳時点で、思春期妊娠率が低く、抑うつ症状も少なく、マリファナ吸入もしない傾向にあった（Campbellら, 2002; McLaughlinら, 2007）。また30歳時点では、就学前教育を受けた子どもたちは平均就学年数が高く（13.46年対12.31年）、初産年齢が遅い傾向（21.78歳対19.95歳、p＝0.03）が示された。犯罪関与率、内在化・外在化行動、主観的健康、過度の飲酒、マリファナあるいは喫煙率に関しては、統計的に有意な差は認められなかった。しかし、抑うつ症状、「15歳以降は健康状態に問題はない」という自己申告、また前年の入院歴がない、という組み合わせアウトカムでは、就学前教育を受けた群は有意によい健康状態にあった。同様に、就学前教育に割り付けられた群は、個々の健康行動では有意な差は認められなかったものの、11の健康行動を組み合わせたアウトカム（安全運転、喫煙、薬物、飲酒、主治医がいる、など）では、有意な結果を示した（Muenningら, 2011a）。

　すでに紹介したテネシー州のSTARプロジェクトは、早期教育そのものではなく、教育の質の向上に焦点をあてていた。研究デザインは、79の幼稚園に通う1〜3年生の6,325人の子どもたちを、小クラスサイズ群、通常クラスサイズ群、教育補助員付き通常クラスサイズ群の3群（合計328クラス）に無作為割付し比較する、というものであった。その後、4年間のうちに新たに5,456人が幼稚園に入学したが、その子どもたちもすべて無作為

割付された。通常クラスサイズの2群は、教育補助員の有無にかかわらず非常に似通っていたため、分析は小クラスサイズ群と通常クラスサイズ群の間での比較を行っている。結果、29歳までの死亡率は、小クラスサイズ群の方が予想に反して高かった（Muenningら, 2011b）。不思議なことに、死亡率の差は無作為化後の数年以内、すなわち10歳以前にのみ観察された。そして、追跡を始めてから12年ほど（17歳まで）持続し、その後は生存の差は縮小していった。年齢によりハザード比が変化することは、人生初期における主な死因と成人後の慢性的な状態に与える教育の質の影響は異なっている、ということが考えられる。年齢が若いこのサンプルでは死亡者数自体（n＝146）が少なく、影響の推定は極めて不正確な結果となっていることから、今後の追跡が重要だろう。STARプロジェクトで評価されたその他の唯一の健康アウトカムは障害の状態で、社会保障記録と照合できた参加者たちの社会保障障害給付の記録による指標が用いられた。しかし、このアウトカムに関しては、サブグループ間の差は認められなかった（Wildeら, 2011）。

　要約すると、無作為化比較試験は、早期教育と教育促進が「教育に関する」アウトカムに対して一貫してよい影響を与え、また部分的に雇用や収入といった労働市場指標においても利益があることを示している。非認知的な健康影響に対するエビデンスでははっきりした利点は認められていないが、それらの兆しは認められている。さらに大規模で、追跡期間が長く包括的な健康評価を行った研究による結果が待たれる。

2.3.2.2　ヘッドスタート研究

　ヘッドスタート（Head Start〔幸先のよいスタート〕）は、貧困の子どもたちの学習スキル、社会スキル、そして健康状態を向上させ、恵まれた子どもたちと同等の環境で学校教育を始められることを目指した米国政府によるプログラムである。3〜5歳の貧困家庭の子どもとその家族を対象に、幼児教育、健康支援、その他サービスを提供した。このプログラムは、「貧困との戦い（War on Poverty）」の1つとして1964年に設立され、人々から支持されている。2012年には約80億ドルの予算を使い、100万人の子どもたちにサービスを提供した。ヘッドスタートは、ペリー・プログラムと同様に、「幼児期における人的資本への投資は成長してからの投資よりも重要であり、

認知および非認知機能の発達に欠かすことができない」という考えに基づいている。

　ヘッドスタートは当初、対象者の無作為割付が行われておらず、その点がペリー・プログラムと異なる。近年のヘッドスタートでは無作為割付が行われているが、認知スコアの有意な効果は、プログラム終了後にはすぐに消えてしまうようなわずかなものであった (Barnett, 2011; Puma ら, 2012)。しかし、これらの評価ではヘッドスタートの長期的効果は検証できておらず、長期的効果の信頼に足る推定値を得るためには、数年あるいは数十年はかかるであろう (Gibbs ら, 2011)。現在の長期的効果に関するエビデンスの多くは、無作為割付されていない準実験デザインに基づくものであるが、それらは初期の無作為化された介入研究の結果を補う重要なものとなっている。なぜならヘッドスタートは、「現場で実際に行われている幼児教育プログラム」がどのようにアウトカムに影響を与えるかという疑問に答えるものだからである。

　ヘッドスタートの強みは、同一世帯でプログラムに参加した子どもと参加しなかった子どもによる兄弟間の比較が可能なことであり、様々な重要なエビデンスが発表されてきた。兄弟比較デザインは、プログラム参加に影響を与え得る家族特性をすべて同一と考えることができる。一方で、同一世帯の兄弟がそれぞれの個性によって就学前教育を受けるか、自宅かデイケアサービスを受けるかに分けられることはない、との仮定を置いている。この兄弟比較デザインを使った研究では、Panel Study of Income Dynamics（PSID）のデータを用いて、主に 1970 年代に参加した子どもを対象にヘッドスタートの長期的効果を調べた (Garces ら, 2002)。プログラムに参加したアフリカ系アメリカ人の子どもたちは、大きく学力が向上し、犯罪への関与が低下した。別の研究でも、同様の方法で 1984 年から 1990 年の間にヘッドスタートに参加した子どもにおける長期的効果を調べた。対象は National Longitudinal Survey of Youth（NLSY）に参加している母親の子どもたちで、ヘッドスタートに参加した子どもと参加しなかった子どもを様々な交絡因子を調整した後に兄弟間で比較した (Deming, 2009)。結果、彼らが 19 歳以上になった時に、プログラムに参加した子どもの方がよい教育アウトカムと主観的健康を示した。一方、犯罪への関与や 10 代での出産については違いが

第 2 章　社会経済的状況と健康 ｜　57

なかった。同様の方法を用いた別の研究でも、幼少期のヘッドスタート参加は、成人してからの喫煙率の低さと関連が認められた（Andersonら, 2010）。

ヘッドスタートは、教育支援と健康スクリーニング、予防接種、栄養補助、その他のサービスを含めた包括的プログラムである。ヘッドスタートに関する研究の多くは認知アウトカムに注目しているが、最近は健康アウトカムへの影響も評価されるようになってきた。ある研究では、プログラム実施のための財政支援に関する地域間のばらつきを利用している（Ludwig & Miller, 2007）。ジョンソン大統領が提唱した貧困との戦いの最中（具体的には1965年の春）、Office of Economic Opportunity は300の最貧困郡に対して、ヘッドスタート計画を立てる際の技術的支援を行うことを決定した。支援の対象となる郡は、「貧困郡」か「非貧困郡」に分類する基準によって決められた。基準をやや上回る「非貧困」郡（対照群）に比べて、基準をやや下回る「貧困」郡（介入群）はヘッドスタートの参加率も高く、財政支援も多かった。この対象基準はプログラム開始の数年前に確固たる根拠なく設定されていたため、研究者は対象基準周辺の郡のベースラインのアウトカムには違いがないはずだという仮定を置いた。実際、対象基準をほんの少し下回る「貧困」郡とほんの少し上回る「非貧困」郡に違いはなかった。研究の結果、介入群の5〜9歳の子どもにおいて、ヘッドスタートと関連すると考えられた疾患〔例えば、麻疹、肺炎、貧血など〕の死亡率が大きく低下した（極端に不利な立場に置かれている介入群の子どもたちの死亡率が、全国平均まで下がるほどであった）。一方で、プログラムに関連しないと考えられた疾患の死亡率は改善しなかった。

ヘッドスタートの効果に因果があるかどうかについては、多くのアウトカムにおいていまだ議論の途上にある（Barnett, 2007）。しかし、プログラムが適切に実施された場合、認知面および社会面においては大きな効果がもたらされると考えられる。成人期の健康に対する分析結果は、現時点では少ないものの（初期の参加者がようやく中年になったばかりであるというのも理由の1つである）、長期的な健康効果は期待できる。また、ヘッドスタートの因果効果は、長期的な健康効果を解明するだけでなく、これらの効果の媒介因子、子ども個人間での効果の大きさの違い、そして文脈がどのように効果

を修飾するのか、などの理解につながり、今後の有望な研究領域である。ペリー・プログラムの費用対効果分析において重要な指標であった犯罪への関与に対しては、犯罪率の低いエリア、あるいはそうした犯罪率の低い時代に育った子どもたちにとっては弱い関連しか示さなくても、米国の犯罪増加のピーク時に思春期を迎えた子どもたちにとっては強い関連を示すかもしれない。

2.3.2.3　義務教育効果の操作変数法による分析

　20世紀の間に、多くの欧米諸国では義務教育年数に関する法律が急激に改正された。例えば、米国における義務教育開始年齢は、20世紀の初めには7〜8歳だったが、第二次世界大戦までに6歳に引き下げられた。さらに、多くの州では最低教育年数または就労可能年齢が、12または14歳から、16または18歳へと引き上げられた。前述のように、これらの義務教育年数の増加は、多少なりとも平均教育年数の増加につながった。しかし、米国においては、義務教育年数増加の効果は小さかった。なぜなら、州ごとに運用が相当異なり、一貫した強制力もなく、また新たに法律が制定された時点で、すでにほとんどの子どもが基準年数以上の教育を受けていたからである。実際、法律に強制力がなかったために、義務教育年数の増加はアフリカ系アメリカ人の子どもたちの教育年数の増加にはつながらなかった（Lleras-Muney, 2002）。米国以外では、義務教育年数の増加が与える効果はずっと大きなものであった。米国や多くの欧州諸国では、これらの法律改正を自然実験として扱い、教育年数のわずかな延びが健康に与える効果を評価している。こうした自然実験は説得力がある。なぜなら、義務教育法は、個人の好み、能力、健康状態といった教育が健康に与える効果における重要な交絡要因の影響をほとんど受けないからである。つまり、義務教育法の改正によって人々の健康状態が改善されるのであれば、それは教育年数を増やすことにより人々の健康がよくなったから、と解釈することができる。

　しかし実際のところ、義務教育法改正に関する自然実験の結果は一貫していない。高齢者の認知アウトカムには、よい影響を与えたという結果もあれば（Glymourら, 2008; Banks & Mazzonna, 2012; Schneeweisら, 2012）、健康以外の他の側面においては負の影響を与えたという逆の結果も見られる（Lleras-

第2章　社会経済的状況と健康 ｜ 　59

Muney, 2005; Clark & Royer, 2013; Lager & Torssander, 2012)。義務教育法に関する研究の最も一般的な限界は、曖昧な効果推定である。国内の大多数の子どもに影響が及ぶような法律改正をした国（多くの欧州諸国）においても、たいていは義務教育年数をたった1年だけ延ばすという小さい効果しか期待できないような改正であった。例えば、英国とアイルランドの義務教育法の改正を利用して、親の学歴が子どもの健康に与える影響という非常に重要な仮説を検証した研究がある（Silles, 2013）。最小二乗推定法（Ordinary Least Square：OLS）を用いて一般的な分析をすると、統計的に有意な正の効果を示した。もし、この効果が因果関係を示すとしたら、近年の両親の学歴の急激な向上は、次世代の健康のよい前兆と言える。ところが、操作変数法を用いると、逆に学歴の負の効果を示唆する点推定値が得られたが、標準誤差が非常に大きく、信頼区間はOLS法の5倍にも及び、上限値は正の側も含んでいた。つまり、操作変数法による推定結果は、学歴の正の効果にも負の効果にも整合してしまう。ちなみに、この研究では100,928人が分析対象であった。最も正確な推定は、膨大な調査データを使い、アウトカムには死亡率などを用いる方法である。いくつかの国における研究結果は、義務教育年数の増加が死亡率に与える効果は非常に限定的か、あるいは効果はないと結論づけている（Clark & Royer, 2013; Lager & Torssander, 2012; Albouy & Lequien, 2009）。しかし、12か国における国際研究（Gathmannら, 2012）や法律改正の実際を丁寧に調べたデンマークの研究では、教育改正の程度（例えば、増加させた教育年数が1年か、あるいは2年以上か）や政策実施の程度によって効果推定が大きく異なり、さらに性別や両親のSES、認知能力などの個人的特性によっても効果推定に違いが見られることがわかっている（Bingley & Kristensen, 2013）。

　現時点において義務教育法改正の効果は一貫していないが、長期的に見るとこれら一連の研究には非常に意義がある。とはいえ、義務教育法改正による自然実験から言えることと言えないことは、しっかり区別しておく必要がある。わかりやすいところでは、先行研究が行われた多くの国において大学卒業は強制ではなく、したがって大学教育を完了することの影響を検証することはできない。また、初等教育へのアクセスについても検討していない。

今日までに行われているほとんどすべての研究が7〜12年の間での教育年数の増加に焦点をあてており、最初のアクセスの影響には目を向けていない。これらの研究では、たとえ法律で強制されていなくても進学を望む子どもたち（つまり優秀な子どもたち）や、学習意欲よりも教育へのアクセスが教育に対する阻害要因となっている子どもたちにおける教育の効果を評価することはできない[15]。最後に、義務教育法は対象集団全員に影響を与えるため、相対的地位や社会経済的状況を経由する教育の効果について何も言うことができない。義務教育法によって相対的な社会的地位を変えることはないだろうし、逆に教育の大衆化によりその相対的価値が下がってしまうことさえあるだろう。

　このような限界があるにしても、義務教育法改正による教育年数の増加が健康にもたらす効果のエビデンスが一貫していないことは、そのままにはできない。義務教育法改正は、ある集団にとっては効果があっても、他の集団には有害なのだろうか。そこで、先に述べたテネシー州のSTARプロジェクトにおける質的研究から考えてみよう（Chettyら, 2011）。義務教育法の有無に関係なく最低教育年数以上の教育を受ける子どもたちにとって、義務教育法改正による教育年数の増加は、クラスの人数が増え、教員の経験年数が浅くなり、不利な状況に置かれるクラスメートが増えることも意味する。こうした変化は、義務教育法改正にかかわらず最低教育年数以上の教育を受けていたような子どもたちにとっては、むしろ不利益となる可能性もある。つまり、私たちが懸念すべきことは、通常の回帰モデルで用いる変数としての教育（教育完了までの教育年数）の効果と、子どもたちが実際に経験する教育（教室に適切な資源があるかないか、担任はよい先生か悪い先生か、クラスメートは優秀かそうでないかなど）の効果の間にある途方もなく大きなギャップである。義務教育年数を増やすことは、すべての子どもたちへの教育の質が担保されない限り、子どもたちの健康に有益ではないのかもしれない。

　義務教育法に関する有望な方法は、他の教育プロジェクトの実験または準実験研究を利用することだろう。米国の学校教育の構造は、ここ10年で大きく変化した。例えば、抽選によって入学が決定するチャータースクール

［公的補助を受けているが現行の公的教育規制に拘束されない学校のこと：外郭団体の協力を得て運営される］の流行や、就学前教育を受ける子どもの増加、そして高校以降の教育を受ける子どもが大幅に増えたことなどである。特に女性、黒人、中南米出身の大学進学者の増加が目覚ましく（Snyder & Dillow, 2012）、社会格差に与え得るインパクトは大きい。また、このような新しい取り組みが健康に与える効果について厳密に評価をすることは、社会経済的状況がどのように健康に影響しているかを理解すること、そして効果的な教育政策を優先的に実施することを促すだろう。

2.3.3 学歴格差の動向

最近の研究により、米国では学歴による死亡率格差は拡大していることが示されている（Olshansky, 2012; Montex & Zajacova, 2013）。しかし、健康格差の経年的な変化は、必ずしも下層グループの健康状態が悪化（または改善）していることだけを意味しているわけではない。逆説的ではあるが、ある一定の人々が最下層グループから抜ける場合や、集団全体の平均学歴が向上した場合には、健康格差は経年的に拡大する可能性がある。英国のブラック・レポートは、集団全体の社会的地位が上がることは、残された最下層グループを置き去りにすることになり、結果的に健康格差を明らかに拡大させると初めて指摘した（Black & Working Group on Inequalities in Health, 1980）。

学歴のような変容可能な社会的特性による健康格差の動向を理解するためには、低学歴と高学歴の集団における異なる「要因」を評価することが重要である。両親の学歴、認知スキル、健康など、おそらく多くの要因が学歴に影響を与えている。低学歴と高学歴集団の平均的な経歴の特性は、時代とともに変化しているかもしれない。例えば米国において、1986 年から 2006 年の 20 年の間に、0～11 年の教育歴をもつ 45～84 歳の白人女性の年齢調整死亡率は、21% 増加した（0.0235 から 0.0284）。一方で、大学教育を受けた白人女性の年齢調整死亡率は 11% 減少したため（0.0066 から 0.0059）、両者のリスク比は 3.55 から 4.82 へと増加した（Montez & Zajacova, 2013）。

このような学歴による格差の動向について、2 つの異なる解釈ができる。1 つは、低学歴女性における平均余命の縮小は、現代社会の問題を反映して

いるというものである。過去 20 年間において、低学歴女性たちの健康を決定する周囲の環境は悪化し、死亡率は上昇した。例えば、2006 年における45 歳の低学歴女性は、1986 年における 45 歳の低学歴女性よりも死亡リスクが高い。これは、最も学歴の低い層の女性たちは、過去 20 年間の医学や社会の進歩の恩恵を受けていないという衝撃的な結果を意味する。

　学歴による健康格差の長期的動向のもう 1 つの解釈は、（いくらか）穏やかなものである。高校を卒業していない女性の割合は、1986 年と比べて2006 年は非常に少ない。しかし、2006 年における高校を卒業していない女性は、1986 年における同様の学歴の女性と比べて、入学前からすでに家族や社会歴などの他の面でより不利な状況に置かれている。例えば、1940 年生まれの人々にとって、中間層の家庭の女性が高校を卒業しないことは普通のことであった。そのような女性は、学歴が低いことも帳消しにできる様々な強みをもっており、高校中退が特別な認知的または社会的困難をもたらすようなことはなかった。しかし、それから約 20 年の間に、中間層の家庭の女性のほとんどが高校を卒業するようになり、高校を卒業していない 1960年生まれ以降の女性たちというのは、とても不利な環境に置かれているか、他に深刻な学習問題を抱えているような人たちとなった。

　このように、出生年代による「低学歴」の意味は、特に白人女性において急激に変化している。そのため、学歴の低い米国人女性における寿命の変化は、不利な状況に置かれている女性たちの環境が悪化したというよりは、単に、恵まれない女性が多く低学歴群に含まれるようになったということを示しているだけかもしれない。この 2 つの解釈を区別するためには、1986 年と 2006 年の 2 つの年で、最も学歴の低い層と高い層の女性たちの学歴に影響を受けない特徴を比較する必要がある。

2.4　収入と健康

　次は、お金と健康の関連についてである。収入や財産が多い人ほど健康であることは、様々な設定や集団における研究で示されてきた（Backlund ら，

1996; Ecob & Smith, 1999; Mackenbach ら, 2005; Martikainen ら, 2001; Rahkonen ら, 2000)。学歴と健康との関連についての因果推論の課題は、バイアスを生じるメカニズムは異なっても、収入と健康との関連を解釈する際にもあてはまる。社会疫学者は、しばしばこの関連を収入が原因で健康が結果という因果の関係だと解釈する。つまり、高収入であるほど、ヘルスケアなどの健康資源にアクセスしやすく、またよい住居、交通手段、衣服といった「健康的な消費」が可能となると解釈する。しかしこの関連は逆に、不健康な状態が働く能力を制限し、収入や財産の蓄積が減るからだとも考えられる（Galama & van Kippersluis, 2013)。またすでに述べた通り、収入と健康の関連は、収入と健康の両方と関連し、かつ未観察・未測定の要因で説明できるかもしれない。例えば小児期の投資、両親の SES、時間選好性などである。

　収入と健康は関連しているというエビデンスは数多くあるが、収入が健康に影響を与える原因であることを示すエビデンスは少ない。例えば、収入が子どものアウトカム（健康を含む）に与える影響について調べた最近のレビューでは、46,000 以上の論文がヒットしたが、実験および準実験研究デザインであるという基準に合致していたのは、わずか 34 であった。本節では、収入が健康に因果的な影響を与えるか否かを明らかにするために、実験および準実験デザインの研究をいくつか取り上げる。この問いに答える方法論は大きく分けて 2 つある。1 つは無作為化試験で、何らかの追加の収入を受け取る群（介入群）と、追加の収入を受け取らない群（対照群）に無作為に割り付け、健康状態を比較する方法である。もう 1 つはよく用いられる自然実験で、給付金制度の変更、宝くじ、予想外の株取引の利益といった要因によって外因的に、つまり「あたかも無作為化されている」かのように個人や集団に生じた臨時収入を利用する方法である。

2.4.1　福祉プログラムからの収入：実験研究

　収入が健康に与える効果に関する実験研究によるエビデンスは、主に貧困世帯を対象とした収入補助（income support）や福祉プログラムの評価によるものである。これらの研究の強みは、収入への曝露を無作為割付できることだ。さらに、政策が誘導した収入の変化が健康の向上に寄与しているか

を直接評価することができる。つまり、収入を給付するという公共政策により健康状態が変化するかを観察できる。重要な点は、政策による収入の変化は、宝くじの当選といった一時的な収入の変化とは根本的に異なるということである。一方、これらの研究の弱点は、政府の給付は社会保障制度と切り離せないことにある。収入給付を得るためには就労や教育に従事すること、また訓練や育児などの現物給付を同時に求められることもある。そのため収入変化をもたらす政策の評価は、追加収入が健康に与える影響のみを評価する研究にはならず、項目の1つとして収入変化が含まれているに過ぎない「政策パッケージ」の効果を見ることになる。しかし、少し工夫すれば、福祉プログラムによる収入の効果を、金銭以外の項目の効果とほぼ切り離して検証することも可能である。

　収入に影響を与える社会保障プログラムの効果に関する研究の多くは、子どもに焦点をあてている。人的資源の形成は人生のかなり初期の段階から始まるという見方が広がり、最近の公共政策に関する議論においても幼少期が重要視されている（Anderson ら, 2003; Doyle ら, 2009; Feinstein, 2003; Halfon & Hochstein, 2002; Halfon ら, 2013）。「家庭内生産（household production）」モデルでは、子どものアウトカムは両親または他の養育者が費やした時間の長さや質、また子どものために消費された財などの産物だと考える（Duncan ら, 2011; Desai ら, 1989; Becker, 1906）。収入のもつ意味は大きい。収入があるからこそ、両親は子どもによいアウトカムをもたらす重要な投資が行えるのであり、子どもの発達にとって重要な時期に収入が急激に変化することは、短期的にも長期的にも子どもの健康に影響を与えることになる。

　幼少期の収入効果に関する実験研究によるエビデンスは、主に1990年代に行われた福祉事業の実験によるものである。これらのプログラムは、低収入で福祉プログラムを受けている1人親を、様々な福祉や雇用政策を受ける介入群と通常の福祉プログラムを受給する対照群に無作為に割り付けた。Duncan らによる最近の研究では、そのうちの16のプログラムのデータを用いて、介入群に割り付けられたことによる収入のばらつきが子どもの発達アウトカムに影響があるかどうかを調べた（Duncan ら, 2011）。その結果、すべてのプログラムで、低収入の両親の自立を促していた。しかし、プログラ

ムの中には、雇用を促進し福祉事業の利用を減らすことに注力しているプログラムもあれば、収入補助を給付することで両親の収入を増やしているプログラムもあった。

　Duncan らは、介入群への割り付けを操作変数として、これらのプログラムによる収入の変化が子どものアウトカムに与える効果も検証している。育児援助や学習助成のための補助制度の効果を収入補助の効果から切り分けるために、収入補助のみを提供しているプログラムに絞って分析を行った。また、就労の増加による影響と収入の効果を分けるために、前者を調整要因とし、収入の効果と純粋な雇用の効果を分けて推定した。結果は、収入には子どもの認知アウトカムと学力を向上させる非常に強い効果が認められた。特に、収入が 1,000 ドル増加することで、認知スコアと両親による報告の両方で測定された子どもの学力は、0.06～0.60 標準偏差上昇した。さらに、同様の福祉プログラムの評価においても、子どもの発達アウトカムに対して同等の効果が報告されている（Genneitian & Miller, 2002; Cooper & Steward, 2013; Clark-Kauffman ら, 2003）。興味深いことに、これらの効果はごく初期の発達段階（0～5 歳）にある子どもにのみ認められており、5 歳以上の子どもへの効果は見られなかった（Clark-Kauffman ら, 2003）。これは、発達にとって重要な幼少期は、学校や保育園環境より家庭環境が重要だと考えられ、収入がその発達には効果的である可能性を示すエビデンスとなっている。

2.4.2　福祉プログラムからの収入：自然実験

　政策誘導による収入変化の効果についての最近の研究の中で、実験研究によるエビデンスと並んで注目されているのが、Earned Income Tax Credit（EITC）が健康にもたらす効果である。EITC は、米国政府による非高齢者を対象とした最大の反貧困プログラムであり、1975 年に設立され、1990 年代に普及した。EITC は払い戻しができる税控除で、低収入世帯に対する連邦収入税を相殺し、就労を促すことを目的に設立された。この EITC プログラムは雇用促進に貢献しており、特に母子家庭の母親の雇用促進に有効であった。母子家庭の母親における、1984 年から 1996 年までの雇用の増加のおよそ 3 分の 2 に貢献していると言われる（Meyer & Rosenbaum, 2001）。

EITC プログラムは、平均すると子ども 2 人を抱える最低賃金労働者の年収をおよそ 40% 増加させており、低収入の家庭への収入の引き上げ効果は高い。

　結論として、EITC プログラムは幼い子どもと一部の大人の健康アウトカムを向上させるとおおむね考えられている。しかし、一部の集団に対しては負の効果も報告されており、福祉プログラムとしての収入給付は普遍的に健康に効果的だという見方には注意が必要である。これらの研究の限界として、現金給付と労働を促進する政策・事業の効果を合わせているために、収入単独の健康に対する効果を見ることが難しい点がある。EITC プログラムへの参加は無作為に割り付けられておらず、世帯の特徴と関連のないプログラムの実施状況を用いた準実験デザインによって評価されているからである。1980 年代後半から 1990 年代にかけて EITC プログラムが急速かつ広範囲に普及したことを外生的要因として、操作変数法を用いて、世帯収入が子どもの学力に与える影響を調べた最近の研究がある（Dahl & Lochner, 2012）。このデザインでは、最大給付額が経年的に増加し、EITC の対象となる世帯収入も拡張され、特に低・中収入世帯に対して利益が大きかったという変化を操作変数として、National Longitudinal Survey of Youth（NLSY）のパネルデータを用いて、世帯収入が子どもの学力に与える影響を調べた。その結果、EITC は有意に子どもの認知アウトカムを改善し、世帯収入が 1,000 ドル増えることで、数学と読解のテストの点数が標準偏差で 6% 上がることを示した。特に、不利な立場にある子どもや幼い子ども、そして男子においてその効果が強く見られた。

　別の研究では、EITC プログラム実施が州によって異なることを利用し、収入増加と雇用促進に関する施策が母子の出産アウトカムを向上させるかどうかを調べた（Strully ら, 2010）。差分の差分分析を用いて、EITC を導入した州の導入前後のアウトカムの変化と、EITC を導入していない州のアウトカムの変化を比べた。その結果、EITC は出生体重を増やし、母親の妊娠中の喫煙を減らしていた。この効果は 19〜34 歳の母親に限られており、それよりも若年の母親には効果がなく、また 35 歳以上の母親では逆に喫煙が増えていた。しかし、別の手法を用いた最近の研究では、EITC プログラムに

よって収入が増えた母親は、その恩恵を受けなかった母親に比べてより喫煙しにくいことを示している（Cowan & Tefft, 2012; Averett & Wang, 2013）。

EITC の成人に対する効果の因果解釈については注意が必要である。最近のある研究では、州政府および連邦政府が提供する EITC から 1 世帯が受け取る最大控除額を操作変数として、世帯収入が就労期の成人の健康に与える影響を調べた（Larrimore, 2011）。結果は、世帯収入が主観的健康または翌年の機能障害の有病割合に与える影響は一貫していなかった。同様の方法を用いた別の研究では、EITC により収入が増えたことで、対象女性の BMI および肥満率が有意に増えたことを示した（Schmeiser, 2009）。この効果は決して小さなものではなく、シミュレーションによると EITC プログラムにより 1990 年から 2002 年にかけて実際に増加した収入は、女性の BMI の 10 ～21% の増加、および女性の肥満率の 23～29% の増加に寄与したと示している。

EITC や同様の仕事に関する税控除は、子どもの出生時やその後の発達アウトカムを向上させる。しかし、最近のレビューも示しているように EITC が成人の肥満や健康アウトカムに与える効果は一貫せず、結論づけるための十分なエビデンスは揃っていない（Pega ら, 2013）。

2.4.3　条件付き現金給付

条件付き現金給付（conditional cash transfer：CCT）とは、貧困家庭に現金を支給するプログラムである。子どもたちの人的資本に投資をするという、あらかじめ決められた一連の行動を守るという条件の下で支給される（Fiszbein ら, 2009）。健康および栄養面に関しては、定期的な健診への参加、5 歳以下の子どもの定期的な発達評価や予防接種、母親の周産期ケア、定期的な健康教室への参加を求めている。教育面に関しては、子どもたちの就学と 80～85% の出席率、また場合によっては一定レベルの成績も求めている。ほとんどの CCT プログラムは、母親が子どもの人的資本を育む資源に対する投資をもっと行うようになるだろうという仮定の下に、現金給付が行われている。

CCT に関しては 2 つの議論がある（Fiszbein ら, 2009）。1 つは、両親は子

どもたちの人的資本に対して過少に投資しているということである。両親は、子どもたちへの投資の過程や見返りについて誤った認識をもっているために、子どもたちを学校に行かせたり、定期健診を受けさせたりする潜在的なメリットを「過少評価」しているかもしれない。もう1つの議論は、公的資金を使ってこれらのプログラムを実施していくために必要な政治経済状況についてである。現金給付によって貧しい人々に再分配することは、人々がそれを「善行（good behavior）」だと認識しない限り、社会的支持は得られないかもしれない。子どもの人的資本の構築を現金給付の条件とすることで、CCT は政治的にも受け入れられるものとなるのかもしれない。さもなければ、プログラムは中間層には直接の恩恵がないために、パターナリスティック〔強い立場の者（政府）が弱い立場の者（貧困層）の利益になるように押し付けている〕と批判されるだろう。

　CCT は、過去15年間で普及していった。条件付き現金給付プログラムは、メキシコの Oportunidades から始まり、今日ではほとんどの中南米諸国でも実施されている。また、大規模な CCT はインド、バングラデシュ、インドネシア、カンボジア、マラウイ、モロッコ、パキスタン、南アフリカ、トルコといった国々でも実施されている。プログラムは年を追うごとに規模が大きくなっていき、現在までに開発途上国の数百万世帯に上る家族に支給されてきた。現在、メキシコの Oportunidades は500万以上の世帯に支給され、ブラジルの CCT プログラムである Bolsa Familia は1,100万世帯（4,600万人）に支給されている。CCT は、南米の多くの国における最大の社会制度となっている。次の世代に継承される貧困の連鎖を断ち切るために、世帯への援助によって貧困を減らし、人的資本の形成を増やす方法の1つとしてCCT は促進されてきた（Fiszbein ら, 2009）。興味深いことに、最近では、高収入国にまで広がり、ニューヨークやワシントン DC においても、低収入家庭の子どもの就学向上の手段として実施されている。

　CCT は、収入と健康との因果関係に対して何を示唆するだろうか。CCTのユニークな特徴の1つに、無作為化比較試験のデザインを用いた慎重な評価がしばしば行われている点がある。当初、無作為化が実施されていなかった時には、代わりに回帰不連続デザインといった準実験デザインが用いられ

ていた。「収入はどのように健康に影響を及ぼすか」という評価における
CCT の欠点は、現金給付に行動要件が条件付けされている点である。プロ
グラムによる収入変化の効果が、純粋な収入変化の健康への影響を測定する
構造的指標に直接的に対応していない点である。とはいえ、条件付き給付と
いう政策による収入変化が健康にもたらす影響について、CCT は強力なエ
ビデンスの基盤を提供している。

　CCT 評価に関しては、EITC や他の給付付き税額控除の評価から明らか
になったことと、いくつかの点で似通っている。基本的に、CCT は子ども
の健康に非常に有益であり、母親の健康も向上させることが示唆されている。
しかし、CCT は時に望まない健康アウトカムをもたらす可能性がある。多
くの研究では、CCT が予防のための医療サービスの利用を増やすことが示
されている。プログラムが存在しなかったら医療サービスの利用が少ないよ
うな人たちに最も影響を与えるので、すでに存在している教育や健康の格差
を縮小させるのに大きく貢献していると考えられる。疾病発症への影響を測
定した研究では、はっきりとした傾向は見られない。ある集団の子どもの身
長を伸ばすようだが、すべての研究で同様の結果が認められているわけでは
ない。疾病全体、下痢、呼吸器感染症のリスクといった疾病アウトカムを改
善するという報告もあるが、そうした効果が見られなかった研究もある。ま
た、総支出に対する食費の割合を上げることがわかっており、大人や子ども
たちの食事の質を向上させる可能性も示されている。

　CCT が健康に有益であることを示す最も説得力のある非実験デザイン研
究によるエビデンスは、おそらく乳児死亡率への影響を評価した最近の研究
であろう。2004 年から 2009 年の間にブラジルの異なる地域で得られたデー
タを用いて、CCT プログラムが乳児死亡率に与える影響に関する評価が行
われた（Rasella ら, 2013）。研究者らは固定効果モデルを用いて、研究期間の
プログラム実施率が地域間で変動することを利用した。プログラム実施率が
普通、または高い地域は有意に死亡率が減り、特に栄養不良や下痢といった
貧困に関連した原因による死亡が減少した。別の研究でも同様の結果が示さ
れ、乳幼児死亡率の減少が最も大きな恩恵であるとしている（Shei, 2013）。

　大多数の研究が現金給付の健康へのよい影響を示しているが、CCT が行

動アウトカムに与える短期的な影響の可能性については注意が必要である。コロンビアの最近の研究では、CCT は貧困女性における BMI の増加と肥満の高いオッズと関連していた（Forde ら, 2012）。別の研究では、メキシコの Oportunidades の、貧しい地方に住む青少年の過体重および肥満に与える効果について調べた（Andalon, 2011）。研究者は、プログラムへの参加が貧困スコアに基づいて決められたため、プログラム参加の有無が貧困スコアの基準値近くではわずかな違いに依存する点をうまく利用した回帰不連続デザインを用いた。つまり、参加基準のカットオフ値よりもスコアがわずかに低いために参加できなかった者と、カットオフ値よりもスコアがわずかに高いがゆえに参加できた者は、属性などにおいてあまり変わりがないという前提条件を置く。結果、プログラムは青少年期女子の肥満を減少させることが示唆された。しかし、青少年期女子の喫煙開始を増加させることも示した。プログラムが食事に与える影響についての詳細な評価では、給付は家庭での果物、野菜、微量栄養素の摂取量を増加させるが、過剰なエネルギー摂取にもつながることも明らかになった（Leroy ら, 2010）。全体として、CCT からの給付収入は健康に多くの恩恵をもたらすが、同時に不健康な食品の消費を増加させる可能性も示唆している。

　現在の CCT の評価は、現金給付による健康への短期的な影響のみを評価しており、若年期の人的資本に投資することの長期的な潜在的影響を過小評価しているかもしれない点を考慮することが重要だろう。ほぼすべてのプログラム評価では、CCT が子どもたちの就学率を増加させるとしており、特にプログラム開始時に就学率が低かった子どもたちに効果的であったと報告されている。これらの影響は非常に大きいものとなり得る。例えば、ニカラグアの CCT プログラムは、就学率をベースラインの 72% から 84.8% に上昇させた。また、チリの Chile Solidario は、就学率をベースラインの 60.7% から 68.2% に引き上げた（Fiszbein ら, 2009）。もし、この就学率上昇が学歴の向上につながったら、若年期という重要な時期における CCT が、キャリアや収入の経過において重要な利益をもたらし、最終的には後の人生におけるよい健康アウトカムにつながる可能性が示されている。

2.4.4　宝くじ、遺産相続、株取引と地域経済の変動

　政策主導の収入対策は、公衆衛生の立場からすると最も有益な研究機会を提供してくれる。一方、政策と関連しない収入や富の急激な変動による収入変化も、自然実験として利用できる。例えば、宝くじ、遺産相続、株や住宅の価格の変動、地域経済の大きな変化を利用して、収入が健康に与える影響を調べるというものである。ここでは、収入の変化が「あたかも無作為に」割り付けられているという仮定を置く。これらの研究の多くは、収入や富の健康への影響について比較的弱いエビデンスを示している。また、PSID のデータを用いた他の研究では、1980 年代後半からと 1990 年代にかけて米国で起こった株式ブームによる予想外の富の増加が、短期的および中期的に健康を向上させたかを検討した（Smith, 2007）。この研究では、「株式ブームによる急激に起こった予想外かつ外生的な富の増加は、個人の健康とは関係なく起こった」と仮定した。5 年という短い期間、または数十年やそれ以上という長い期間を観察した結果、株式による富の変化は将来の健康状態や主観的健康に影響しなかった。

　スウェーデンにおいて、宝くじの賞金による収入の急激な増加が健康と死亡率に与える影響が調べられている（Lindahl, 2005）。宝くじの当選者は参加者の中から無作為に選ばれるので、その賞金は参加者間の外生的な収入変化となる。その結果、10% の収入増加が主観的健康を標準偏差の約 4～5% 分増加させ、5 年以内死亡率を 2～3% 減少させた。つまり、高い収入はよい健康につながるということを示唆している。同様のアプローチで英国のパネルデータを用いた研究では、宝くじ賞金による外生的な収入の急激な増加は、喫煙や社交的な飲酒の増加と関連していたが、身体的・精神的健康には影響が見られなかった（Apouey & Clark, 2009）。

　外生的な富の急激な増加として、遺産相続を用いた一連の研究もある。遺産相続はランダムに起こるわけではないが、予期せぬ富の急激な増加であり、相続の時期と個人の健康には関係がないと言える。遺産相続の影響に関する研究の多くは、個人内の固定効果モデルを用いて、基本的に相続による個人内の富の変化が、その個人の健康に影響するかどうかを測定している。固定

効果モデルは、個人にとって変わらない変数、例えば、人種、性別、若年期の両親からの投資、両親の SES、そして学歴などを調整している。しかし、収入と健康の両方と関連していると思われる、年月とともに変化する交絡因子は調整していない。遺産相続の場合、財産を相続するタイミングが予想外だったか否かは大きな問題ではないかもしれない。その一方で、遺産相続が親や配偶者の死と同時に起きたならば、推定される効果は遺産相続の影響と、死別の影響およびそれに伴う変化を合わせたものになるだろう。

　PSID のデータを用いた研究では、最近の遺産相続による富の変化は主観的健康に影響していなかった（Meer ら, 2003）。米国の Health and Retirement Survey（HRS）のデータを用いた縦断研究では、51〜61 歳の対象者において、遺産による富の変化は、疾病、身体機能、抑うつスコアといった様々な健康アウトカムに影響していなかった（Michaud & van Soest, 2008）。一方で、これらのうちいくつかの研究は、健康状態の悪さが労働供給に負の影響を与えること、そして財源を蓄積する能力が健康と富または収入を関連づける重要な原動力であることを示唆している（Michaud & van Soest, 2008; Smith, 2007）。HRS を用いた最近の研究では、遺産相続が高齢者の死亡率、健康状態、健康行動に影響するかどうかが調べられた（Kim & Ruhm, 2012）。その結果、遺産相続は自己負担医療費、医療サービスの利用、軽度の飲酒習慣を増加させ、肥満を減少させることが明らかになった。しかし、死亡率に対しては大きな影響はなかったと結論づけている。

　これまでの遺産相続や宝くじの研究結果から、収入の急激な増加は必ずしも健康に影響しないということが示唆されている。一方、これらの研究は単に一時的な収入の急激な増加に着目していて、恒常的な収入が健康にどのような長期的な影響を与えるかについては、ほとんど何も言えない。これは、人が一時的に増加した収入を恒常的な収入とは異なる使い道で消費するという事実と関連がある。例えば、宝くじに当選して得た収入は、自宅での食費や交通費などの世帯支出の主要な項目、および 1ヵ月の総支出額に影響を与えなかった（Kuhn ら, 2011）。当選者はその代わりに、得た収入の多くを車や他の耐久財への支出に使っていた。毎月の消費や人的資本への投資を潜在的に増加させる CCT のような収入の変化に対して、一時的な収入の急激な増

第 2 章　社会経済的状況と健康　｜　73

加は、ほとんどあるいはまったく健康に効果のない財の消費に使われるのか
もしれない。

　ノースカロライナ州におけるカジノ導入の影響を調べた自然実験研究では、
異なる結果を示している。政府はネイティブ・アメリカンの成人全員に、1
人あたり 6,000 ドルを毎年給付した。この収入の増加は定期的なものなので、
宝くじや遺産相続といった収入の急激な増加よりも、政府による収入給付に
近い。カジノ導入前後において、ネイティブ・アメリカンの子どもとそれ以
外の子どもを比較すると、カジノ収入からの給付を受けることで貧しいネイ
ティブ・アメリカンの青少年の学歴が上がり、犯罪行為や薬物使用が減少し
た。近所にカジノができたことにより、North Carolina cohort of Native
American Children に参加した子どもたちの精神的健康が改善し、そのよ
い影響は大人になっても続いた（Costello ら, 2003; 2010）。興味深いことに、
追加的な収入による子どもの BMI に対する影響は、世帯の当初の SES によっ
て異なっていた。もともと貧しい家庭の子どもは、収入の増加によって
BMI が増加したが、より裕福な家庭の子どもは BMI が減少していた（Akee
ら, 2013）。差分の差分分析を用いた研究では、1980 年代後半においてネイ
ティブ・アメリカンの合法カジノがもたらした収入が、健康や健康関連行動、
そして医療へのアクセスの指標によい影響を与えていた（Wolfe ら, 2012）。
一方、1990 年から 2006 年の 204ヵ月間における、チェロキーインディア
ンの月間事故死亡率を測定した別の研究では、カジノから多額の給付がある
数ヵ月間は通常よりも事故死が多いことを見出している（Bruckner ら, 2011）。
つまり、短期間の急激な収入増加の悪影響を示している。

2.4.5　結語：収入が健康に与える因果的影響について

　逆因果や交絡が存在するために、収入と健康の因果関係を純粋に見出すこ
とが大変難しいことが、これまでの研究からもわかっている。対策として、
思わぬ社会変化などによって引き起こされる外生的な収入の変化を利用する
方法が最近活用されるようになっている。遺産相続や宝くじ、そして CCT
などである。これらを用いることにより、「あたかもランダムに」収入が変
わったと仮定することで、収入と健康の因果関係に迫ろうとするものである。

社会疫学者は逆因果を過小評価し過ぎていると、しばしば批判される。とはいえ、収入が増えれば健康によい効果が得られるということ自体は、確からしいと言っていいだろう。ただし対象とする集団、収入の変化が一時的か恒常的か、人生におけるいつの時期かといったことによって左右される可能性を踏まえておきたい。例えば、〔子どもを学校に通わせるなど〕人的資本への投資を条件とする CCT によって、子どもと母親に大きなよい影響があることが示されている。0 歳から 5 歳の幼児期に起こる収入の変動は、人生の後半に起こるものよりも健康にずっと大きな影響を与える可能性があるため、重要である。一方、宝くじの当選や遺産相続といった一時的な収入の急激な増加による健康状態に関しては一貫した結果は得られておらず、時に健康を損なうことが示唆されている。同様に、短期的には CCT も BMI や喫煙量を増加させることもある。とはいえ、長期的には収入給付やカジノ導入は、貧しい世帯にとっては重要な恩恵をもたらすかもしれない。

　こういった現金給付の政策が始まったのはつい最近のことであるため、長期的な影響についてのエビデンスは限られているが、上記のように健康の改善につながる可能性も示されている。今後の研究では、これらのプログラムが貧困を減らし、教育、労働市場、そして貧困家庭の子どもたちの social trajectories〔学歴や職業、社会的地位などといった社会での位置づけがどのように影響を受けていくか〕をどう向上させ、どのくらい持続的に健康を向上させるかを検証していくことが重要であろう。

2.4.6　社会経済的状況が健康に貢献しない「例外」

　収入が増えることで、人々は健康的な財の消費にお金を回せるようになるが、宝くじや CCT についての議論で述べたように、アルコールや不健康な食品といった健康的ではない財の消費につながってしまう可能性もある。経済理論に基づけば、収入の短期的な増加が「機会費用」を上昇させ、健康への投資を減少させるからだと説明される。「機会費用」とは、ある選択肢を選ばなかったことによる損失のことであり、つまり時間を労働に使うか健康への投資に使うかという二者択一である。例えば、あなたは普段 1 時間で 10 ドル稼げる仕事をしているが、ある時自由な 1 時間を得て、好きなこと

第 2 章　社会経済的状況と健康　75

をしたとしよう（例えば、ジムに行くとか、料理をするとか）。この自由時間の費用はいくらだろうか。それは、自由時間にあてたために働くことのできなかった分の賃金、すなわち 10 ドルである。今、雇用主が時給を 13 ドルに引き上げたとする。すると、1 時間ジムに行ったり家で料理をしたりすることは、稼ぐことのできなかった 13 ドルに匹敵することになる。つまり、短期間の賃金の増加は機会費用を増大させる。ミクロ経済理論に基づけば、機会費用が大きくなれば、健康的な活動にかける時間を減らすことにつながる可能性が出てくる（Galama & van Kippersluis, 2013）。しかし、長期的なパターンはその逆である。裕福な人ほど運動をする。この相反する現象はどのように説明できるだろうか。

　さらに例を挙げよう。景気循環が個人の健康行動に与える影響についてのエビデンスは、驚くほど一致していない（第 6 章）。例えば、長期的な失業は高い喫煙率に関連している（Kaleta ら , 2013; Novo ら , 2000; Hammarstrom & Janlert, 2003）。しかし、若者においては個人の収入減少と喫煙オッズの減少との関連を示すエビデンスもあり、これは需要の収入弾力性（収入が減ったら消費も減る）と一致している（Blakely ら , 2014）。地域の経済活動と関連する賃金および労働時間の変動を用いて、賃金と労働時間が低学歴の人の健康行動に与える影響を調べた研究がある（Xu, 2012）。この分析では、米国の Behavioral Risk Factor Surveillance System（BRFSS）、および National Health Interview Survey（NHIS）の健康行動データと、Current Population Survey（CPS）から得た雇用に関するデータをリンケージし、操作変数法を用いた。その結果、景気拡大による賃金の増加が、タバコ消費量の増大と関連していた。そして、景気が拡大し労働時間が増えたことで、タバコの消費量が増え、身体活動は減少し、医療機関の受診が減少した可能性が示された。興味深いのは、労働時間の増減よりも雇用形態が変わることの方が健康行動の変化を引き起こしやすいという結果である。これは、賃金の変化（とそれに伴う時間の機会費用の変化）は、時間のかかる行動（運動など）と時間のかからない行動（喫煙など）に対して異なる影響を与えると解釈できる（Xu, 2012）。以上より、収入が健康に与える影響について、特定の健康行動や健康アウトカムによる違い、長期的か短期的かといった期間による違いなど、

健康を増進させる際の微妙な影響の違いを理解することが求められている。

　低学歴の人の健康行動を研究することは、高学歴の人について研究することと同じくらい、あるいはそれ以上に重要である（Cutler & Lleras-Muney, 2012）。収入が増えた時に不健康な行動をとりやすくなるというならば、学歴が高まると、収入の影響を通じて同様の残念な結果を生み出してしまうかもしれない。特に、非常に魅力的なものを手に入れる方法がとても不健康である場合、収入と同様に教育もまた有害となり得る。例えば、サハラ砂漠以南の国々では、HIV 感染率は高学歴な人において高い（Fortson, 2008）。学歴はコンドーム使用と関連していたが、同時に配偶者以外との性交渉とも関連していたのである（De Walque, 2009）。そして国の HIV 流行ステージが移行すると、教育と HIV の関連も変化し得るという点も重要である。

　間違った健康知識や健康行動が広く出回っていると、教育の効果は薄くなってしまいかねない。教育は、正しい疾病予防の知識を得てこそ有利に働くからである。例えば 19 世紀後半、ニューヨークでは医師の子どもたちの死亡率は、他の集団の子どもたちと変わらなかった（Preston & Haines, 1991）。しかし、その後、医師らが細菌説を受け入れたことにより、彼らの子どもたちの死亡は急速に下がった。感染予防の知識（手洗いや他の衛生的な行動）の恩恵を最初に受けたのである。ディートンが述べているように、教育は病気の脅威や若年死亡から「しっかりと逃れる（great escape）」ための確実な方法の 1 つである（Deaton, 2013）。

2.5　今後の方向性

　以上、教育・収入と健康の関連についてのエビデンスを紹介してきた。SES と健康の研究が進むべき方向性としては、次の 4 つが考えられる。1 つ目は、因果関係の立証の推進である。2 つ目は、研究で用いられてきた SES 指標と実際の介入や政策変化に伴って変更可能な指標との一致性を高めることである。3 つ目は、得られた研究成果を SES の健康影響に関するメカニズム理論に統合していくことである。4 つ目は、介入の費用と便益のトレード

オフ分析を行い、財政と健康の両方に恩恵があるようにすることである。

　教育や収入に関して社会実験をするのは、倫理的配慮や費用の面で難しい。また、曝露から健康アウトカムが生じるまでに時間がかかるなどの問題もある。とはいえ、実験は因果推論上、重要である。特に、くじ引きなどを活用した自然実験は有益であろう。実験研究や操作変数法を用いた準実験研究の多くはサンプルサイズが小さく、また政策変更の影響も比較的小さいことから、統計的な検出力が不足して、行き詰まってしまうことが多い。検出力が小さい研究では有意差が得られなかった時に、たとえその点推定値の示すところが大きな健康利益（または健康障害）を示す先行研究と整合していても、「効果がなかった」と間違って理解されてしまうことが多い。また、たとえ大きなサンプルサイズの研究であっても、社会環境に及ぼす影響がごくわずかであったり、ほんの一部の人たちだけを対象とするものであったりした場合には、やはり介入効果に対する検出力は小さくなる。とはいえ、大規模調査のデータセットを実験研究や準実験研究と結びつける技術が発展してきたことにより、これらの課題の一部は解決できるかもしれないと期待している。1つひとつはノイズの多い健康指標でも、それらを統合することで有効な分析ができる場合もある。早期の教育介入に対する評価などの事例がそうだ。ただし、様々な健康アウトカムに対する効果は、必ずしも同じ方向ではないということには注意すべきだろう。メタアナリシスも有用だが、現在までのところデータをプールして推定値を算出できるほど同じ曝露を用いた研究が十分には揃っていない、というのが現状である。

　実験または準実験研究を実施していくことで、研究結果と実際の介入効果とが自然と一致していくようになるだろう。とはいえ、従来の観察研究においてもできるだけ実際の介入の効果に迫るように工夫を怠るべきではない。コホートによる観察研究は、疫学においては、パンに対するバターのようになくてはならないものだ。観察研究は（比較的）費用がかからず、適応性に富んでいるため、今後もしばらくは重要なエビデンスの源であり続けるだろう。一方で、観察研究におけるバイアスがどのように生じるのかを理解するためにも、実験研究結果との比較は重要である。例えば、チャータースクールのくじの研究では、くじ引きに基づく分析結果と、マッチングや回帰モデ

ルによる交絡因子の調整による分析結果とを比較している（Abdulkadiroglu ら, 2011）。疫学において伝統的に行われてきたように、無作為化比較試験の結果と観察研究の結果との比較を、社会疫学においても進めるべきである（Pocock & Elbourne, 2000; Ioannidis ら, 2001）。そうするとおそらく、観察研究でよく用いられる SES 指標の不適切さが示されるだろう。例えば、教育は「就学年数」では不十分であることがわかるだろう。就学前教育は最も重要な教育介入であることが示唆されているが、教育と健康に関するほぼすべての観察疫学研究において、教育の指標に就学前教育の年数分は加味されていない。因果関係が重要だと言い過ぎたために、やたらと複雑な経済学的手法を応用した分析、そしてメカニズムについては何ら言及できない実験研究へと猛進する結果を生んでしまったと批判する研究者もいる（例えば、ディートンによる操作変数法と実験研究に対する辛辣な批判がある）（Deaton, 2010）。しかし、実験研究によるエビデンスが政策化に有効な示唆を与えるという意見もある。社会状況と健康を結ぶメカニズムを理論的に理解することで、特別な条件下で行われた実験的介入を、新たな集団や新たな実験的取り組みへと一般化していくことができる。理論は実験研究のデザインと解釈とに応用されるべきであり、また SES が健康に影響するメカニズム理論を洗練していくためにも、実験研究結果のフィードバックも必要だろう。たとえ何らかの因果関係が示されたとしても、依然として介入の対象者や社会状況に依存する部分は残り、未解決の疑問は無数にある。社会疫学の究極の目標は、政策に応用できる実践的な情報を提供することである。学校教育と健康との関連について、ある因果関係が認められた時に、社会はどこに投資するべきだろうか。就学前教育プログラムへの補助金だろうか、あるいは高校卒業を促進すべきだろうか。短期的に起こる予想外の好ましくない結果を最小限に抑えつつ貧しい人々に収入給付を行い、子どもの将来に投資するように両親を動機づけし、世代間の貧困の連鎖を止めるためには、どのような戦略が最善なのだろうか。教育介入の影響は、子どもが成長するにつれてどのように変わっていくのだろうか。また、すべての人々が同じように恩恵を受けられるのだろうか。教育のどの側面が最も重要なのだろうか。知識だろうか、柔軟な認知機能だろうか、あるいは単に教育機会を通して得られるソー

シャルネットワークだろうか……。

　政策に応用するためには、因果メカニズムだけでなく、財政面の分析も重要である。第12章ではエビデンスに基づく公衆衛生モデルについて議論する。公衆衛生では、効果的なプログラムをいかに効率よく普及させるかが重要になる。介入の普及が可能かどうかを判断するためには、集団への健康影響に加えてコストを同時に考慮する必要がある。健康状態がよいこと自体は重要であるから、ヘルスプロモーションの介入費用を評価することは妥当でない場合もあるだろう。財政面の検討をもち出すことは非倫理的だと批判される場合もある。しかし、もし資金投入によって人々の健康を改善できるとする場合、単に対象者へのお金の与え方を考えるだけではなく、健康介入の潜在的コストも考えなくてはならない。費用対効果に優れた介入であることを示唆するエビデンスが得られた場合、それが集団の健康を改善する介入の動機づけとなり、他の望ましい社会的投資と比べてどちらに投資をした方がよいかの評価を可能にしてくれる。

2.6　結論

　社会経済的状況が健康の強力な決定要因であることは、様々な研究デザインによる研究結果が示している。一方で、最近の研究では、微々たる効果しかない、あるいは負の影響をもたらす介入もあることが示唆されるなど、実態は複雑であることがわかってきた。社会経済的状況と健康との関連に関する様々な研究結果を、社会的な健康格差縮小のための効果的な戦略に反映させるには、いまだ大きな空白部がある。次世代の研究者はさらなる政策や介入効果の評価を実施し、誰が恩恵を受けるのか、どの資源が最も有益か、そしていつ・どのように資源を分配するべきか、などの理解を深めて研究と現場の間隙を解消するために果敢に取り組んでいってほしい。

注釈 ————————————————————————————————

1：本章〔の原書〕では「格差」を指す言葉として、"inequalities" を主に使用しているが、米国

では集団間の健康の違いを"disparities"として記述する方が一般的である。

2：実際のところ、病院が人を死に至らしめることはある。他の書籍の内容にはなるが、例として Joint Commission が開発したスコアカードを挙げることができる。

3：社会階級に関する現代の論点についての網羅的な調査は、David Grusky の *Social Stratification in Sociological Perspective* を参照されたい（David, Gruskyed.［ed.］.［1994］. *Social Stratification in Sociological Perspective*. Boulder, CO: Westview Press.）。

4：社会疫学における SES 研究では、資本家の「発展していく過程（historical laws of motion）」をマルクス主義のグランドセオリーに基づいて予測することを目的とはしていない。社会疫学者にとって SES が主要な関心の的となるのは、SES の構成要素（収入、富、人的資本、社会状態、職業的名声、権威）へのアクセスの違いが「健康の」階層化も生み出すからである。したがって社会疫学的なアプローチは、階級の生産と再生産、階級意識、あるいは階級闘争・行動に関する疑問をその目的の範囲外としている。疫学者は通常、こうした疑問については社会学者に任せている。こうした理由により、社会疫学者は時として、経験的で「理論的ではない」と非難されることもある。本章に関して言えば、収入や教育と健康の因果関係について非常に狭い視野でしか着目していないと批判されるかもしれない。だがそうすることで、政治経済、社会福祉制度、民主主義などと同様に、社会階級と健康の関連についてより視野の広く深い疑問は他の領域に委ねてきたのである。

5：階級の概念は Simmel が「空き空間（"leere Raum"）」と呼ぶものに合致する。すなわち、それぞれの地位にいる個々人の特徴とは独立して、階級と呼ばれるものは格差を生み出す。当然の結果として、階級構造を変化させることによってのみ格差の構造を変えることができる、ということになる（Simmel, 1908; Sørensen, 1994）。

6：北米では職業階級に基づいた健康に関する社会階層の研究の数が、収入や教育の違いに基づいた研究と比べて少ない。対照的なのが英国である。1911 年より、国勢調査に含まれている Registrar General の職業分類（または「社会階級」）が、政府の健康格差モニタリングのための指標の基礎として用いられてきた。この分類の使用は 2001 年まで続き、その後 National Statistics Socio-economic Classification（NS-SEC）という、職業上の雇用関係・状況に基づく新たな指標に置き換えられた（Goldthorpe ら, 2007）。健康の社会経済的勾配の存在を「発見した」ことで有名な Whitehall 研究もまた英国発祥である。英国の公務員は全員何らかの職業区分（行政官、専門職、事務、管理人、お茶汲みなど）に割り当てられているため、職業階級が SES の主要な指標として用いられたのも至極自然なことであった。

7：全年齢の喫煙者の 90% 以上が、18 歳よりも前から喫煙を始めたと報告している（US Department of Health and Human Services, 2012）。

8：ある有名な話（やや病的な話ではあるが）の中で、2 人の連れとともに砂漠で遭難したある男が描かれている。2 人の連れは、各々が男を殺害しようと決意していた（その男がひどく嫌われる理由は話によって様々である）。一方の連れは、こっそり男の水筒に青酸カリを入れて毒殺しようとした。もう一方は、水筒に入っている毒のことは知らず、夜の間に水が漏れ出るように水筒に穴を開けた。2 人の連れは男のもとからこっそり抜け出し、残された男は砂漠をさまよいながら、その後すぐ脱水で命を落とした。ここで難しいのは、どちらがその男を殺したことになるのだろうかという問題である。その男は毒の入った水を一滴も飲まなかったので、毒を入れた人が彼を殺したと主張するのは難しい。水筒から漏れ出た水は毒入りだったのだから、もし男がそれを飲んでいたら毒によって命を落としていただろう。したがって、水筒に穴を開けた人は無罪を主張することもできるだろう（男が毒に冒された水を飲むことを防ぎ、命を救った）。この話は、

疾病の社会的原因を分離することの困難さに関する議論を思い起こさせる。なぜなら、社会的に非常に不利な状況にある集団においては、これらの人々の健康を改善させるためには、1つの逆境を改善するだけでは不十分だからである。好ましくない健康アウトカムは、複数の十分原因（sufficient causes）によって「過剰に決定づけられている」と言えるだろう。反事実的分析においては、これらの十分原因から1つだけを取り除いた場合、この取り除かれた要因が「疾病の原因ではない」と示唆される。なぜなら、要因を取り除いても疾病アウトカムが変化しないからである。そして、健康改善のためにどのような介入をすべきかという視点から考えると、このように結論づけることは正しい。つまり、要因を1つだけ変化させても健康改善には不十分である、ということである。

9：Philip Larkin の詩「日々」：「日々は何のためにあるのだろう？… ああ、その疑問を解決するには、ロングコートに包まれた司祭と医師を連れてこい。野を駆け回ってでも」

10：もちろんこの研究結果は、教育の達成年数が後の「禁煙割合」の差を生み出しているという可能性を否定するものではない。単に、社会疫学者は注目する健康アウトカムを明確にしておく必要があるという点を強調しているに過ぎない。すなわち、喫煙開始の予測因子は、禁煙の予測因子と異なるかもしれないということである。

11：教育が自己制御を高め、割引率を下げることができるということは付け加えておかなければならない。それと同時に、遅延割引には遺伝的要因による影響もあると考えられる。

12：もちろん、もし教育が健康に与えるよい影響が warehousing のおかげだとするなら、健康を増進するためには学校を建てたり教師の訓練に投資したりするよりも、もっと安上がりな方法がある。両親が子どもを家の地下に閉じ込めておけば、同じ結果が得られるはずである。

13：例えば、アイビーリーグの2年生は時に次のようないら立ちを漏らす。「教授じゃなくて、ティーチングフェローに教えてもらっているように思える」（*Harvard Magazine* "Life without Mr. Chips", July-August 1995. Accessed at: http://harvardmagazine.com/199S/07/life-without-mr-chips）。

14：1960 年代から 1970 年代にかけて、これらの実験が倫理的に許可されていた理由は、提供されたケアが、当時主流であったケアを上回る内容だったからである。つまり、対照群に割り付けられた子どもたちでさえも、優れた「通常ケア」を受けることができたからである。

15：つまり、操作変数法は、地域の平均介入効果（local average treatment effect）と呼ばれる、操作変数によって変化する範囲内での曝露の効果しか見ることができない。

参考文献

Abdulkadiroğlu, A., Angrist, J. D., Dynarski, S. M., Kane, T. J., & Pathak, P. A. (2011). Accountability and flexibility in public schools: evidence from Boston's charters and pilots. *Quarterly Journal of Economics*, 126(2): 699-748.

Adler, N. E., & Rehkopf, D. H. (2008). US disparities in health: descriptions, causes, and mechanisms. *Annu Rev Public Health*, 29: 235-52.

Adler, N. E., & Stewart, J. (2010). Health disparities across the lifespan: meaning, methods, and mechanisms. *Ann N Y Acad Sci*, 1186(1): 5-23.

Akee, R., Simeonova, E., Copeland, W., Angold, A., & Costello, J. E. (2013). Young adult obesity and household income: effects of unconditional cash transfers. *American Economic Journal: Applied Economics*, 5(2): 1-28.

Albouy, V., & Lequien, L. (2009). Does compulsory education lower mortality? *J Health Econ*,

28(1): 155-68.

Andalon, M. (2011). Oportunidades to reduce overweight and obesity in Mexico? *Health Econ*, 20(1 Suppl): 1-18.

Anderson, L. M., Shinn, C., Fullilove, M. T., Scrimshaw, S. C., Fielding, J. E., Normand, J., et al. (2003). The effectiveness of early childhood development programs: a systematic review. *Am J Prev Med*, 24(3 Suppl): 32-46.

Anderson, K. H., Foster, J. E, & Frisvold, D. E. (2010). Investing in health: the long-term impact of Head Start on smoking. *Econ Inq*, 48(3): 587-602.

Angrist, J. D., & Krueger, A. B. (1991). Does compulsory school attendance affect schooling and earnings? *Quarterly Journal of Economics*, 106(4): 979-1014.

Angrist, J. D., & Imbens, G. W. (1995). 2-stage least-squares estimation of average causal effects in models with variable treatment intensity. *J Am Stat Assoc*, 90(430): 431-42.

Angrist, J. D., Imbens, G. W., & Rubin, D. B. (1996). Identification of causal effects using instrumental variables. *J Am Stat Assoc*, 91(434): 444-55.

Angrist, J., & Pischke, J. (2009). *Mostly harmless econometrics: an empiricist's companion*. Princeton, NJ: Princeton University Press.

Apouey, B., & Clark, A. (2009). Winning big but feeling no better? The effect of lottery prizes on physical and mental health. *Working paper*, 2009-09. Paris School of Economics.

Avendano, M., Kunst, A. B., van Lenthe, F., Bos, V., Costa, G., Valkonen, T., et al. (2005). Trends in socioeconomic disparities in stroke mortality in six European countries between 1981-1985 and 1991-1995. *Am J Epidemiol*, 161(1): 52-61.

Avendano, M., Kunst, A. E., Huisman, M., Lenthe, F. V., Bopp, M., Regidor, E., et al. (2006). Socioeconomic status and ischaemic heart disease mortality in 10 western European populations during the 1990s. *Heart*, 92(4): 461-7.

Averett, S., & Wang, Y. (2013). The effects of earned income tax credit payment expansion on maternal smoking. *Health Econ*, 22(11): 1344-59.

Backlund, E., Sorlie, P. D., & Johnson, N. J. (1996). The shape of the relationship between income and mortality in the United States: evidence from the National Longitudinal Mortality Study. *Ann Epidemiol*, 6(1): 12-20; discussion 1-2.

Banks, J., & Mazzonna, F. (2012). The effect of education on old age cognitive abilities: evidence from a regression discontinuity design. *Economic Journal*, 122: 418-48.

Barnett, W. S. (2007). Surprising agreement on Head Start: compli/ ementing Currie and Besharov. *J Policy Anal Manage*, 26(3): 685-6.

Barnett, W. S. (2011). Effectiveness of early educational intervention. *Science*, 333(6045): 975-8.

Barrett, C. B., & Carter, M. R. (2010). The power and pitfalls of experiments in development economics: some non-random reflections. *Applied Economic Perspectives and Policy*, 32(4): 515-48.

Becker, G. (1906). A theory of the allocation of time. *Economic Journal*, 75(299): 493-517.

Belfield, C. R., Nores, M., Barnett, S., & Schweinhart, L. (2006). The High/Scope Perry Preschool Program cost-benefit analysis using data from the age-40 followup. *J Hum Resour*, 41(1): 162-90.

Berkman, L. F., & Kawachi, I. (eds.). (2000). *Social Epidemiology*. 1st ed. New York: Oxford University Press, Inc.

Bingley, P., & Kristensen, N. (2013). *Historical schooling expansions as instruments 2013*. Available from: http://www.nhh.no/Admin/Public/DWSDownload.aspx?File=%2FFiles%2FFiler%2Finstitutter%2Fsam%2FConferences%2FNordic+Econometrics+2013%2FBingley-kristensen-1937-reform-20130315.pdf.

Black, D., & Working Group on Inequalities in Health. (1980). *Inequalities in health: The Black report*. Department of Health and Social Security.

Blakely, T., van der Deen, F. S., Woodward, A., Kawachi, I., & Carter, K. (2014). Do changes in income, deprivation, labour force status and family status influence smoking behaviour over the short run? Panel study of 15,000 adults. *Tob Control*, 23(e2): e106-13.

Boo, K. (2012). *Behind the beautiful forevers. 1st ed*. New York: Random House.

Brody, G. H., Yu, T., Chen, E., Miller, G. E., Kogan, S. M., & Beach, S. R. (2013). Is resilience only skin deep? Rural African Americans' socioeconomic status-related risk and competence in preadolescence and psychological adjustment and allostatic load at age 19. *Psychol Sci*, 24(7): 1285-93.

Bruckner, T. A., Brown, R. A., & Margerison-Zilko, C. (2011). Positive income shocks and accidental deaths among Cherokee Indians: a natural experiment. *Int J Epidemiol*, 40(4): 1083-90.

Campbell, F. A., Ramey, C. T., Pungello, E. P., Sparling, J. J., & Miller-Johnson, S. (2002). Early Childhood Education: Young Adult Outcomes from the Abecedarian Project. *Appl Dev Sci*, 6: 42-57.

Caputo, R. K. (2005a). The GED as a predictor of mid-life health and economic well-being. *Journal of Poverty*, 9(4): 73-97.

Caputo, R. K. (2005b). The GED as a signifier of later life health and economic well-being. *Race, Gender and Class*, 12(2): 81-103.

Card, D. (2001). Estimating the return to schooling: progress on some persistent econometric problems. *Econometrica*, 69(5): 1127-60.

Case, A., & Paxson, C. (2002). Parental behavior and child health. *Health Aff (Millwood)*, 21(2): 164-78.

Case, A., Fertig, A., & Paxson, C. (2005). The lasting impact of childhood health and circumstance. *J Health Econ*, 24(2): 365-89.

Chang, V. W., & Lauderdale, D. S. (2009). Fundamental cause theory, technological innovation, and health disparities: the case of cholesterol in the era of statins. *J Health Soc Behav*, 50(3): 245-60.

Chetty, R., Friedman, J. N., Hilger, N., Saez, E., Schanzenbach, D. W., & Yagan, D. (2011). How does your kindergarten classroom affect your earnings? Evidence from Project Star. *The Quarterly Journal of Economics*, 126(4): 1593-660.

Clark, D., & Royer, H. (2013). The effect of education on adult mortality and health: evidence from Britain. *Am Econ Rev*, 103(6): 2087-120.

Clark-Kauffman, E., Duncan, G. J., & Morris, P. (2003). How welfare policies affect child and adolescent achievement. *Am Econ Rev*, 93(2): 299-303.

Conley, D., & Glauber, R. (2007). Gender, body mass, and socioeconomic status: new evidence from the PSID. *Adv Health Econ Health Serv Res*, 17: 253-75.

Cooper, K., & Steward, K. (2013). *Does money affect children's outcomes? A systematic review*.

London: London School of Economics & Joseph Rowntree Foundation. Available from: https://www.jrf.org.uk/file/44261/download?token=zudYaRx7&filetype=full-report.

Costello, E. J., Compton, S. N., Keeler, G., & Angold, A. (2003). Relationships between poverty and psychopathology: a natural experiment. *JAMA*, 290(15): 2023-9.

Costello, E. J., Erkanli, A., Copeland, W., & Angold, A. (2010). Association of family income supplements in adolescence with development of psychiatric and substance use disorders in adulthood among an American Indian population. *JAMA*, 303(19): 1954-60.

Cowan, B., & Tefft, N. (2012). Education, maternal smoking, and the earned income tax credit. *BE Journal of Economic Analysis and Policy*, 13(1): 1.

Cutler, D. M., & Lleras-Muney, A. (2012). Education and health: insights from international comparisons. *NBER Working Paper*, 17738.

Dahl, G. B., & Lochner, L. (2012). The impact of family income on child achievement: evidence from the earned income tax credit. *Am Econ Rev*, 102(5): 1927-56.

Davey Smith, G., Neaton, J. D., Wentworth, D., Stamler, R., & Stamler, J. (1996). Socioeconomic differentials in mortality risk among men screened for the Multiple Risk Factor Intervention Trial: I. White men. *Am J Public Health*, 86(4). 486-96.

De Walque, D. (2009). Does education affect HIV status? Evidence from five African countries. *World Bank Economic Review*, 23(2): 209-33.

Deaton, A. (2010). Instruments, randomization, and learning about development. *J Econ Lit*, 48(2): 424-55.

Deaton, A. (2013). *The great escape: health, wealth, and the origins of inequality.* Princeton, NJ: Princeton University Press.

Deming, D. (2009). Early childhood intervention and life-cycle skill development: evidence from Head Start. *American Economic Journal: Applied Economics*, 111-34.

Desai, S., Chase-Lansdale, P. L., & Michael, R. T. (1989). Mother or market? Effects of maternal employment on the intellectual ability of 4-year-old children. *Demography*, 26(4): 545-61.

Dickens, C. (1854). *Hard times.* New York: T. L. McElrath & Co.

Doyle, O., Harmon, C. P., Heckman, J. J., (2009). Tremblay, R. E. Investing in early human development: timing and economic efficiency. *Econ Hum Biol*, 7(1): 1-6.

Duncan, G. J., Morris, P. A., & Rodrigues, C. (2011). Does money really matter? Estimating impacts of family income on young children's achievement with data from random-assignment experiments. *Dev Psychol*, 47(5): 1263-79.

Ecob, R., & Smith, G. D. (1999). Income and health: what is the nature of the relationship? *Soc Sci Med*, 48(5): 693-705.

Elo, I. T., & Preston, S. H. (1996). Educational differentials in mortality: United States, 1979-1985. *Soc Sci Med*, 42(1): 47-57.

Farrell, P., & Fuchs, V. R. (1982). Schooling and health: the cigarette connection. *J Health Econ*, 1(3): 217-30.

Feinstein, L. (2003). Inequality in the early cognitive development of British children in the 1970 cohort. *Economica*, 70(277): 73-97.

Fiszbein, A., Schady, N., Ferreira, F., Grosh, M., Keleher, N., Olinto, P., et al. (2009). *Conditional cash transfers: reducing present and future poverty.* Washington: The International Bank for Reconstruction and Development / The World Bank.

Forde, I., Chandola, T., Garcia, S., Marmot, M. G., & Attanasio, O. (2012). The impact of cash transfers to poor women in Colombia on BMI and obesity: prospective cohort study. *Int J Obes (Lond)*, 36(9): 1209-14.

Fortson, J. G. (2008). The gradient in sub-Saharan Africa: socioeconomic status and HIV/AIDS. *Demography*, 45(2): 303-22.

Frisvold, D., & Golberstein, E. (2013). The effect of school quality on black-white health differences: evidence from segregated southern schools. *Demography*, 50(6): 1989-2012.

Fujiwara, T., & Kawachi, I. (2009). Is education causally related to better health? A twin fixed-effect study in the USA. *Int J Epidemiol*, 38(5): 1310-22.

Galama, T., & van Kippersluis, H. (2010). A Theory of Socioeconomic Disparities in Health Over the Life Cycle. *RAND Corporation Publications Department, Working Papers*, 773.

Galama, T., & van Kippersluis, H. (2013). Health inequalities through the lens of health capital theory: issues, solutions, and future directions. *Res Econ Inequal*, 21: 263-84.

Galobardes, B., Smith, G. D., & Lynch, J. W. (2006). Systematic review of the influence of childhood socioeconomic circumstances on risk for cardiovascular disease in adulthood. *Ann Epidemiol*, 16(2): 91-104.

Garces, E., Thomas, D., & Currie, J. (2002). Longer-term effects of Head Start. *Am Econ Rev*, 92(4): 999-1012.

Gathmann, C., Jürges, H., & Reinhold, S. (2012). Compulsory schooling reforms, education and mortality in twentieth century Europe. *CESifo Working Paper Series*, 3755.

Gennetian, L. A., & Miller, C. (2002). Children and welfare reform: a view from an experimental welfare program in Minnesota. *Child Dev*, 73(2): 601-20.

Gibbs, C., Ludwig, J., & Miller, D. L. (2011). Does Head Start do any lasting good? *NBER Working Paper*, 17452.

Gilman, S. E., Martin, L. T., Abrams, D. B., Kawachi, I., Kubzansky, L., Loucks, E. B., et al. (2008). Educational attainment and cigarette smoking: a causal association? *Int J Epidemiol*, 37(3): 615-24.

Glass, C. M., Haas, S. A., & Reither, E. N. (2010). The skinny on success: body mass, gender and occupational standing across the life course. *Soc Forces*, 88(4): 1777-806.

Glymour, M. M. (2006). Natural experiments and instrumental variables analyses in social epidemiology. In: Oakes, J. M., & Kaufman, J. S. (eds.), *Methods in social epidemiology*. San Francisco: Jossey-Bass.

Glymour, M. M., & Manly, J. J. (2008). Lifecourse social conditions and racial and ethnic patterns of cognitive aging. *Neuropsychol Rev*, 18(3): 223-54.

Glymour, M. M., Kawachi, I., Jencks, C. S., & Berkman, L. F. (2008). Does childhood schooling affect old age memory or mental status? Using state schooling laws as natural experiments. *J Epidemiol Community Health*, 62(6): 532-7.

Goldthorpe, J. H., & Jackson, M. (2007). Intergenerational class mobility in contemporary Britain: political concerns and empirical findings. *Br J Sociol*, 58(4): 525-46.

Greenland, S., Pearl, J., & Robins, J. M. (1999). Causal diagrams for epidemiologic research. *Epidemiology*, 10(1): 37-48.

Grusky, D. B. (1994). The contours of social stratification. In: Grusky, D. B. (ed.), *Social stratification in sociological perspective*. Boulder, CO: Westview Press, pp.3-35.

Halfon, N., & Hochstein, M. (2002). Life course health development: an integrated framework for developing health, policy, and research. *Milbank Q*, 80(3): 433-79, iii.

Halfon, N., Larson, K., Lu, M., Tullis, E., & Russ, S. (2014). Lifecourse health development: past, present and future. *Matern Child Health J*, 18(2): 344-65

Hammarstrom, A., & Janlert, U. (2003). Unemployment—an important predictor for future smoking: a 14-year follow-up study of school leavers. *Scand J Public Health*, 31(3): 229-32.

Huisman, M., Kunst, A. E., Andersen, O., Bopp, M., Borgan, J. K., Borrell, C., et al. (2004). Socioeconomic inequalities in mortality among elderly people in 11 European populations. *J Epidemiol Community Health*, 58(6): 468-75.

Huisman, M., Kunst, A. E., Bopp, M., Borgan, J. K., Borrell, C., Costa, G., et al. (2005). Educational inequalities in cause-specific mortality in middle-aged and older men and women in eight western European populations. *Lancet*, 365(9458): 493-500.

Ioannidis, J. P., Haidich, A. B., & Lau, J. (2001). Any casualties in the clash of randomised and observational evidence? *BMJ*, 322(7291): 879 80.

James, S. A. (1994). John Henryism and the health of African-Americans. *Cult Med Psychiatry*, 18(2): 163-82.

Johnson, R. C. (2011). Long-run impacts of school desegregation and school quality on adult attainments. *NBER Working Paper*, 16664.

Kaleta, D., Makowiec-Dabrowska, T., Dziankowska-Zaborszczyk, E., & Fronczak, A. (2013). Predictors of smoking initiation—Results from the Global Adult Tobacco Survey (GATS) in Poland 2009-2010. *Ann Agric Environ Med*, 20(4): 756-66.

Kawachi, I., Adler, N. E., & Dow, W. H. (2010). Money, schooling, and health: mechanisms and causal evidence. *Ann N Y Acad Sci*, 1186(1): 56-68.

Kim, B., & Ruhm, C. J. (2012). Inheritances, health and death. *Health Econ*, 21(2): 127-44.

Kitagawa, E. M., & Hauser, P. M. (1973). *Differential mortality in the United States: a study in socioeconomic epidemiology*. Cambridge, MA: Harvard University Press.

Knudsen, E. I., Heckman, J. J., Cameron, J. L., & Shonkoff, J. P. (2006). Economic, neurobiological, and behavioral perspectives on building America's future workforce. *Proc Natl Acad Sci U S A*, 103(27): 10155-62.

Kramer, A. F., Bherer, L., Colcombe, S. J., Dong, W., & Greenough, W. T. (2004). Environmental influences on cognitive and brain plasticity during aging. *J Gerontol A Biol Sci Med Sci*, 59(9): 940-57.

Krieger, N. (2011). *Epidemiology and the people's health: theory and context*. Oxford: Oxford University Press.

Krieger, N., Rehkopf, D. H., Chen, J. T., Waterman, P. D., Marcelli, E., & Kennedy, M. (2008). The fall and rise of US inequities in premature mortality: 1960-2002. *PLoS Med*, 5(2): e46.

Kuh, D., & Ben-Shlomo, Y. (eds.). (1997). *A lifecourse approach to chronic disease epidemiology: tracing the origins of ill-health from early to adult life*. Oxford: Oxford University Press.

Kuhn, P., Kooreman, P., Soetevent, A., & Kapteyn, A. (2011). The effects of lottery prizes on winners and their neighbors: evidence from the Dutch postcode lottery. *Am Econ Rev*, 101(5):

2226-47.

Lager, A. C. J., & Torssander, J. (2012). Causal effect of education on mortality in a quasi-experiment on 1.2 million Swedes. *Proc Natl Acad Sci U S A*, 109(22): 8461-6.

Larrimore, J. (2011). Does a higher income have positive health effects? Using the earned income tax credit to explore the income-health gradient. *Milbank Q*, 89(4): 694-727.

Leroy, J. L., Gadsden, P., Rodriguez-Ramirez, S., & de Cossio, T. G. (2010). Cash and in-kind transfers in poor rural communities in Mexico increase household fruit, vegetable, and micronutrient consumption but also lead to excess energy consumption. *J Nutr*, 140(3): 612-7.

Lindahl, M. (2005). Estimating the effect of income on health using lottery prizes as exogenous sources of variation in income. *J Hum Resour*, 40(1): 144-68.

Link, B. G., & Phelan, J. (1995). Social conditions as fundamental causes of disease. *J Health Soc Behav*, Spec: 80-94.

Liu, S. Y., Linkletter, C. D., Loucks, E. B., Glymour, M. M., & Buka, S. L. (2012). Decreased births among black female adolescents following school desegregation. *Soc Sci Med*, 74(7): 982-8.

Liu, S. Y., Chavan, N. R., & Glymour, M. M. (2013). Type of high-school credentials and older age ADL and IADL limitations: is the GED credential equivalent to a diploma? *Gerontologist*, 53(2): 326-33.

Lleras-Muney, A. (2002). Were compulsory attendance and child labor laws effective? An analysis from 1915 to 1939. *Journal of Law and Economics*, 45(2): 401-35.

Lleras-Muney, A. (2005). The relationship between education and adult mortality in the US. *Review of Economic Studies*, 72(1): 189-221.

Lopez-Arana, S., Burdorf, A., & Avendano, M. (2013). Trends in overweight by educational level in 33 low- and middle-income countries: the role of parity, age at first birth and breastfeeding. *Obes Rev*, 14(10): 806-17.

Ludwig, J., & Miller, D. L. (2007). Does Head Start improve children's life chances? Evidence from a regression discontinuity design. *Quarterly Journal of Economics*, 122(1): 159-208.

Lynch, J., & Kaplan, G. (2000). Socioeconomic Position. In: Berkman, L. F., & Kawachi, I. (eds.), *Social epidemiology.* 1st ed. New York: Oxford University Press, Inc, pp.13-35.

Mackenbach, J. P., Martikainen, P., Looman, C. W., Dalstra, J. A., Kunst, A. E., & Lahelma, E. (2005). The shape of the relationship between income and self-assessed health: an international study. *Int J Epidemiol*, 34(2): 286-93.

Mackenbach, J. P., Stirbu, I., Roskam, A. J., Schaap, M. M., Menvielle, G., Leinsalu, M., et al. (2008). Socioeconomic inequalities in health in 22 European countries. *N Engl J Med*, 358(23): 2468-81.

Manly, J. J., Touradji, P., Tang, M. X., & Stern, Y. (2003). Literacy and memory decline among ethnically diverse elders. *J Clin Exp Neuropsychol*, 25(5): 680-90.

Marin, T. J., Chen, E., & Miller, G. E. (2008). What do trajectories of childhood socioeconomic status tell us about markers of cardiovascular health in adolescence? *Psychosom Med*, 70(2): 152-9.

Martikainen, P., Makela, P., Koskinen, S., & Valkonen, T. (2001). Income differences in mortality: a register-based follow-up study of three million men and women. *Int J Epidemiol*, 30(6):

1397-405.

McLaughlin, A. E., Campbell, F. A., Pungello, E. P., & Skinner, M. (2007). Depressive symptoms in young adults: the influences of the early home environment and early educational child care. *Child Dev*, 78(3): 746-56.

Meara, E. R., Richards, S., & Cutler, D. M. (2008). The gap gets bigger: changes in mortality and life expectancy, by education, 1981-2000. *Health Aff (Millwood)*, 27(2): 350-60.

Meer, J., Miller, D. L., & Rosen, H. S. (2003). Exploring the health-wealth nexus. *J Health Econ*, 22(5): 713-30.

Meyer, B. D., & Rosenbaum, D. T. (2001). Welfare, the earned income tax credit, and the labor supply of single mothers. *Quarterly Journal of Economics*, 116(3): 1063-114.

Michaud, P. C., & van Soest, A. (2008). Health and wealth of elderly couples: causality tests using dynamic panel data models. *J Health Econ*, 27(5): 1312-25.

Mishra, G., Nitsch, D., Black, S., De Stavola, B., Kuh, D., & Hardy, R. (2009). A structured approach to modelling the effects of binary exposure variables over the life course. *Int J Epidemiol*, 38(2): 528-37.

Montez, J. K., & Zajacova, A. (2013). Trends in mortality risk by education level and cause of death among US white women from 1986 to 2006. *Am J Public Health*, 103(3): 473-9.

Muennig, P., Schweinhart, L., Montie, J., & Neidell, M. (2009). Effects of a prekindergarten educational intervention on adult health: 37-year follow-up results of a randomized controlled trial. *Am J Public Health*, 99(8): 1431-7.

Muennig, P., Robertson, D., Johnson, G., Campbell, F., Pungello, E. P., & Neidell, M. (2011a). The effect of an early education program on adult health: the Carolina Abecedarian Project randomized controlled trial. *Am J Public Health*, 101(3): 512-6.

Muennig, P., Johnson, G., & Wilde, E. T. (2011b). The effect of small class sizes on mortality through age 29 years: evidence from a multicenter randomized controlled trial. *Am J Epidemiol*, 173(12): 1468-74.

Nandi, A., Glymour, M., & VanderWeele, T. (2012). Using marginal structural models to estimate the direct effect of adverse childhood social conditions on onset of heart disease, diabetes, and stroke. *Epidemiology*, 23(2): 223-32.

National Center for Health Statistics. (2012). *Health, United States, 2011: With special feature on socioeconomic status and health*. Hyattsville, MD.

Novo, M., Hammarstrom, A., & Janlert, U. (2000). Smoking habits—a question of trend or unemployment? A comparison of young men and women between boom and recession. *Public Health*, 114(6): 460-3.

O' Donnell, K. (2006). *Adult education participation in 2004-05 (NCES 2006-077)*. Washington, DC: US Department of Education, National Center for Education Statistics.

Ogden, C., Lamb, M., Caroll, M., & Flegal, K. (2010). *Obesity and socioeconomic status in adults: United States, 2005-2008*. Hyattsville, MD: National Center for Health Statistics.

Olshansky, S. J., Antonucci, T., Berkman, L., Binstock, R. H., Boersch-Supan, A., Cacioppo, J. T., et al. (2012). Differences in life expectancy due to race and educational differences are widening, and many may not catch up. *Health Aff (Millwood)*, 31(8): 1803-13.

Ozer, E. J., Fernald, L. C., Weber, A., Flynn, E. P., & VanderWeele, T. J. (2011). Does alleviating poverty affect mothers' depressive symptoms? A quasi-experimental investigation of Mexico's Oportunidades programme. *Int J Epidemiol*, 40(6): 1565-76.

Pearl, J. (2000). *Causality*. Cambridge, UK: Cambridge University Press.

Pega, F., Carter, K., Kawachi, I., Davis, P., Gunasekara, F. I., Lundberg, O., et al. (2013). The impact of in-work tax credit for families on self-rated health in adults: a cohort study of 6900 New Zealanders. *J Epidemiol Community Health*, 67(8): 682-8.

Phelan, J. C., Link, B. G., Diez-Roux, A., Kawachi, I., & Levin, B. (2004). "Fundamental causes" of social inequalities in mortality: a test of the theory. *J Health Soc Behav*, 45(3): 265-85.

Phelan, J. C., Link, B. G., & Tehranifar, P. (2010). Social conditions as fundamental causes of health inequalities: theory, evidence, and policy implications. *J Health Soc Behav*, 51(1 Suppl): S28-S40.

Pocock, S. J., & Elbourne, D. R. (2000). Randomized trials or observational tribulations? [comment]. *N Engl J Med*, 342(25): 1907-9.

Pollitt, R. A., Rose, K. M., & Kaufman, J. S. (2005). Evaluating the evidence for models of life course socioeconomic factors and cardiovascular outcomes: a systematic review. *BMC Public Health*, 5: 7.

Preston, S. H., & Haines, M. R. (1991). *Fatal years: child mortality in late nineteenth-century America*. Princeton, NJ: Princeton University Press.

Puma, M., Bell, S., Cook, R., Heid, C., Shapiro, G., Broene, P., et al. (2010). *Head Start impact study: final report*. Administration for Children and Families. Available from: http://eclkc.ohs.acf.hhs.gov/hslc/mr/factsheets/docs/hs-program-fact-sheet-2012.pdf.

Rahkonen, O., Arber, S., Lahelma, E., Martikainen, P., & Silventoinen, K. (2000). Understanding income inequalities in health among men and women in Britain and Finland. *Int J Health Serv*, 30(1): 27-47.

Rasella, D., Aquino, R., Santos, C. A., Paes-Sousa, R., & Barreto, M. L. (2013). Effect of a conditional cash transfer programme on childhood mortality: a nationwide analysis of Brazilian municipalities. *Lancet*, 382(9886): 57-64.

Roehling, M. V. (1999). Weight-based discrimination in employment: psychological and legal aspects. *Pers Psychol*, 52(4): 969-1016.

Schmeiser, M. D. (2009). Expanding wallets and waistlines: the impact of family income on the BMI of women and men eligible for the earned income tax credit. *Health Econ*, 18(11): 1277-94.

Schneeweis, N., Skirbekk, V., & Winter-Ebmer, R. (2012). Does schooling improve cognitive functioning at older ages? *IZA Discussion Paper*, 6958

Shei, A. (2013). Brazil's conditional cash transfer program associated with declines in infant mortality rates. *Health Aff (Millwood)*, 32(7): 1274-81.

Silles, M. A. (2013). The intergenerational effect of parental education on child health: evidence from the UK. *Education Economics*, (ahead-of-print): 1-15.

Simmel, G. (1908). *Soziologie: Untersuchungen über die formen der vergesellschaftung*. Leipzig: Verlag von Duncker & Humblot.

Smith, J. P. (2007). The impact of socioeconomic status on health over the life-course. *J Hum Resour*, 42(4): 739-64.

Snyder, H. N., & Sickmund, M. (2006). *Juvenile offenders and victims: 2006 national report*. Office of Juvenile Justice and Delinquency Prevention.

Snyder, T., & Dillow, S. (2012). *Digest of education statistics 2011 (NCES 2012-001)*. Washington, DC: US Department of Education, Institute of Education Sciences, National Center for Education Statistics.

Sørensen, A. B. (1994). The basic concepts of stratification research: class, status, and power. In: Grusky, D. B. (ed.), *Social stratification in sociological perspective*. Boulder, CO: Westview Press, pp.229-41.

Stern, C., & Munn, Z. (2010). Cognitive leisure activities and their role in preventing dementia: a systematic review. *Int J Evid Based Healthc*, 8(1): 2-17.

Strully, K. W., Rehkopf, D. H., & Xuan, Z. (2010). Effects of prenatal poverty on infant health: state earned income tax credits and birth weight. *Am Sociol Rev*, 75(4): 534-62.

US Department of Health and Human Services. (2012). *Preventing Tobacco Use Among Youth and Young Adults: A Report of the Surgeon General*. Atlanta: US Department of Health and Human Services, Centers for Disease Control and Prevention, National Center for Chronic Disease Prevention and Health Promotion, Office on Smoking and Health.

Wharton, E. (1905). *The house of mirth*. London, U.K.: The Macmillan Company.

Wilde, E. T., Finn, J., Johnson, G., & Muennig, P. (2011). The effect of class size in grades K-3 on adult earnings, employment, and disability status: evidence from a multi-center randomized controlled trial. *J Health Care Poor Underserved*, 22(4): 1424-35.

Wolfe, B., Jakubowski, J., Haveman, R., & Courey, M. (2012). The income and health effects of tribal casino gaming on American Indians. *Demography*, 49(2): 499-524.

Xu, X. (2012). The business cycle and health behaviors. *Soc Sci Med*, 77: 126-36.

Zajacova, A. (2012). Health in working-aged Americans: Adults with high school equivalency diploma are similar to dropouts, not high school graduates. *Am J Public Health*, 102(S2): 284-90.

Zajacova, A., & Everett, B. G. (2013). The nonequivalent health of high school equivalents. *Social Science Quarterly*, 95: 221-238.

第3章

差別と健康格差 (抄訳)
Discrimination and Health Inequities

ナンシー・クリーガー

　格差は苦痛を生み、差別は健康を損なう。これらの主張はわかりきったことのように思えるが、他の健康課題と同様に疫学研究によって検証すべきであり、そして検証可能である。

　1999 年に発表した差別と健康に関する最初のレビューにおいて、私が上記の一節を書いた時は、差別が健康に及ぼす影響に関する実証研究はまだ始まったばかりであった (Krieger, 1999)。当時、差別経験に関する公衆衛生分野の研究は知る限り 20 あるのみで、すべて米国で実施されていた。これらのうち 15 が人種差別に関する研究であった（2 つは、同時にジェンダー差別にも言及していた）。その他 5 つの研究は、ジェンダー差別 1 つ、性的指向差別 3 つ、そして障害者差別 1 つであった。年齢差別を取り扱った研究は 1 つもなかった。
　その後、差別の健康影響に関する研究は進み、500 をゆうに超える数の実証研究論文およびレビューも出版されている。さらに人種・民族、先住民、移民、ジェンダー、性的指向、障害、年齢に対する差別をそれぞれ個別に、

あるいは組み合わせて分析した様々な研究が行われている。とはいえ、視点はまだ極めて限定的である。既存の研究は、個人間の差別、すなわちある人が差別的な態度で別の人に接するといった差別を取り扱っているものが圧倒的に多い。さらに、たいていは差別が心理社会的なストレッサーとしてのみ概念化され、有害なストレスが健康に及ぼす生物学的影響ばかりが研究されている。対照的に構造的差別、つまり制度による差別（例えば、有害な差別をもたらす人種差別法のような法律や規則）に関する研究はほとんどない（Beckfield & Krieger, 2009; Krieger, 2011）。

　差別と健康を分析する個人レベルのアプローチが多いことは、個人レベルに着目する生物医学的な考え方（biomedical orientation）が依然として研究者の間で主流であることと強く関連していると言えよう。生物医学的な考え方に基づく研究では、健康の社会的決定要因など考慮しなくても、集団ごとの疾病発生率の違いは個人の遺伝要因によって説明できると考えられてきた（Krieger, 2011; Longino, 2013）。

　もちろん、因果関係を考える上で生物学的メカニズムも重要である。しかし、差別を生み出す社会構造や心理的・物質的なメカニズムに関する研究もまた重要である。こうした研究があって初めて、差別の影響がどのように身体に埋め込まれ（embodied）、個人の健康あるいは集団レベルの健康格差として表れるかということを理解できるからである（Krieger, 2011; 2012a）。平たく言えば、健康にせよ疾病にせよ、あらゆる生物学的な現象には遺伝子発現が関わってくるからといって、発現を促進するような社会的文脈を無視してよいわけではない、ということである。社会的文脈といっても日々の生活や労働条件にとどまらず、市民権や政治的・経済的・社会的・文化的な権利、一言で言えば人権がどのように行使されているかにまで目を向けることも重要なのである（Gruskin ら, 2007; Grodin ら, 2013; World Health Organization Commission on the Social Determinants of Health, 2008）。

　ここで問題となるのは、差別による経済的不利や、時に暴力を伴いながら、二流市民として扱われることで生じる日々の屈辱の積み重ねが、どのように個人の健康や集団の健康に影響しているのかということである。自記式調査によって本人が回答できる差別経験や、実験研究で観察できる差別への曝露

ばかりに注目し、集団レベルでしか測定できない差別への曝露に関する分析を行わないと、差別の全体像を捉えることはできない（Krieger, 2012a; National Research Council, 2004）。差別を受けた人がそれを差別と自覚しているかどうかにかかわらず、制度によるものから個人によるものまで、様々な差別が身体に及ぼす影響に関する包括的なエビデンスは、疾病の原因を理解する上でも、健康格差を是正・予防するための行動を検討する上でも極めて重要である。

　本章ではまず差別の定義に関するレビューを行い、米国内における差別のパターン、さらに差別がどのように身体に影響を与え健康格差を生じるのかについての概念を論じる。また、差別が〔学術研究の領域にも影響することで〕科学的な知識の生産をどのように歪めるのかについても考察する。次に、差別と健康の関係に関する既存のエビデンスをまとめ、重要な手法上の議論や問題点を取り上げる。さらに、米国のデータに基づく事例の議論を通して、あらゆる国における、あらゆるタイプの差別の研究において重要な概念上・手法上の様々な問題点を提起する。

　しかしまず最初に、注意すべきことがある。差別の健康影響を研究する目的は、「差別が悪い」ということを証明することではない。人を平等に扱わないこと、人権侵害、そして表現の自由と尊厳と愛のある生活を制約することは、その定義からいって健康に影響があろうがなかろうが、誤っているのである（Gruskin ら, 2007; Grodin ら, 2013; United Nations General Assembly, 1948; Tomasevski, 1993）。差別と健康について研究する動機はむしろ、他の健康の社会的決定要因に関する研究と同様に、何が集団における健康の分布パターンを規定し、健康格差をつくり出しているのかを説明すること、そして健康格差を是正・予防し、健康の公正性（health equity）を高めるための政策と具体的な行動指針を決める上で有益な知見をつくり出すことにある（Krieger ら, 2010a）。

第 3 章　差別と健康格差 ｜ 95

結論

　差別と健康格差に関する科学的検証には以下の5点が必要である。(1) 差別による経済的不利や人権侵害のような抑圧的側面が概念的に明確にされること、(2) 個人間以外の構造的差別や差別のタイプ・メカニズム・レベル・時空間スケールに関して、歴史的な観点から十分に注意を払うこと、(3) 構造的差別の測定指標を構築すること、(4) 自己申告だけに依存せず、かつ差別を単なる心理的なストレッサーとして限定的に捉えない個人レベルの差別の測定指標を構築すること、(5) 社会的な状況は歴史的な文脈の影響を受けるダイナミックなものであり、それが生物学的にどのように表われるかを、差別が及ぼす学術活動への影響も踏まえながら分析すること、である。

　差別の健康影響に関する疫学研究は、社会的な存在としての私たちと生物学的な存在としての私たちのつながりを調べることに、その本質がある。また、私たち自身の身体（body）と国家（body politic[訳注1]）が互いにどう関わり合いながら、健康、疾病、ウェルビーイングの分布パターンを生むのかを明らかにすることでもある。したがって、差別がどのように健康を損なうのかを研究するためには、生涯にわたり差別が身体に影響を与える生物学的メカニズムを理解するだけでは不十分である。研究者自身が研ぎ澄まされた歴史的・社会的・政治的な感覚をもち、研究対象者や研究を行う自分たち自身を時代の文脈の中で理解することが求められる。そのため、各国の様々なタイプの差別を認知し、理解しなくてはならない。例えば人種差別のように、すでに研究が進んでいるタイプだけでなく、まだほとんど研究が進んでいないタイプの差別についても研究しなくてはならない（例えばジェンダー、性的指向、障害、年齢、社会階級、移民、宗教に関する差別）。これらの1つひとつ、あるいは組み合わせによって健康がどのように損なわれるのかを研究しなくてはならない。

　学術的にも実践面でも差別の健康影響に関する研究を妥当なものにすることから得られることは少なくない。残念ながら、これまでの研究は差別が健康に与える影響を過小評価していると言わざるを得ない。なぜなら、差別を

個人間の心理社会的なストレッサーとしてのみ限定的に捉えている研究が多いことや、差別のタイプなどを特定することなく漠然と「不公平な扱い」として測定した自己申告の曝露に依存していることが関係している。一方、構造的差別の健康影響に関する研究、およびそのような差別を解消する取り組みが、まったく欠如していると言っていい。このことが、差別が人々の健康にどう影響し、健康格差を生み出しているのか、またそういった状況をどう解決すべきかについての理解を阻んでいる。データがあるからといってそれだけで健康格差の問題を解決できるわけではないが、「データで示さなければ問題となることもない（no data, no problem）」と古くから言われるように（Krieger, 2004）、健康への害を示すデータがないこと自体が社会にとっての不利益である（Krieger, 1999; 2011）。公衆衛生の研究者としての私たちの責任は、概念的・手法的に最善の科学によって、差別の程度（extent）と健康影響および差別を解消することの意義を誰にでもわかるようにすることであり、公正な社会を築き上げていくための様々な社会活動に貢献していくことである。

注釈

訳注1：ホッブスをはじめとした思想家が、固有の存在として国家や社会を示す言葉として用いてきたレトリック。人の身体（body）に対して、それと同等に存在するものとして、政治機構をもつ国家を body politic と呼んだ。Politic は形容詞。

参考文献

Acevedo-Garcia, D., Lochner, K. A., Osypuk, T. L., & Subramanian, S. V. (2003). Future directions in residential segregation and health research: a multilevel approach. *Am J Public Health*, 93(2): 215-21.

ADA. (1990). Americans with Disabilities Act. [June 17, 2013]. Available from: http://www.ada.gov/2010_regs.htm.

Albert, M. A., Cozier, Y., Ridker, P. M., Palmer, J. R., Glynn, R. J., Rose, L., et al. (2010). Perceptions of race/ethnic discrimination in relation to mortality among black women: results from the Black Women's Health Study. *Arch Intern Med*, 170(10): 896-904.

Alexander, M. (2010a). *The new Jim Crow: mass incarceration in the age of colorblindness*. New York: The New Press.

Alexander, M. (2010b). The new Jim Crow: how the war on drugs gave birth to a permanent American undercaste. *Mother Jones*. [June 17, 2013]. Available from: http://www.motherjones.

第3章　差別と健康格差　97

com/politics/2010/03/new-jim-crow-war-on-drugs.

Almond, D., Chay, K. Y., & Greenstone, M. (2006). Civil rights, the war on poverty, and black-white convergence in infant mortality in the rural South and Mississippi. *MIT Department of Economics: Working Paper*, 07-04. [June 17, 2013]. Available from: http://papers.ssrn.com/sol3/papers.cfm?abstract_id=961021.

Almond, D., & Chay, K. Y. (2008). *The long-run and intergenerational impact of poor infant health: evidence from cohorts born during the civil rights era*. [June 17, 2013]. Available from: http://users.nber.org/~almond/chay_npc_paper.pdf.

American Civil Liberties Union. (2013). *The war on marijuana in black and white: billions of dollars wasted on racially biased arrests New York*. ACLU. [June 17, 2013]. Available from: https://www.aclu.org/files/assets/aclu-thewaronmarijuana-rel2.pdf.

Anderson, C. E. (2003). *Eyes off the prize: the United Nations and the African American struggle for human rights, 1944-1955*. Cambridge, UK: Cambridge University Press.

Appiah, K. A. (2010). *The honor code: how moral revolutions happen*. New York: WWNorton & Company.

Araujo, B. Y., & Borrell, L. N. (2006). Understanding the link between discrimination, mental health outcomes, and life chances among Latinos. *Hisp J Behav Sci*, 28(2): 245-66.

Armstead, C. A., Lawler, K. A., Gorden, G., Cross, J., & Gibbons, J. (1989). Relationship of racial stressors to blood pressure responses and anger expression in black college students. *Health Psychol*, 8(5): 541-56.

Badgett, M. V. L., & Frank, J. (eds.). (2007). *Sexual orientation discrimination: an international perspective*. New York: Routledge.

Banaji, M. R., & Greenwald, A. G. (2013). *Blind spot: hidden biases of good people*. New York: Delacorte Press.

Barbeau, E. M., Hartman, C., Quinn, M. M., Stoddard, A. M., & Krieger, N. (2007). Methods for recruiting White, Black, and Hispanic working-class women and men to a study of physical and social hazards at work: the United for Health study. *Int J Health Services*, 37(1): 127-44.

Bastos, J. L., Celeste, R. K., Faerstein, E., & Barros, A. J. D. (2010). Racial discrimination and health: A systematic review of scales with a focus on their psychometric properties. *Soc Sci Med*, 70(7): 1091-9.

Beckfield, J., & Krieger, N. (2009). Epi + demos + cracy: linking political systems and priorities to the magnitude of health inequities——evidence, gaps, and a research agenda. *Epidemiol Rev*, 31(1): 152-77.

Bobo, L., Zubrinsky, C. L., Johnson, Jr. J. H., & Oliver, M. L. (1995). Work orientation, job discrimination, and ethnicity: a focus group perspective. *Res Soc Work*, 5: 45-85.

Bobo, L., Charles, C. Z., Krysan, M., & Simmons, A. D. (2012). The real records on racial attitudes. In: Marsden, P. (ed.), *Social trends in American life: findings from the General Social Survey since 1972*. Princeton, NJ: Princeton University Press.

Bond, P. (2012). South African people power since the mid-1980s: two steps forward, one back. *Third World Q*, 33(2): 243-64.

Brave, Heart, M. Y., & DeBruyn, L. M. (1998). The American Indian holocaust: healing historical unresolved grief. *Am Ind Alaska Native Mental Health Res*, 2: 56-78.

Braveman, P. (2006). Health disparities and health equity: concepts and measurement. *Annu Rev Public Health*, 27(1): 167-94.

Brondolo, E., Rieppi, R., Kelly, K., & Gerin, W. (2003). Perceived racism and blood pressure: a review of the literature and conceptual and methodological critique. *Ann Behav Med*, 25(1): 55-65.

Brondolo, E., Bradyver, Halen, N., Pencille, M., Beatty, D., & Contrada, R. (2009). Coping with racism: a selective review of the literature and a theoretical and methodological critique. *J Behav Med*, 32(1): 64-88.

Brondolo, E., Love, E. E., Pencille, M., Schoenthaler, A., & Ogedegbe, G. (2011). Racism and hypertension: a review of the empirical evidence and implications for clinical practice. *Am J Hypertens*, 24(5): 518-29.

Brondolo, E., Libretti, M., Rivera, L., & Walsemann, K. M. (2012). Racism and social capital: the implications for social and physical well-being. *J Soc Issues*, 68(2): 358-84.

Brown, T. N. (2001). Measuring self-perceived racial and ethnic discrimination in social surveys. *Sociol Spectr*, 21(3): 377-92.

Brulle, R. J., & Pellow, D. N. (2006). Environmental justice: human health and environmental inequalities. *Annu Rev Public Health*, 27(1): 103-24.

Bugental, D. B., & Hehman, J. A. (2007). Ageism: a review of research and policy implications. *Soc Issues Policy Rev*, 1(1): 173-216.

Burns, J. K. (2009). Mental health and inequity: a human rights approach to inequality, discrimination, and mental disability. *Health Hum Rights*, 11(2): 19-31.

Carney, D. R., Banaji, M. R., & Krieger, N. (2010). Implicit measures reveal evidence of personal discrimination. *Self Identity*, 9(2): 162-76.

Carson, B., Dunbar, T., Chenhall, R. D., & Bailie, R. (2007). *Social determinants of Indigenous health*. Crows Nest, NSW, Australia: Allen & Unwin.

Chae, D. H., Lincoln, K. D., Adler, N. E., & Syme, S. L. (2010). Do experiences of racial discrimination predict cardiovascular disease among African American men? The moderating role of internalized negative racial group attitudes. *Soc Sci Med*, 71(6): 1182-8.

Chafe, W. H., Gavins, R., & Korstad, R. (eds.). (2001). *Remembering Jim Crow: African Americans tell about life in the segregated South*. New York: New Press.

Chauncey, G. (2004). *Why marriage? The history shaping today's debate over gay equality*. New York: Basic Books.

Chay, K. Y., & Greenstone, M. (2000). The convergence in black-white infant mortality rates during the 1960' s. *Am Econ Rev*, 90(2): 326-32.

Clough, J., Lee, S., & Chae, D. H. (2013). Barriers to health care among Asian immigrants in the United States: a traditional review. *J Health Care Poor Underserved*, 24(1): 384-403.

Cochran, S. D., & Mays, V. M. (1994). Depressive distress among homosexually active African American men and women. *Am J Psychiatry*, 151(4): 524- 9.

Collins, P. H. (1990). *Black feminist thought: knowledge, consciousness, and the politics of empowerment*. London, UK: HarperCollins Academic Press.

Connell, R. (2012). Gender, health and theory: conceptualizing the issue, in local and world perspective. *Soc Sci Med*, 74(11): 1675-83.

Couto, P. F., Goto, J. B., & Bastos, J. L. (2012). Pressão arterial e discriminação interpessoal: revisão sistemática de estudos epidemiológicos. *Arquivos Brasileiros de Cardiologia*, 99: 956-63.

Crenshaw, K. (1991). Mapping the margins: intersectionality, identity politics, and violence against women of color. *Stanford Law Review*, 43(6): 1241-99.

Crosby, F. (1984). The denial of personal discrimination. *Am Behav Sci*, 27(3): 371-86.

Cuffee, Y., Hargraves, J. L., & Allison, J. (2012). Exploring the association between reported discrimination and hypertension among African Americans: a systematic review. *Ethn Dis*, 22(4): 422-31.

De Santis, J. P. (2009). HIV infection risk factors among male-to-female transgender persons: a review of the literature. *J Assoc Nurses AIDS Care*, 20(5): 362-72.

De Vos, P. & Appendix, I. (1997). introduction to South Africa' s 1996 Bill of Rights. *Netherlands Quarterly of Human Rights*, 15: 225-52.

Dean, L., Meyer, I., Robinson, K., Sell, R., Sember, R., Silenzio, V. B., et al. (2000). Lesbian, gay, bisexual, and transgender health: findings and concerns. *J Gay Lesbian Med Assoc*, 4(3): 102-51.

Deaux, K., Bikmen, N., Gilkes, A., Ventuneac, A., Joseph, Y., Payne, Y. A., et al. (2007). Becoming American: stereotype threat effects in Afro-Caribbean immigrant groups. *Soc Psychol Q*, 70: 384-404.

Dubois, W. E. B. (1906). *The health and physique of the Negro American*. Atlanta, GA: Atlanta University Press.

Dumont, D. M., Brockmann, B., Dickman, S., Alexander, N., & Rich, J. D. (2012). Public health and the epidemic of incarceration. *Annu Rev Public Health*, 33: 325.

Emerson, E., Madden, R., Robertson, J., Graham, H., Hatton, C., & Llewellyn, G. (2009). *Intellectual and physical disability, social mobility, social inclusion and health*. background paper for the Marmot Review. Lancaster, U.K.: Center for Disability Research (CeDR). [June 17, 2013]. Available from: http://eprints.lancs.ac.uk/26403/1/Disability_Social_Mobility_Social_Inclusion.pdf.

Erlanger, S. (2013). Hollande signs French gay marriage into law. *New York Times*, May 18.

Ernst, W., & Harris, B. (eds.). (1999). *Race, science and medicine, 1700-1960*. London, UK: Routledge.

Essed, P. (1992). *Understanding everyday racism: an interdisciplinary theory*. London, UK: Sage.

Fairclough, A. (2001). *Better day coming: blacks and equality, 1890-2000*. New York: Viking.

Fazio, R. H., & Olson, M. A. (2003). Implicit measures in social cognition research: their meaning and use. *Annu Rev Psychol*, 54(1): 297-327.

Feagin, J. R., & Sikes, M. P. (1994). *Living with racism: the black middle class experience*. Boston: Beacon Press.

Fix, M., & Struyk, R. (1993). *Clear and convincing evidence: measurement of discrimination in America*. Washington, DC: Urban Institute Press.

Galton, F. (1889). *Natural inheritance*. London, UK: Macmillan.

Galton, F. (1904). Eugenics: its definition, scope, and aims. *Am J Sociol*, 10(1): 1-25.

Garry, A. (2011). Intersectionality, metaphors, and the multiplicity of gender. *Hypatia*, 26(4): 826-50.

Gee, G. C., Spencer, M. S., Chen, J., & Takeuchi, D. (2007). A nationwide study of discrimination and chronic health conditions among Asian Americans. *Am J Public Health*, 97(7): 1275-82.

Gee, G. C., Ro, A., Shariff-Marco, S., & Chae, D. (2009). Racial discrimination and health among Asian Americans: Evidence, assessment, and directions for future research. *Epidemiol Rev*, 31(1): 130-51.

Gee, G. C., & Ford, C. L. (2011). Structural racism and health inequities: old issues, new directions. *Du Bois Rev*, 8(01): 115-32.

Gee, G. C., Walsemann, K. M., & Brondolo, E. (2012). A life course perspective on how racism may be related to health inequities. *Am J Public Health*, 102(5): 967-74.

Gelman, A. (2007). *Data analysis using regression and multilevel/hierarchical models*. New York: Cambridge University Press.

GINA. (2008). The Genetic Information Nondiscrimination Act of 2008. [June 17, 2013]. Available from: http://www.eeoc.gov/laws/statutes/gina.cfm.

Giscombe, C. L., & Lobel, M. (2005). Explaining disproportionately high rates of adverse birth outcomes among African Americans: the impact of stress, racism, and related factors in pregnancy. *Psychol Bull*, 131: 662-83.

Giurgescu, C., McFarlin, B. L., Lomax, J., Craddock, C., & Albrecht, A. (2011). Racial discrimination and the black-white gap in adverse birth outcomes: a review. *J Midwifery Womens Health*, 56(4): 362-70.

Goto, J. B., Couto, P. F. M., & Bastos, J. L. (2013). Systematic review of epidemiological studies on interpersonal discrimination and mental health. *Cadernos de Saude Publica*, 29(3): 445-59.

Govender, V., & Penn-Kekana, L. (2007). *Gender biases and discrimination: a review of health care interpersonal interactions*. Background paper prepared for the Women and Gender Equity Knowledge Network of the WHO Commission on Social Determinants of Health. [June 17, 2013]. Available from: http://www.who.int/social_determinants/resources/gender_biases_and_discrimination_wgk_2007.pdf.

Gravlee, C. C. (2009). How race becomes biology: embodiment of social inequality. *Am J Phys Anthropol*, 139(1): 47-57.

Green, A., Carney, D., Pallin, D., Ngo, L., Raymond, K., Iezzoni, L., et al. (2007). Implicit bias among physicians and its prediction of thrombolysis decisions for black and white patients. *J Gen Intern Med*, 22(9): 1231-8.

Greenwald, A. G., Nosek, B. A., & Banaji, M. R. (2003). Understanding and using the Implicit Association Test: I. An improved scoring algorithm. *J Pers Soc Psychol*, 85(2): 197-216.

Greenwald, A. G., Poehlman, T. A., Uhlmann, E., & Banaji, M. R. (2009). Understanding and using the Implicit Association Test: III. Meta-analysis of predictive validity. *J Pers Soc Psychol*, 97(1): 17-41.

Grodin, M., Tarantola, D., Annas, G., & Gruskin, S. (eds.). (2013). *Health and human rights in a changing world*. New York: Routledge.

Gruskin, S., Mills, E. J., & Tarantola, D. (2007). History, principles, and practice of health and human rights. *Lancet*, 370(9585): 449-55.

Hall, S. P., & Carter, R. T. (2006). The relationship between racial identity, ethnic identity, and perceptions of racial discrimination in an Afro-Caribbean descent sample. *J Black Psychol*,

32(2): 155-75.

Haller, J. S. (1971). *Outcasts from evolution: Scientific attitudes of racial inferiority, 1859-1900*. Urbana: University of Illinois Press.

Haraway, D. J. (1989). *Primate visions: Gender, race, and nature in the world of modern science*. New York: Routledge.

Hardy-Fanta, C., Lien, P-t., Pinderhughes, D. M., & Sierra, C. M. (2006). Gender, race, and descriptive representation in the United States: findings from the Gender and Multicultural Leadership Project. *Journal of Women, Politics and Policy*, 28(3-4): 7-41.

Hatzenbuehler, M. L., Keyes, K. M., & Hasin, D. S. (2009). State-level policies and psychiatric morbidity in lesbian, gay, and bisexual populations. *Am J Public Health*, 99(12): 2275-81.

Hatzenbuehler, M. L., McLaughlin, K. A., Keyes, K. M., & Hasin, D. S. (2010). The impact of institutional discrimination on psychiatric disorders in lesbian, gay, and bisexual populations: a prospective study. *Am J Public Health*, 100(3): 452-9.

Hawkes, S., & Buse, K. (2013). Gender and global health: evidence, policy, and inconvenient truths. *Lancet*, 381(9879): 1783-7.

Herrnstein, R. J., & Murray, C. (2010). *The bell curve: intelligence and class structure in American life*. New York: Free Press.

Huebner, D. M., & Davis, M. C. (2007). Perceived antigay discrimination and physical health outcomes. *Health Psychol*, 26(5): 627-34.

Human Rights Campaign. Marriage Center. [June 17, 2013]. Available from: http://www.hrc.org/campaigns/marriage-center.

Institute of Medicine. (2003). *Unequal treatment: confronting racial and ethnic disparities in health care*. Smedley, B. D., Stith, A. Y., & Nelson, A. R. (eds.). Washington, DC: National Academies Press.

Jackman, M. R. (1994). *The velvet glove: paternalism and conflict in gender, class, and race relations*. Berkeley: University of California Press.

Jary, D., & Jary, J. (eds.). (1995). *Collins dictionary of sociology*. Glasgow, UK: HarperCollins.

Jasso, G., Massey, D. S., Rosenzweig, M. R., & Smith, J. P. (2003). Immigrant health: selectivity and acculturation. In: Anderson, N. B., Bulatatoa, R. A., & Cohen, B. (eds.), *Critical perspectives on racial and ethnic differences in later life*. Washington, DC: National Research Council, National Academies Press, pp.227-66.

Jaynes, G. D., & Williams, Jr. R. M. (eds.). (1989). *A common destiny: blacks and American society*. Washington, DC: National Academy Press.

Jones, D. R., Harrell, J. P., Morris-Prather, C. E., Thomas, J., & Omowale, N. (1996). Affective and physiological responses to racism: the roles of afrocentrism and mode of presentation. *Ethn Dis*, 6: 109-22.

Jones, R. P., & Cox, D. (2010). *Old alignment, emerging fault lines: religion in the 2010 election and beyond——findings from the 2010 post-election American Values Survey*. Washington, DC: Public Religion Institute. [June 17, 2013]. Available from: http://publicreligion.org/research/2010/11/old-alignments-emerging-fault-lines-religion-in-the-2010-election-and-beyond/.

Kaplan, G., Ranjit, N., & Burgard, S. (2008). Lifting gates, lengthening lives: did civil rights policies improve the health of African-American women in the 1960s and 1970s? In: Schoeni, R. P., House, J. S., Kaplan, G., & Pollack, H. (eds.), *Making Americans healthier: social and economic policy as health policy*. New York: Russell Sage Foundation, pp.145-70.

Karraker, M. W. (2013). Introduction: global migration in the twenty-first century. In: Karraker, M. W. (ed.), *The other people: interdisciplinary perspectives on migration*. New York: Palgrave Macmillan, pp.3-24.

Kennedy, B., Kawachi, I., Lochner, K., Jones, C., & Prothrow-Stith, D. (1997). (Dis)respect and black mortality. *Ethn Dis*, 7(3): 207.

Kevles, D. J. (1985). *In the name of eugenics: genetics and the uses of human heredity*. New York: Knopf.

Kramer, M. R., & Hogue, C. R. (2009). Is segregation bad for your health? *Epidemiol Rev*, 31(1): 178-94.

Kressin, N. R., Raymond, K. L., & Manze, M. (2008). Perceptions of race/ethnicity-based discrimination: a review of measures and evaluation of their usefulness for the health care setting. *J Health Care Poor Underserved*, 19(3): 697.

Krieger, N. (1987). Shades of difference: theoretical underpinnings of the medical controversy on black/white differences in the United States, 1830-1870. *Int J Health Services*, 17(2): 259-78.

Krieger, N. (1990). Racial and gender discrimination: risk factors for high blood pressure? *Soc Sci Med*, 30(12): 1273-81.

Krieger, N. (1994). Epidemiology and the web of causation: has anyone seen the spider? *Soc Sci Med*, 39(7): 887-903.

Krieger, N. (1999). Embodying inequality: a review of concepts, measures, and methods for studying health consequences of discrimination. *Int J Health Services*, 29: 295-352. Republished and slightly updated as: Krieger, N. (2000). Discrimination and health. In: Berkman, L., & Kawachi, I. (eds.), *Social epidemiology*. New York: Oxford University Press, pp.36-75.

Krieger, N. (2001). Theories for social epidemiology in the 21st century: an ecosocial perspective. *Int J Epidemiol*, 30(4): 668-77.

Krieger, N. (2004). Data, "race," and politics: a commentary on the epidemiological significance of California' s Proposition 54. *J Epidemiol Community Health*, 58(8): 632-3.

Krieger, N. (2005a). Embodiment: a conceptual glossary for epidemiology. *J Epidemiol Community Health*, 59(5): 350-5.

Krieger, N. (2005b). Defining and investigating social disparities in cancer: critical issues. *Cancer Causes Control*, 16(1): 5-14.

Krieger, N. (2010). The science and epidemiology of racism and health: racial/ethnic categories, biological expressions of racism, and the embodiment of inequality——an ecosocial perspective. In: Whitmarsh, I., & Jones, D. S. (eds.), *What's the use of race? Genetics and difference in forensics, medicine, and scientific research*. Cambridge, MA: MIT Press, pp. 225-55.

Krieger, N. (2011). *Epidemiology and the people's health: theory and context*. New York: Oxford University Press.

Krieger, N. (2012a). Methods for the scientific study of discrimination and health: an ecosocial approach. *Am J Public Health*, 102(5): 936-44.

Krieger, N. (2012b). Who and what is a "population"? Historical debates, current controversies,

第3章　差別と健康格差 ｜ 103

and implications for understanding "population health" and rectifying health inequities. *Milbank Q*, 90(4): 634-81.

Krieger, N. (2013). Got theory? On the 21st c. CE rise of explicit use of epidemiologic theories of disease distribution: a review and ecosocial analysis. *Curr Epidemiol Rep*, 1(1): 1-12.

Krieger, N., Rowley, D., Hermann, A. A., Avery, B., & Phillips, M. T. (1993). Racism, sexism, and social class: implications for studies of health, disease, and well-being. *Am J Prev Med*, 9(Suppl 6): 82-122.

Krieger, N., & Sidney, S. (1996). Racial discrimination and blood pressure: the CARDIA study of young black and white adults. *Am J Public Health*, 86(10): 1370-8.

Krieger, N., Smith, K., Naishadham, D., Hartman, C., & Barbeau, E. M. (2005). Experiences of discrimination: validity and reliability of a self-report measure for population health research on racism and health. *Soc Sci Med*, 61(7): 1576-96.

Krieger, N., Waterman, P. D., Hartman, C., Bates, L. M., Stoddard, A. M., Quinn, M. M., et al. (2006). Social hazards on the job: workplace abuse, sexual harassment, and racial discrimination——a study of Black, Latino, and White low-income women and men workers in the United States. *Int J Health Services*, 36(1): 51-85.

Krieger, N., Chen, J. T., Waterman, P. D., Hartman, C., Stoddard, A. M., Quinn, M. M., et al. (2008). The inverse hazard law: blood pressure, sexual harassment, racial discrimination, workplace abuse and occupational exposures in US low-income black, white and Latino workers. *Soc Sci Med*, 67(12): 1970-81.

Krieger, N., Alegria, M., Almeida-Filho, N., Barbosa, da Silva, J., Barreto, M. L., Beckfield, J., et al. (2010a). Who, and what, causes health inequities? Reflections on emerging debates from an exploratory Latin American/North American workshop. *J Epidemiol Community Health*, 64(9): 747-9.

Krieger, N., Carney, D., Lancaster, K., Waterman, P. D., Kosheleva, A., & Banaji, M. (2010b). Combining explicit and implicit measures of racial discrimination in health research. *Am J Public Health*, 100(8): 1485-92.

Krieger, N., Kosheleva, A., Waterman, P. D., Chen, J. T., & Koenen, K. (2011a). Racial discrimination, psychological distress, and self-rated health among US-born and foreign-born black Americans. *Am J Public Health*, 101(9): 1704-13.

Krieger, N., Kaddour, A., Koenen, K., Kosheleva, A., Chen, J. T., Waterman, P. D., et al. (2011b). Occupational, social, and relationship hazards and psychological distress among low-income workers: implications of the "inverse hazard law." *J Epidemiol Community Health*, 65(3): 260-72.

Krieger, N., Chen, J. T., Coull, B., Waterman, P. D., & Beckfield, J. (2013). The unique impact of abolition of Jim Crow laws on reducing inequities in infant death rates and implications for choice of comparison groups in analyzing societal determinants of health. *Am J Public Health*, 103(12): 2234-44.

Kuh, D., & Ben-Shlomo, Y. (eds.). (2004). *A life course approach to chronic disease epidemiology: tracing the origins of ill-health from early to adult life*. 2nd ed. Oxford: Oxford University Press.

Landrine, H., & Corral, I. (2009). Separate and unequal: residential segregation and black health disparities. *Ethn Dis*, 19(2): 179-84.

LaVeist, T. A. (1992). The political empowerment and health status of African-Americans: mapping a new territory. *Am J Sociol*, 97(4): 1080-95.

LaVeist, T. A. (1993). Segregation, poverty, and empowerment: health consequences for African Americans. *Milbank Q*, 71: 41-64.

LeResche, L. (2011). Defining gender disparities in pain management. *Clin Orthop Relat Res*, 469(7): 1871-7.

Lewis, T. T., Everson-Rose, S. A., Powell, L. H., Matthews, K. A., Brown, C., Karavolos, K., et al. (2006). Chronic exposure to everyday discrimination and coronary artery calcification in African-American women: the SWAN heart study. *Psychosom Med*, 68(3): 362-8.

Lewis, T. T., Aiello, A. E., Leurgans, S., Kelly, J., & Barnes, L. L. (2010). Self-reported experiences of everyday discrimination are associated with elevated C-reactive protein levels in older African-American adults. *Brain Behav Immun*, 24(3): 438-43.

Limpert, E., Stahel, W. A., & Abbt, M. (2001). Log-normal distributions across the sciences: keys and clues. *Bioscience*, 51(5): 341-52.

Liptak, A. (2013). Supreme Court bolsters gay marriage with two major rulings. *New York Times*, June 26.

London, A. S., & Myers, N. A. (2006). Race, incarceration, and health: a life-course approach. *Res Aging*, 28(3): 409-22.

Longino, H. E. (2013). *Studying human behavior: how scientists investigate aggression and sexuality*. Chicago: University of Chicago Press.

Macartney, S., Bishaw, A., & Fontenot, K. (2013). *Poverty rates for selected detail race and Hispanic groups by state and place: 2007-2011*. American Community Survey Briefs. ACSBR/11-17. Available from: http://www.census.gov/prod/ 2013pubs/acsbr11-17.pdf.

Marshall, G. (ed.). (1994). *The concise Oxford dictionary of sociology*. Oxford, UK: Oxford University Press.

Mays, V. M. (1995). Black women, women, stress, and perceived discrimination: the focused support group model as an intervention for stress reduction. *Cult Divers Ment Health*, 1: 53-65.

Mays, V. M., Cochran, S. D., & Barnes, N. W. (2007). Race, race-based discrimination, and health outcomes among African Americans. *Annu Rev Psychol*, 58(1): 201-25.

McDonald, P. (2012). Workplace sexual harassment 30 years on: a review of the literature. *Int J Manag Rev*, 14(1): 1-17.

Meisner, B. A. (2012). Physicians' attitudes toward aging, the aged, and the provision of geriatric care: a systematic narrative review. *Crit Public Health*, 22(1): 61-72.

Meyer, I. H. (2003). Prejudice, social stress, and mental health in lesbian, gay, and bisexual populations: conceptual issues and research evidence. *Psychol Bull*, 129(5): 674-97.

Mohai, P., Pellow, D., & Roberts, J. T. (2009). Environmental justice. *Annu Rev Environ Resour*, 34(1): 405-30.

Moore, L. D., & Elkavich, A. (2008). Who's using and who's doing time: incarceration, the war on drugs, and public health. *Am J Public Health*, 98(9 Suppl): S176-S80.

Morello-Frosch, R. A. (2002). Discrimination and the political economy of environmental inequality. *Environment and Planning C: Government and Policy*, 20(4): 477-96.

Murray, P. (1950). *States' laws on race and color*. Athens, GA: Women's Division of Christian Services.

Nadimpalli, S. B., & Hutchinson, M. K. (2012). An integrative review of relationships between discrimination and Asian American health. *J Nurs Scholarsh*, 44(2): 127-35.

National Center for Health Statistics. (2010). *Health, United States, 2009: with special feature on medical technology.* Hyattsville, MD: Centers for Disease Control and Prevention.

National Center for Health Statistics. (2013). *Health, United States, 2012: With special feature on emergency care.* Hyattsville, MD: NCHS.

National Institutes of Health. (2010). *Biennial Report of the Director, Fiscal Years 2008 & 2009.* [June 16, 2013]. Available from: http://www.report.nih.gov/biennialreport0809/.

National Research Council. (2004). *Measuring racial discrimination.* Blank, R. M., Babady, R., & Citro, C, F. (eds.). Washington, DC: National Academies Press.

Newcomb, M. E., & Mustanski, B. (2010). Internalized homophobia and internalizing mental health problems: a meta-analytic review. *Clin Psychol Rev*, 30(8): 1019-29.

Office of Management and Budget. (1997). Revisions to the standards for the classification offederal data on race and ethnicity. *Federal Registrar Notice.* 30 October 1997. [June 17, 2013]. Available from: http://www.whitehouse.gov/omb/fedreg_1997standards/.

Oliver, M. L., & Shapiro, T. M. (2006). *Black wealth/white wealth: 10th anniversary edition.* New York: Routledge.

Ory, M., Kinney, Hoffman, M., Hawkins, M., Sanner, B., & Mockenhaupt, R. (2003). Challenging aging stereotypes: strategies for creating a more active society. *Am J Prev Med*, 25(3, Suppl 2): 164-71.

Oxford University Press. *Oxford English Dictionary On-line.* Available from: http://www.oed.com. ezp-prod1.hul.harvard.edu/.

Pachter, L. M., & Coll, C. G. (2009). Racism and child health: a review of the literature and future directions. *J Dev Behav Pediatr*, 30(3): 255-63.

Paradies, Y. (2006a). A systematic review of empirical research on self-reported racism and health. *Int J Epidemiol*, 35(4): 888-901.

Paradies, Y. (2006b). A review of psychosocial stress and chronic disease for 4th world indigenous peoples and African Americans. *Ethn Dis*, 16(1): 295.

Pascoe, E. A., & Richman, L. S. (2009). Perceived discrimination and health: A meta-analytic review. *Psychol Bull*, 135(4): 531-54.

Pérez, D. J., Fortuna, L., & Alegría, M. (2008). Prevalence and correlates of everyday discrimination among U.S. Latinos. *J Community Psychol*, 36(4): 421-33.

Pettit, B., & Western, B. (2004). Mass imprisonment and the life course: race and class inequality in U.S. Incarceration. *Am Sociol Rev*, 69(2): 151-69.

Pieterse, A. L., Todd, N. R., Neville, H. A., & Carter, R. T. (2012). Perceived racism and mental health among black American adults: Ameta-analytic review. *J Couns Psychol*, 59(1): 1-9.

Pincus, F. L. (2003). *Reversing discrimination: dismantling the myth.* Boulder, CO: Lynne Rienner Publishers.

Polednak, A. P. (1997). *Segregation, poverty, and mortality in urban African Americans.* New York: Oxford University Press.

Prince, R. M. (1985). Second generation effects of historical trauma. *Psychoanal Rev*, 72(1): 9-29.

Purtle, J. (2012). Felon disenfranchisement in the United States: a health equity perspective. *Am J Public Health*, 103(4): 632-7.

Quinn, M. M., Sembajwe, G., Stoddard, A. M., Kriebel, D., Krieger, N., Sorensen, G., et al. (2007). Social disparities in the burden of occupational exposures: results of a cross-sectional study. *Am J Ind Med*, 50(12): 861-75.

Raine, R. (2000). Does gender bias exist in the use of specialist health care? *J Health Serv Res Policy*, 5(4): 237-49.

Raudenbush, S. W. (2002). *Hierarchical linear models: applications and data analysis methods*. Thousands Oaks, CA: Sage Publications.

Reskin, B. (2012). The race discrimination system. *Annu Rev Sociol*, 38(1): 17-35.

Reyburn, R. (1866). Remarks concerning some of the diseases prevailing among the freedpeople in the District of Columbia (bureau refugees, freedmen, and abandoned lands). *Am J Med Sci*, 51(102): 364-9.

Reynolds, M. (2008). The war on drugs, prison building, and globalization: catalysts for the global incarceration of women. *NWSA J*, 20(2): 72-95.

Rothenberg, P. (ed.) (2007). *Race, class, and gender in the United States: an integrated study*. 7th ed. New York: St. Martin's Press.

Ruiz, M. T., & Verbrugge, L. M. (1997). A two way view of gender bias in medicine. *J Epidemiol Community Health*, 51(2): 106-9.

Sanders, D., & Chopra, M. (2006). Key challenges to achieving health for all in an inequitable society: the case of South Africa. *Am J Public Health*, 96(1): 73-8.

Sanders-Phillips, K., Settles-Reaves, B., Walker, D., & Brownlow, J. (2009). Social inequality and racial discrimination: risk factors for health disparities in children of color. *Pediatrics*, 124(Suppl 3): S176-S86.

Santry, H. P., & Wren, S. M. (2012). The role of unconscious bias in surgical safety and outcomes. *Surg Clin North Am*, 92(1): 137-51.

Sargent, M. (201). *Age discrimination and diversity*. Cambridge, UK: Cambridge University Press.

Satel, S. L. (2000). *PC, MD: how political correctness is corrupting medicine*. New York: Basic Books.

Schnittker, J., & McLeod, J. D. (2005). The social psychology of health disparities. *Annu Rev Sociol*, 31: 75-103.

Schnittker, J., Massoglia, M., & Uggen, C. (2011). Incarceration and the health of the African American community. *Du Bois Rev*, 8(01): 133-41.

Schulz, A. J., Gravlee, C. C., Williams, D. R., Israel, B. A., Mentz, G., & Rowe, Z. (2006). Discrimination, symptoms of depression, and self-rated health among African American women in Detroit: results from a longitudinal analysis. *Am J Public Health*, 96(7): 1265-70.

Schuman, H., Steehm, C., & Bobo, L. (1985). *Racial attitudes in America: trends and interpretations*. Cambridge, MA: Harvard University Press.

Sembajwe, G., Quinn, M., Kriebel, D., Stoddard, A., Krieger, N., & Barbeau, E. (2010). The influence of sociodemographic characteristics on agreement between self-reports and expert exposure assessments. *Am J Ind Med*, 53(10): 1019-31.

Sen, G., Östlin, P., the Women, Gender and Equity Knowledge Network. (2007). Unequal, unfair, ineffective and inefficient——gender inequity in health: why it exists and how we change it.

Final report to the WHO Commission on the Social Determinants of Health, September. [June 17, 2013]. Available from: http://www.who.int/social_determinants/publications/womenandgender/en/index.html.

Sennett, R., & Cobb, J. (1972). *The hidden injuries of class*. New York: Knopf.

Shariff-Marco, S., Gee, G. C., Breen, N., Willis, G., Reeve, B. B., Grant, D., et al. (2009). A mixed-methods approach to developing a self-reported racial/ethnic discrimination measure for use in multiethnic health surveys. *Ethn Dis*, 19: 447-53.

Shariff-Marco, S., Breen, N., Landrine, H., Reeve, B. B., Krieger, N., Gee, G. C., et al. (2011). Measuring everyday racial/ethnic discrimination in health surveys. *Du Bois Rev*, 8(01): 159-77.

Shavers, V. L., & Shavers, B. S. (2006). Racism and health inequity among Americans. *J Natl Med Assoc*, 98: 386-96.

Shavers, V. L., Fagan, P., Jones, D., Klein, W. M. P., Boyington, J., Moten, C., et al. (2012). The state of research on racial/ethnic discrimination in the receipt of health care. *Am J Public Health*, 102(5): 953-66.

Sims, M., Diez-Roux, A. V., Dudley, A., Gebreab, S., Wyatt, S. B., Bruce, M. A., et al. (2012). Perceived discrimination and hypertension among African Americans in the Jackson Heart Study. *Am J Public Health*, 102(S2): S258-S65.

Smith, G. D. (2011). Epidemiology, epigenetics and the "Gloomy Prospect" : embracing randomness in population health research and practice. *Int J Epidemiol*, 40(3): 537-62.

Smith, J. M. (1859). On the fourteenth query of Thomas Jefferson's notes on Virginia. *Anglo-African Magazine*, 1: 225-38.

Springer, K. W., Stellman, J. M., & Jordan-Young, R. M. (2012). Beyond a catalogue of differences: a theoretical frame and good practice guidelines for researching sex/gender in human health. *Soc Sci Med*, 74(11): 1817-24.

Stigler, S. M. (1997). Regression towards the mean, historically considered. *Stat Methods Med Res*, 6(2): 103-14.

Swanson, N. G. (2000). Working women and stress. *J Am Med Womens Assoc*, 55(2): 76.

Szymanski, D. M., Kashubeck-West, S., & Meyer, J. (2008). Internalized heterosexism: measurement, psychosocial correlates, and research directions. *Couns Psychol*, 36(4): 525-74.

Taylor, D. M., Wright, S. C., Moghaddam, F. M., & Lalonde, R. N. (1990). The personal/group discrimination discrepancy: perceiving my group, but not myself, to be a target for discrimination. *Pers Soc Psychol Bull*, 16(2): 254-62.

Taylor, T. R., Williams, C. D., Makambi, K. H., Mouton, C., Harrell, J. P., Cozier, Y., et al. (2007). Racial discrimination and breast cancer incidence in US black women: The Black Women's Health Study. *Am J Epidemiol*, 166(1): 46-54.

Thernstrom, S., & Thernstrom, A. (1997). *American in black and white: one nation, indivisible.* New York: Simon & Schuster.

Thornicroft, G., Rose, D., & Kassam, A. (2007). Discrimination in health care against people with mental illness. *Int Rev Psychiatry*, 19(2): 113-22.

Tibbitts, C.(1937). The socio-economic background of negro health status. *J Negro Educ*, 6(3): 413-28.

Tomasevski, K. (1993). *Women and human rights*. London, UK: Zed Books.

Tudor, Hart, J. (1971). The inverse care law. *Lancet*, 297(7696): 405-12.

United Nations General Assembly. (1948). *Universal declaration of human rights*. Resolution 217 A (III), Adopted and proclaimed December 10.

US Bureau of Labor Statistics. (2013). *Labor force characteristics by race and ethnicity, 2011*. [June 17, 2013]. Available from: http://www.bls.gov/cps/cpsrace2011.pdf.

US Census. (2013a). *Detailed tables on wealth and ownership assets: 2011*. [June 17, 2013]. Available from: http://www.census.gov/people/wealth/data/dtables.html

US Census. (2013b). *People in poverty by selected characteristics: 2010 and 2011*. [June 17, 2013]. Available from: http://www.census.gov/hhes/www/poverty/data/incpovhlth/2011/table3.pdf.

US Department of Justice. (2013). *Civil Rights Division*. [June 17, 2013]. Available from: http://www.justice.gov/crt/.

US Government. (2013). *Periodic Report of the United States of America to the United Nations Committee on the Elimination of Racial Discrimination concerning the International Convention on the Elimination of All Forms of Racial Discrimination*. [June 27, 2013]. Available from: http://www.state.gov/documents/organization/210817.pdf.

Vaid, U. (2012). *Irresistible revolution. confronting race, class, and other assumptions oflesbian, gay, bisexual, and transgender politics*. New York: Magnus.

van Ryn, M., Burgess, D. J., Dovidio, J. F., Phelan, S. M., Saha, S., Malat, J., et al. (2011). The impact of racism on clinician cognition, behavior, and clinical decision making. *Du Bois Rev*, 8(01): 199-218.

Viruell-Fuentes, E. A. (2007). Beyond acculturation: immigration, discrimination, and health research among Mexicans in the United States. *Soc Sci Med*, 65(7): 1524-35.

Viruell-Fuentes, E. A., Miranda, P. Y., & Abdulrahim, S. (2012). More than culture: Structural racism, intersectionality theory, and immigrant health. *Soc Sci Med*, 75(12): 2099-106.

Walters, K. L., Mohammed, S. A., Evans-Campbell, T., Beltrán, R. E., Chae, D. H., & Duran. B. (2011). Bodies don't just tell stories, they tell histories. *Du Bois Rev*, 8(01): 179-89.

Wallace, R., & Wallace, D. (1997). Socioeconomic determinants of health: community marginalisation and the diffusion of disease and disorder in the United States. *BMJ*, 314(7090): 1341.

Waters, M. C. (2001). *Black identities: West Indian immigrant dreams and American realities*. Cambridge, MA: Harvard University Press.

Weiser, B., & Goldstein, J. (2013). *New York City asks court to vacate rulings on stop-and-frisk tactic*. New York Times, November 10.

Whitbeck, L., Adams, G., Hoyt, D., & Chen, X. (2004). Conceptualizing and measuring historical trauma among American Indian people. *Am J Community Psychol*, 33(3-4): 119-30.

White, K., & Borrell, L. N. (2011). Racial/ethnic residential segregation: framing the context of health risk and health disparities. *Health and Place*, 17(2): 438-48.

White, K., Haas, J. S., & Williams, D. R. (2012). Elucidating the role of place in health care disparities: the example of racial/ethnic residential segregation. *Health Services Research*, 47(3: Part Ⅱ): 1278-99.

Whitehead, M. (1992). The concepts and principles of equity and health. *Int J Health Services*, 22(3): 429-45.

Williams, D. R., & Collins, C. (1995). US socioeconomic and racial differences in health: patterns and explanations. *Annu Rev Sociol*, 21: 349-86.

Williams, D. R., Yan, Yu., Jackson. J. S., & Anderson, N. B. (1997). Racial differences in physical and mental health: socio-economic status, stress and discrimination. *J Health Psychol*, 2(3): 335-51.

Williams, D. R., & Williams-Morris, R. (2000). Racism and mental health: the African American experience. *Ethn Health*, 5(3-4): 243-68.

Williams, D. R., Neighbors, H. W., & Jackson, J. S. (2003). Racial/ethnic discrimination and health: findings from community studies. *Am J Public Health*, 93(2): 200-8.

Williams, D. R., & Mohammed, S. A. (2009). Discrimination and racial disparities in health: evidence and needed research. *J Behav Med*, 32(1): 20-47.

Williams, D. R., Mohammed, S. A., Leavell, J., & Collins, C. (2010). Race, socioeconomic status, and health: Complexities, ongoing challenges, and research opportunities. *Ann N Y Acad Sci*, 1186(1): 69-101.

Williamson, I. R. (2000). Internalized homophobia and health issues affecting lesbians and gay men. *Health Education Research*, 15(1): 97-107.

World Health Organization Commission on the Social Determinants of Health (CSDH). (2008). Closing the gap in a generation: health equity through action on the social determinants of health. *Final report of the Commission on Social Determinants of Health*. Geneva: World Health Organization.

Wyatt, S. B., Williams, D. R., Calvin, R., Henderson, F. C., Walker, E. R., & Winters, K. (2003). Racism and cardiovascular disease in African Americans. *Am J Med Sci*, 325(6): 315-31.

Yankauer, A., Jr. (1950). The relationship of fetal and infant mortality to residential segregation: an inquiry into social epidemiology. *Am Sociol Rev*, 15(5): 644-8.

Yoo, H. C., Gee, G. C., & Takeuchi, D. (2009). Discrimination and health among Asian American immigrants: disentangling racial from language discrimination. *Soc Sci Med*, 68(4): 726-32.

Ziman, J. (2000). *Real science: what it is, and what it means*. Cambridge, UK: Cambridge University Press.

第4章

所得格差
Income Inequality

イチロー・カワチ、S・V・スブラマニアン

　第2章で示したように、貧困は健康に悪影響をもたらす。貧困状態では、健康な生活を送るための手段にも事欠くことがあるからだ。例えば、子どもに十分な栄養を与えることができず、熱波や寒波をしのぐための冷暖房費が払えなければ、健康に影響があるだろう。しかし、貧困が意味するのは衣食住といった生きるための基本的ニーズが満たされないことだけではない。十分に社会参加するための収入がないことでもある。米国のような豊かな国で一市民としてまっとうに社会参加するためには、モノやサービスにアクセスできることが不可欠である。通勤には車や電車が、コミュニケーションにはインターネットが必要である。ストア派の哲学者であるルキウス・アンナエウス・セネカ（紀元前4年〜65年）の言葉を借りれば、「貧困の中で最も劣悪なのは、裕福な社会での貧困である」[1]。本章では、所得格差が集団の健康にとっていかに脅威であるかを考察する。つまり、ただ貧困であることに加えて、社会における所得分布が健康やウェルビーイングにどのように関係するのかということである。

　過去40年間、米国を含む多くの社会の所得格差は拡大してきた。スティ

グリッツのように、所得格差が社会的凝集性（social cohesion）に及ぼす負の影響について警鐘を鳴らす研究者もいたが（Stiglitz, 2012）、多くはなかった。米国では、第二次世界大戦後から 1973 年のオイルショックまで、すべての階層の世帯収入が年率約 2.5% で上昇した。所得分布がほとんど変化しなかったこともあり、この分野の研究は陽の目を見ることはなく、機が熟すのをうかがう経済学者がたった 1 人いただけだった（Aaron, 1978）。カリフォルニア大学バークレー校の Saez が、所得税のデータを使用し、所得格差について分析した研究を発表したのは、時を経た 2013 年のことだ（Saez, 2013）。米国統計局の調査では捕捉されない最富裕層のデータも含めて分析した結果、リーマンショックを挟む 2002 年から 2012 年の 10 年間に、下位90% の所得が 10.7% 減少し、上位 0.01% の所得が 76.2% 増加したことが示された（インフレ調整済）。現在の米国における所得格差は、所得税が制定された 1913 年以降で最大になっている。

4.1　所得格差と集団の健康を結ぶ 3 つの仮説

　所得格差は、人々の健康にとって脅威となるのだろうか。本章では、所得格差と健康が関連する理由とメカニズムについて、3 つの仮説を説明する。これら 3 つは、互いに関連がないわけではない。全部が正しいかもしれないし、部分的に正しいということもあるかもしれない。はたまたまったく正しくないかもしれない。それぞれの仮説に関するこれまでの知見や実証的なエビデンスをまとめる。

4.1.1　絶対所得効果

　所得格差と集団の健康の関係を説明する 3 つの仮説について、**表 4.1** にまとめた（Subramanian & Kawachi, 2006; Wagstaff & Van Doorslaer, 2000）。1 つ目の仮説は、私たちが「絶対所得効果（absolute income effect）」と名付けているものである。これは、個人の所得と健康状態の関係を示す関数曲線に由来する効果である。**図 4.1**（p.114）に示すように、個人（または世帯）の

所得と健康の関係は、上に凸の二次曲線（効用曲線）、すなわち一次導関数が負（d' < 0）で二次導関数が正（d'' > 0）の曲線を描く。つまり、所得が増加することで健康の限界収益（marginal returns）は逓減する（平たく言えば、豊かになるほど所得の増加によってもたらされる健康への効果が小さくなる）ことを意味している。この関係は、所得と健康について普遍的に観察されると言っても差し支えがないだろう。衣食住といった基本的なニーズがすでに満たされている世帯ではなく、所得が非常にわずかな世帯においては、1 ドルの所得上昇が大きな価値をもたらす。そして所得が増えていくと、この曲線はどこかで x 軸と平行になる。なぜなら、人間には理論的な最大寿命があるからだ。億万長者がさらに金を稼いでも、寿命を延ばすことはできない。

　所得と健康の関係を示す効用曲線の形は、所得分布と集団の健康に関して多くのことを示唆する（Rodgers, 1979）。無人島に暮らす 2 人（x1 と x4）を使った思考実験をしてみよう（**図 4.1**、次頁）。第 2 章で示した通り、個人の所得が余命に影響を及ぼすなら、この島の平均余命は y1 であると予測できる。ここで、豊かな人（x4）に税金を課し、貧しい人（x1）に所得を移

表 4.1　所得格差と人々の健康をつなぐ３つの仮説

仮説	関係式	メカニズム
絶対所得効果	$h_i = f(y_i)$ $f' > 0, f'' < 0$	所得と健康は、逓減的かつ増加する関数の関係である。このことから、他の条件が同じであるならば、格差の大きい社会では健康アウトカムの平均値が低くなる。
相対所得効果	$h_i = f(y_i - y_p)$	所得格差の存在は、比較対象となる他者と自分自身との隔たりを大きくする。この隔たりの大きさが、ストレスや欲求不満をもたらす。
所得格差の文脈効果	$h_i = f(y_i, Gini)$	上位 1% の所得が突出していると、様々な「汚染効果」が生じ、残り99% の人々の QOL に悪影響が及ぶ。

出典：Wagstaff & Van Doorslaer (2000) および Subramanian & Kawachi (2006)

転すると、x1 と x4 の範囲であった所得分布は、x2 と x3 の範囲に狭まる。そして、2 人の平均所得は同じまま、この島の課税後の平均余命は y2 まで上昇する。このシナリオを一般化すると次のようになる。経済規模（人口 1 人あたり平均 GDP）が同水準にある国家間を比較した時、他の条件が不変であれば、所得分布が小さく平等な国の方が、平均余命が長くなる。このような結果になるのは、豊かな人から所得を取り去ることによって損なわれる健康よりも、貧しい人に所得移転されることによってもたらされる余命の延伸の方が大きく、損なわれた健康が十分に埋め合わされるからである。

簡単に言えば、Rodgers は慈善活動が健康問題に対しても必要だと言い換えたのである。2010 年にウォーレン・バフェットとビル・ゲイツは、「寄付の誓い（Giving Pledge）キャンペーン」と称して、世界中の富豪たちに慈善目的の寄付を呼びかけた。巨額を寄付した富豪たちの寿命が、そのせいで短くなったとは考えにくい[2]。一方で、1 日 2 ドル未満の生活を強いられている、地球人口の 3 分の 2 を占める人々にとっては別である。わずか数ドルですら、生死を分けるほどの大きな意味をもつ。例えば、3～5 ドルの値

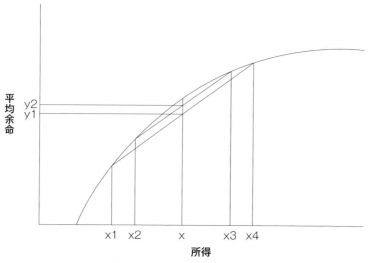

図 4.1　所得と平均余命の理論的関係
出典：Rodgers (1979)

段で殺虫剤処理をした蚊帳を購入すれば、マラリアなど蚊が媒介する疾病から生命を守ることができる。

　所得格差と健康を扱う先行研究の中には、絶対所得効果は「統計上の見せかけの効果（statistical artifact）」に過ぎないと主張する研究もあった（Gravelle, 1989）。これが混乱の原因となってきたのだが、以下のことを前提にすれば、所得分布と健康の関係は、まったくもって「見せかけ」などではない。1つは、所得と健康が（少なくとも部分的には）因果関係にあること。次に、所得と健康の関係が、下に凹の効用曲線を描くこと（**図4.1**）。最後に、富める者から貧しい者への所得移転が起こっていることである。ディートンの言葉を借りれば、統計的な見せかけと言ってしまうことは、「所得格差と健康に因果関係は存在しないだとか、所得再分配政策では集団の健康状況を改善できないなどといった、まったく事実からかけ離れていることが喧伝されてしまう意味で嘆かわしい。というのも、所得の多寡が健康を左右し、健康の限界効用が逓減するのであれば、富める者から貧しい者への再分配は人々の健康を改善するはずだからである」（Deaton, 2003）。

　所得分布と健康の関連が、絶対所得効果によってのみ生じると仮定した場合、その影響の大きさはどの程度だろうか。この課題に答えようと、Blakelyらはニュージーランドの過去3年分の人口統計と死亡記録を合わせて分析した（Blakely & Wilson, 2006）。国勢調査によって得られた世帯所得データを利用して、所得階層ごとの死亡リスクを推定した。さらに、ある階層から別の階層へと所得を移転させることで、死亡リスクがどのように変化するかというシミュレーションも行った。その結果、人々の所得を平均値に10%近づけ、ジニ係数を10%減少させると、集団の死亡率が4%低下することが明らかになった。これは年齢、婚姻状況、教育歴、自動車の保有、近隣の社会経済的剥奪スコア（neighborhood socioeconomic deprivation score）といった交絡要因を調整した上での結果である。総死亡率が4%減少するということは、それほど大きな影響ではないように思えるかもしれないが、ニュージーランドでは1,100人の死亡が避けられることを意味する。これは、同国の交通事故による年間死亡件数（350人程度）の約3倍にもなる。一方で、この結果の解釈には注意が必要である。1つには、所得格差を減らすこ

第4章　所得格差 | 115

との効果を推定する際に、所得上位半分から下位半分への所得移転が実施された場合の最大の便益を前提とするために、過大な推計になりがちである。加えて、所得移転を実施するためのコスト（全額が移転されず目減りすること）が考慮されていない（Arthur Okun の有名な「穴あきバケツ」と同様の問題である[3]）。それでもこのシミュレーションは、所得格差の不平等を放置した場合に、健康問題という形で社会が払わされる「ツケ」のありようを示してくれる。

4.1.2 相対所得仮説

所得分布と健康の関係を説明する2つ目のメカニズムは、相対所得仮説である。この仮説によれば、所得格差が広がるにつれて、個人が比較対象とする他者の所得と自分の所得の差、つまり**表4.1**（p.113）の $y_i - y_p$ の部分が大きくなる。注意したいのは、相対所得は絶対所得とは異なる効果をもつということだ。簡単に言えば、十分な所得があり、衣食住の基本的なニーズが満たされているとしても、コミュニティに属する他の人々が当たり前のようにもっているモノやサービスを得る手立てがない場合には、相対所得が低いと言える。

相対所得仮説は、人々の間に「社会的な比較（social comparison）」が生じることを意味している。社会的な比較により、2つの心理的効果がもたらされる。1つは地位をめぐる競争によるものであり、もう1つは公正性をめぐる規範の侵害によるものである。どちらのプロセスも、ストレスと不満が原因となって健康に悪影響を及ぼすという前提に立っている。地位をめぐる競争の例としては、*Theory of the Leisure Class*（『有閑階級の理論』岩波書店）に描かれたように（Veblen, 1899）、わざわざ人目につくように消費行動や余暇活動をすることが挙げられる。富める者は、贅沢なモノやサービスを入手することを通じて、社会的地位や権力をひけらかす[4]。忘れてはならないのは、地位をめぐる競争は億万長者だけに限られたことではなく、中間階級や貧困層の間でも見られるということである。「デモンストレーション効果〔個人の消費行動が他者の消費の水準や行動の影響を受けること〕」や「ジョーンズに追いつけ効果（keeping up with the Joneses）〔後述〕」と呼

ばれる、他者の消費行動を認識することによって競争が刺激される現象である（Duesenberry, 1949）。つまり、経済的に余裕のない人が、広告産業の甘い言葉の虜になって「欲求の創造（want creation）」と名付けられた状態に陥り（Galbraith, 1958）、デモンストレーション効果の餌食になった挙句、散財と借金に見舞われる（デモンストレーション効果が貧困層にもたらす健康影響についての文化人類学の実証研究は、次項で紹介する）。重要なのは、デモンストレーション効果は贅沢品を消費するケースだけに限られたものではないということだ。贅沢品だと思われていた消費財でも、そのうち生活必需品になることもある。例えば、米国の郊外でインターネットや携帯電話を使用できない家庭は、絶対的な意味での貧困ではないかもしれないが、相対的な意味では剝奪されていると言える。

　これまでの説明からも、相対所得仮説が相対的剝奪という概念と緊密に結びついていることは明白である。ある人にとってX（先ほどの例では、所得）が相対的に剝奪された状況とは、(1) 自分はXをもっていない、(2) 他人がXをもっていることを知っている、(3) 自分はXが欲しい、(4) 自分もXを入手することができると考えている、と定義される（Runciman, 1966）。ちなみに、相対的に剝奪されているという感覚を生み出す社会的な比較の状況に、すべての人が敏感なわけではない。例えば、どちらの世界でも購買能力が同等であるという前提で、次の2つの仮想的なシナリオの中から1つを選んでほしい。

A. 自分には50,000ドルの収入があり、自分以外のすべての人の収入が25,000ドルである世界
B. 自分には100,000ドルの収入があるが、自分以外のすべての人の収入が250,000ドルである世界

　このような選択肢があった場合、回答者の半数は選択肢Aを選ぶことがわかった。つまり、他の人より上を行くために、［所得が示す］絶対的な生活水準の低さを受け入れるのである（Solnick & Hemenway, 1998）。言い換えれば、およそ半分の人々は、低い絶対所得を受け入れてでも高い相対所得を得

たいと願うほど、社会的な比較に敏感だということである。Bを選ぶ残り半分の人たちは、おそらく社会的地位をめぐる競争などは気にかけないのであろう。実は、経済学の主流派である効用モデルのほとんどは、社会的な比較の影響を無視している。つまり、効用は個人の絶対的な富の保有量（例えば所得）のみに依存し、その人の相対的な地位には依存しないという前提なのである。

　それでは、Aを選んだ半分の人が非合理的であるとか、ホモ・エコノミカス〔経済学で仮定される合理的選択をする人〕の概念が、人間のモチベーションのあり方を説明するには不適切であることを意味しているのかと言われれば、そうではない。人々が社会的な比較や地位をめぐる競争を気にかけるのは、まったくもって合理的なことなのである（Solnick & Hemenway, 1998）。同じコミュニティの中で、自分だけが子どもにスマートフォンを買い与えることができなかったら、子どもには大きな問題が生じる。友達とつながっていることが難しくなるし、もし教師がすべての生徒がスマートフォンをもっていることを前提にしてしまったら、宿題についての調べものも困難になる。こういった懸念を単に「妬み」であると切り捨ててしまえば、問題の本質には近づけない。相対的剝奪は、嫉妬や恥といった内面の感情を引き起こすだけでなく、実質的な悪影響を引き起こすのである。

4.1.2.1　相対所得仮説に関する実証研究

　所得格差と健康に関する研究では、人類学と経済学の2つのアプローチがとられてきた。人類学の分野では、(1) 文化的合意（cultural consensus）と、(2) 文化的調和（cultural consonance）という2段階から成る方法論が知られている（Dresslerら, 2007; Sweet, 2010; 2011）。前者はモノの消費に関してコミュニティ内で受容されている規範を探り出すこと、後者はその消費に対する規範を個人がどれだけ遵守しているかを測定することである。こうありたいという願望と現実の状況との間に差異が存在すると、血圧上昇や抑うつ状態といったストレス関連の健康アウトカムが悪化するという仮説が立てられている。それゆえ人類学アプローチは、相対所得そのものを測定するのではなく、モノの消費空間における相対的剝奪を定義づけようとする。Duesenberryによって最初に指摘された消費と相対所得の関係は、消費が世帯の絶対的な

所得のみならず、他者と比較した（相対的な）所得にも依存することが示された（Duesenberry, 1949）。具体的には、自分より多くの所得を得ている世帯と関わりをもつと、世帯の消費水準が上昇するという指摘である。これは「ジョーンズに追いつけ効果〔あるいはデモンストレーション効果〕」と呼ばれ、所得格差が広がるにつれて、中間階層や貧困層の人々の消費でさえ、富裕層の存在に引っ張られていく。例えば、米国の家のサイズは、世帯規模が小さくなっているにもかかわらず、年々大きくなっている（「マクマンション効果」と言う〔マクドナルドとマンションをかけた言葉〕）（Frank, 1999; Kawachi & Kennedy, 2002）。人類学アプローチでは、人がどれだけの金を稼ぐのかということではなく、モノの消費に注目し、社会的・象徴的地位を得るために人が金をどう使うかを把握することが指向されるようになった。

したがって、第一段階である「文化的合意」を明らかにするために、コミュニティ内で「成功した生活」であると定義される消費の水準がいかなるものかを明らかにする混合研究法（キー・インフォーマント〔調査協力者〕への詳細なエスノグラフィー調査とそれに基づく因子分析）を用いる。例えば、ブラジル農村部における生活必需品は、テレビ、エアコン、冷蔵庫、自動車などである。一方、米国の郊外では、人気機種のスマートフォンやおしゃれな衣服なども加わるだろう。第二段階では、「文化的調和」すなわちコミュニティ内で共有された「成功した生活」の規範に対して、個人がどれだけ規範に近い生活ができているかを明らかにする。言い換えれば、この方法論の目標は、属するコミュニティの文脈における各個人の相対的剥奪の度合いを定量化することである。バングラデシュの農村地帯で人々が思いつく限り挙げた生活必需品は、米国郊外の必需品と比べると非常にささやかなものである（Sen, 1992）。それゆえ、文化的合意に関する方法論では、文脈による多様性が存在することをはっきりと認める。

シカゴにおいて、10代のアフリカ系アメリカ人の血圧を調べたところ、文化的調和と世帯の社会経済的状況との間に交互作用があることがわかった（Sweet, 2010）。家庭の社会経済的状況が良好な若者では、文化的合意に調和する度合いが強いほど血圧が低かった。一方、家庭の社会経済的状況が良好ではない若者では、反対の傾向があった。つまり、物質的成功という文化的

規範に従おうとすればするほど、彼らの血圧は上昇していた。この結果が示しているのは、他者に追いつくための物質的手段をもっていない場合には、その行為は健康にとって害になるということである。また、世帯の社会経済的状況が良好であれば、人に見せびらかすような消費行動をとるほど、より大きな快楽を感じる。これは相対的剥奪とは逆の、相対的満足（relative satisfaction）と言われるものである（Runciman, 1966）。

　経済学者は、人類学アプローチとは対照的に、比較対象とする準拠集団（reference group）に属する他者と個人との間の相対所得の差を計算することによって、相対的剥奪という概念を変数化するアプローチをとった（Adjaye-Gbewonyo & Kawachi, 2012）。このアプローチで所得格差が生み出す社会的な比較を捉える際には、消費行動の差異によってではなく、学歴や職業といった特性が似た集団内における所得の差異を扱う。言い換えれば、公正であるべきという規範、すなわち同じ働きは同じように報われるべきだという原則が脅かされることで健康影響が起こるというメカニズムを前提とした発想である。

　経済学領域において最もよく使われる相対的剥奪の指標として、Yitzhaki Index（イツザキ係数）がある。この指標は、後世に大きな影響を与えた1979年の論文の中で初めて用いられた（Yitzhaki, 1979）。このアプローチによれば、N人のグループに所属し、所得が y_i である個人 i が経験する相対的剥奪は、次の式によって表される。

$$D(y_i) = \int_{y_i}^{y^*} [1 - F(z)]\, dz$$

　y^* は準拠集団の中で最も高い所得の者、$F(z)$ は累積分布関数、$1 - F(z)$ は z よりも所得が高い者の相対頻度である（Yitzhaki, 1979）。例えば、個人の準拠集団が職場の同僚であるとすると、個人の相対的剥奪（RDi）は、その人より所得が高いすべての同僚との所得の差の合計を、全同僚の数で割ったものとなる[5]。

この式から明らかなことは、個人の「準拠集団」をきちんと定義できるかどうかが、このアプローチに内在する課題だということである。というのも、準拠集団が日々の暮らしの中で一貫し、安定しているかどうかははっきりしないからである。私たち著者のケースを例に挙げれば、スブラが毎朝出勤する時、準拠集団となるのは通勤中にすれ違う他のドライバーだろう（「みんないい車に乗っているのに、どうして僕は 10 年落ちのホンダなんだ？」）。職場に着くと、準拠集団は同僚たちになる（「イチローのボーナスは今年増えたのか？」）。そして帰宅すれば、お気に入りのテレビ番組に出演する人々のライフスタイルに切り替わる。このように、社会的な比較を行う準拠集団が固定し、一貫しているかどうかはわからない。

　それでも経済学者たちは、個人は似た特性をもつ他者との比較を行うという前提で、相対的剥奪を評価しようとしてきた。例えば、米国で National Health Interview Survey に参加した就労年齢の男性 122,000 人を対象に、Yitzhaki Index を算出した研究がある。この研究では、対象者は居住する州、年齢層、人種・民族、学歴が同じである他の男性と自分の所得を比較するという仮定に基づいて、相対的剥奪が評価された。言い換えれば、所得の比較の際に、高校中退の人は博士号をもつ人とは比較をしない、ミシシッピに住む人はマンハッタンに住む人とは比較をしない、さらに弁護士事務所の 25 歳の新人研修生は 60 歳の事務所経営者とは比較をしない、ということだ。絶対所得、共変量（年齢、人種、教育、婚姻状態など）および州レベルの固定効果を調整した上で、5 年間の死亡確率を回帰モデルによって推定した。感度分析を繰り返し、相対的剥奪と死亡率の間には有意な関連があるという結論に至った。例として年齢と人種によって準拠集団を定義した場合には、Yitzhaki Index が 1 標準偏差分大きいと、死亡率は 57% 高かった（Eibner & Evans, 2005）。また、相対的剥奪がストレス関連の健康アウトカム（喫煙、肥満、メンタルヘルスサービスの利用など）と関連することも報告されている（Eibner ら, 2004）。近年ではこうした報告に続いて、米国（Subramanyam ら, 2009）、スウェーデン（Aberg, Yngwe ら, 2012）、日本（Kondo ら, 2009a）など様々な地域で類似の報告があり、それらをまとめた論文もある（Adjaye-Gbewonyo & Kawachi, 2012）。

第 4 章　所得格差 ｜ 121

相対的剥奪（と相対所得に基づく社会的な比較）が、所得格差と健康アウトカムをつなぐ潜在的メカニズムだということを示唆する研究が、近年増えてきている。しかしながら、特にYitzhakiのアプローチに基づく実証研究を進めていくに当たっては、難しい課題が2つ残っている。1つは、個人にとって妥当な準拠集団を確立することの難しさ（これについては、不可能だと言う人もいる）、もう1つは、絶対所得と相対所得の共線性である。後者について、個人の絶対所得レベルは、相対的剥奪の度合いと強く相関していることは当然である。つまり、所得が低い人というのは、自分より高所得の人がたくさんいる人でもあるということだ。そして、相対所得と絶対所得の共線性は、回帰モデルにおいてどちらか一方しかモデルに選択されないほど強いわけではないものの、相互の影響を考慮するために同時にモデルに投入すれば、いずれの推定値も不安定になるという問題が避けられない。加えて、もともとの相対的剥奪理論（Runciman, 1966）に反して、Yitzhaki Index に基づく実証研究で準拠集団の定義を厳しくしても（すなわち社会的な比較のための属性を多く盛り込んでも）、健康への悪影響が増大するということが示せなかった。これは不可解なことであり、想定とは逆の結果である。

4.1.3　所得格差の文脈効果仮説

所得格差と健康とをつなぐ3つ目の説明は、「所得格差の文脈効果」である。これについては、研究者間で賛否が大きく分かれている（**表4.1**、p.113）。この仮説の前提は、前述した絶対所得効果、つまり絶対的な収入と健康の関係を示す効用曲線が上に凸状であることに加えて、所得格差の存在そのものが、個人の健康に直接的な影響を与えるということである。National Longitudinal Mortality Survey のデータを使用し、所得と死亡率の関数がどのような曲線であるかを推定した研究結果は、所得格差に文脈効果があることを支持する（Wolfsonら, 1999）。さらに、米国の州レベルでの所得格差と死亡率の地域相関が、絶対所得効果では説明しきれないほど大きいことがシミュレーションで明らかになった。つまり、所得格差の存在が個人の死亡率にさらなる影響を与えているのである。

文脈効果についての先行研究をたどると、Wilkinson の重要な論文に行

き着く（Wilkinson, 1992）。彼によれば、不平等な社会に暮らすと不健康という「［無用な］税金」を支払うことになる。つまり瘴気（ミアズマ）や大気汚染のように、そこで暮らすあらゆる人は、社会に存在する不平等からの負の影響から逃げ切ることはできないということである（Subramanian & Kawachi, 2004）。では、そうした影響が生じるメカニズムとして、何が考えられるだろうか。

　スティグリッツは *The Price of Inequality*（『世界の 99% を貧困にする経済』徳間書店）（Stiglitz, 2012）の中で、所得の上位 1% の人々にとって都合のよい規制緩和が行われることが、残り 99% の人々にどのような税負担を強いているかについての論考を展開し、社会において所得が二極化すると、社会的凝集性が失われていくと主張している。論考は、2 つの段階を経て展開される。第一段階として、富裕層の生活水準が社会一般から離れていく過程で、彼らは社会の流れから文字通り「離れて」いく。［周囲を塀が取り囲み］24 時間の警備体制があるゲーテッドコミュニティ（gated community）に住み、子どもたちを私立校に通わせ、高級クリニックで医療サービスを受け、ゴミ収集は個人サービスを手配するといった具合である。こうして、自分たちが使わない［自分たちのコミュニティ外の］公共サービス（公的教育、公立図書館、公立病院など）に補助金を出すことに反対しだす。第二段階になると、富裕層は減税措置を要求し始める。スティグリッツが主張するように、1 つのグループに権力が集中すると、彼らだけに利益があり残りの人々に負担を強いるような政策が選択されてしまう（Stiglitz, 2012）。実際にOECD 諸国の状況を見ると、所得上位層の所得が全体所得に占める割合が大幅に増加している国々では、上位層に対する減税措置が最も大きく講じられている（Deaton, 2013）。この一連のストーリーは、過去 20 年間に米国社会の税制、各種規制、公共投資に起こったことを要約していると言える。こうして、所得格差は富裕層以外のすべての人の生活の質を悪化させるという。しかし、このスティグリッツの説明は、相対的剥奪の理論とは異なる。相対所得仮説では、社会的な比較を気にかけない場合には、所得格差の拡大による負の影響を受けないとしている。しかし、文脈効果仮説によれば、そうした人々でさえ、公共サービスの質の低下により負の影響を受けるかもしれな

い。ディートンは「極端な格差が生じた時に何を憂慮するべきかと言えば、裕福な人への妬みなどではなく、上位層の所得の急速な増加が、他の人々のウェルビーイングの脅威になることなのだ」と述べている（Deaton, 2013）。

　相対所得仮説と所得格差仮説でさらに異なる点は、相対所得仮説では、不平等な社会で暮らすことで所得上位の人々が利益を得る可能性を許していることである。つまり、生活水準が低い人々に囲まれることによって、裕福な人が満足を得るかもしれないということである（「井の中の蛙」効果[6]）。この考えを支持する米国の研究も存在する（Kahn ら, 2000）。この研究では、所得下位層（五分位階級の第Ⅰ～第Ⅲ階級）を対象にした場合、不平等な地域に暮らしている方が健康アウトカムが悪かったのに対して、所得上位層（第Ⅳ～第Ⅴ階級）では逆の傾向、すなわち、平等な地域より不平等な地域に暮らしている場合の方がより健康であるということが観察されたのである。

　対照的に所得格差仮説では、不平等な社会に暮らすことの代償を払うのは、個人所有する島へバカンスに行くような所得上位 1% の超富裕層以外のほとんどすべての人々である。所得格差が個別の健康問題に影響を及ぼす経路については、いまだに推論の域を出ない。実際のところ、所得分布といったマクロレベルの事象を、健康アウトカムといったミクロレベル・個人レベルの結果へと落とし込み、理論化することは、社会疫学における普遍的な挑戦である。それでもなお、所得格差によって生じる「汚染効果（pollution effect）」にどのようなパターンが存在し得るのかについて、アイデアを出すことはできる。Wilkinson と Pickett、そして Kawachi と Kennedy も、不平等な社会では不安、恥、抑うつなどネガティブな感情が起こりやすいと論じた（Wilkinson & Pickett, 2009; Kawachi & Kennedy, 2002）。それでは、米国社会でどのようにこうした感情が生じてきたのかを見ていこう。

　初めに指摘しておきたいのは、多くの米国人は、実力主義と階層移動の可能性を信じるように育てられるということだ。つまり、実力さえあれば、生まれた社会階層ではない階層に上がれるということである。米国社会でこうした考えが広まっている様子は、19 世紀の米国人作家 Horatio Alger Jr. による一連の作品を通じて見て取れる。無一文から大金持ちになる話が数多く描かれている。また、複数の国を対象とした調査でも、米国人は「努力した

者は報われる」という設問を肯定する傾向と、逆に「成功するためには裕福な家庭に生まれることが必須だ」という設問を否定する傾向が、他国に比べて高いことが明らかになっている（Haskins ら, 2008）。しかしながら、文化的に深く根づいたアメリカン・ドリームの神話とは裏腹に、米国における社会的流動性は他の先進国と比べて明らかに低い。例えば、社会的流動性の指標の 1 つである父親と息子の収入の相関を見ると、米国における相関係数は 0.47 で、他の OECD 諸国よりかなり高い（ノルウェー：0.17、カナダ：0.19、スウェーデン：0.27、日本：0.34、フランス：0.41）（Corak, 2013）。所得格差と社会的流動性がないことの間には強い相関がある。つまり、所得格差が大きい国々では、経済的に有利な状況が親から子へそのまま引き継がれやすい。そして、経済的不利も同様である（Corak, 2013）。この相関はおそらく双方向的だろう。すなわち、経済的な不平等が社会的流動性を阻害するのと同時に、社会的な流動性がなくなっていることが経済的な不平等を生んでいるということである。そして、「努力は必ず報われる」という神話と社会的な流動性が低い現実というこれら 2 つを組み合わせると、説得力はあるが毒のある話になってしまう。つまり、努力して失敗した人は（たくさんいるわけだが）、自分以外の誰も責めることができない。Merton の社会緊張理論（social strain theory）によれば、文化の中で定義された目標（物質的な成功を目指し努力すること）と、その目標を達成するために利用可能な実際の機会（得てして限られている）が乖離すると、アノミー〔規範が満たされないことによる社会不安・混沌〕や不満、または不適切なストレス対処行動が増えてしまう（Merton, 1957）。具体的には、目標を達成するために犯罪行為に手を染めることや、目標を達成できない自責の念から逃避するために薬物を乱用することなどである。

　前述した心理的メカニズムに加えて、格差の大きな社会に暮らす人々は、高い犯罪率、暴力、感染症などといった「貧困の病理」にもさらされる。貧困が周囲に及ぼす波及効果の他の例として、無保険者がコミュニティに与える影響が知られている（Institute of Medicine, 2003）。格差が大きなコミュニティでは、無保険の貧困層に対する治療によって公的医療サービスに大きな負担がかかる。最終的には、地域の救急センターの破綻・閉鎖につながり、

第 4 章　所得格差　125

保険加入者であっても、そのコミュニティに暮らしていれば医療にアクセスできなくなる。仮に救急センターがなんとか維持されていても、保険加入者は受診までに長時間待たされるという不利益を被る。というのも、救急センターしか受診できない無保険者をトリアージするために、医療スタッフの時間が取られてしまうからである。

　所得格差が健康に影響を与えるメカニズムを主に媒介するのは、物質的要因を介した経路なのか、それとも心理社会的要因を介した経路なのかという議論がある（Lynchら, 2000）。「物質論者」の立場からは、健康格差を心理社会的な側面から、例えば相対的な社会的不利の認識や格差がもたらす心理社会的な悪影響という点から解釈することは問題であると主張されてきた。その理由は、心理社会的な側面から解釈することで、格差を生じさせる構造的な原因が無視、もしくは過小評価されるからである。この種の議論は、白熱したわりには実りが少なかった。というのも、心理社会的要因の影響を物質的要因の影響から切り分けて実証することが、極めて困難であったためである。例えば、物質論者は、車や家をもつことを重要な有形財の所有であると主張する。しかし、心理社会的な見地からすると、車も家も「存在論的安心（ontological security）」の感覚を提供している、つまり、所有することによって得られる心理的な便益が存在しているのである（Hiscockら, 2001）。今のところ、物質的要因と心理社会的要因の影響を分けることができる研究デザインはないし、そうした研究をすることが特に興味深いということもない。というのも、所得格差のメカニズムを心理社会的要因から解釈する研究者であっても、人々が格差を肯定的に受け入れられるように、水道水に抗うつ薬を投入するべきであるとまでは主張しないからだ。また、仮に心理社会的プロセスによって格差と健康の関係がきちんと説明されたとしても、問題の解決策となるのは、心理社会面への介入ではなく、社会的な機会と投資に関する構造的な格差を是正することなのである。

4.1.3.1　所得格差仮説に関する実証研究

　所得格差仮説を検証するためには、所得分布が異なるコミュニティに暮らす個人の健康アウトカムを比較する必要がある。実際には、以下の一般形で表されるマルチレベル回帰モデルが使用される。

$$y_{ij} = \beta_0 + \beta_1 x_{1ij} + \alpha_1 \overline{X}_{1j} + (u_{0j} + e_{ij})$$

x_{1ij} は j 番目のコミュニティに暮らす個人 i の絶対所得を示している。地域レベルの所得格差（$\overline{X}_{1j}$）が 1 単位変化した時の健康アウトカムの限界的な変化（y）を推定するのである。個人所得は、交絡要因である（個人所得が地域レベルの所得格差と健康アウトカムの両方に関連する要因となる）ため、調整する必要がある。

　近年では、地域の所得格差と健康アウトカムとの関連を明らかにするマルチレベル分析を使用した研究が、かなり盛んになっている。ここでは、個々の研究を紹介するのではなく、近藤らが 2009 年までの研究をまとめたメタアナリシスを紹介しよう（Kondo ら, 2009b）。この研究では、PubMed、ISI Web of Science、The National Bureau for Economic Research などのデータベースを用いて系統的に論文検索が行われた。その結果、27 のマルチレベル研究が特定され、そのうち縦断研究が 9、横断研究が 18 であった。地域相関（生態学的）研究（ecological study）のデザインで所得格差と健康の関連を検討したものはさらに何十とあったが、分析には含まれていない[7]。変量効果モデルにより、ジニ係数の 0.05 の増加が、総死亡率の 7.8%（95% 信頼区間 ［CI］：5.8 － 9.8%）の増加と関連したという結果が得られた。ジニ係数の 0.05 程度の変動は、実際に多くの国々で観察されている。例えば、米国では 1990 年から 2011 年までに、ジニ係数が 0.428 から 0.477 まで変化している（DeNavas-Walt ら, 2013）。一方で、7.8% の超過死亡リスクとは、どの程度のことだろうか。貧困による超過死亡リスクが 200% を超え得ることを考えれば、死亡リスクが 7.8% ほど増加するのは些細なことであり、貧困層にとって必要度と緊急度が高い課題から目を逸らせてしまうという見方もできる。しかし、このような視点はリスクの概念を誤解している。7.8% の超過死亡リスクというのは、ウィスコンシン州、ミネソタ州、ユタ州など、所得格差が小さな地域で暮らす人と比較した時の、所得格差の大きい地域（テキサス州、ニューヨーク州、ルイジアナ州など）で暮らす人の平均の超過死亡リスクに相当する。対して、貧困による超過死亡は 2 倍になるとは

いえ、これがあてはまるのは連邦政府の定める貧困基準を下回る世帯の15% ほどである。所得格差の問題に最も近い例は、大気汚染の影響に関する研究だろう。メタアナリシスによれば、大気中の$PM_{2.5}$ による汚染の程度が 10 μg/m^3 悪化すると、死亡リスクが 4% 増加する（Pope ら, 2002）。この数値は、所得格差の「汚染効果」による超過死亡リスクの増加とおおむね同じである。このように 4% という「些細な」死亡リスクの増加が、大気基準の設定に向けて米国環境保護庁が動くのに十分な数字であったことを考えると、所得格差による死亡リスクの増加を大気汚染に例えるのは、的を射ているだろう。

4.2　所得格差仮説に対する批判と反証

前述の通り、所得分布と集団の健康の関係を説明する 3 つの仮説のうち、所得格差の文脈効果仮説は、最も論争の的になっている。これから、所得格差仮説に対する反論について、1 つずつ考えていこう。

4.2.1　平均余命はなぜ延び続けてきたのか

所得格差が拡大してきた過去 20～30 年の間でさえも、多くの国で平均余命が延伸し続けたではないか、という批判がある。この指摘は、所得格差の文脈効果仮説にとって、不都合で致命的な事実のように思えるかもしれない[8]。しかし、私たちは、そのような批判者たちに対して、「そう簡単に決めつけないように！」と注意を促したい。平均余命が延伸しているという経時的な傾向を説明するには、解決しなくてはいけない問題が少なくとも 2 つ存在する。1 つ目は、健康状態の改善には医療技術の進歩など様々な要因が貢献しており、それらの要因が格差拡大の悪影響を緩和したり覆い隠したりしている可能性がある。2 つ目は、所得格差の拡大と平均余命の延伸が同時期に負の相関関係にあるというデータには、所得格差の影響が顕在化するまでに時間がかかるということが反映されていない。後者については、米国女性の喫煙率が下降傾向にある中でも、肺がんの罹患率は上昇しているという例が

128

有名であろう。女性の喫煙が肺がんの発症を抑える効果があるなどと、真剣に議論する者はいないのである（Kawachi & Blakely, 2001）。同様に、女性の肥満が急速に増えたのと同時期に平均余命は延伸しているが、肥満が死亡のリスク要因であることを否定する人は少ないだろう（過体重への影響については議論が分かれるかもしれない）。

　すなわち、所得格差の変化を示すグラフと死亡率のグラフが見た目に同じ傾向を示すからといって、全部がわかるわけではないのである。必要なことは、所得格差の変化と死亡率の変化の関連を厳密に検討する時系列分析（time series analysis）である。時系列分析で、同時期に起こった数多くの要因の影響を差し引くと、必ずしも格差の拡大が平均余命を短くするということを発見するとは限らない。検証すべきは、平均余命の延びが遅くなったかどうか、もしくは長期トレンドに基づく予測よりも小さいかどうかである。しかしながら、時系列分析の実施に当たっては、所得格差の変化と健康状態の変化の間に生じる時間差（lag time）を適切に設定できないということが問題になる。この問題を明らかにすべく実施された実証研究では、所得格差の影響が最も強く出るのは 10 年ほど後の健康状態であることが明らかになった（Blakely ら, 2000）。米国の National Health Interview Survey（1986〜2004年）と付随する死亡データ（1986〜2006 年）に含まれる 701,179 人のデータを用いて、国レベルの所得格差が個人の死亡リスクにもたらす影響の時間差効果について検証した研究がある（Zheng, 2012）。これらの効果は、離散時間ハザードモデルを使用して検証された。この離散時間ハザードモデルでは、調査期間とそれに先行する期間の所得格差は時間に依存し、かつ個人に固有の共変量として扱われた。そして、対象者が調査年から自身が死亡するか打ち切りになるまでの期間に経験する、一連の所得格差の影響が検討された。分析によって示唆されたのは、所得格差は個人の死亡リスクに即時的な負の影響を与えるわけではないが、5 年後から影響が出始め、7 年後に影響が最大となり、12 年後には消えていくということだった（Zheng, 2012）。

4.2.2　健康アウトカムの種類によるのか

　時間差の問題を考えるなら、健康アウトカムの違いについても合わせて考

えなければならない。所得格差は、健康行動（喫煙、肥満、薬物使用）、心理的アウトカム（抑うつ、不安）、主観的健康、死因別死亡（乳児死亡、循環器疾患死亡、殺人）など、様々な健康アウトカムと関連がある（Wilkinson & Pickett, 2009）。メカニズムを特定せずに、データセット上で利用可能な健康アウトカムを使って分析を繰り返す研究者は少なくない。しかし、メカニズムを明確に想定し、発症するまでの期間についての仮説を踏まえてこそ、科学の進歩に貢献できるというものである。例えば、格差が乳児死亡にまで影響を及ぼすようになる時間は、10年単位のとても長いものであると予測できる。親世代の格差や妊娠するまでに経験した格差が母体にまず影響し、次いで妊娠転帰、出生体重、乳児の健康が決定されていくということを想定するからである。対照的に、格差によって精神障害などストレス関連のアウトカムが生じるまでの時間は、かなり短いと予測できる。National Epidemiologic Survey on Alcohol and Related Conditions では、追跡期間が平均3年間であったが、調査開始時（2001～2002年）の州レベルの所得格差と面接で評価した抑うつリスクの上昇が関連することが示された（Pabayo ら, 2014）。

　今後さらなる研究が期待されるのは、所得格差が健康に与える効果が蓄積されるかどうかということである。例えば、貧困と健康との関係を明らかにしようとした研究では、人生の中で経済的困窮状態（連邦政府の定めた貧困基準の2倍以下の所得になること）に陥る回数と、身体的、認知的、心理的機能の低下との間に有意な量反応関係があることがわかった（Lynch ら, 1997）。所得格差でも同様に、格差に曝露されることの影響が蓄積するだろうか。これについては、マルチレベル回帰分析において、所属が複数にわたることを想定した multiple-membership model を使えば対処することができる。

　近年、縦断研究でもバイオマーカーのデータが次第に利用可能となってきたことで、今後、格差の影響が体内において健康に悪影響を及ぼすまでの具体的な経路を明らかにできるようになるかもしれない。しかし、バイオマーカーによる測定は、［既存のデータを用いた観察研究よりむしろ］対象者の所得を操作できるような実験研究において有益であろう[9]。実験室のような

環境であれば、人為的につくられた格差が、コルチゾールのようなストレスのバイオマーカーに与える直接的な影響を観察することができるからである。しかし、集団を対象にする観察研究では、バイオマーカーを分析することによって得られる価値が何であるのか不明確である。というのも、炎症マーカーなどのバイオマーカーは、喫煙などの健康行動による影響も受けるからである。それゆえ、所得格差が不満や不適応行動（例えば喫煙の増加）を生じさせているのであれば、格差に曝露された人々の炎症マーカーも上昇するだろう。この場合、話の本筋は、格差と喫煙行動の関連であり、格差とバイオマーカーの関連ではない。言い換えれば、格差が健康にとって有害な行動を引き起こすことを明らかにできれば十分であり、バイオマーカーへの影響を明らかにすることは必要ないのである（喫煙が健康にとって有害であることはすでに広く受け入れられているが、炎症反応が上昇することが直接的に健康に影響するかどうかについてはいまだ議論がある）。

4.2.3　人種構成による交絡ではないのか

　別の観点からの所得格差仮説への批判として、所得格差は健康格差をもたらす真犯人ではなく、所得格差と相関のある第三の要因が健康格差を引き起こしているのではないか、という議論がある。例えば、米国のデータによると、所得格差の大きい州では人種の不均一性が高い（**図4.2**、次頁）。黒人は白人と比較すると収入が低いために、黒人の割合が高い州ほど所得格差が大きくなることが予測できる。さらに、黒人は白人に比べて平均余命も短い。そうなると、米国の州ごとの所得格差と死亡率の関連は、黒人が占める人口割合が交絡となっている可能性が否定できなくなる。地域単位の相関を分析すると、黒人が占める割合によっては、州レベルの死亡率も都市部の死亡率も、所得格差とは関連しないことがわかった（Deaton & Lubotsky, 2003）。黒人割合が高い地域で死亡率が高いのは、黒人の死亡率が高く所得が低いからという理由だけではなく、白人の死亡率も高いという理由からであった。

　こうした批判に応えるように、マルチレベルデータを用いた検証が進められた。つまり、個人レベルと州レベルの両方で人種を調整し、主観的健康（Subramanian & Kawachi, 2003）や死亡（Backlundら, 2007）との関連を検討し

た研究である。その結果、州レベルの所得格差と健康アウトカムの関連は、黒人割合による交絡を受けていないことがわかった。Subramanian と Kawachi は、1995 年と 1997 年の Current Population Surveys のデータを統合し、米国 50 州に居住する 201,221 人の成人を対象とした分析を実施し、年齢、性別、人種、婚姻状況、教育水準、収入、健康保険の加入状況、雇用状況を調整した上で、州レベルの所得格差が主観的健康に有意な影響を与えていることを示した（Subramanian & Kawachi, 2003）。具体的には、ジニ係数の 0.05 増加に対する主観的健康の悪化のオッズ比（OR）は、1.39（95%CI：1.26 − 1.51）であった。さらに州レベルの黒人割合を調整しても、格差と主観的健康との関連は変わらず（OR：1.30、95%CI：1.15 − 1.45）、黒人割合では所得格差と健康の関係をうまく説明できないことがわかった。黒人であることと主観的健康は、個人レベルでは負の相関が認められたものの、州レベルの黒人割合と主観的健康との間には有意な関連はなかった。言

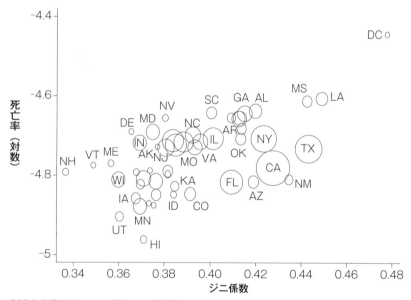

1990 年米国の州レベルの格差と年齢調整済死亡率（図中の円のサイズは各州の人口に比例する）

図 4.2 米国の州レベルのジニ係数と死亡率の相関

出典：Deaton & Lubotsky（2003）

い換えれば、米国南東部のように黒人割合が高い地域で白人の健康が損なわれる理由は、多くの黒人とともに住んでいるからではなく、地域の所得格差が大きいからなのである。

　別の研究では、US National Longitudinal Mortality Study（NLMS）を用いて、米国の州ごとの所得格差と死亡との関連を明らかにするモデルが構築された（Backlundら, 2007）。著者らは、マルチレベルモデルを用いて、個人レベルでは人種を調整し、州レベルでは黒人割合を調整した。25～64歳を対象にした分析の結果、1990年時点の州レベルの所得格差は、個人レベルの人種と州レベルの黒人割合を調整してなお、男性においては22%（95%CI：10 － 37%）の超過死亡、女性では5%（95%CI：-6 － 18%）の超過死亡と関連することがわかった。興味深いことに、黒人割合も男性で22%、女性で14%の超過死亡と関連していた。

4.2.4　集団レベルの残差交絡の可能性はないか

　すでに説明したように、米国における人種構成は、所得格差と健康の関係の説明にはならない。しかしながら、他の属性の残差交絡が州レベルで存在する可能性はある。観察されていない交絡に対処する方法の1つは、固定効果モデルを使用した経済学的手法を用いることであり、この方法では時間に依存しない観察対象間の不均一性を除くことができる。近藤らが行ったメタアナリシスでは、固定効果を用いた研究とそうでない研究との間に違いが見られた（Kondoら, 2009b）。固定効果アプローチを用いた3つの研究をプールして算出した死亡の相対リスク（RR）は、ジニ係数0.05の上昇について1.016（95%CI：0.987 － 1.046）であった。これは、他の先行研究も含めて算出した相対リスク1.078と比較して、統計的に有意ではない値にまで効果が弱まっていることを意味する。この結果は、格差と健康には因果関係がなく、観察されていない交絡によるものであるとも解釈できる。

　この問題は、先行研究で詳しく論じられている（Mellor & Milyo, 2001; Kawachi & Blakely, 2001; Clarkwest, 2008; Zimmerman, 2008; Glymour, 2008）。ポイントは、固定効果分析は、それが国家間の比較であれ国内の比較であれ、所得格差の変化が同時期に生じた健康属性の変化にどのような影響を与えたかを

明らかにする際に、一階差分法を用いている点である。この方法は、観察されていないすべての時間非依存の地域属性を調整する合理的な手法ではあるが、固定効果の手法には限界があることもよく知られている。1つ目は、変化による変化（change-on-change）の検証に関する時間の長さが、生物学的に妥当な時間差や誘導期間（induction period）を反映しない可能性があることである（時間差に関しては前項を参照）。2つ目は、先行期間の格差の結果として生じたかもしれない媒介変数の差異（例えば、教育分野への投資の規模など）を考慮できていないことである。つまり、この手法では、地域レベルのダミー変数を固定効果として扱うことで、健康を予測する観測値も、また観察されない因子（公共投資への違いなど）も、地域レベルの差の平均としてまとめて調整をしている。しかしながら、時間に依存しない地域特性のばらつきこそが、観察前の期間における州間の所得格差の差異によって生じたかもしれないのである。観察されていない不均一性に取り組むことは、以下の通り紛れもなく問題解決へと導く強力なアプローチである。「未観察の異質性（heterogeneity）の存在についての議論は妥当である。問題は、明確な理論に基づくメカニズムを排除するような分析手法を用いることである」（Clarkwest, 2008）。

　最後は、固定効果の係数に集団間のばらつきのすべてが含まれてしまい、集団内のばらつきしか残らなくなってしまうことである。曝露の程度が経時的に集団内できちんとばらついていないと、効果が検出されにくくなるのは明らかである。固定効果分析で検証されるような期間においては、米国の州間の所得格差のばらつきは、州内の所得格差のばらつきよりも大きいので、州間のばらつきが固定効果に含まれてしまうと、ばらつきの小さな州内の格差と健康との関連を検討することになる。これが、固定効果アプローチで関連が認められなかった理由かもしれない。単一の州で対策を施すだけでは、格差縮小によって健康への効果が出ることは期待できないと言い換えてもいいだろう。

4.2.5　米国が例外なだけではないのか

　所得格差に関する実証研究で最も強固なエビデンスを提供しているのは、

米国の州を比較した研究である（Subramanian & Kawachi, 2004）。米国に良質なデータが揃っているからとも言えるが、観察数が 50 の自然実験を繰り返している状況から、そろそろ脱却する必要もある（Subramanian ら, 2003a）。しかし、米国以外の国では、米国での研究ほど結果が一貫しない。これも、米国だけが例外であることを示す例証の 1 つなのだろうか。つまり、Alger が描いたアメリカン・ドリームの神話を多くの米国人が信じているにもかかわらず、実際の社会的流動性は低い状況にあるという、米国特有の問題がもたらした結果なのだろうか。

この疑問に答える手がかりとなるのが、所得格差と健康について国際比較を行った研究である。所得格差と健康に関する地域相関研究の結果を、カナダと米国とで比較した（Ross ら, 2000）。その結果、図 4.2（p.132）で示したように米国の 50 州では強い相関が見られたのに対して、カナダの 10 州では所得格差と死亡率との間に相関を認めなかった。ただ、カナダの中で最も格差の大きな州は、米国の中で最も格差が小さく平等な州と比較しても、格差が小さかった。これが示唆するのは、所得格差が健康に与える影響には閾値効果があるかもしれないということである。格差と死亡率の関連は、カナダの 10 州だけで見れば「平ら」であるように見えるが、国の違いを無視してカナダと米国のデータを一緒に分析すると、すべてのデータは 1 つの回帰線に沿って分布しているように見える。

格差の効果に閾値が存在することは、英国と日本の所得格差の比較研究でも支持されている。英国の 30 地域のデータを用いて、所得格差の十分位数比 [10] と労働年齢層の標準化死亡比との間に強い関連があることが示された。それに対して、日本の 47 都道府県のデータでは関連が認められなかった（Nakaya & Dorling, 2005）。これら 2 か国のデータを一緒に並べて見てみると、日本で最も格差のある県は、英国の最も格差が小さく平等な地域よりも、格差が小さかった。そして、米国とカナダの例と同様、所得格差と死亡との間に関係性が見える。同様の関連は、格差と死亡率との関連を 5 か国で比較した分析でも報告されている（Ross ら, 2005）。格差が大きい 2 か国（米国と英国）では、格差と死亡率との間で強い地域相関が観察された一方で、格差が小さく平等な他の 3 か国（スウェーデン、カナダ、オーストラリア）に

おいては関連が認められなかった。

　所得格差の効果に閾値があることを示す知見として最後に示しておきたいのは、1つの国で所得格差と健康の関連を経時的に繰り返し検討した研究である。日本（Oshio & Kobayashi, 2009）と台湾（Chiang, 1999）では、所得格差が拡大するにつれて格差と健康の関連が現れてきた。言い換えれば、格差は、ある段階まで健康影響を引き起こさないか、あるいはほとんど引き起こさないのかもしれない。しかし、旧ソビエト圏のように所得分布を均一にし過ぎることは、人々の自主性を抑え、賄賂の横行という結果をもたらしてしまう。共産党にコネがある人が郊外に別荘を構えるのは、この代表的な例である。こうした状況では、人々は不平等を感じ、何に対しても冷笑的になり、士気が低下してしまう。つまり、所得格差には、ちょうどよいレベルがあるのかもしれない。大き過ぎる格差も、小さ過ぎる格差も、集団の健康に障害を引き起こし得るということである。現在のところ、ジニ係数の閾値に関して決定的な結論を出す研究はない。しかしながら、近藤らによるメタアナリシスでは、ジニ係数が 0.3 未満の国（RR=1.02、95%CI：0.97 − 1.07）よりも、ジニ係数が 0.3 以上の国（RR=1.09、95%CI：1.07 − 1.12）で所得格差と死亡の関連がはっきりと観察された（Kondo ら, 2009b）。

　また、近藤らによるメタアナリシスでは、米国が例外であるという仮説をより直接的に検証している（Kondo ら, 2009b）。米国で行われた 3 つのマルチレベル分析をまとめて解析すると、ジニ係数の 0.05 の上昇に相当する死亡の相対リスクは 1.06 倍（95%CI：1.01 − 1.11）であった。米国以外で行われた 6 つの研究では、死亡の相対リスクは 1.09 倍（95%CI：1.06 − 1.12）であった。言い換えると、米国だけが大きな格差の代償を支払っている例外であるという考えは支持されない。実際、例えば中国（Chen & Meltzer, 2008）やチリ（Subramanian ら, 2003b）、ブラジル（Pabayo ら, 2013）など、米国と同程度かそれ以上に不平等な社会での研究では、いずれも所得格差の健康への影響が報告されている。

　最後に、所得格差仮説に関する先行研究は（二時点以上のデータがある場合はすべて）、格差の拡大の影響を検討してきた、ということに言及しよう。なぜなら、世界中のほとんどの国において、過去 30 年のグローバル化の中

で急速に格差が拡大してきているからである（Kawachi & Wamala, 2007）。現実とは異なる傾向、すなわち所得格差が縮小する時に起こることを検証するのはとても難しい。ただし、不平等な国から平等な国に移動した人の健康を検証することで、これを実現できる。Hamilton と Kawachi は、ラテンアメリカの一部やサハラ砂漠以南のアフリカなど、ジニ係数が米国よりも高い国から米国へ移住した人の健康を検証した（Hamilton & Kawachi, 2013）。March Current Population Survey の個人レベルのデータと出身国の所得格差のデータを結合させ、米国に 6〜20 年暮らした移住者のデータを解析した結果、格差が小さい国から米国に移住した人と比較して、格差が大きい国の出身者は主観的健康が良好であることがわかった。

4.2.6　どのくらいの空間スケールの所得格差を考えるべきか

　所得格差と集団の健康の関連を検討する上で、どの程度の空間スケールを想定するべきかについて、ここで述べておきたい。文脈効果を検討する研究で扱われてきたのは、国や地方、州、県、都市部などの大きな単位から、郡やコミュニティといった小さな単位に至るまでの、考えられる限りすべての規模の集団である。これらの研究で一般的に観察されたのは、国レベルでの所得格差と健康指標との関連は、特に先進国でははっきりしないということである。Wilkinson が、OECD 加盟の 9 か国を対象にした地域相関研究で、格差と平均余命との関連を初めて示したことで、この分野の研究が進みだした（Wilkinson, 1992）。にもかかわらず、その後に続いた研究では、多くの国を対象にすると Wilkinson の知見を再現できなかったり（Judge ら, 1998）、交絡要因を調整することで結果が統計的に有意ではなくなったりした（Mellor & Milyo, 2001; Lynch ら, 2001）。このように結果が一貫しないことに基づいて、ディートンは、先進国では所得格差が平均余命や成人の総死亡に影響をもたらす証拠はないと結論づけた [11]（Deaton, 2003）。しかしながら、彼は同時に、有意な関連が見られなかったのは、データに問題があること、特に収入の分布に関する国家間のデータの比較可能性が不十分であることが原因であるかもしれないとも補足して述べている。所得の分布と健康の関連を検討する際に問題になるのは、測定自体の問題によって両者に関連がないという結果に

なってしまうことである (Deaton, 2003)。所得分布の国際比較研究のゴールドスタンダードであるルクセンブルグ所得研究に準拠した研究 (Judge ら, 1998) でさえも、比較可能でもなければ正確でもない (Deaton, 2003)。端的に言うと、所得格差と健康との関連に関する国際比較研究では、質はよいが収入の分布のばらつきが小さな高所得国のデータか、格差の範囲は大きいもののあまり質がよくない低・中所得国のデータのいずれかを使わざるを得ないのである。

　所得データを国際比較することに課題があるため、研究者は、所得格差仮説を国家内で検証することに関心を向けてきた。特に、米国の州単位の分析では一貫した知見が得られている (Subramanian & Kawachi, 2004)。国家内で研究を行う時には、妥当な地理的な範囲は何であるかを考えるための理論が重要である。例えば、米国のような連邦制の国では、医療保険（メディケイド）、公的扶助 (Temporary Assistance for Needy Families：TANF〔貧困家庭への一時的扶助〕)、フードスタンプ (Supplementary Nutrition Assistance Program：SNAP)、失業手当などのプログラムの実施状況が、州ごとに大きく異なる。こうしたプログラムはどれも、それぞれの場所の所得格差の影響を受けているかもしれないし、それら1つひとつが集団の健康状態のばらつきに影響を与えているかもしれない。一方、コミュニティのようなごく小さな場所に目を向けてみると、社会経済的状況の違う人々が互いに住み分けるような状況が存在するために、収入のばらつきは、地域間に比べて地域内の方が小さい。これは、社会的に非常に不利な地域では、みんなが等しく貧しいので平等に見えるのと同時に、貧困によって健康が損なわれた状況であるというデータが出てくることを意味する〔つまり、平等な地域ほど不健康であるという関連が観察される〕。

　そうした話は、地区ごとに分離・隔絶されていることで有名なブラジル・サンパウロでも報告されている。サンパウロの地区を単位として地域相関分析をすると、地区の所得格差と死亡率が負の相関をしていることがわかる。つまり、格差が大きいほど健康によいように見えているということである (Chiavegatto ら, 2012a)。サンパウロの地区を単純に比較すると、格差が大きな地区（ジニ係数が 0.25 以上）の死亡率が、格差が小さい地区（ジニ係数

が 0.25 未満）に比べて、わずかに低い。この逆説的な状況を説明するために、傾向スコアを用いたモデルを開発し、サンパウロの各地区の所得格差が大きくなる（ジニ係数が 0.25 以上）確率を計算した研究がある（Chiavegatto ら, 2012a）。傾向スコアの算出に当たっては、地区レベルの 16 の共変量が使用された（ファヴェーラ［スラム］の有無、貧困率、収入の中央値、世帯主の教育歴、住宅戸数密度、水道がある住民の割合、ごみ収集サービスが利用できる住民の割合、トイレがない住民の割合、世帯主が 21 歳未満である世帯の割合、世帯主の識字率、8〜12 歳の識字率、5〜8 年生 1 人あたりの教員数、HIV/AIDS の発生率、1 歳未満の乳児の割合、65 歳以上の高齢者の割合、女性の割合）。算出した各地区の傾向スコアを用いて、曝露群（格差が大きい地区）と対照群（格差が小さい地区）とをマッチングし、両者の健康状態を比較した。つまり、格差が大きな地区と格差の小さい地区を、両者の共変量の類似性でマッチングしたのである（Oakes & Johnson, 2006）。マッチングされなかった地区は、分析から除外されている。

　傾向スコアマッチングを行う前の分析では、格差が小さい地区に比べて、格差が大きな地区の死亡率がわずかに低いことが示されていた。具体的には、10,000 人あたり 2.23 人（95%CI：−23.92 − 19.46）の死亡率の差であって、これは所得格差の文脈効果仮説には反する結果だった。ところが、傾向スコアマッチングをした後に再度比較をしてみると、格差が大きいと有意に死亡率が高いことが明らかとなった。死亡率の差は、10,000 人あたり 41.58（95%CI：8.85 − 73.3）であった（Chiavegatto ら, 2012a）。もっとも、この研究は地域相関研究であり、地区の所得格差と個人の社会経済的状況などの属性との間にクロスレベル交互作用（cross-level interaction）があるかどうかはわからない。別の言い方をすれば、地域相関研究では、格差が誰に対して害をもたらすのかということは明らかにならない。

4.2.7　格差は誰にとって害があるのか

　マルチレベル分析を用いた研究でも、性別、人種、社会経済的状況など、特定のグループが格差の影響に対して脆弱であるのかといった、決定的な結論は導かれていない。これまでに実施された最も大きな研究の 1 つである、

National Longitudinal Mortality Study のデータを使用したマルチレベル分析の研究では、死亡の超過リスクが存在するのは 25 歳から 64 歳の生産年齢人口の男女に限られることが示唆されており、65 歳以上の高齢者では、州レベルの格差と死亡の関連は認められなかった（Backlund ら, 2007）。ほとんどの死亡は 65 歳以上で起こるため、所得格差が米国の死亡の傾向の主要な決定要因ではないと結論づけた[12]。一方、近藤らによって行われたメタアナリシスでは、60 歳未満の集団の推定値（ジニ係数 0.05 の増加で相対リスクが 1.06 倍、95%CI：1.01 － 1.10）と、60 歳以上の集団の推定値（相対リスクが 1.09 倍、95%CI：1.06 － 1.12）との間に、統計的に有意な差異は認められていない（Kondo ら, 2009b）。ブラジルのサンパウロに暮らす 60 歳以上の高齢者を対象に、マルチレベル分析を用いた最近の研究では、ジニ係数によって評価した近隣の格差と主観的健康とが、年齢、性別、収入、教育を調整した上でも関連することが示された（OR：1.19、95%CI：1.01 － 1.38）（Chiavegatto ら, 2012b）。構造方程式モデル（structural equation model）を用いた分析では、所得格差が高齢者の主観的健康に与える負の影響は、コミュニティ内の暴力と身体活動量の不足によって媒介されることが示唆された。

　研究者が長い間想定してきたのは、所得格差による健康への悪影響からうまく逃れられる中間階級や富裕層とは異なり、貧困層では所得格差の負の影響が顕著に現れるということである。Subramanian と Kawachi は、州レベルの所得格差、個人レベルの主観的不健康、個人の人口学的・社会経済学的指標といった変数間の交互作用を系統的に検討した（Subramanian & Kawachi, 2006）。1995 年と 1997 年の Current Population Survey のデータと、1990 年、1980 年、1970 年の米国国勢調査の州レベルの所得格差（ジニ係数）を用いた分析で示唆されたことは、州レベルのジニ係数が 0.05 増加すると、主観的不健康のオッズ比が 1.30（95%CI：1.17 － 1.45）になることである。分析は、年齢、性別、人種、婚姻状況、教育、収入、保険加入状況、州の所得の中央値を含んだ、条件付きロジスティック回帰モデルで行った。いくつかの例外を除いて、州レベルの格差の影響が集団間で異なることを示す、統計的に有意な結果は得られなかった。しかしながら、州レベルの所得格差と

主観的健康との関連は、黒人と比較して白人では 1.34 倍（95%CI：1.20 −
1.48）であり、あまり豊かでない人と比較して 75,000 ドル以上の収入があ
る人では 1.65 倍（95%CI：1.26 − 2.15）となっていた。この知見が主に示
しているのは、所得格差が主観的健康に与える文脈効果は、人種などによっ
て異なって存在するのではなく、全体に対して影響を及ぼすものであるとい
うことである。

4.3　相対順位仮説

　所得格差と健康の関係についてしばしば議論になるテーマとして、個人の
所得における社会的な位置、つまり相対順位（relative rank）が健康を決定
しているという考えについて最後に述べておこう。社会的な序列は、霊長類
を含む多くの動物で観察され、群れの中での階級が食事、繁殖機会、生理的
状態、寿命に影響を与えることが示されてきた（Sapolsky, 2005）。ここから類
推して、Wilkinson は、所得格差が大きな社会では下位の順位、すなわち
社会経済的状況が低いことが負の生理学的影響をより強く引き起こすと考え
た（Wilkinson, 1996）。研究の中には、個人間の所得差ではなく、下位の階級
に所属することが大きなストレス反応をもたらすことを示したものもある
（Mendelson ら, 2008）。しかしながら、霊長類での知見をヒトにあてはめるこ
とには注意が必要である。例えば、序列の中で最もストレスを感じるのが上
位個体と下位個体のどちらかということは、種の違いや個体群それぞれの社
会組織のありようによって変わることがある（Sapolsky, 2005）。例えば、コビ
トマングースの場合、生理学的なストレスを最も感じているのは、群れの中
で上位の序列にある個体である。これはおそらく、その地位を保持するため
には競争をし続ける必要があるからであろう。キイロヒヒやアカゲザルの場
合は、明らかな肉体的な攻撃ではなく、心理的な威嚇によって上位の順位に
ある個体の優位性が保たれているため、最もストレスを感じているのは下位
の個体である。
　下位の順位にいることで負の生理学的影響が引き起こされることが、所得

格差と健康の関係を一部でも説明するかどうかは、まだはっきりとしていない。特に絶対所得と階級の間にかなり強い相関があるため、この命題は実証的に検証するのが難しい。さらに、実際の介入策を考えた時に、もし相対順位が健康の有利不利をもたらすものであるとしたら、〔所得分配に関する〕社会政策が集団の健康に与え得る役割が限定的であることを示唆する。なぜなら、所得税などの政策によって、絶対的所得、相対的所得を変えることはできても、相対順位は変わらずに保たれるからである。

4.4 結論

本章では、所得格差と集団の健康をつなぐ3つの仮説と、先行研究について見てきた。これら3つの説明は互いに重複がないわけではなく、すべてが正しいかもしれないし、懐疑的に見ればどれも正しくないのかもしれない。研究者の中には、所得格差は是正すべき問題であると考えていない者もいる。そうした研究者は、問題の本質はむしろ、「持てる者」と「持たざる者」の間の差を拡大させるような政治的なイデオロギーにあると主張する（Coburn, 2000）。この視点に立つと、所得が不均衡に配分されている現状は、政治的権力を剥奪された弱者を裕福な強者が虐げているという、広い意味での階級闘争の副産物であるということになる。確かに、1978年から1980年にかけて興隆した新自由主義のイデオロギーが、経済の自由化、民営化、規制緩和、労働組合の解散、福祉の縮小などを強調することで、グローバルレベルでの所得格差は急速に拡大した（Harvey, 2005）。同時に、イデオロギーというものは突然沸き上がってくるものではなく、社会的な文脈の中で生じるものである。政治哲学や経済哲学を、現行の社会的秩序を正当化しようとする支配階層の意図の表れとして捉えることもできよう。その意味で、イデオロギーと所得格差の関連は双方向的である。所得格差が広がっていくにつれて権力はトップに集中し、そして上位1%が既得権益を守る力が強まった（Stiglitz, 2012）。社会心理学分野で次第に明らかになりつつあるのは、富裕層は貧困層の困窮に手を差し伸べようとしないということだ。単刀直入に言っ

てしまえば、富裕層には共感が欠けている（Stellarら, 2012）。富裕層と貧困層の所得が、現在の米国のように二極化してしまえば、共感の断絶を引き起こす。そして、貧困層のフードスタンプを削減しつつ富裕層の減税措置を主張するという矛盾に誰も関心を向けない、配慮のない社会になってしまう。極端な富の集中は、すでに経済成長と民主主義の機能の脅威であると見る向きもある（Stiglitz, 2012）。格差が生み出す様々な社会的コストが明らかになってきた中で、それらに加えて人々の健康状態の悪化についても考慮する必要があると、私たちはこれまで主張してきたのである。

注釈

1：ルキウス・アンナエウス・セネカ（小セネカ）の『ルキリウスへの倫理的書簡』第74章には、「最も深刻な貧しさとは、裕福な人々の中で貧しくあることだ」とある。

2：善行をしたという満足感ゆえに、寄付をした人の健康や幸福感が改善することを示す先行研究もある（Dunnら, 2014）。この場合において、博愛主義がもたらすものはゼロ・サムではなく、与えた人も受け取った人も健康になるポジティブ・サム（win-win）の関係であると言えるだろう。

3：所得移転を行う際には、「穴の開いたバケツを使って、お金を豊かな人から貧しい人に移さざるを得ない。お金のいくらかは、運んでいるうちにどこかに消えてしまう。ゆえに、貧しい人は豊かな人から取り去ったお金のすべてを受け取るわけではない」（Okun, 1975, p.91）。

4：例えば、Bruce Knecht の 2013 年に出版された著書 *Grand Ambition: An Extraordinary Yacht, the People Who Built It, and the Millionaire Who Can't Really Afford It* では、贅沢なヨットの建造にのめり込む人々が詳細に描かれており、地位をめぐる競争をする人々の現代的なエスノグラフィーとみなすこともできる。あるヨットのオーナーが甲板に降雪機を設置したかと思えば、別の人は 50 人規模のオーケストラが演奏できる音楽ホールを設置した。他にも、キャットウォーク（ランウェイ）をつくって最新ファッションに身を包んだスーパーモデルを歩かせたオーナーも描かれている。

5：グループの大きさを調整するために、準拠集団の人数で割る。そうしないと、準拠集団が大きければ大きいほど、個人にとっての相対的剥奪の程度が大きく見積もられてしまう。

6：例えば、退職後に移住するケースは増加傾向にある。つまり、米国や日本のような裕福な国の人々が退職後に貧しい国に移住し、相対的に高い収入と安い生活費の恩恵を受ける。

7：地域相関研究の問題点は、絶対所得仮説と所得格差仮説のどちらが妥当かを判断する助けにはならないということである。よって、地域レベルのジニ係数と健康の相関は、これら一方または両方によるものであり得る。

8：Thomas Henry Huxley の 1870 年 の *The great tragedy of science – the slaying of a beautiful hypothesis by an ugly fact* より引用。これは Thomas の英国学術協会会長としての演説「生物発生説と自然発生説」の中の一節であり、後にエッセイ集として出版された（第 8 巻, p.229）。

9：例えば、Andersonら（2006）は、異なる額の謝金を提供することで人為的な格差をつくり出し、格差が信頼ゲームにおける協調的な行動に対してどのような影響を与えるかを観察している。

10：所得格差の指標であり、所得下位 10% が全体所得に占める割合を上位 10% の所得が占める割合で除したもの。

11：ディートンも、少なくとも低中所得国では、またおそらく高所得国であっても、国レベルでの所得格差と乳幼児死亡の関連は理論的にあり得ることであり、そして明らかにデータが不足しているものの、現在利用可能なデータの限りにおいては支持されていることを認めていた（Deaton, 2003, p.140）。

12：もちろん、若くして亡くなってしまうことは、余命の損失がより大きいことを意味する。よって、若くして亡くなることは、所得格差による早期死亡の負担をなくすわけではない。

参考文献

Aaron, H. J. (1978). *Politics and the professors: the Great Society in perspective.* Washington, DC: Brookings Institution Press.

Aberg Yngwe, M., Kondo, N., Hägg, S., & Kawachi, I. (2012). Relative deprivation and mortality——a longitudinal study in a Swedish population of 4.6 millions, 1990-2006. *BMC Public Health,* 12: 664.

Adjaye-Gbewonyo, K., & Kawachi, I. (2012). Use of the Yitzhaki Index as a test of relative deprivation for health outcomes: a review of recent literature. *Soc Sci Med,* 75(1): 129-37.

Anderson, L. R., Mellor, J. M., & Milyo, J. (2006). Induced heterogeneity in trust experiments. *Exp Econ,* 9(3): 223-35.

Backlund, E., Rowe, G., Lynch, J., Wolfson, M., Kaplan, G., & Sorlie, P. (2007). Income inequality and mortality: a multilevel prospective study of 521 248 individuals in 50 US states. *Int J Epidemiol,* 36(3): 590-6.

Beckfield, J. (2004). Does income inequality harm health? New cross-national evidence. *J Health Soc Behav,* 45(3): 231-48.

Blakely, T., Kennedy, B., Glass, R., & Kawachi, I. (2000). What is the lag time between income inequality and health status? *J Epidemiol Comm Health,* 54(4): 318-9.

Blakely, T., & Wilson, N. (2006). Shifting dollars, saving lives: what might happen to mortality rates, and socio-economic inequalities in mortality rates, if income was redistributed? *Soc Sci Med,* 62(8): 2024-34.

Chen, Z., & Meltzer, D. (2008). Beefing up with the Chans: evidence for the effects of relative income and income inequality on health from the China Health and Nutrition Survey. *Soc Sci Med,* 66(11): 2206-17.

Chiang, T-L. (1999). Economic transition and changing relation between income inequality and mortality in Taiwan: regression analysis. *BMJ,* 319: 1162-5.

Chiavegatto Filho, A., Kawachi, I., & Gotlieb, S. (2012a). Propensity score matching approach to test the association of income inequality and mortality in Sao Paulo, Brazil. *J Epidemiol Community Health,* 66(1): 14-7.

Chiavegatto Filho, A., Lebrão, M., & Kawachi, I. (2012b). Income inequality and elderly self-rated health in São Paulo, Brazil. *Ann Epidemiol,* 22(12): 863- 7.

Clarkwest, A. (2008). Neo-materialist theory and the temporal relationship between income inequality and longevity change. *Soc Sci Med,* 66(9): 1871-81.

Coburn, D. (2000). Income inequality, social cohesion and the health status of populations: the role of neo-liberalism. *Soc Sci Med*, 51(1): 135-46.

Corak, M. (2013). Income inequality, equality of opportunity, and intergenerational mobility. *J Econ Perspectives*, 27(3): 79-102.

Deaton, A. (2003). Health, inequality, and economic development. *J Econ Perspectives*, 41: 113-58.

Deaton, A. (2013). *The great escape: health, wealth, and the origins of inequality*. Princeton, NJ: Princeton University Press.

Deaton, A., & Lubotsky, D. (2003). Mortality, inequality and race in American cities and states. *Soc Sci Med*, 56(6): 1139-53.

DeNavas-Walt, C., Proctor, B., Smith, J., & Census Bureau. (2013). *Income poverty, and health insurance coverage in the United States: 2012*. Washington, DC: US Government Printing Office, pp.60-245.

Dressler, W., Balieiro, M., Ribeiro, R., & Dos, Santos, J. (2007). A prospective study of cultural consonance and depressive symptoms in urban Brazil. *Soc Sci Med*, 65(10): 2058-69.

Duesenberry, J. (1949). *Income, saving and the theory of consumption behavior*. Cambridge, MA: Harvard University Press.

Dunn, E. W., Aknin, L. B., & Norton, M. I. (2014). Prosocial spending and happiness: Using money to benefit others pays off. *Curr Dir Psychol Sci*, 23: 41-7.

Eibner, C., Sturn, R., & Gresenz, C. (2004). Does relative deprivation predict the need for mental health services? *J Ment Health Policy Econ*, 7(4): 167-75.

Eibner, C., & Evans, W. (2005). Relative deprivation, poor health habits, and mortality. *J Human Resources*, XL: 592-619.

Frank, R. (1999). *Luxury fever: why money fails to satisfy in an age of excess*. New York: The Free Press.

Galbraith, J. K. (1958). *The affluent society*. Boston, MA: Houghton Mifflin.

Glymour, M. (2008). Sensitive periods and first difference models: integrating etiologic thinking into econometric techniques: a commentary on Clarkwest's "Neo-materialist theory and the temporal relationship between income inequality and longevity change." *Soc Sci Med*, 66(9): 1895-902.

Gravelle, H. (1989). How much of the relation between population mortality and unequal distribution of income is a statistical artefact? *BMJ*, 316(7128): 382-5.

Hamilton, T., & Kawachi, I. (2013). Changes in income inequality and the health of immigrants. *Soc Sci Med*, 80: 57-66.

Harvey, D. (2005). *A brief history of neoliberalism*. Oxford: Oxford University.

Haskins, R., Isaacs, J., & Sawhill, I. (2008). *Getting ahead or losing ground: economic mobility in America*. Washington, DC: The Brookings Institute Economic Mobility Project.

Hiscock, R., Kearns, A., MacIntyre, S., & Ellaway, A. (2001). Ontological security and psycho-social benefits from the home: qualitative evidence on issues of tenure. *Housing, Theory and Society*, 18(1-2): 50-66.

Institute of Medicine. (2003). *A shared destiny: the community effects of uninsurance*. Washington, DC: National Academies Press.

Judge, K., Mulligan, J., & Benzeval, M. (1998). Income inequality and population health. *Soc Sci Med*, 46(4-5): 567-79.

Kahn, R., Wise, P., Kennedy, B., & Kawachi, I. (2000). State income inequality, household income, and maternal mental and physical health: cross-sectional national survey. *BMJ*, 321: 1311-5.

Kawachi, I., & Blakely, T. (2001). When economists and epidemiologists disagree. *J Health Politics Policy Law*, 26: 533-41.

Kawachi, I., & Kennedy, B. (2002). *The health of nations: why inequality is harmful to your health.* New York: The New Press.

Kawachi, I., & Wamala, S. (2007). Poverty and inequality in a globalizing world. In: Kawachi, I., & Wamala, S. (eds.), *Globalization and health.* New York: Oxford University Press.

Kondo, N., Kawachi, I., Hirai, H., Kondo, K., Subramanian, S. V., Hanibuchi, T., et al. (2009a). Relative deprivation and incident functional disability among older Japanese women and men: Prospective cohort study. *J Epidemiol Community Health*, 63(6): 461-7.

Kondo, N, Sembajwe, G., Kawachi, I., Van Dam, R., Subramanian, S., & Yamagata, Z. (2009b). Income inequality, mortality and self-rated health: a meta-analysis of multilevel studies with 60 million subjects. *BMJ*, 339: b4471.

Kravdal, O. (2008). Does income inequality really influence individual mortality? Results from a "flxed-effects analysis" where constant unobserved municipality characteristics are controlled. *Demographic Research*, 18: 205-32.

Lynch, J., Kaplan, G., & Shema, S. (1997). Cumulative impact of sustained economic hardship on physical, cognitive, psychological, and social functioning. *N Engl J Med*, 337(26): 1889-95.

Lynch, J., Smith, G., Kaplan, G., & House, J. (2000). Income inequality and mortality: importance to health of individual income, psychosocial environment, or material conditions. *BMJ*, 320(7243): 1200-4.

Lynch, J., Smith, G., Hillemeier, M., Shaw, M., Raghunathan, T., & Kaplan, G. (2001). Income inequality, the psychosocial environment, and health: comparisons of wealthy nations. *Lancet*, 358(9277): 194-200.

Mellor, J., & Milyo, J. (2001). Reexamining the evidence of an ecological association between income inequality and health. *J Health Polit Policy Law*, 26(3): 487-522.

Mendelson, T., Thurston, R., & Kubzansky, L. (2008). Affective and cardiovascular effects of experimentally-induced social status. *Health Psychol*, 27(4): 482-9.

Merton, R. (1957). *Social theory and social structure.* New York: Free Press.

Nakaya, T., & Dorling, D. (2005). Geographical inequalities of mortality by income in two developed island countries: a cross-national comparison of Britain and Japan. *Soc Sci Med*, 60(12): 2865-75.

Oakes, J. M., & Johnson, P. (2006). Propensity score matching for social epidemiology. In: Oakes, J. M., & Kaufman, J. (eds.), *Methods in social epidemiology.* San Francisco: Jossey-Bass.

Okun, A. (1975). *Equality and efficiency: The big tradeoff.* Washington, DC: The Brookings Institution.

Oshio, T., & Kobayashi, M. (2009). Income inequality, area-level poverty, perceived aversion to inequality, and self-rated health in Japan. *Soc Sci Med*, 69(3): 317-26.

Pabayo, R., Chiavegatto, Filho, A., Lebrão, M., & Kawachi, I. (2013). Income inequality and mortality: results from a longitudinal study of older residents of São Paulo, Brazil. *Am J Public Health*, 103(9): e43-9.

Pabayo, R., Kawachi, I., & Gilman, S. (2014). Income inequality among American states and the incidence of major depression. *J Epidemiol Community Health*, 68(2): 110-5.

Pope 3rd, C., Burnett, R., Thun, M., Calle, E., Krewski, D., Ito, K., et al. (2002). Lung cancer, cardiopulmonary mortality, and long-term exposure to fine particulate air pollution. *JAMA*, 286(9): 1132-41.

Rodgers, G. (1979). Income and inequality as determinants of mortality: an international cross-section analysis. *Popul Stud*, 33: 343-51.

Ross, N., Wolfson, M., Dunn, J., Berthelot, J., Kaplan, G., & Lynch, J. (2000). Relation between income inequality and mortality in Canada and in the United States: cross sectional assessment using census data and vital statistics. *BMJ*, 320(7239): 898-902.

Ross, N., Dorling, D., Dunn, J., Henriksson, G., Glover, J., Lynch, J., et al. (2005). Metropolitan income inequality and working-age mortality: A cross-sectional analysis using comparable data from five countries. *J Urban Health*, 82(1): 101-10.

Runciman, W. (1966). *Relative deprivation and social justice*. London, England: Routledge & Kegan Paul.

Saez, E. (2013). *Striking it richer: the evolution of top incomes in the United States*. [updated 2012 preliminary estimates]. Available from: http://elsa.berkeley.edu/~saez/saez-UStopincomes-2012.pdf.

Sapolsky, R. (2005). The influence of social hierarchy on primate health. *Science*, 308(5722): 648-52.

Sen, A. (1992). *Inequality re-examined*. Cambridge, MA: Harvard University Press.

Solnick, S., & Hemenway, D. (1998). Is more always better? A survey on positional goods. *J Econ Behav Organ*, 37(3): 373-83.

Stellar, J., Manzo, V., Kraus, M., & Keltner, D. (2012). Class and compassion: socioeconomic factors predict responses to suffering. *Emotion*, 12(3): 449-59.

Stiglitz, J. (2012). *The price of inequality*. New York: Norton.

Subramanian, S., & Kawachi, I. (2003). The association between state income inequality and worse health is not confounded by race. *Int J Epidemiol*, 32(6): 1022-8.

Subramanian, S., Blakely, T., & Kawachi, I. (2003a). Income inequality as a public health concern: where do we stand? *Health Serv Res*, 38(1): 153-67.

Subramanian, S., Delgado, I., Jadue, L., Vega, J., & Kawachi, I. (2003b). Income inequality and health: multilevel analysis of Chilean communities. *J Epidemiol Community Health*, 57(11): 844-8.

Subramanian, S., & Kawachi, I. (2004). Income inequality and health: what have we learned so far? *Epidemiol Rev*, 26: 78-91.

Subramanian, S., & Kawachi, I. (2006). Being well and doing well: on the importance of income for health. *Int J Social Welfare*, 15(Suppl 1): S13-S22.

Subramanyam, M., Kawachi, I., Berkman, L., & Subramanian, S. (2009). Relative deprivation in income and self-rated health in the United States. *Soc Sci Med*, 69(3): 327-34.

Sweet, E. (2010). "If your shoes are raggedy you get talked about": symbolic and material dimensions of adolescent social status and health. *Soc Sci Med*, 70(12): 2029-35.

Sweet, E. (2011). Symbolic capital, consumption, and health inequality. *Am J Public Health*,

101(2): 260-4.

Veblen, T. (1899). *The theory of the leisure class.* London, England: Macmillan.

Wagstaff, A., & Van Doorslaer, E. (2000). Income inequality and health: what does the literature tell us? *Annu Rev Public Health,* 21: 543-67.

Wilkinson, R. (1992). Income distribution and life expectancy. *BMJ,* 304: 165-8.

Wilkinson, R. (1996). *Unhealthy societies: the afflictions of inequality.* London, England: Routledge.

Wilkinson, R., & Pickett, K. (2009). *The spirit level: why more equal societies almost always do better.* London, England: Allen Lane.

Wolfson, M., Kaplan, G., Lynch, J., Ross, N., & Backlund, E. (1999). Relation between income inequality and mortality: empirical demonstration. *BMJ,* 319(7215): 953-5.

Yitzhaki, S. (1979). Relative deprivation and the Gini coefficient. *QJ Econ,* 93(2): 321-4.

Zheng, H. (2012). Do people die from income inequality of a decade ago? *Soc Sci Med,* 75(1): 36-45.

Zimmerman, F. (2008). A commentary on "Neo-materialist theory and the temporal relationship between income inequality and longevity change." *Soc Sci Med,* 66(9): 1882-94.

第5章

労働環境と健康
Working Conditions and Health

リサ・F・バークマン、イチロー・カワチ、T・テオレル

　私たちは、急速に変化する労働環境の下で日々生活している。労働環境は、
人々の健康およびウェルビーイングに大きく影響し、特にグローバル化が進
む経済圏では重要な意味をもつ。さらに、人口構造・産業構造の転換は労働
市場に大きな変化を生み、健康に影響を及ぼす労働環境を労働力の特性にう
まく適合させることは不可避の課題となった。人口学的側面では、高齢労働
者の増加、家族構成の多様化、労働市場への女性参入などが、労働力の供給、
労働の機会および職場組織に影響を及ぼしている。文化的な期待、男女差別
の法規制および身体的な仕事の要求度の低下が、「男性の仕事」や「女性の
仕事」という従来の考え方を変え、仕事における男女の役割も変わってきた。
一方、産業構造変化の側面では、労働力のグローバル化、アウトソーシング、
製造業における雇用のスリム化、仕事そのものの本質的変化が進んでおり、
これらに伴い、職場組織が労働者のウェルビーイングにどのような影響を与
えるのかを再考することが求められている。
　本書では、2つの章で労働環境について取り扱う。まず本章では、職場内
の環境、すなわち組織の状況、仕事上の慣習や規則と労働者の健康との関連

について説明する。人は仕事に就くと、職場がどのように組織されているのか、どの程度柔軟か、仕事のストレス、努力と報酬のバランス、仕事と家庭の両立などに悩まされる。仕事の裁量や勤務スケジュールの自由度がどのように体系化されるのか、上司からのサポートが労働者の健康にどのように影響するのか、そして労働者本人だけでなく家族の健康にどのように影響するのかについて説明する。次いで第6章では、よりマクロな視点から仕事と労働を取り巻く政策と健康との関連について説明する。例えば、雇用の安定、失業、退職、育児休業といった公共政策や経済状況について吟味する。おおよそこれらの政策などは、職場外の要因によって形成される。

　本章では、労働環境が健康に関係することを理解するための理論的枠組みをいくつか提示する。近年、多くの枠組みが提示され、発展・洗練されてきた。概して、職場における健康への影響は、(1) 作業レベル、(2) 雇用組織レベル、(3) 政策レベル、の3つのレベルで概念化できる（**表5.1**）。

　このうち、本章では作業レベルから雇用組織レベルに注目し、特に、仕事の要求度とコントロール、努力と報酬などの理論的枠組みについて述べる。これらのほとんどは、労働環境による影響のマイナス面であるストレスに焦点をあてているが、ここ数年、社会への帰属感、役割強化、生産性向上、やりがいといった仕事のプラス面に着目した研究も行われている（Fried ら, 2013; Berkman ら, 2011; Glass ら, 2004; Reuterwall ら, 1999; Thoits, 1986; Siegrist, 1996; Thoits, 1995; Barnett, 2004; Barnett & Gareis, 2006; Barnett & Hyde, 2001）。言

表 5.1　健康に影響を及ぼす職場における階層構造

レベル	介入の例
作業 Job task/characteristics	（ストレスを減らすための）ジョブ・リデザイン
雇用組織 Employer/Organization	職場の健康・安全プログラム ワーク・ライフ・バランス
政策 Legislative/Policy	労働時間制限、例えば時間外労働規制 人員配置の最低要件の設定 出来高払い制（piece-rate compensation）の制限

うまでもなく、仕事は労働者にやりがいだけではなく収入をもたらし、全体として労働者のウェルビーイングに資するものである。

　職場組織の健康影響に関する研究は、次の6つの理論モデルに基づいて行われてきた。すなわち、(1) 仕事の要求度－コントロール・サポート（job demands, control, and support）、(2) 努力・報酬不均衡（effort/reward imbalance）、(3) 組織における公正（organizational justice）、(4) 仕事と家庭の葛藤（work family conflict）とそれらに対する上司や同僚からのサポート、(5) シフト勤務や非正規雇用などの非標準的な勤務スケジュール（non-standard work schedules）、(6) 勤務スケジュール調整（schedule control）と仕事の柔軟性（flexibility）、である。モデルの多くは重複する要素を含んでおり、例えば勤務スケジュール調整は他の多くのモデルの構成要素となっている。

　大半の職業性ストレス研究は、歴史的に欧州や英国で始まり現在に至っているが、その理論モデルは、経済発展、労働者保護、職場の健康政策などの点において状況が大きく異なる他の地域にも広まっている。本章では、可能な限り国際的な視点を盛り込み、理論的枠組みの議論から始め、前述の6つのモデルごとに労働環境が健康に与える影響に関するエビデンスを提示し、最後に評価指標と測定方法について述べることにする。他の多くの章と同様に、私たちの目標は、理論や研究結果をただ網羅的に紹介することではなく、近年のいくつかのメタアナリシスの結果から得られる強固な知見と、将来本格的に用いられるであろう革新的アプローチに重点的に取り組むことである。この領域の研究では、循環器疾患、疾病休業、人間工学的負荷に関連した身体機能〔腰痛など〕を健康アウトカムとして扱うことが多いが、本章では、その他の健康アウトカムについても紹介する。身体的に有害な仕事や人間工学的に負荷の高い仕事が、どのように職業性曝露と関連するかも重要である。これらのリスクは低賃金の職業に伴うことが多く、ほとんどの場合、身体的に有害な職業と社会的に有害な職業の健康影響を明確に区別することは困難である（Sabbath ら, 2013）。本章の結びでは、特に仕事と健康のバランスをとる機会が制限される低・中賃金労働者、女性、高齢者など多様な人々の労働環境を改善し得る社会政策や組織内施策の概要を示し、将来の働き方への提

言に関する議論で締めくくる。その上で、次章ではこれらの政策を関連づけるエビデンスの詳細について示すことにする。

5.1 歴史的背景

　近年の労働環境の劇的な変化から見て、労働環境の社会的・組織的な側面に着目するのは自然なことであろう。現代社会では、労働者にとって仕事の身体的負担は減少したが、社会の複雑化に伴い、仕事に関連する負担は全体として増加した。19世紀から20世紀初頭にかけて公衆衛生上の問題であった職業関連要因のほとんどは、身体的負担や有害物質曝露に起因するとみなされていた。しかし20世紀中頃になり、仕事がどのように組織化されているか、仕事のストレスや意義、困難さや価値の根本的な要素であることが次第に明らかになってきた（Hamilton, 1948）。例えば、スウェーデンの統計データでは、騒音作業や重量物作業は、20年前に比べて少なくなった（Statistics Sweden, 1996）。工業化が進んだ先進国では、コンテナ輸送など運輸業の機械処理化に伴い、仕事の身体的負担は減少した。しかし、自記式報告に基づく研究によると、業務期待値、複数業務の兼務、顧客や同僚との関わりの点で、仕事の要求度は増加している。いくつかの国では、労働環境の社会的側面は仕事の組織化や労働者間の交流によって大きく左右され、健康を増進する要因は生産性も向上させるということが、雇用者（employer）のみならず労働組合においても認識されるようになってきている。近年、労働環境におけるこのような心理社会的要因は、産業保健領域でも注目されている（Gatchel & Schultz, 2012）。この数十年、女性が労働市場へ進出し、多くの家庭が共働きになったが、そうした家庭では仕事と家庭との間の葛藤（以降、仕事－家庭葛藤）が増えている（Nomaguchi, 2009; Duxbury & Higgins, 2001）。米国では、就労している親のおよそ半分が、仕事－家庭葛藤を経験している（Bellavia & Frone, 2005）。とはいうものの、鉱業・林業・農業などでは、身体的負担が高く、労働災害や障害リスクが今なお問題であることは留意すべきである。産業保健の教科書には、これらの身体的負担や有害物質曝露を主に取り扱うも

のもある（Guidotti ら , 2011; Levy, 2006）。しかし、本章において意図するのは、身体的負担や有害物質などの健康リスクを否定することではなく、仕事による健康リスクの概念を社会環境にまで拡げることである。

　1960 年代に労働の心理社会的側面が取り扱われるようになり、労働環境がどのように心筋梗塞発症リスクに関連するかが検証された。多くは横断研究であったが、長時間労働と循環器疾患発症リスクとの関連が示された（Biorck ら , 1958; Buell & Breslow, 1960; Russek & Zohman, 1958; Kasanen, 1963）。企業の「夜間大学」に通う男性労働者を対象に、職場における過度の要求と心筋梗塞発症リスクの関連が初めて前向き研究で示された（Hinkle ら , 1968）。ベルギーの 2 つの銀行（民間銀行と州立銀行）の行員を対象にした後ろ向き研究では、民間銀行員は州立銀行員に比べて心筋梗塞罹患率が高いことが明らかになった（Kornitzer ら , 1982）。この違いは、労働者個人の生物学的リスクでは説明されなかった（Kittel ら , 1980）。この銀行員研究は、労働環境における一要因として概念化された「心理的要求度（後述参照）」と心筋梗塞との関連を示した最初の研究の 1 つであった。

　大企業を対象にした前向き研究により、職位の高い労働者よりも低い労働者において心筋梗塞罹患率が高いことも報告された（Pell & d' Alonzo, 1963）。それまでは、心理社会的ストレスが問題となるのは組織のトップの座にある責任ある人だと考えられていたが、このエビデンスはその見方に疑問を呈し、職位と職業性ストレスの複雑な関連を解明する礎となった。この新しい枠組みは、職業性ストレスとそれによる健康影響が、低賃金で職位の低い労働者に多く認められることを明らかにした。

5.2　6つの理論モデル

5.2.1　仕事の要求度－コントロールモデル

　職業性ストレスに関して最もよく用いられるのは、カラセックの仕事の要求度－コントロールモデルである（Karasek, 1979）。ここでは、職業性ストレ

ス[訳注1]は心理的な仕事の要求度とコントロール（仕事の裁量、自由度）の相
互作用で引き起こされるとする。仕事の要求度とコントロールの高低で分類
した 2 × 2 表により、仕事は 4 つのタイプに分類できる（**図 5.1**）。

　アクティブ群（図の右上）は、仕事の要求度とコントロールともに高い状
態に特徴づけられる。例えば、医師、技術者などの専門職の仕事がその代表
である。反対に、パッシブ群（左下）は、仕事の要求度とコントロールがと
もに低い状態に特徴づけられ、用務員、警備員などが該当する。これらの仕
事は、要求度は高くないがコントロールも低い。警備員は、職務中はほとん
ど何も起こらないにもかかわらず持ち場を離れることはできないし、仕事は
単調である。長期的に見て、すでに得た技能を徐々に失うことにつながる
「悪い学習」と言えるかもしれない（Karasek & Theorell, 1990）。カラセックは、
単に要求度の低い仕事が健康的であるとは言っていない。どの仕事が健康的
かは、仕事の要求度とコントロールのバランスで決まる。左上に位置するの
は、要求度が低くコントロールが高い仕事である。そのよい例は、社会疫学
者である。最も有害なタイプは、高ストレイン（high strain）群と呼ばれる
「ストレスの高い仕事」（右下）であり、ここに分類される仕事は、仕事の要
求度が高い一方でコントロールが低い。ライン作業者のほか、コールセン

仕事の要求度

	低い	高い
コントロール 高い	低ストレイン群	アクティブ群
仕事の コントロール 低い	パッシブ群	高ストレイン群

図 5.1　仕事の要求度－コントロールモデル
出典：Karasek（1979）

ター業務、ウェイトレス、看護助手などといった、現代のサービス業に従事する多くの職業があてはまる。

5.2.1.1 職業性ストレスと健康

この20年間に、職業性ストレスと多くの健康アウトカムとの関連について、メタアナリシスを行うのに十分な研究が蓄積された。1985～2006年に欧州13か国において、妥当性の確立された自記式質問票（JCQ：Job Content Questionnaire）を用いて職業性ストレスを測定したコホート研究の個人データを統合し、149万人年に及ぶデータが分析された（Kivimäkiら, 2012）。その結果、冠動脈疾患罹患に対する高ストレインの性・年齢調整済み統合ハザード比（HR）は、1.23（95%信頼区間［CI］：1.10 － 1.37）であった。また、IPD-Work（Individual-participant-data meta-analyses of working populations）Consortium は、高ストレインが全がん罹患リスクに関連せず、部位別のがん罹患にも関連がなかったと報告した（全がん［HR：0.97、95%CI：0.90 － 1.04］、大腸がん［HR：1.16、95%CI：0.90 － 1.48］、肺がん［HR：1.17、95%CI：0.88 － 1.54］、乳がん［HR：0.97、95%CI：0.82 － 1.14］、前立腺がん［HR：0.86、95%CI：0.68 － 1.09］）（Heikkiläら, 2013）。

このメタアナリシスでは、職業性ストレスと健康行動との関連については、一貫性がなかったとした。2～9年の追跡で、高ストレイン群やパッシブ群は、ソファーに座り込んでテレビを長時間観るような余暇の過ごし方をする、不活発な生活（sedentarism）に陥るリスクが高いことが明らかになった。欧州14か国のコホート研究から成る個人データを用いたメタアナリシスでは、追跡期間中に身体的に不活発になるオッズは、高ストレイン群で20%高く（オッズ比［OR］：1.20、95%CI：1.11 － 1.30）、パッシブ群でも同様だった（OR：1.20、95%CI：1.11 － 1.30）（Franssonら, 2012）。しかし、高ストレインと不活発な生活との関係は一方向ではない。つまり、身体的に不活発な人は、前述の高ストレインの仕事に就きやすいことも考えられる。また、他の健康行動、例えば飲酒量は、職業性ストレスとU字型の関連を示すことが横断研究で報告されている。非飲酒者、軽度飲酒者、中等度飲酒者、過度飲酒者に4分類して関連を分析したところ、中等度飲酒者に比べて、非飲酒者（ランダム効果OR：1.10、95%CI：1.05 － 1.14）と過度飲酒者（OR：1.12、

95%CI：1.00 − 1.26）では高ストレインのオッズが高く、軽度飲酒者では低かった（OR：0.92、95%CI：0.86 − 0.99）。しかし、縦断研究では、職業性ストレスと飲酒行動に明確な関連は見られていない（Heikkilä ら, 2012a）。職業性ストレスと喫煙との関連については、横断研究では、喫煙者は非喫煙者と比較して高ストレインのオッズが高かった（性・年齢および社会経済的地位を調整した OR：1.11、95%CI：1.03 − 1.18）。他の喫煙者と比較して、高ストレイン群の喫煙者は多くタバコを吸っていた。しかしながら、縦断研究のデータ（1〜9 年の追跡）においては、職業性ストレスと喫煙行動（禁煙や再喫煙、喫煙開始）との間には明確な関連を認めなかった（Hieikkilä, 2012b）。職業性ストレスと体重との関連については、標準体重群と比較して、低体重（OR：1.12、95%CI：1.00 − 1.25）、肥満度 I（OR：1.07、95%CI：1.02 − 1.12）、肥満度 II・III（OR：1.14、95%CI：1.01 − 1.28）の群では、高ストレインのオッズが高いことが横断研究で報告されている。縦断研究でも、体重増加と体重減少はいずれも高ストレインと関連していた（Nyberg ら, 2012）。要約すると、職業性ストレスと不健康な行動（過度飲酒、喫煙、過体重・肥満）は、縦断研究よりも横断研究で強い関連を示している。

　一方で、職業性ストレスと高血圧発症リスクには、小さいが強固な関連がある。9 つの前向き研究と横断研究を統合して推定した、高ストレイン群における高血圧の統合オッズ比は、1.3（95%CI：1.14 − 1.48）（ケース・コントロール研究の OR：3.17、95%CI：1.79 − 5.60；コホート研究の OR：1.24、95%CI：1.09 − 1.41）であると報告されている（Babu ら, 2013）。また、仕事のコントロールが低いことも同様に、精神疾患発症リスクの増加に関連していた（Stansfeld & Candy, 2006）。

5.2.1.2　現在の論争

　仕事の要求度−コントロールモデルに関する現在の主な論争は、労働者に裁量を与え、コントロールを向上させるなどのジョブ・リデザイン（job redesign）が、職場の健康戦略として「付加価値」があるかどうかについてである。*Lancet* に掲載された Kivimäki らのメタアナリシスでは、197,473 人の対象者のうち高ストレインの割合は 15% であった（Kivimäki ら, 2012）。前述の通り、冠動脈疾患罹患のハザード比は 1.23 であり、人口寄与危険度

は 3.4％ と推定された[1]。その結果、職場においてストレスを減らすことは重要ではあるが、喫煙（喫煙割合が高く、心疾患発症リスクも高い）などその他のリスク要因への対策に比べ、効果は小さいと結論づけられた。

この結論は、労働者の健康にとってストレスがどの程度重要であるかについての議論を過熱させた。前述の論文を批判する研究者は（同時に出版された IPD-Work Consortium からの論文も含めて）、メタアナリシスに含められた論文は高ストレインの割合を低く見積もっていると主張した（Choi ら，2013）。同論文に含められた 13 のコホート研究のうち、一般労働者を代表している研究は 2 つだけで、8 つは高ストレイン該当者が少ないとされるホワイトカラーが多数であり、研究が実施された地域も、高ストレイン該当者が比較的少ないと考えられる欧州である、といった点を挙げた。急速に産業化が進む地域では、高ストレイン該当者は特にブルーカラーに多い。これらの状況を加味すれば、真の人口寄与危険度はもっと高いはずだと主張した。しかしながら、たとえ高ストレインの割合を 50％ とかなり多めに仮定した場合でさえも、推定される人口寄与危険度は 10％ 程度に過ぎず、喫煙の 36％ には遠く及ばない。

別の論点として、高ストレインの冠動脈疾患に対する真の相対危険度が 1.23 倍よりも高い可能性についても提起された。これに対して、Kivimäki らは過去に報告された研究における推定値を経時的に統合する手法を用いて、その可能性を検証している。2003 年時点で報告されていた 6 つのコホート研究を対象とした統合リスク比は 1.4（95％CI：1.0 − 1.8）であり、ここに、さらにその後に行われた 20 の研究を追加しても、点推定値はほとんど変わらず、合計 26 の研究から得られた統合推定値は 1.3（95％CI：1.2 − 1.5）であった（サンプル数の増加により推定精度は上昇している）（Kivimäki ら，2013）。つまり、今後さらに多くの研究が追加されても、この推定値が大きく変わることはないと考えられる。

この議論から何が言えるだろうか。第一に、IPD-Work Consortium も言及しているように、高ストレインは注目すべき唯一のストレス要因ではない。雇用の不安定性（非正規、有期雇用）、夜勤などのシフト勤務、組織における不公正、職場での差別、いじめ、ワーク・ライフ・バランスの不均衡など、

職場には多くのストレス要因がある。これらすべてのストレス要因の影響を考慮することで、広義の職業性ストレスによる人口寄与危険度は3.4%よりも大きくはなるだろう（Landsbergisら, 2013）。第二に、職場のストレス対策（業務範囲の見直しなどを行うジョブ・リデザインなど）は、他の健康対策（職場での禁煙プログラムなど）と競合しない。職場の健康プログラムは、労働者の生活の社会的文脈に働きかけることにより、成功率を高めることができる。例えば、労働者の裁量を高めるよう業務の見直しをすることで、労働者のメンタルヘルスが改善し、禁煙、定期的な運動、健康的な食事などの誘いに耳を傾けるようになるかもしれない。健康プログラムは、労働者の健康を保護する安全衛生対策とうまく調和する（Sorensenら, 2013）。

　最後に、ジョブ・リデザインが労働者の健康を改善できることを示すためには、まだ多くの介入研究が必要である点について言及する。職業性ストレスと健康行動との関連を調べたこれまでの研究結果には、一貫性がない。つまり、横断研究では強い関連を示すものの、縦断研究では弱い関連しか示さないという事実は、健康行動が悪い労働者は高ストレスの仕事にしか就けないという逆因果の可能性を示唆している。この議論に終止符を打つには、職場環境を操作する介入研究（職場単位の無作為化比較試験など）を行い、労働者の健康行動の変化を評価することが求められる。職場における数少ない介入研究の1つとして、スウェーデンのボルボ社のライン作業者を対象に行った、労働者の自律性を高める介入がある。この取り組みでは、従来のライン作業（機械のペースに合わせなければならない、要求度が高くコントロールが低い仕事）を、より柔軟なチーム作業に変更した（Melin, 1999）。その結果、労働者の自律と技術の活用が向上し、エピネフリン濃度で測定された生理的ストレスも改善した。残念なことに、この介入は長期の健康アウトカムを評価する前に打ち切られてしまったが、柔軟な作業方法でも生産性は低下しないことが示された。労働者に裁量を与えるようなジョブ・リデザインは、雇用者と労働者の双方に利益をもたらす解決策となり得ることを示唆したのである。

5.2.1.3　孤立・ストレインモデル
　仕事の要求度－コントロールモデルを拡張したモデルも提案されている。

このモデルは、従来の労働者の仕事の要求度とコントロールに、同僚や上司からのソーシャルサポートを加えたものである。第7章で示されるように、ソーシャルサポートは健康によいという知見が蓄積されている。本モデルでは、最も健康に有害な仕事は、高ストレインかつ職場でのサポートがないもの、としている（それゆえ「孤立・ストレインモデル」と呼ばれる）。実際、区切られた仕事スペースでのコールセンター業務などの高ストレインの仕事は、同僚との交流が少なく、上司との間には気軽には相談し難い溝があることが多い。

　職場のソーシャルサポートが、高ストレインと心疾患との関連に影響するかもしれないという考えから、このモデルは開発された。そして、仕事の要求度が高く、仕事のコントロールが低く、職場のサポートが低い労働者の冠動脈疾患発症リスクが最も高いことが明らかになった（Johnson ら, 1996）。

　近年さらに拡張された理論モデルでは、サポートとは単に職場でのサポートの有無ではなく、上司・同僚・雇用組織といった複数の資源からのサポートなど様々なものがあるとしている（Kossek［2011］や第8章を参照）。このようなサポートには、一般的なものと特定領域におけるものがある。前者としては、上司からの情緒的なサポートや、具体的な手段によるサポートが挙げられる。後者としては、ワーク・ライフ・バランスに焦点をあてる場合が多い。例えば、上司からのサポートが、仕事と家庭の両方の役割遂行を促進することが明らかにされている（Thomas & Ganster, 1995; Hammer ら, 2005）。近年の研究では、部下の家庭を尊重するような上司の行動は、職業性ストレスとは独立して、部下の身体的・精神的健康に影響することが示されている（Hammer ら, 2011）。上司からの部下の家庭に対するサポートとは、上司が部下の仕事−家庭のウェルビーイングを気遣い、仕事−家庭葛藤の解決を手助けしていると部下が感じること、あるいは仕事−家庭のバランスへの共感を示す態度と定義されている（Hammer ら, 2009; Thomas & Ganster, 1995）。

5.2.2　努力・報酬不均衡モデル

　Siegrist の努力・報酬不均衡モデルによると、労働者の健康は、努力に対してどのくらい報酬を得ているかによって規定される（Siegrist, 1996）。大き

な努力が高い報酬に結びつかない場合、ストレスが増加し、疾病の発症リスクが上昇する。ここで言う努力とは、要求に対する労働者の反応と定義される。これは、外在的な努力（extrinsic：外からの要求に対する努力）と内在的な努力（intrinsic：労働者自身が目標を達成しようとする努力）に分けられる。内在的な努力は、個人の中で長期的な経過をたどる（Siegrist, 1996; Siegristら, 1988）。例えば、十分な仕事の経験がなくても活力に満ちた若い労働者は、徐々に職場に貢献しようとする。しかし仕事をしていくうちに、葛藤も増える。また、仕事へのオーバーコミットメントは、ストレスやイライラにもつながる。要求度の高い企業風土は、労働者に外在的な努力を強いるかもしれない。

　努力・報酬不均衡モデル、および要求度－コントロール・サポートモデルの間には、重複する部分はあるものの、それぞれが強調する点は異なる。前者が組織全体に焦点をあてているのに対し、後者は組織内での個人の適応を評価している。さらに、後者では外在的な努力だけではなく、内在的な努力もモデルに含めている。この内在的な努力は、困難な問題を扱う方法すなわちコーピングと密接に関連する。報酬とは、経済的な報酬・自尊心・社会的コントロールなどを複合した概念である。この理論に基づけば、努力の増加に応じて報酬が増加した時に、「健康な状態」が発生する。これは、昇給・社会的地位の改善・昇進の可能性などの外在的な変化により達成されるかもしれないし、個人の内在的な努力の変化で達成されるかもしれない。労働者の内在的な努力の変化は、主に労働者自身の対処の仕方によって起こるものであり、労働環境の変化には由来しないことが多い。

　仕事の要求度－コントロールモデル（コントロール要素）と、努力・報酬不均衡モデルは、独立して冠動脈疾患の予測に寄与することが示されている（Bosmaら, 1998）。この結果は、労働環境を健康アウトカムに結びつける心理的メカニズムが、それぞれのモデルで異なることを示唆している。これら2つのモデルにおける仕事の要求度と外在的な努力は、概念的にオーバーラップするが、コントロールと報酬は明らかに異なる概念である。

5.2.2.1　努力・報酬不均衡と健康に関するエビデンス

　努力・報酬不均衡と冠動脈疾患および他の健康アウトカムとの関連に関す

る知見は、ここ 10 年ほどで急激に増加した。初期の研究の 1 つである、ブルーカラーを対象にしたドイツの研究では、努力・報酬不均衡と血中脂質値に明らかな関連があることが示された（Siegrist ら, 1988）。努力・報酬不均衡は、既知の生物学的リスク要因を調整してもなお、心筋梗塞発症リスクと関連していた（Siegrist ら, 1990）。さらに、それ以外の知見もまとめられている（Siegrist, 1996）。前述の通り、最近の Whitehall 研究によれば、多くの生物学的リスク要因や社会階層を考慮しても、仕事のコントロールと努力・報酬不均衡は、どちらも独立して冠動脈疾患の発生と関連していた（Bosma ら, 1998）。努力・報酬不均衡に関する 45 の研究が、2 つのレビューで扱われている（Tsutsumi & Kawakami, 2004; van Vegchel ら, 2005）。これらのレビュー以降、近年の一連の研究によって、努力・報酬不均衡が健康や身体機能に対して独立した影響をもつこと、長年注目されている重要な概念であること、また健康格差を説明する要因の 1 つであることが示唆されてきた。近年の研究は、外在的報酬を努力・報酬不均衡モデルの中心概念としているが、本来、報酬としては外在的報酬と内在的報酬の両方を含むものと定義されていた。努力・報酬不均衡モデルと循環器疾患との関連についてのエビデンスは、男性で顕著であるが、女性では関連が弱いか、関連が認められていない。努力に対して報酬が低い労働者は、そうでない人に比べて循環器疾患罹患リスク、死亡リスクが高い傾向が認められている。大多数の研究において、努力が大きく報酬が低いことは循環器症状やそのリスク要因と正の関連を示した（Siegrist, 1996）。一方で、喫煙、飲酒、疾病休業との関連を示した研究は少ない。また、これらの研究の多くは専ら男性を対象としていることを再度述べておきたい。男女のドイツ人労働者を対象にした研究では、努力・報酬不均衡は、男性では糖尿病のリスク指標である HbA1c と関連したが、女性では関連しなかった（Li ら, 2012）。また、欧州の高齢者を対象にした Survey of Health, Aging and Retirement in Europe（SHARE）での 2 年間の追跡データを用いた研究では、努力・報酬不均衡と身体機能低下との間に弱い関連が示された（Reinhardt ら, 2013）。

5.2.3　組織における公正

　組織における公正（組織的公正、組織公正性）という概念は、仕事の要求度－コントロールモデル、および努力・報酬不均衡モデルの両者と重なる部分がある（Kawachi, 2006）。組織における公正には、分配的公正（distributive justice）と手続き的公正（procedural justice）という2つの領域があるものとして概念化されている（Moorman, 1991）。分配的公正の定義（努力と業績に基づいて公正に報酬を与えられていると労働者が思う程度）は、努力・報酬不均衡モデルの概念と大きく重なるため、研究者は手続き的公正に焦点をあてる傾向がある。さらに、手続き的公正には2つの次元があるとする。1つは、職場にフォーマルな手続きが存在すること（どの程度、意思決定プロセスが関係者からの意見を取り入れ、公正で一貫したものであり、抗議の機会や有用な意思伝達が行われているか）である。もう1つは、対人関係における公正（interactional justice）（どの程度、上司が部下に対して尊重、透明性、公正性をもって接しているか）である。公衆衛生分野では、前者は「手続き的公正（procedural justice）」[訳注2]、後者は「相互作用的公正（relational justice）」と改称している。しかし、手続き的公正を測定する個々の項目は、仕事の要求度－コントロールモデルにおける意思決定権（decision authority）の構成要素と重なるが、相互作用的公正を測定する項目は、職場での上司のサポートに関する構成要素とは少し異なる（Theorell, 2003）。

　こうした点は踏まえる必要があるが、フィンランドの労働者のコホート研究では、組織における公正が主観的不健康、精神疾患や疾病休業と関連していることが示され（Kivimäkiら, 2003）、英国のWhitehall研究では、組織における公正が睡眠不足（Elovainioら, 2009）や精神疾患への罹患（Ferrieら, 2006）を予測することが報告されている。

5.2.4　仕事－家庭葛藤：人口転換がもたらした変化

　1950年代および1960年代以降、世界中の多くの国々において、女性がかつてない規模で賃金労働に従事するようになった（Goldin, 2004）。（労働市場への参入の原因、あるいはその結果として）出生率が低下した国もあった

が、米国やフランスなど、出産年齢の上昇が見られても出生率は比較的安定したままの国々もあった。女性が仕事と家庭のバランスをとろうと苦闘する国々がある一方、育児休業や優遇税制などの公共政策や職場慣行により、労働市場への参加と家庭生活を同時に維持できるようにした国々もあった。

　人口の高齢化に影響を与える出生率の低下と成人死亡率の低下により、第二の人口転換が世界規模で起こっている。この人口転換は、若者の労働市場への参入を阻み、労働力の高齢化を生じさせた。しかし、高齢労働者が直面する課題には、ほとんど関心が払われてこなかった。また、この数十年で、1人親家庭の増加が国内や国家間の移動の増加とともに起きているため、母国に多くの拡大家族（直系家族と複合家族の総称）がいる労働者にとって、家族からの支援を得ることはますます難しくなっている。このような人口転換は、豊かな先進国ではすでにありふれたものになっているが、貧しい開発途上国では職業性ストレスの増加とともに、今まさに起きようとしているところである。例えば、多くの開発途上国では、家族の誰かが、雇用機会の豊富な都市部で働くために、生まれ育った村を去らなければならない。この移動は、田舎の家族に一時的にせよ経済的な安定をもたらす。しかし、その一方で、幼い子どもや高齢者あるいは病気の家族を置き去りにすることになる。この人口転換の現象は、仕事－家庭葛藤を地球規模で増加させるのである。

　仕事－家庭葛藤は、仕事と家庭との間で対立する要求がストレスを形成するという役割理論に暗に基づいている（Bianch & Milkie, 2010; Moen ら, 2015）。仕事と家庭の調和においては、いずれも様々な要求があり、これらの要求を調整するための資源やコントロール源も存在する。仕事－家庭葛藤の尺度では、葛藤は仕事から家庭へ、また家庭から仕事へと双方向で生じ、その影響はポジティブにもネガティブにもなり得ると定義されている（Netemeyer ら, 1996）。また、役割が集積することにより、その影響が強められることもあり得る。役割累積（ポジティブな効果を導く）と多重役割（有害となる傾向）という、明確に異なるモデルが提示されている（Martikaninen, 1995）。柔軟性や透明性が職場と家庭の文脈を形づくるとする境界理論（boundary theory あるいは border theory）が、仕事－家庭葛藤を理解する上で役に立つ（Bianchi & Milkie, 2010）。特に、今日においても無報酬労働である家事に対し

第 5 章　労働環境と健康　｜　163

て最大の義務を負っている女性は、就労という役割がさらに追加されることにより、疲労や疾病を引き起こす（Arberら, 1985）。一方で、仕事をもつことは、役割感を高めて経済的安定をもたらす。仕事や家庭における役割はいずれも、性別にかかわらず成人としてのアイデンティティの核となる要素である。また、仕事と家庭の一方の役割を引き受けることで他方を果たすことが難しくなるという重圧が、ストレスによる健康障害をもたらすと仮定されている（Froneら, 1997; Chandolaら, 2004; Wangら, 2007）。

仕事−家庭葛藤理論は、初期の要求度−コントロール・サポートモデルをもとに構築されたが、他の職業性ストレス理論とは独立している。図5.2に、仕事−家庭ストレスをこのモデルに組み込んだ統合モデルを示す。

筆者らが提唱する仕事・家庭ストレスモデルは、カラセックの職業性ストレスモデルに家庭生活の側面を組み込んだものである。仕事の要求度−コントロール、ソーシャルサポートを勤労世帯の様々な健康アウトカム、特に母親の健康アウトカムと結びつけている。図5.2は、仕事・家庭ストレスを形成する3つの次元を示している。縦軸はコントロール、横軸は仕事と家庭の要求度、奥行きはサポートである。ここで重要なのは、家庭やコミュニティからのインフォーマルなサポートと同様に、社会政策や経済政策も制度

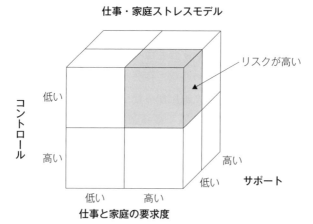

図5.2　仕事・家庭ストレスの理論的因果モデル
出典：Berkman & O'Donnell（2013）

的サポートとして役目を果たすということである。コントロールが低く、要求度が高い家庭が最も危険にさらされており、要するにインフォーマルなサポートや公共政策といった制度的サポートを最も必要としている。これらの影響は、さらに子どもにも波及すると考えられている。働く女性は（ある程度は男性も同様に）、フルタイムの仕事からの要求と家庭からの高い要求の反面、フォーマルなサポート（社会的保護政策）の恩恵は少なく、インフォーマルな家庭のサポートも限られている。この組み合わせは、さらに仕事のコントロールも低い低賃金・低学歴の労働者をますます追い込み、貧困レベルに近い生活状況にもなる。1人親であることと仕事－家庭間の葛藤に関連した対立する要求は、喫煙やBMIのような循環器疾患のリスク因子に影響を及ぼすかもしれないし、慢性的ストレスの生理学的影響を介して循環器疾患を引き起こすかもしれない。高い仕事と家庭での要求度、低いコントロール、低いサポートという組み合わせ〔図5.2網掛部〕が持続的ストレス、不健康行動や度重なる心血管へのダメージをもたらすと筆者らは仮定している。

　たとえ仕事－家庭間の葛藤の女性への影響がとりわけ大きいとしても、近年では、男性も同様に仕事と家庭からの要求に苦しむようになってきた。母親における仕事－家庭葛藤による健康影響は、胎児に直接的に波及する可能性があり、また仕事－家庭葛藤と関連する行動や環境の相互影響（例えば、働く女性が母乳育児できるかどうか）を通しても、子どもの成長に影響を与える。仕事－家庭ストレスの多寡は、それぞれの家庭の要求、職場環境、家庭保護政策、インフォーマルな家族のサポートの違いにより生じる。家族政策に基づいたフォーマルあるいは制度的サポートについては、第6章で扱う。

5.2.4.1　仕事－家庭葛藤と健康に関するエビデンス

　仕事－家庭葛藤を抱える人の割合は、男女で異なるのだろうか？　あるいは、そのリスクは男女で異なるのだろうか？　この問いは、「集団におけるリスクの分布の問題なのか、それともリスクの有害性の問題なのか」ということである。性差に関する研究結果は一貫していない。仕事と家庭生活と健康に関する主要な調査であるNational Comorbidity Surveyにおいて、仕事－家庭葛藤の割合に性差はなく、リスクについても性差はなかった（例えば、女性の精神疾患発症リスクは、男性と比較して高くはない）と報告され

ている（Wangら, 2007）。むしろ、高学歴、高収入、白人の中年男女や週40時間以上働いている人の精神疾患の有病割合が最も高かった。また、独身女性や幼い子どもがいる既婚男性の仕事－家庭葛藤のリスクは、他の人々と比較して高かったと報告されている。

　当初、仕事－家庭葛藤は、組織側のアウトカム、すなわち離職、長期欠勤や仕事への不満などに大きな悪影響を与えると考えられていた。このようなアウトカムは、職場や労働者のウェルビーイングに関心をもつ組織心理学者が、主として理論研究の対象としていたものであった。組織の生産性やウェルビーイングは、労働者のストレスや抑うつと関連が認められたため、仕事－家庭葛藤を精神的苦痛と結びつけるようになった。また、この領域への関心が高まるにつれ、多くの社会科学者は、過剰な役割負担に伴う親業のストレスが、家族、主に子どもに波及することに関心をもつようになった。しかし、つい最近まで、社会疫学者も社会科学者も、このような葛藤が労働者自身の身体に与える影響について検証していなかった。さらに、ほとんどの研究者は、仕事－家庭葛藤と精神疾患の因果関係の方向を解明することができなかった。

　男女とも仕事－家庭葛藤と精神疾患との間に有意な関連を示した研究は多いが（Wangら, 2007）、大半の研究は横断研究であるため、逆因果によるものかは不明確である。しかし、仕事－家庭葛藤が精神的苦痛や全般的なウェルビーイング悪化のリスクを高めるという縦断研究の結果もある（Froneら, 1997）。ベースライン時の仕事－家庭葛藤は、6ヵ月後のウェルビーイングによく関連した（Grant-Vallone & Donaldson, 2001）。仕事－家庭葛藤に関連する心理的ストレスが、喫煙や飲酒などの健康リスク行動とも関連するという仮説を支持する研究もある（Froneら, 1994）。しかし、すべての研究でこの関連が確認されたわけではなく、仕事－家庭状況（仕事－家庭バランスの肯定的・否定的な両側面）と飲酒のような健康行動の間のより直接的な結びつきを示唆する研究者もいる（Grzywacz & Marks, 2000; Roosら, 2006）。フランスの労働者を対象としたGAZEL研究では、仕事－家庭要求は抑うつだけではなく他の精神疾患などによる欠勤とも強く関連していた（Melchiorら, 2007）。この研究は、精神障害による欠勤情報が自己申告ではなく実際の勤怠記録に

基づいており、欠勤理由は医師の診断によるものだった点は特筆に値する。

　仕事−家庭葛藤と身体的健康とを結びつける知見はさらに乏しく、最近になって報告され始めたばかりである。長期ケア施設で働く介護職員の研究では、協力的で、公平で、仕事と家庭からの要求に対して柔軟性のある（例えば、仕事のスケジュールを柔軟に調整してくれるような）管理職の下で働く介護職員は、そうではない管理職の下で働く介護職員に比べて、循環器疾患発症リスクが低いかどうか、また睡眠を長くとっているかどうかを検討した（Berkman ら，2010）。管理職の部下の仕事と家庭に対する理解は、スコアを高・中・低にカテゴリ化した。循環器疾患発症リスクは血中脂質値、HbA1c・糖尿病、血圧・高血圧、BMI や喫煙によって評価され、睡眠時間はアクチグラフィーで測定された。その結果、協力的でない管理職（中・低スコア）の下で働く職員は、公平で柔軟性のある管理職（高スコア）の下で働く職員に比べて、睡眠時間が日に 29 分短く、リスク要因を 2 つ以上もつオッズが 2 倍以上高かった。患者に直接ケアを提供する職員は、管理職の理解がない（低スコア）場合に、特に高い循環器疾患発症リスクを示した。前述の GAZEL 研究だけでなく他の研究においても、仕事と家庭の要求が高い職員では、様々な身体疾患による欠勤の割合が高いことが報告されている（Sabbath ら，2013）。

5.2.5　不利な勤務スケジュール：シフト勤務や不安定な雇用など

　午前 8 時から午後 5 時以外の時間帯に働くことに特徴づけられるシフト勤務[訳注3]、つまり常夜勤、ローテーション勤務、早番・遅番[訳注4]などの勤務スケジュールは、産業界（サービス業と製造業の両方）が年中無休に移行するにつれ、世界の至る所で増加している（Geiger-Brown ら，2012）。さらに、福利厚生がほとんどなく、非標準的な勤務スケジュールで働かざるを得ないパートタイムの仕事が、グローバル経済において一般的になっている。米国では、常勤労働者でさえ 18% は、午前 6 時から午後 6 時以外の時間帯に勤務していると推計されており（Geiger-Brown ら，2012）、多くの労働者とりわけ低・中賃金労働者は、収入を補うために副業もしている。シフト勤務はますます一般的になってきており、常夜勤やローテーション制の労働者は、健

康リスクが特に高まる。常夜勤労働者は、なんとかして〔通常とは真逆であっても〕概日リズムに合うように生活しようとするが、勤務後に朝から寝ようとしても家族に邪魔されたりする。ローテーション制の労働者は、勤務時間帯が常に変化するために、概日リズムに合わせられる望みはまったくない（Geiger-Brown ら, 2012）。一般的に、午前 9 時より早く始まる早番や遅番もシフト勤務の概念に加えられ、運輸業、医療業、鉱業、建設業に多い。

　睡眠不足は、不利な勤務スケジュールから不健康に至る最も一般的なメカニズムの 1 つとして認識されている。睡眠不足は、代謝異常、循環器疾患、事故、筋骨格系疾患などの、多くの深刻な健康アウトカムとの関連が示唆されてきた。不利な勤務スケジュールや労働時間と健康アウトカムをつなぐ理論は、睡眠不足や概日リズムの調節異常から健康障害に至る、主に生物学的なメカニズムに依拠している。それらの理論は、仕事のストレスによる社会心理的メカニズムよりも、勤務スケジュールが直接的に身体に及ぼす影響に焦点をあてている。しかし、生理学的には不利な勤務スケジュールも、社会的には悪い影響とよい影響の両方がある。例えば、多くのシフト勤務労働者は、家族の結束を維持したり家族の時間を確保したりするために、自ら選択している面もある。つまり、親（場合によっては介護者）が 2 人揃って家を留守にしなくて済むようにしている。逆に、シフト勤務によってコミュニティ参加や家族への協力を断念せざるを得ず、悪い結果をもたらすかもしれない。次項では、このエビデンスについて詳しく説明する。

　簡潔にまとめると、シフト勤務は心理的、身体的な負担の特殊な例である。産業界が年中無休になるにつれ、シフト勤務はますます一般的になっている。シフト勤務には、一定のシフトが連続する場合〔わが国では稀であるが、常夜勤など〕だけでなく、夜勤と日勤のシフトが週単位や月単位で変更されていく場合がある。不利な勤務スケジュールは、身体的、社会的、心理的に負担が大きい。しかし同時に、共働きの家族にとっては、少なくとも両親の片方が日中に家にいることができ、子どもの世話や他の家族への責任を果たすことができる面もある。

5.2.5.1　非標準的な勤務スケジュールと健康に関するエビデンス

　シフト勤務と健康障害を結びつけるエビデンスは、この 10 年間でますま

す増えている。2,011,935 人のシフト勤務労働者を対象にした、34 の研究の
メタアナリシスがある（Vyas ら, 2012）。シフト勤務は、心筋梗塞（リスク比
1.23、95%CI：1.15 － 1.31）、虚血性発作（リスク比 1.05、95%CI：1.01
－ 1.09）のリスク上昇と関連が認められた。シフト勤務（特に夜勤を含む
ローテーション制）が健康に悪影響を及ぼすいくつかのメカニズムが仮定さ
れている。シフト勤務は、労働者の日々の習慣を妨げる。労働者は手の空い
た時に軽食をとり、結果として仲間からも社会的に孤立する。また、シフト
勤務は、メラトニンの分泌を抑えることでエストロゲンの生成を増加させ、
乳がんのリスクを増加させる。夜勤と乳がんのリスクについてのメタアナリ
シスにおいて、症例対照研究（リスク比 1.32、95%CI：1.17 － 1.50）とコ
ホート研究（リスク比 1.08、95%CI：0.97 － 1.21）の結果に異なる部分は
あったが、統合リスク比は 1.20（95%CI：1.08 － 1.33）であった（Jia ら,
2013）。シフト勤務から不健康なアウトカムに至るプロセスを説明する主要
なメカニズムは、睡眠障害である（Akerstedt, 2003; Costa, 2003; Sallinen &
Kecklund, 2010）。睡眠障害は、代謝機能や炎症促進性免疫反応に影響を及ぼ
し、他の生理的機構も妨げる。日勤労働者とシフト勤務労働者を比較したス
ウェーデンの研究では、脂質異常は確認されたが、高血糖との関連は認めら
れなかった（Karlsson ら, 2003）。ドイツのシフト勤務労働者についての研究
でも、IL-6、TNF-α、リンパ球数との関連は認められず（van Mark ら,
2010）、知見は一貫しない。

　交替制勤務とも言われる、夜勤と日勤の一定のローテーションは、心筋梗
塞を生じさせるリスク上昇と関連がある（Knutsson, 1989）。特に、長年にわ
たって交替制勤務に従事した後では、高ストレインと同程度の相対リスクが
認められている。交替制勤務が、職業性ストレスの影響以上に、心筋梗塞発
症リスクに影響を及ぼすかどうかについても論じられている（Knutsson,
1989）。SHEEP 研究によると、よく知られている生物医学的リスク要因を調
整しても、高ストレインと交替制勤務のいずれも独立して心筋梗塞発症のリ
スク上昇と関連していた。さらに、最近になって、交替制勤務は多くの慢性
疾患との関連が見出されている（Wang ら, 2008; Straif ら, 2007; Wang ら, 2011）。

5.2.5.2　不安定な雇用

　世界経済のグローバル化により、労働の柔軟性（labor flexibility）への圧力はますます高まっている。その結果、自ら希望しないパートタイム、派遣、有期雇用、業務請負を含む、非正規雇用（non-standard または precarious と呼ばれる）が増加している（Kawachi, 2008）。現在、先進国の労働力の最大3分の1は、何らかの形で非正規雇用によって就業している。非正規雇用は、雇用者にとっては労働者を正規雇用する前にふるいにかけることが可能となり（訓練コストを抑制できる）、労働者にとっては勤務スケジュールを調整できる（家庭からの要求をやりくりできる）という点では利点もある。非正規雇用の否定的側面としては、経済的に「割に合わない仕事」としばしば関連する。すなわち、給料が少ない、年金や福利厚生がない、安全でない、労働組合や労働法によって保護されない、などが挙げられる。これらの「不安定な」雇用が労働者に健康障害をもたらすのかどうかという問題に取り組む研究も進められてきている（第6章）。

5.2.6　柔軟性と勤務スケジュール調整

　仕事の柔軟性や勤務スケジュール調整が健康に関連するという考え方は、仕事−家庭・エンリッチメント理論、おおまかに言えば複合的役割を担うことによるエンリッチメント理論に由来する（Sieber, 1974）。この理論は、複合的役割から生じる報酬や地位、さらにはリソースを豊かにするという観点から説明される（McNall ら, 2009）。仕事−家庭葛藤や職業性ストレス理論とは異なって、複合的役割は様々な理由から有益なものであり、柔軟性や勤務スケジュール調整によって、男女ともに自らの人生に複合的役割を組み込むことができるとされる（McNall ら, 2009; Greenhaus & Powell, 2006）。

　「柔軟性」は、タイミング、ペース、職務遂行場所を、自らの裁量で決定できることと定義される（Greenhaus & Powell, 2006）。始業・終業時間を自分で決められるという意味での柔軟性、あるいは1週間の所定労働時間は変えずに1日の労働時間を長くして、その分就業日数を少なくするコンプレストワークウィーク（compressed work week）が選べることとして解釈されることが多い。

「スケジュール調整（work schedule control）」は、具体的には仕事のタイミング、どれくらい働くか、いつ仕事を開始していつ終了するか、就業中に休憩をとれるかどうか、を示すものである。柔軟性と密接に関連した用語であるが、この用語の方を好んで用いる研究者もいる（Kelly ら, 2011）。なぜなら、必要性が予測しにくい仕事に対して、むしろ雇用者側の柔軟性という意味でのジャストインタイム方式の人員配置などもあり、実際には労働者が自分では調整を行うことができない場合もあり得るからである。そのような柔軟性は、不安定な労働条件と密接に関連し、労働者が労働時間を調整する裁量を一層少なくしている。その意味では、勤務スケジュール調整は、前述のカラセックのモデルにおける仕事のコントロールに近い（Karasek, 1979; Karasek & Theorell, 1990）。ただし、一方ではすでに説明してきたように、勤務スケジュール調整は仕事－家庭葛藤の軽減にも関連する（Galinsky ら, 2011; Tausing & Fenwick, 2001）。

5.2.7　クロスオーバーとスピルオーバー

クロスオーバーは、ある人の経験が他の人に影響を与える個人間のプロセスであり、特に仕事と家庭の枠組みで議論される。ある人の仕事のストレスが子どもや他の家族の健康に影響を与える時、仕事のストレスに対する反応が人から人へと「橋渡し」されて、直接的に他者に影響を与える。仕事のストレスは、ストレスを受けた当人だけでなく、接する他の人に対しても影響を与えるだろう。例えば、仕事－家庭葛藤や仕事のストレスにさらされた親の子どもが、行動発達上の問題を示すこともある。

一方で、スピルオーバーは、1つの領域（仕事）に対する影響が別の領域（健康や家庭）に影響を与える個人内の経験であるとして概念化されている。本書全体の枠組みは、スピルオーバーの考えと関連する。つまり私たちの身体は、社会というものを非常に繊細な方法で認識しているということである。Krieger の身体への埋め込み（embodiment）の概念によって、社会的、心理的、生物学的なそれぞれの世界が1つにまとめられたのである（Krieger, 2005）。

5.3 労働環境と社会経済的状況

　社会階層の本質は、労働市場が労働者を能力によって異なる労働条件に振り分ける傾向をもつことである。教育は、安全で、報酬が高く、名誉ある仕事への入り口である。逆に、教育技能や資格が不足していると選択が制限され、"Dirty, Dangerous and Demanding〔汚い、危険、きつい。日本語で言えば 3K〕"な仕事にしか従事できない。伝統的な 3D には、低コントロール、雇用の不安定さ、仕事−家庭不均衡といった他の心理的ストレスが加わる。さらに、低・中賃金労働者は家族資源が限られており、遠距離通勤を強いられ、仕事でも人間工学的負荷と有害物質曝露という身体的に過酷な二重の負荷を担わなければならない。

　これまで研究者間で議論されてきた点は、心理社会的に不利な労働条件が、社会経済的状況（socioeconomic status：SES）と健康の間の関係を媒介するかどうか、もっと言えば職業性ストレスは、社会経済的に不利な状況の一部分なのかという点である。マーモットは、職業性ストレスが、社会経済的状況と健康との関係を媒介するとした。つまり、社会経済的状況が健康格差を生み出すメカニズムの 1 つは、心理社会的労働条件（仕事のコントロールのような）に様々な形で個人が曝露されることによる（Marmot ら, 1997）。Whitehall 研究において、男性では、最も職位が高い群（管理職）と比較して、最も職位が低い群（事務職や補助職）の冠動脈疾患に罹患する年齢調整済オッズ比は 1.50 であった。女性では、最も職位が低い群のオッズ比は 1.47 であった。モデルに様々なリスク要因を投入したところ、社会経済的状況と健康の関連が最も減弱したのは、仕事のコントロールを投入した場合であり、標準的な冠動脈疾患のリスク要因の寄与は、仕事のコントロールのそれよりも小さかった。これらの要因をすべて調整すると、最も職位が低い群では、オッズ比は男性で 1.5 から 0.95、女性では 1.47 から 1.07 まで減弱した。この結果が示唆することは、ジョブ・リデザインは心疾患の社会経済的格差を縮小するための実行可能な戦略になり得るということである。

　この解釈に対しては、仕事のコントロールが低いことは、低い社会経済的

地位（socioeconomic position：SEP）とかなり共線性が高いため、「実質的に同義である」との反論がなされた（Davey Smith & Harding, 2003）。彼らは、「健康格差が生じる上で重要なことは、仕事上のコントロールというより、むしろ生活全般に起こることに対するコントロールである」と議論を続けた。いずれの議論にも評価すべき点はある。Whitehall 研究のような職業コホートにおいて、仕事のコントロールの程度が職位に基づく健康格差のかなりの程度を説明し得るという考えはもっともである。また一方で、「生活全般に起こること」に対するコントロールも同様に、健康の決定要因となるだろう。実際のところ、仕事と生活とを切り離して、職業性ストレスの寄与だけを検討することは不可能である。このような議論が、仕事と家庭環境の相互作用、そしてワーク・ライフ・バランスへの関心の基盤となってきたことに意義がある。

5.3.1　労働環境の評価

本項では、(1) 要求度－コントロール・サポート、(2) 努力と報酬の均衡、(3)仕事－家庭葛藤、(4)勤務スケジュール、勤務スケジュール調整、柔軟性、の 4 つの測定方法について概説する。これらの多くには、オリジナルとなる測定方法と様々な修正版がある。

5.3.1.1　評価の実施方法

職場における評価には、いろいろな方法を用いてきた長い歴史がある。具体的には、典型的な自記式質問票、あるいは直接面接により回答者から労働環境に関する事実や認識していることを聴き取る方法がある一方で、観察や労務管理情報をもとに評価することもある。労働者自身は特定の有害物質曝露を知らないこともあるため、職業性曝露を評価するジョブマトリックスは、客観情報に基づいている。それぞれの方法には、目的に応じた利点がある。自記式質問票は、心理社会的な労働環境の研究で幅広く使われてきており、研究者が多数の対象者に対して効率的に研究を実施できるのが、主な利点である。自記式質問票の欠点は、回答者が職場で主観的に感じたことと客観的な労働環境とを混同してしまうことである。面接者による聴取も同様の問題がある。多くの場合、労働環境は、特定の仕事や特定の産業分野の観察に基

づいて評価されてきた。また、こうした観察結果を職業分類コードに照らせ
ば、それぞれの職業における仕事のストレスの評価とすることもできた。

5.3.1.2　要求度－コントロールの測定方法

　米国版の Job Content Questionnaire（JCQ）は、スウェーデン版と同様
に、仕事の要求度とコントロールを評価する上で最も一般的な測定方法と
なっている。JCQ（http://www.jcqcenter.org/ から利用可能）は、*Healthy
Work* で提案された要求度－コントロール・サポートの質問票を発展させた
ものである（Karasek & Theorell, 1990）。米国版が、現在多くの国で用いられ
ている。スウェーデンや北欧諸国ではスウェーデン版が用いられており、要
求度が5項目とコントロールが6項目になっている。要求度に関する質問は、
「仕事をやり終えるのに十分な時間が与えられている」や「とても速く働く
ことが必要な仕事だ」といった要求度の定量的側面を主に扱っているが、「他
の人達からお互いにくい違う指示を出されて困ることはない」といった定性
的な質問もある。コントロールに関する質問は、知的裁量度（技能の活用や
発展）と決定権の両方を取り扱っている。知的裁量度に関する質問には、「自
分自身の特別な才能をのばす機会がある」「くり返しの作業がたくさんある
仕事だ」「創造性が必要な仕事だ」といった質問が含まれている。決定権に
ついての質問には、「自分自身でどのように仕事をするか決めることができ
る」「どのように仕事をすすめるか決める自由は、私にはほとんどない」と
いった質問が含まれる。一般的な男女労働者において、2つの次元の内的整
合性（internal consistency）は十分であることが実証されており、質問を
このようにグループ分けすることは有意義であることが因子分析でも示され
てきた（Theorell & Karasek, 1996）。米国版では、要求度とコントロールに関
してさらに質問があり、他に関連する仕事の次元もいくつかある。その内的
整合性は十分であることが、いくつかの国で示されてきた。さらにこれらの
2つの版は、フォーマットも少し異なる（どちらもオリジナルは、1968年、
1974年、1977年に米国で実施された雇用の質に関する調査における、カラ
セックの最初の因子分析である）。スウェーデン版は、直接疑問文に対する
回答を頻度によって4段階に分けている。一方で米国版は、〔平叙文で示さ
れた〕意見に対して否定あるいは肯定する強度によって5段階に分けている。

これらの質問票における高ストレインの操作化〔概念を定量的に測定可能なように定義する方法〕は、様々である。最もよく用いられる方法は、要求度が高くかつコントロールが低い者（基準値には中央値、もしくは四分位や三分位が用いられる）を高ストレインと定義する。別の方法として、要求度とコントロールの比を計算して、その上位 25% の者を高ストレインと定義する方法もある。

5.3.1.3　努力と報酬の（不）均衡の測定方法

Siegrist らは、努力・報酬不均衡モデルの重要な次元をすべて含む自記式質問票を開発した。完全版と領域ごとに 2～3 項目から成る短縮版などに関する詳細なサマリー論文が出版されている（Siegrist ら, 2014）。端的に言えば、努力に関する要素および報酬に関する要素のいずれにおいても、完全版尺度と短縮版尺度の相関は非常に高かった。どのような場合でも、完全版も短縮版も主観的健康（self-rated health）と予想される方向に強く関連した。努力・報酬比（ratio）については、完全版の方が感度・特異度ともに高いが、短縮版でも十分な感度と特異度があることが示されている。

5.3.1.4　他の測定方法

仕事－家庭葛藤には様々な測定方法があり、Netemeyer によるオリジナル尺度から構成されることが最も多い（測定方法の詳細は次頁**表 5.2** 参照）。Netemeyer の尺度は、ある領域の役割責任が、他の領域の役割責任とどの程度矛盾するかを反映するように設計された。葛藤には、仕事から家庭への方向のものと、家庭から仕事への方向のものがある。前者の例は、「仕事の要求が、家庭や個人の時間の妨げになる」などである。後者の例は、「家庭や個人的な関係の要求が、仕事に関連した活動の妨げになる」などである。この尺度は、「まったくそうは思わない（=1）」から「とてもそう思う（=5）」までの 5 件法で聴取される。

表5.2 労働環境の測定方法

1. Demand/Control/Support Model（要求度－コントロール・サポートモデル）

(1) Job Demand-Control Model, also called Demand-Discretion Model（仕事の要求度－コントロールモデル、あるいは要求度・裁量モデル）	Karasek, 1979; Karasek & Theorell ,1990	work situation に関する demands と decision-making freedom との joint effect による psychological strain を評価する。job demands に関する7項目と、decision latitude に関する8項目（4項目の decision authority と4項目の intellectual discretion）から構成される。
(2) Demand-Control/Support Model（要求度－コントロール・サポートモデル）	Johnson & Hall, 1988	カラセックのモデルに social support の element を追加した。尺度は job demands に関する2項目、work control に関する11の項目、を work-related support に関する5項目から構成される。
(3) Demand-Support-Constraint model	Fletcher & Jones, 1993	カラセックのモデルに対するいくつかの批判に対して、interpersonal support を追加した revision。interpersonal support に関する4項目、カラセックのモデルの job demands に関する4項目、job decision latitude に関する8項目から構成される。
(4) Job Content Questionnaire and Scale〔JCQ 質問票と尺度〕	Karasek ら, 1998	カラセックの要求度－コントロールモデルに基づいて、work quality を評価する質問票（JCQ）。decision latitude、psychological demands、social support、physical demands、job insecurity に関する尺度を含む。コア版（27項目）、完全版（49項目）がある。
(5) Pressure Management Indicator	Williams & Cooper, 1998	job stress を評価する90項目から構成される質問票。それぞれ複数の項目から成る24の下位尺度がある。

2. Effort/Reward Balance（努力と報酬の均衡）

(1) Effort-reward imbalance model （努力・報酬不均衡モデル）	Siegrist, 1996; Siegrist ら, 2004; 2013	カラセックのモデルと French の person-environment fit model の影響を受けている。intrinsic effort（coping、need for control）、extrinsic effort（demands、obligations）、occupational rewards（compensation、esteem、status control）の element を含む。それぞれの dimension は、いくつかの項目を含む下位尺度によって測定される。

3. Work/Family Strain and Conflict（仕事ー家庭ストレスと仕事ー家庭葛藤）

(1) Model of work, family, and interrole conflict	Kopelman ら, 1983	6 つ の variables（work conflict、family conflict、interrole conflict、job satisfaction、family satisfaction、life satisfaction）があり、34 項目から構成される尺度で測定される。既存の interrole conflict 尺度（Pleck ら, 1980）と job satisfaction 尺度（Hackman & Oldham, 1975）が用いられている。
(2) Coping, social support, and flexibility scales	Shinn ら, 1989	coping、social support、job flexibility の 3 つの dimension を含む。複数項目から成る下位尺度で評価される。
(3) Survey of perceived organizational support	Eisenberger ら, 1997; 1983	36 項目から構成される尺度。雇用者が労働者の貢献にどの程度価値を見出し、また労働者のウェルビーイングにどの程度関心を抱いているかに関する、労働者の belief を評価する。
(4) Work-family conflict scale and family-work conflict scale （仕事・家庭葛藤の尺度と家庭・仕事葛藤の尺度）	Netemeyer ら, 1996	仕事ー家庭葛藤と家庭ー仕事葛藤のそれぞれの尺度があり、これらは異なるタイプの役割間葛藤（interrole conflict）であると仮定している。葛藤の方向を区別しない他の尺度（Kopelman ら, 1983）を改訂した。それぞれの尺度は 5 項目から構成される。
(5) Carlson, Kacmar and Williams scales of work-family conflict	Carlso ら, 2000	Netemeyer らの尺度に基づく。3 つの種類（time based、strain based、behavior based）の両方向の仕事ー家庭葛藤をすべて含む。尺度は 20 項目から構成される。

（次頁へ続く）

第 5 章　労働環境と健康 ｜ 177

表 5.2　労働環境の測定方法（続き）

(6) Negative and positive work-family spillover scales, drawn from the Midlife in the United States (MIDUS) Study	Grzywacz & Marks, 2000	Bronfenbrenner の ecological systems theory（1979）に基づく。仕事から家庭へのスピルオーバーと、家庭から仕事へのスピルオーバーの両方を評価する。ネガティブ・スピルオーバーは4項目、ポジティブ・スピルオーバーは3項目から成る。
(7) Organizational work-family climate	Kossek ら, 2001	family role に対する work climate 尺度と、work role に対する family climate 尺度があり、それぞれ3項目から構成される。
(8) Work/family balance measures and supportive supervision	Clark, 2001	work culture 指標（temporal flexibility、supportive supervision、operational flexibility）と work/family balance 指標（role conflict、work satisfaction、home satisfaction、family functioning、employee citizenship）を含む。
(9) Family-supportive organization perceptions	Allen, 2001	work-family conflict 指標（Kopelman ら, 1983）、supervisor support 指標（Shinn ら, 1989）、benefit availability and use、他の既存の job satisfaction、organizational commitment、intent to turnover 等の指標を組み合わせたもの。
(10) Work-family enrichment scale	Carlson ら, 2006	18項目から構成される。dimensions from work to family direction（development、affect、capital）と dimensions from family to work direction（development、affect、efficacy）を評価する。
(11) Family supportive supervisor behaviors (FSSB) and Family supportive supervisor behavior short-form (FSSB-SF)	Hammer ら, 2013; Kossek ら, 2009	3.(2) (Shinn ら, 1989)、3.(9) (Allen, 2001) に基づく。emotional support、role modeling behavior、instrumental support、creative work-family management の4つの下位尺度から成る先行尺度にも基づく。28項目で測定される。

4. Work Schedules, Schedule Control, and Flexibility

(1) Job Diagnostic Survey	Hackman & Oldham, 1975	job design が work satisfaction に影響を与えるという理論に基づく。尺度には、5つのコアとなる job dimensions の各指標（skill variety、task identity、task significance、autonomy、feedback）、および critical psychological states、personal and work outcomes の指標が含まれる。
(2) Index of work-family policies and the perceived availability of work-family policies and control-time/flex scales	Eaton, 2003	flexibility practices を測定する7項目（flextime、part-time jobs、compressed work week など）と perceived availability of flexibility practices を測定する7項目から成る。formal and informal policies、control-time/flex の指標も含む。
(3) Flexible work arrangements	McNall ら, 2009	2項目で評価される。work-family enrichment、job satisfaction、turnover intention などの尺度に加えて用いられる。

5.4 結論

　経済が発展し、様々な社会が新たな市場に適応するにつれて、世界中のほとんどの職場が大きな変化を経験している。環境が大きく変化しているため、労働環境が健康に与える影響について研究することは非常に興味深く、将来の労働者の生活に影響を与える大きな変革のチャンスになるかもしれない。しかし同時に、人口転換に伴って (1) 世界中で多くの女性が労働市場へ参入していること、そして (2) 労働人口が高齢化し、多くの人が退職後に 20 年以上生きるようになっていることは、これまでの職場慣行や退職慣行を脅かす課題でもある。これらの点を踏まえると、本章で議論したいくつかの研究はとりわけ重要になる。例えば、職場での曝露と健康アウトカムとの関連について扱ったコホート研究は多くある一方で、職場組織への介入が健康に及

ぼす影響を評価する無作為化比較試験は少ない。これは、次への重要なステップとなるだろう。事実、限られたエビデンスではあるが、そのような介入が労働者の健康にとってよいだけでなく、生産性の向上、離職率の低下、職場全体の健康にもつながり得ることも示唆されている。職場に変化をもたらす実行可能性を評価し、労働環境が健康に与える影響についての因果推論を強化するため、まだまだ多くの研究が必要とされる。職場における介入研究の中には、健康を主要なアウトカムとした重要な研究がある（Work, Family and Health Network studies, 2013; NIOSH-supported Total Worker Health program, 2013）。これらは、職業上の安全と健康のプログラムを統合することで、労働者の負傷や疾病を防ぐとともに健康や福祉を促進することを目指している。近い将来、職場の組織的変化が健康に与える影響に関する大規模研究の結果が得られることを期待している。

　変化を続ける現代において、すべての人々の労働環境を規定するような、大きな社会的決定要因を研究対象にすることも重要である。この視点があれば、新たに生じる労働環境の変化が、健康にどのような影響を与えるのか予測することもできる。これまでの研究の多くが、主に男性労働者を対象に、またウェルビーイングを高めるための労働者保護政策がある欧州で行われてきた。これらを踏まえた研究は、労働環境に変化をもたらしたり、最初から健康によいようにデザインされた新たな労働環境を確保したりする上で、重要になってくるだろう。

注釈

訳注 1：仕事のストレイン（仕事の要求度とコントロールのバランス）という表現が用いられることもある。

訳注 2：これより前は、広義の「手続き的公正」を指すが、ここからは、狭義の「手続き的公正」を指す。

訳注 3：シフト勤務と言うと、わが国では一般にローテーション制勤務のことを意味する場合が多いが、ここで言うシフト勤務は、いわゆる定時外を含む勤務のことであり、常夜勤（わが国では稀）、ローテーション制、などが含まれる。

訳注 4：遅番と言っても、必ずしも夕方に出勤するという意味ではなく、「早番よりも遅い」という意味で用いられている。

参考文献

Akerstedt, T. (2003). Shift work and disturbed sleep/wakefulness. *Occup Med*, 53(2): 89-94.

Allen, T. D. (2001). Family-supportive work environments: the role of organizational perceptions. *J Vocat Behav*, 58: 414-35.

Arber, S., Gilbert, G. N., & Dale, A. (1985). Paid employment and women's health: a benefit or a source of role strain? *Sociol Health Ill*, 7(3): 375-400.

Babu, G. R., Jotheeswaran, A. T., Mahapatra, T., Mahapatra, S., Kumar, A. Sr., Detels, R., et al. (2013). Is hypertension associated with job strain? A meta-analysis of observational studies. *Occup Environ Med*, 71(3): 220-7.

Barnett, R. C. (2004). Women and multiple roles: myths and reality. *Harv Rev Psychiatry*, 12(3): 158-64.

Barnett, R.C., & Hyde, J.S. (2001). Women, men, work, and family: an expansionist theory. *Am Psychol*, 56(10): 781-96.

Barnett, R. C., & Gareis, K. C. (2006). Parental after-school stress and psychological well-being. *J Marriage Fam*, 68(1): 101-8.

Bellavia, G. M., & Frone, M. R. (2005). Work-family conflict. In: Barling, J., Kelloway, E. K., & Frone, M. R. (eds.), *Handbook of work stress*. Thousand Oaks, CA: Sage Publications, pp.113-48.

Berkman, L. F., Buxton, O., Ertel, K., & Okechukwu, C. (2010). Managers' practices related to work- family balance predict employee cardiovascular risk and sleep duration in extended care settings. *J Occup Health Psychol*, 15(3): 316-29.

Berkman, L., Ertel, K., & Glymour, M. M. (2011). Aging and social intervention: life course perspectives. In: Binstock, R. H., & George, L. K. (eds.), *Handbook of aging and the social sciences. 7th ed*. Burlington, MA: Academic Press, pp.337-52.

Berkman, L. F., & O'Donnell, E. M. (2013) The Pro-family Workplace: Social and Economic Policies and Practices and Their Impacts on Child and Family health --Springer. In N. S. Landale, S. M. McHale, A. Booth. (Eds.), *Families and Child Health*. University Park, PA: Springer, pp.157-180.

Bianchi, S. M., & Milkie, M. A. (2010). Work and family research in the first decade of the 21st century. *J Marriage Fam*, 72(3): 705-25.

Biorck, G., Blomqvist, G., & Sievers, J. (1958). Studies on myocardial infarction in Malmo 1935-1954. H. Infarction rate by occupational group. *Acta Medica Scandinavica*, 161(1): 21-32.

Bosma, H., Peter, R., Siegrist, J., Marmot, M. (1998). Two alternative job stress models and the risk of coronary heart disease. *Am J Public Health*, 88(1): 68-74.

Bronfenbrenner, U. (1979). Contexts of child rearing: Problems and prospects. *Am Psychol*, 34(10): 844.

Buell, P., & Breslow, L. (1960). Mortality from coronary heart disease in California men who work long hours. *J Chronic Dis*, 11: 615-26.

Carlson, D. S., Kacmar, K. M., & Williams, L. J. (2000). Construction and initial validation of a multidimensional measure of work-family conflict. *J Vocat Behav*, 56(2): 249-76.

Carlson, D. S., Kacmar, K. M., Wayne, J. H., & Grzywacz, J. G. (2006). Measuring the positive side of the work-family interface: development and validation of a work-family enrichment scale. *J Vocat Behav*, 68(1): 131-64.

Chandola, T., Kuper, H., Singh-Manoux, A., Bartley, M., & Marmot, M. (2004). The effect of control at home on CHD events in the Whitehall II study: gender differences in psychosocial domestic pathways to social inequalities in CHD. *Soc Sci Med*, 58(8): 1501-9.

Choi, B., Schnall, P., Ko, S., & Dobson, M. (2013). Baker, D. Job strain and coronary heart disease. *Lancet*, 381(9865): 448.

Clark, S. C. (2001). Work cultures and work/family balance. *J Vocat Behav*, 58(3): 348-65.

Costa, G. (2003). Shift work and occupational medicine: an overview. *Occup Med*, 53(2): 83-8.

Davey Smith, G., & Harding, S. (2003). Is control at work the key to socioeconomic gradients in mortality? In: Davey, Smith, G. (ed.), *Health inequalities: Lifecourse approaches*. Bristol: The Policy Press, pp.83-6.

Duxbury, L. E., & Higgins, C. A. (2001). *Work-life balance in the new millennium: where are we? Where do we need to go?* Canadian Policy Research Network. Ottawa, p.4.

Eaton, S. C. (2003). If you can use them: flexibility policies, organizational commitment, and perceived performance. *Ind Relat*, 42(2): 145-67.

Eisenberger, R., Huntington, R., Hutchinson, S., & Sowa, D. (1983). Perceived organizational support. *J Appl Psychol*, 71(3): 500-7.

Eisenberger, R., Cummings, J., Armeli, S., & Lynch, P. (1997). Perceived organizational support, discretionary treatment, and job satisfaction. *J Appl Psychol*, 82(5): 812-20.

Elovainio, M., Ferrie, J. E., Gimeno, D., De Vogli, R., Shipley, M., Brunner, E. J., et al. (2009). Organizational justice and sleeping problems: the Whitehall II study. *Psychosom Med*, 71(3): 334-40.

Ferrie, J. E., Head, J., Shipley, M. J., Vahtera, J., Marmot, M. G., & Kivimäki, M. (2006). Injustice at work and incidence of psychiatric morbidity: the Whitehall II study. *Occup Environ Med*, 63(7): 443-50.

Fletcher, B. C., & Jones, F. (1993). A refutation of Karasek's demand-discretion model of occupational stress with a range of dependent measures. *J Organ Behav*, 14(4): 319-30.

Fransson, E. I., Heikkilä, K., Nyberg, S. T., Zins, M., Westerlund, H., Westerholm, P., et al. (2012). Job strain as a risk factor for leisure-time physical inactivity: an individual-participant meta-analysis of up to 170,000 men and women. *Am J Epidemiol*, 176(12): 1078-89.

Fried, L. P., Carlson, M. C., McGill, S., Seeman, T., Xue, Q-L., Frick, K., et al. (2013). Experience Corps: a dual trial to promote the health of older adults and children's academic success. *Contemp Clin Trials*, 36(1): 1-13.

Frone, M. R., Barnes, G. M., & Farrell, M. P. (1994). Relationship of work-family conflict to substance use among employed mothers: The role of negative affect. *J Marriage Fam*, 56(4): 1019-30.

Frone, M. R., Yardley, J. K., & Markel, K. S. (1997). Developing and testing an integrative model of the work-family interface. *J Vocat Behav*, 50(2): 145-67.

Galinsky, E., Sakai, K., & Wigton, T. (2011). Workplace flexibility: from research to action. *Future Children*, 21(2): 141-61.

Gatchel, R. J., & Schultz, I. Z. (eds.). (2012). *Handbook of occupational health and wellness*. New York: Springer.

Geiger-Brown, J. M., Lee, C. J., & Trinkoff, A. M. (2012). The role of work schedules in occupational health and safety. In: Gatchel, R. J., & Schultz, I. Z. (eds.), *Handbook of occupational health and wellness.* Boston, MA: Springer, pp.297-322.

Glass, T. A., Freedman, M., Carlson, M. C., Hill, J., Frick, K. D., Ialongo, N., et al. (2004). Experience Corps: design of an intergenerational program to boost social capital and promote the health of an aging society. *J Urban Health*, 81(1): 94-105.

Goldin, C. (2004). From the valley to the summit: the quiet revolution that transformed women's work. *NBER Working Paper*, 10335.

Grant-Vallone, E. J., & Donaldson, S. I. (2001). Consequences of work-family conflict on employee well-being over time. *Work Stress*, 15(3): 214-26.

Greenhaus, J. H., & Powell, G. N. (2006). When work and family are allies: a theory of work-family enrichment. *Acad Manage Rev*, 31(1): 72-92.

Grzywacz, J. G., & Marks, N. F. (2000). Family, work, work-family spillover, and problem drinking during midlife. *J Marriage Fam*, 62: 336-48.

Guidotti, T. L., Rantanen, J., & Rose, S. G. (eds.). (2011). *Global occupational health.* Oxford University Press.

Hackman, J. R., & Oldham, G. R. (1975). Development of the Job Diagnostic Survey. *J Appl Psychol*, 60(2): 159-70.

Hamilton, A. (1948). Forty years in the poisonous trades. *Am Ind Hyg Assoc J*, 9(1): 5-17.

Hammer, L. B., Neal, M. B., Newsom, J. T., Brockwood, K. J., & Colton, C. L. (2005). A longitudinal study of the effects of dual-earner couples' utilization of family-friendly workplace supports on work and family outcomes. *J App Psychol*, 90(4): 799-810.

Hammer, L., Kossek, E., Yragui, N., Bodner, T., & Hansen, G. (2009). Development and validation of a multi-dimensional scale of family supportive supervisor behaviors (FSSB). *Journal Manage*, 35: 837-56.

Hammer, L. B., Kossek, E. E., Anger, W. K., Bodner, T., & Zimmerman, K. (2011). Clarifying work-family intervention process: the roles of work-family conflict and family supportive supervisor behaviors. *J Appl Psychol*, 96(1): 134-50.

Hammer, L. B., Kossek, E., Bodner, T., & Crain, T. (2013). Measurement development and validation of the Family Supportive Supervisor Behavior Short-Form (FSSB-SF). *J Occup Health Psych*, 18(3): 285-296.

Heikkilä, K., Nyberg, S. T., Fransson, E. I., Alfredsson, L., De Bacquer, D., Bjorner, J. B., et al. (2012a). Job strain and alcohol intake: a collaborative meta-analysis of individual-participant data from 140,000 men and women. *PLoS ONE*, 7(7): e40101.

Heikkilä, K., Nyberg, S. T., Fransson, E. I., Alfredsson, L., De Bacquer, D., Bjorner, J. B., et al. (2012b). Job strain and tobacco smoking: an individual-participant data meta-analysis of 166,130 adults in 15 European studies. *PLoS ONE*, 7(7): e35463.

Heikkilä, K., Nyberg, S. T., Theorell, T., Fransson, E. I., Alfredsson, L., Bjorner, J.B., et al. (2013). Work stress and risk of cancer: meta-analysis of 5700 incident cancer events in 116,000 European men and women. *BMJ*, 346: f165-5.

Hinkle, L. E., Whitney, L. H., Lehman, E. W., Dunn, J., Benjamin, B., King, R., et al. (1968). Occupation, education, and coronary heart disease: risk is influenced more by education and background than by occupational experiences, in the Bell System. *Science*, 161(3838): 238-46.

Jia, Y., Lu, Y., Wu, K., Lin, Q., Shen, W., Zhu, M., et al. (2013). Does night work increase the risk of breast cancer? A systematic review and meta-analysis of epidemiological studies. *Cancer Epidemiology*, 37(3): 197-206.

Johnson, J. V., & Hall, E. M. (1988). Job strain, work place social support, and cardiovascular disease: a cross-sectional study of a random sample of the Swedish working population. *Am J Public Health*, 78(10): 1336-42.

Johnson, J. V., Stewart, W., & Hall, E. M. (1996). Long-term psychosocial work environment and cardiovascular mortality among Swedish men. *Am J Public Health*, 86(3): 324-31.

Karasek, R. A. (1979). Job demands, job decision latitude, and mental strain: Implications for job redesign. *Administrative Science Quarterly*, 24(2): 285-308.

Karasek, R., & Theorell, T. (1990). *Healthy work*. New York: Basic Books.

Karasek, R., Brisson, C., Kawakami, N., Houtman, I., Bongers, P., & Amick, B. (1998). The Job Content Questionnaire (JCQ): An instrument for internationally comparative assessments of psychosocial job characteristics. *J Occup Health Psych*, 3(4): 322-55. Special Section: The Measurement of Stress at Work.

Karlsson, B. H., Knutsson, A. K., Lindahl, B. O., & Alfredsson, L. S. (2003). Metabolic disturbances in male workers with rotating three-shift work: results of the WOLF study. *Int Arch Occ Env Hea*, 76(6): 424-30.

Kasanen, A., Kallio, V., & Forrstroem, J. (1963). The Significance of psychic and socio-economic stress and other modes of life in the etiology of myocardial infarction. *Ann Med Intern Fenn*, 52(Suppl 43): 1-40.

Kawachi, I. (2006). Injustice at work and health: causation or correlation? *Occup Environ Med*, 2006; 63(3): 578-9.

Kawachi, I. (2008). Globalization and workers' health. *Ind Health*, 46(5): 421-3.

Kelly, E. L., Moen, P., & Tranby, E. (2011). Changing workplaces to reduce work-family conflict: schedule control in a white-collar organization. *Am Sociol Rev*, 76(2): 265-90.

Kittel, F., Kornitzer, M., & Dramaix, M. (1980). Coronary heart disease and job stress in two cohorts of bank clerks. *Psychother Psychosom*, 34(2-3): 110-23.

Kivimäki, M., Elovainio, M., Vahtera, J., & Ferrie, J. E. (2003). Organisational justice and health of employees: prospective cohort study. *Occup Environ Med*, 60: 27-34.

Kivimäki, M., Nyberg, S. T., Batty, G. D., Fransson, E. I., Heikkilä, K., Alfredsson, L., et al. (2012). Job strain as a risk factor for coronary heart disease: a collaborative meta-analysis of individual participant data. *Lancet*, 380(9852): 1491-7.

Kivimäki, M., Ferrie, J. E., & Kawachi, I. (2013). Cumulative meta-analysis of job strain and coronary heart disease: implications for future research. *Am J Epidemiol*, 177(1): 1-2.

Knutsson, A. (1989). Shift work and coronary heart disease. *Scand J Soc Med Suppl*, 44: 1-36.

Kopelman, R. E., Greenhaus, J. H., & Connolly, T. F. (1983). A model of work, family, and interrole conflict: a construct validation study. *Organ Behav Hum Perf*, 32(2): 198-215.

Kornitzer, M., Kittel, F., Dramaix, Wilmet, M., & De Backer, G. (1982). Job stress and coronary heart disease. *Advanced Cardiology*, 29: 56-61.

Kossek, E. E., Colquitt, J. A., & Noe, R. A. (2001). Caregiving decisions, well-being, and performance: the effects of place and provider as a function of dependent type and work-family climates. *Acad Manage J*, 44(1): 29-44.

Kossek, E. E., Pichler, S., Bodner, T., & Hammer, L. B. (2011). Workplace social support and work-family conflict: a meta-analysis clarifying the influence of general and work-family specific supervisor and organizational support. *Pers Psychol*, 64(2): 289-313.

Krieger, N. (2005). Embodiment: a conceptual glossary for epidemiology. *J Epidemiol Community Health*, 59(5): 350-5.

Landsbergis, P. A., Dobson, M., & Schnall, P. (2013). RE: Need for more individual-level meta-analyses in social epidemiology: example of job strain and coronary heart disease. *Am J Epidemiol*, 178(6): 1008-9.

Levy, B. S. (ed.). (2006). *Occupational and environmental health: recognizing and preventing disease and injury*. Philadelphia: Lippincott Williams & Wilkins.

Li, J., Jarczok, M. N., Loerbroks, A., Schöllgen, I., Siegrist, J., Bosch, J. A., et al. (2012). Work stress is associated with diabetes and prediabetes: cross-sectional results from the MIPH industrial cohort studies. *Int J Behav Med*, 20(4): 495-503.

Marmot, M. G., Bosma, H., Hemingway, H., Brunner, E., & Stansfeld, S. (1997). Contribution of job control and other risk factors to social variations in coronary heart disease incidence. *Lancet*, 350(9073): 235-9.

Martikainen, P. (1995). Women's employment, marriage, motherhood and mortality: a test of the multiple role and role accumulation hypotheses. *Soc Sci Med*, 40(2): 199-212.

McNall, L. A., Masuda, A. D., & Nicklin, J. M. (2009). Flexible Work arrangements, job satisfaction, and turnover intentions: the mediating role of work-to-family enrichment. *J Psychol*, 144(1): 61-81.

Melchior, M., Berkman, L. F., Niedhammer, I., Zins, M., & Goldberg, M. (2007). The mental health effects of multiple work and family demands: a prospective study of psychiatric sickness absence in the French GAZEL study. *Soc Psychiatry Psychiatr Epidemiol*, 42(7): 573-82.

Melin, B., Lundberg, U., Söderlund, J., & Granqvist, M. (1999). Psychological and physiological stress reactions of male and female assembly workers: a comparison between two different forms of work organization. *J Organiz Behav*, 20(1): 47-61.

Moen, P., Kaduk, A., Kelly, E. L., Kossek, E., Hammer, L., Buxton, O. M., et al. (2015). Is work-family conflict a multi-level stressor linking job conditions to mental health? Evidence from the work Family and Health Network. *Res Sociol Work*, 26: 177-217.

Moorman, R. H. (1991). Relationship between organizational justice and organizational citizenship behaviors: do fairness perceptions influence employee citizenship? *J App Psychol*, 76(6): 845-55.

Netemeyer, R. G., Boles, J. S., & McMurrian, R. (1996). Development and validation of work-family conflict and family-work conflict scales. *J Appl Psychol*, 81(4): 400-10.

NIOSH C. *Total Worker Health* [Internet]. cdc.gov. [cited 2013 Dec 28]. Available from: http://www.cdc.gov/niosh/twh/

Nomaguchi, K. M. (2009). Change in work-family conflict among employed parents between 1977 and 1997. *J Marriage Fam*, 71(1): 15-32.

Nyberg, S. T., Heikkilä, K., & Fransson, E. l. (2012). Job strain in relation to body mass index: pooled analysis of 160,000 adults from 13 cohort studies. *J Intern Med*, 272: 65-73.

Pell, S., & d' Alonzo, C. A. (1963). Acute myocardial infarction in a large employed population: report of six-year study of 1,356 cases. *JAMA*, 185: 831-41.

Pleck, J. H., Staines, G. L., & Lang, L. (1980). Conflicts between work and family. *Monthly Labor Review*, 103(3): 29-31.

Reinhardt, J. D., Wahrendorf, M., & Siegrist, J. (2013). Socioeconomic position, psychosocial work environment and disability in an ageing workforce: a longitudinal analysis of SHARE data from 11 European countries. *Occup Environ Med*, 70(3): 156-63.

Reuterwall, C., Hallqvist, J., Ahlbom, A., de Faire, U., Diderichsen, F., Hogstedt, C., et al. (1999). Higher relative, but lower absolute risks of myocardial infarction in women than in men: analysis of some major risk factors in the Sheep study. *J Intern Med*, 246(2): 161-74.

Roos, E., Lahelma, E., & Rahkonen, O. (2006). Work-family conflicts and drinking behaviours among employed women and men. *Drug Alcohol Depend*, 83(1): 49-56.

Russek, H. I., & Zohman, B. L. (1958). Relative Significance of heredity, diet and occupational stress in coronary heart disease among young adults. *Am J Med Sci*, 235: 266-75.

Sabbath, E. L., Glymour, M. M., Descatha, A., Leclerc, A., Zins, M., Goldberg, M., et al. (2013). Biomechanical and psychosocial occupational exposures: Joint predictors of post-retirement functional health in the French GAZEL cohort. *Adv Life Course Res*, 18(4): 235-43.

Sallinen, M., & Kecklund, G. (2010). Shift work, sleep, and sleepiness: differences between shift schedules and systems. *Scand J Work Env Hea*, 36(2): 121-33.

Shinn, M., Wong, N. W., Simko, P. A., & Ortiz-Torres, B. (1989). Promoting the well-being of working parents: coping, social support, and flexible job schedules. *Am J Commun Psychol*, 17(1): 31-55.

Sieber, S. D. (1974). Toward a theory of role accumulation. *Am Sociol Rev*, 39(4): 567-78.

Siegrist, J. (1996). Adverse health effects of high-effort/low-reward conditions. *J Occup Health Psychol*, 1(1): 27-41.

Siegrist, J., Matschinger, H., Cremer, P., & Seidel, D. (1988). Atherogenic risk in men suffering from occupational stress. *Atherosclerosis*, 69(2-3): 211-8.

Siegrist, J., Peter, R., Junge, A., Cremer, P., & Seidel, D. (1990). Low status control, high effort at work and ischemic heart disease: prospective evidence from blue-collar men. *Soc Sci Med*, 31(10): 1127-34.

Siegrist, J., Starke, D., Chandola, T., Godin, I., Marmot, M., Niedhammer, I., & Peter, R. (2004). The measurement of effort-reward imbalance at work: European comparisons. *Soc Sci Med*, 58(8): 1483-99.

Siegrist, J., Dragano, N., Nyberg, S. T., Lunau, T., Alfredsson, L., Erbel, R., et al. (2014). Validating abbreviated measures of effort-reward imbalance at work in European cohort studies: the IPD-Work consortium. *Int Arch Occup Environ Health*, 87(3): 249-56.

Sorensen, G., McLellan, D., Dennerlein, J. T., Pronk, N. P., Allen, J. D., Boden, L. I., et al. (2013). Integration of health protection and health promotion. *J Occup Environ Med*, 55(12 Suppl): S12-8.

Stansfeld, S., & Candy, B. (2006). Psychosocial work environment and mental health: a meta-analytic review. *Scand J Work Env Hea*, 32(6): 443-62.

Statistics Sweden. (1996). *The Swedish survey of living conditions. Design and method.* Stockholm:

Statistics Sweden.

Straif, K., Baan, R., Grosse, Y., Secretan, B., Ghissassi, E. l. F., Bouvard, V., et al. (2007). Carcinogenicity of shift-work, painting, and fire-fighting. *The Lancet Oncology*, 8(12): 1065- 6.

Tausig, M., & Fenwick, R. (2001). Unbinding time: alternate work schedules and work-life balance. *J Fam Econ Issues*, 22(2): 101-19.

Theorell, T. (2003). Commentary on Organisational Justice and Health of Employees: prospective cohort study. *Occup Environ Med*, 60: 33-4.

Theorell, T., & Karasek, R. A. (1996). Current issues relating to psychosocial job strain and cardiovascular disease research. *J Occup Health Psychol*, 1(1): 9-26.

Thoits, P. A. (1986). Multiple identities: examining gender and marital status differences in distress. *Am Sociol Rev*, 51(2): 259-72.

Thoits. P. A. (1995). Stress, coping, and social support processes: where are we? What next? *J Health Soc Behav*, 35(Spec No): 53-79.

Thomas, L. T., & Ganster, D. C. (1995). Impact of family-supportive work variables on work-family conflict and strain: a control perspective. *J Appl Psychol*, 80(1): 6.

Tsutsumi, A., & Kawakami, N. (2004). A review of empirical studies on the model of effort-reward imbalance at work: reducing occupational stress by implementing a new theory. *Soc Sci Med*, 59(11): 2335-59.

van Mark, A., Weiler, S. W., Schroder, M., Otto, A., Jauch-Chara, K., Groneberg, D. A., et al. (2010). The impact of shift work induced chronic circadian disruption on IL-6 and TNF-alpha immune responses. *J Occup Med Toxicol*, 5: 18.

van Vegchel, N., de Jonge, J., Bosma, H., & Schaufeli, W. (2005). Reviewing the effort-reward imbalance model: drawing up the balance of 45 empirical studies. *Soc Sci Med*, 60(5): 1117-31.

Vyas, M. V., Garg, A. X., Iansavichus, A. V., Costella, J., Donner, A., Laugsand, L. E., et al. (2012). Shift work and vascular events: systematic review and meta-analysis. *BMJ*, 345: e4800-0.

Wang, J., Afifi, T. O., Cox, B., & Sareen, J. (2007). Work-family conflict and mental disorders in the United States: Cross-sectional findings from the National Comorbidity Survey. *Am J Ind Med*, 50(2): 143-9.

Wang, J. L., Lesage, A., Schmitz, N., & Drapeau, A. (2008). The relationship between work stress and mental disorders in men and women: findings from a population-based study. *J Epidemiol Community Health*, 62(1): 42-7.

Wang, X. S., Armstrong, M. E. G., Cairns, B. J., Key, T. J., & Travis, R.C. (2011). Shift work and chronic disease: the epidemiological evidence. *Occup Med*, 61(2): 78-89.

Williams, S., & Cooper, C. L. (1998). Measuring occupational stress: development of the Pressure Management Indicator. *J Occup Health Psych*, 3(4): 306-21.

Work FHN. *Work, Family, and Health Network* [Internet]. projects.iq.harvard.edu. Cambridge, MA; [cited 2013 Dec 28]. Available from: http://projects.iq.harvard.edu/wfhn

第6章

労働市場・雇用政策と健康
Labor Markets, Employment Policies, and Health

マウリチオ・アヴェンダーニョ、リサ・F・バークマン

　雇用と健康には正の関係がある。就業中の者は、雇用されていない者や労働力とみなされない者と比較して健康である。この関係は、国、社会経済的状況、人種、性別、年齢、婚姻状態にかかわらず一貫して観察されており、労働は健康によい、そして失業などにより仕事を失うことは健康に悪いと結論づけたくなる。ところが近年、雇用と健康の正の関係を生み出す因果メカニズムはそれほど単純ではないことが明らかになってきており、いまだ十分に解明されてはいない。確かに、労働は健康によく、失業や退職などの雇用に関するネガティブな「ショック」が不健康を引き起こすとする研究は数多くある。しかし、リスクの高い労働環境に曝露されることで、労働自体も健康に悪影響を与え得る。また、就業していることによって健康のために十分な時間をかけることができなくなってしまう、つまり就業していなければできたかもしれない機会費用（opportunity cost）の問題もある。さらにメカニズムの点でも、社会疫学者がよく言う逆因果（reverse causality）、つまり不健康が就業能力低下をもたらす影響によって、雇用と健康との関連の一部は説明できることも明らかになってきた。

この因果関係には重要な政策的含意がある。もし労働が健康を左右するならば、雇用期間の長短、雇用の継続性、雇用形態などに影響する政策や制度も健康に影響することになる。例えば、1980年代半ばから各国で雇用に関する法律が改正され、有期雇用の労働者が増加しており、こうした状況も健康に影響する可能性がある。女性に出産前後に休職の機会を提供する産前産後休業（以下、産休）制度は、女性の就業継続希望（labor market attachment）やキャリアに影響すると考えられており（Brugiavini ら , 2012; Rossin, 2011; Rossin ら , 2013; Ruhm, 2011; Klerman & Leibowitz, 2000）、結果的に母子の健康にも影響するだろう。定年を引き上げて長く働けるようにすると健康に悪影響が出るのか、それならむしろ早期退職制度で就業期間を短くした方が健康を守ることになるのか、といったことが研究者や政策立案者の間で激しく議論されている。仕事がもたらす健康へのポジティブ・ネガティブの両面での波及効果は、雇用政策の結果でもある。

　これらの関係の鍵は、健康は人的資本（human capital）の一部であるという考え方にある。人的資本は知識、能力（competency）やその他の個人がもつ生産性（productivity）に関わる特性のストックと考えられ、健康と他の人的資本との相補性も重要である。失業によってスキルや収入が失われることで人的資本の喪失を招き、長期的には不健康を引き起こすかもしれない。逆に、産休後の雇用確保は、女性の労働市場への参画を維持し、出産を機に仕事を辞めざるを得ないという人的資本の喪失を防ぐことができる。これにより、結果的に母子ともに長期間にわたる健康維持が可能となるかもしれない。同様に、定年退職制度があることによって、労働者が自身のキャリアを再構築するための人的資本への投資行動に結びつき、退職は高齢期の健康と生産性に直接的な影響をもつかもしれない。

　本章では、雇用政策が健康にどのように影響しているかを理解することを目的とし、雇用と健康との関係について因果関係を含めて検討する。構成は以下の通りである。まず、人的資本論の基本的な枠組みについて説明し、労働、雇用政策と健康との関係を理解する上で人的資本論が役に立つことを述べる。次に、雇用および雇用の不安定性が健康に与える影響に関する理論とエビデンスについて、因果関係の実証を試みた先行研究を中心に紹介する。

景気循環が健康に与える影響を論じた研究についてもまとめた。これらは、失業が個人の健康に与える影響だけではなく、経済状況による健康影響という重大な課題を示す。さらに、産休や退職などの就業状態の変化が健康にどう影響するかについても因果関係に迫る。現在、人口高齢化などの大きな変化があり、また女性が労働力として参入することで生じた仕事と家庭の葛藤（work-family conflict）が増大している。このような現代社会だからこそ、私たちは労働市場に目を向けることが重要であると考えている。母親の雇用に影響する政策や退職年齢に関する政策は、将来の人々の健康やウェルビーイングに強く関わる。関連するエビデンスを検討することにより、雇用を規定する政策がどのように健康に影響するのかについて示唆を与えたい。

6.1　人的資本論に基づく理論モデル

　どの政策を介入対象とするかを決定するためには、因果関係を概説する理論的枠組みが重要である。これまでのところ、失業に関する研究の基盤となる理論モデルの多くは、心理学と社会学に由来し、就業や失業がどのように健康に影響するかについて、いくつかのメカニズムを示してくれる。しかし、雇用と健康との関係は複雑かつ双方向性であるため、理論モデルとしては完全とは言えない。人的資本論は、雇用、労働政策、健康の関係を一元化して取り扱うことができる理論モデルである（Grossman, 1972; Galama & Kapteyn, 2011; Galama ら, 2012a; 2012b）。ここでは、人的資本論に基づき、就業意欲が高く、健康かつスキルの高い労働力を確保できる政策（例えば産休制度）が人的資本の構築につながり、健康への長期的メリットをもたらすかという点について議論する。逆に、人的資本に投資しない雇用政策は、不健康かつスキルの低い労働力を生み、ひいては生産性を低下させ、人的資本の構築を妨げる可能性がある。次項では、これらの関係の理解に有用なグロスマンモデルを概説する。

6.1.1 グロスマンモデル

　グロスマンモデルは、健康需要に関する合理的行為者理論（rational actor theory）であり、個人を生産者とも消費者ともみなす。このモデルは、特に健康と労働市場での行動［就業するかどうか］との双方向の関係を理解する上で有用である（Currie & Madrian, 1999; Gordo, 2006）。健康とは、個人が健康に投資することによるストックであり、その意味で資本として概念化される。健康には消費財（consumption good）と投資財（investment good）の2つの側面がある。前者としては、人は健康ストックから効用（utility）を得ることができると考え、後者としては、人は健康ストックを用いて仕事をして収入を得ることができ、それにより生産性の向上、賃金上昇、有病期間の短縮が生じると考える。このモデルによれば、人は健康ストックを増やすために時間に投資し、余暇や労働市場での行動に費やせる時間を最大化する。同時に、時間以外にも健康ストックを増やすために物的な投資［健康的な食事、医療ケア、住宅］もする。そのためには収入が必要であり、収入を増やすために労働への投資も必要になる。したがって、このモデルでは効用は個人の健康ストック、他の財の消費、余暇時間の関数（function）であることを前提としている。予算制約や時間制約の中で、人はこの効用を最大化しようとする。労働と健康の関係を解釈する上で、健康投資にはコスト（代償）を伴う点を強調していることがこのモデルの大きな特徴である。つまり、健康ストックを増やすには、例えば労働時間を減らして健康的な料理をつくったり運動したりするなど、時間と資源のトレードオフが生じる。

　グロスマンモデルから、健康が労働市場での行動に及ぼす影響についていくらか予測できる。健康状態が有病期間を決定するため、労働市場活動および市場外活動に費やすことのできる総時間も健康状態に規定される。健康面でのネガティブショック（例えば、新たに慢性疾患と診断される）は、就業能力を低下させ、生産性を下げ、それによって賃金低下にもつながるだろう。ただし、賃金低下には収入への影響だけでなく代替影響もあるため、正味の影響は定かではない。また、不健康は余暇と健康との限界代替率に影響し、「労働に対する不効用」が増大するため（病気になると効用が得られにくく

なるため)、労働供給を減少させる。しかし同時に、不健康は労働供給を増加させるかもしれない。なぜなら、病気になると物的な健康投資が必要となり、そのために仕事をするようになる可能性があるからである (Gordo, 2006)。

　このモデルから、労働市場による健康影響は複数の経路をたどっていると考えられる。まず、労働供給は物的な健康投資を可能にする収入を規定する。この意味で、労働供給が増大すれば収入が増え、健康的な食事や運動器具などを手にすることができ、住宅、ヘルスケア、衣服、移動手段など、健康に関わる様々な資源にアクセスできるようになる。その結果、健康によい効果をもたらす。一方で、労働供給は健康投資のための時間(例えば運動や健康的な料理をつくるための時間)を減少させ、健康への悪影響が生じる可能性もある。後者のメカニズムは、社会疫学者が見落としがちな点である。なぜなら、雇用は常に健康によいとの前提からは想像がつきにくいからである。雇用が健康効果をもたらす一方、健康への投資と労働への投資の間にはトレードオフの関係があり、労働と健康の関係を理解する上では踏まえておくべきである。労働供給は、健康ストックの生産関数(production function)に直接関わってくる。例えば、危険な労働環境、職業性ストレス、肉体労働への従事は、身体的・精神的健康を直接的に損なう可能性がある。

　グロスマンモデルから、なぜ労働市場での行動と健康の関係には双方向性があり、さらに健康にも不健康にも寄与し得るのかを理解することができる。働くことで、健康に必要な物的な財を手に入れるための収入が増えるが、同時に健康に投資するための時間を減らしてしまう。あるいは、低賃金労働者は、危険な労働環境に曝露されることで、直接的に健康を損なうかもしれない。個人レベルにおける失業と健康に関する研究結果と、集団レベルにおける景気循環と人々の健康に関する研究結果との相違を議論することで、これらのメカニズムがもっと明らかになるだろう。

6.1.2　人的資本と雇用保障政策

　社会的な保護は、市場における人的資本形成の失敗に対する救済措置と概念化できる。こうした市場の失敗への対処により、社会的な保護政策は健康資本(health capital)の蓄積に有用でもあるだろう。例えば、産休制度に

より、労働市場への参画における男女差や出産や育児による人的資本形成における男女差を縮小することができる（Brugiaviniら, 2012; Klerman & Leibowitz, 1997）。女性が同じ会社に復帰しやすくする、すなわち休職期間中に人的資本が減少しないようにすることにより、就業継続希望を維持することができる（Brugiaviniら, 2012）。産休制度なしに雇用関係を継続しようとするケースを想定してみれば、いざ出産した後には新しい職を探すためのコストを覚悟しつつも結局は退職することになり、その会社で構築してきた人的資本をみすみす失うことになるだろう（Klerman & Leibowitz, 1997）。しかし、産休制度を導入すれば、母親が就業を中断することで発生するコストを減少させることができる。一時的には職を離れるとしても、労働市場外で過ごす期間〔就業していない期間〕を短縮することで被雇用期間を延ばし、雇用保障とともに就業継続希望を高める（Brugiaviniら, 2012; Ruhm, 2011; Klerman & Leibowitz, 1997）。すなわち、産休制度により雇用の継続性を促進し、それまで仕事で培ってきたスキルや知識を維持させることができる。さらに、生産性が高まり、結果的に生涯賃金の上昇、昇進、そして健康にもつながる（Ruhm, 2011）。

産休・育休制度は、子どもたちの人的資本に対しても有益である。親が雇用されていることは、家族が子どもに投じる資源に強く関連することが多くの研究で示されている（Ruhm, 2011; Waldfogel & Washbrook, 2011）。産休・育休制度によって、母親は発達の重要な時期に子どもと一緒に過ごすことができ、優れた認知能力や教育アウトカムを生み出すなどの人的資本の構築に一役買うだろう。そのため、産休・育休制度は短期的にも長期的にも子どもの健康に有益となり得る（Ruhm, 2011; 2000; Staehelinら, 2007; Tanaka, 2005）。

退職制度もまた、人的資本の蓄積に強く関係する。欧州諸国の多くは、向こう数十年で深刻な人口高齢化に直面する。その中で、ほとんどの労働者は退職後も生活を営み続けなければならない。経済理論によれば、労働者は定年時期が遅くなることがあらかじめわかっていれば、仕事のスキルや人的資本にその分多く投資をすると予測できる。別の言い方をすれば、在職中に多くの人的資本を蓄積していれば、定年時期を遅らせる強力な動機になる。なぜなら、スキルや知識が増えることで収入が増え、早期に退職することに

よって放棄することになってしまう収入が多くなり、退職時期を遅らせるインセンティブになるからである。この理論的解釈は法定退職年齢の引き上げに関する議論においてしばしば論拠とされるが、実証的エビデンスに対しては多くの論争がある。しかし、重要なのは、退職制度はOJT（on-the-job training）を受けるかどうかといった人的資本への投資の意思決定に影響を及ぼし、結果としてキャリアや生涯賃金などに影響する点である。このことからは、退職制度は退職後の身体的・認知的健康に対する潜在的な決定要因と言えるだろう。

6.1.3　雇用と健康

　雇用状態、あるいは非雇用状態が健康に与える影響は、疫学、社会学、心理学の分野において研究されてきた。雇用と健康との関係については、3つの歴史的な見方がある（Janlert & Hammarstrom, 2009）。1つ目は身体的健康と雇用の関係の生理学的、生物学的メカニズムに焦点をあてた生物医学的な見方、2つ目は非雇用状態により生じる物質的状況の健康影響に着目する社会学的な見方、そして3つ目は失業の心理的影響による健康影響を重視する心理学的な見方、である。また、失業と健康との関係を広義の因果モデルにまとめる別の見方もある（Bartley, 1994）。本項では、これらを統合してまとめる。先行研究は失業に関するものが多いが、雇用と健康との関係全般に対して示唆を与えるものとして議論する。それゆえ、これらの理論は、産休制度や退職制度といった労働市場における就業状態の変化が与える健康影響を理解することにもつながる。雇用が健康に与える影響について説明するモデルには、以下のようなものがある。

6.1.3.1　経済的剥奪モデル

　この考え方は社会学の古典的アプローチであり、失業による世帯収入の変化のために財産の維持が難しくなり、健康に関わる物的資源へのアクセスが減少するというものである。経済的負担や経済的不確実性は、失業と不健康の強力な媒介因子であるとする研究は、この仮説を支持する（Jackson & Warr, 1984; Leeflangら, 1992）。また、早期退職に際して上乗せなどの優遇対象者と対象外の者の健康影響を比較した研究もある（Mattiassonら, 1990）。

理論から得られる政策的含意として、失業、産休、退職に対する保障給付が、こうした就業状態の変化による健康への負の影響を軽減するという点が挙げられる（Janlert & Hammarstrom, 2009）。失業給付は、経済的困難を防ぎ、消費を維持させ、失業後の健康悪化を予防する。所得保障のある産休制度は、女性が同じ職場に復帰してキャリアを継続する権利を保障しつつ、かつ出産前後の休職時期だけでなく長期的にも経済的負担を軽減する（Brugiavini ら, 2012; Rossin, 2011; Rossin-Slater ら, 2013; Ruhm, 2011; Klerman & Leibowitz, 2000）。退職給付は、ライフサイクルを通じて消費を確保し、老後の経済的負担を軽減するものであり、退職による負の影響を軽減する。

　経済的剥奪モデルは有用であるが、就業状態の変化が健康にどう影響するかという点に関しては狭い視点しか提供できない。失業と健康の関係は、フィンランドやスウェーデンのように失業給付が充実している国においても認められる（Martikainen ら, 2007; Martikainen, 1990; Ahs & Westerling, 2006; Eliason & Storrie, 2009a）。政策的観点から言えば、保障給付制度は消費を平準化させ、離職時期の経済的負担を軽減させる。しかし、保障給付が健康に与える影響のメカニズムはもっと複雑である。例えば、失業給付期間が長いことで、逆に失業期間を長引かせてしまうこともある（Schmieder ら, 2012）。同様に、産休の所得保障が拡充されると、必ずしも復帰が難しくなくても、復帰する時期を遅らせるかもしれない（Lalive ら, 2014）。これらの所得移転政策による望ましくない結果は、健康にも負の効果をもたらし得る。一方で、就業の中断による人的資本喪失の可能性を減らすことができるため、所得保障は健康によい影響をもたらすかもしれず、メカニズムはそう単純ではない。保障給付を拡充することで、失業してもスキルや能力に見合う仕事が見つかったり、子どもをもつ女性が以前の会社に残れるチャンスが増えたりするかもしれない。これは長期的な賃金を向上させ、結果的に健康にも好ましい影響を及ぼし得る。しかし全体としては、経済的剥奪モデルでは、離職期間における直接的な健康影響に絞られており、人的資本の蓄積や健康に対する潜在的な長期的効果はうまく捉えることはできない。

6.1.3.2　仕事がもたらす経済面以外の便益モデル

　潜在的機能理論（theory of latent functions）によれば、現代福祉国家で

は仕事を失ったからといってもはや飢餓や物質的剥奪を怖れることはない（Jahoda, 1982）。仕事は、契約上の賃金などの提供機能だけでなく、その他の潜在的機能（1日の時間の使い方、人と関わる機会、自尊心や地位の形成、社会への貢献意識の提供など）も有している。失業が健康への脅威とみなされるのは、仕事がもつ経済面以外の便益やそれらの潜在的機能を失うことになるからである。この仕事のもつ便益に関する理論では、身体的・精神的活動、スキルの活用、仕事のコントロール、人とのつきあい、社会的地位、トラクション（明日への活力）（Bartley, 1994）などの潜在的機能を含め、メンタルヘルスの分野にまで拡張させて議論している（Warr, 1987）。

　経済的剥奪モデルとは対照的に、この理論では保障給付は離職による健康への影響を軽減するには不十分と考える。この点は、人的資本やソーシャル・キャピタルを醸成する機会として雇用を捉えるモデルと一致する。例えば、退職後に有意義で生産的な活動に取り組んでもらうため、退職年齢の引き上げや退職者に意欲をもたせるような政策が健康にプラスとなることを示唆する。同様に、失業者への職業訓練や職業紹介など人的資本への投資政策は、労働者の能力開発を促進し、失業の長期化を予防し、失業による人的資本の喪失を補うことにつながる。産休に関する政策は、休職による一時的な損失を部分的に補完することで、充実した育児を可能にする。しかし、経済的剥奪モデルと同じく、このモデルではキャリア、収入、その他の健康の社会的決定要因に対する雇用の短期的影響にのみに注目しており、長期的影響については考慮していない。

6.1.3.3　ストレスモデル

　心理学のストレスモデルに起因する考え方では、失業を疾病発症に対する心理社会的刺激として概念化している。このモデルではコーピング能力、つまり失業によるストレスに自分自身で対処し、コントロールする能力を重視する。またストレスを長期的な経過として概念化し、不安状態が慢性的に続く結果として身体的健康に影響するとしている。失業は、興奮状態、心理的苦痛、ひきこもり、意欲低下につながるストレス要因であり、慢性疾患を引き起こし得る（Vinokurら, 1991）。これは、失業をストレスメカニズムのきっかけとみなす考え方と整合する（Bartley, 1994; Hintikkaら, 2009）。

このモデルに関連する概念として役割コントロール（role of control）が挙げられ、これは失業によって身の回りの環境を統制できなくなることを指す（Dooley & Prause, 2004a; Heckhausen & Schulz, 1995）。このアプローチは、人は自分の環境は自分でコントロールしたいものである、という前提に立っている。コントロールできないと、欲求不満、自尊心や自信の喪失を招き、無気力や抑うつにつながる（Heckhausen & Schulz, 1995）。影響の程度は、その人がどのくらい新しい環境に適応できる能力があるかによる。この仮説は、要求度－コントロールモデル（第5章）に由来している（Karasek, 1990）。失業を仕事の要求度とコントロールの両方が低いパッシブ群と捉え（Janlert, 2009）、失業がもたらすメンタルヘルスへの影響を考える上での包括的な心理学的枠組みを提示する（Dooley & Prause, 2004a）。

ストレスモデルから得られる示唆は、失業によるストレスを緩和させる方策は、健康への悪影響を軽減する上でも重要であろうという点である。ストレスを経済的負担の結果と解釈すれば、保障給付制度は失業中の健康への悪影響を部分的には和らげるだろう。その一方で、ストレスは、失業や産休等による離職の後に仕事に復帰できるかどうかという不安に由来するかもしれない。このように考えると、雇用の不安定性に対する雇用保障政策は、就業者においてはストレスを減らし健康には寄与するが、失業中や離職中で労働市場から離れている者には恩恵が少ないことになる。失業者のストレスマネジメントやカウンセリングのような、失業によるストレスの影響に対して直接的に対処する方法以外に、ストレスモデルから示唆される効果的な対策は考えにくい。これらの対策では、失業がもたらすキャリア、収入、人的資本蓄積への影響、さらに健康に与える影響を多少は和らげることができるかもしれないが、完全になくすことはできないだろう。

6.1.3.4　ソーシャルサポートモデル

ソーシャルサポートや社会的統合（social integration）は、健康に長期的に関連する（第7章）。失業、産休、退職は、職場でのソーシャルサポートやソーシャルネットワークの低下を招き、健康に悪影響を及ぼし得る。さらに、失業、産休による収入減少によって家族関係に歪みが生じるかもしれない。サポートが十分にある場合には健康影響が小さいなど、ソーシャルサポート

は保護装置としての役割を果たす。一方、失業中や産休中は時間面の機会費用が減り、社会参加を活発にする機会が増えて、逆に健康にもつながり得る。

6.1.3.5　健康行動モデル

失業者は、喫煙、過度飲酒、運動不足などの不健康行動のリスクが高いことが知られている（Bartley, 1994）。理由として2つ考える必要があり、1つは失業したことにより生活習慣が変わるということであるが、もう1つは喫煙や過度飲酒をする人は、そもそも健康的な習慣の人と比べると失業しやすいという逆因果である。前者に関しては、正負のいずれの影響も考えられる。つまり失業によって人づきあいが減り、飲酒の機会や量が減る、あるいは逆に失業によって孤独になり、気を紛らわすために喫煙や飲酒が増えるかもしれない。

失業の前から生活習慣が変化していたのか、失業の結果として生活習慣が変化したのかについては、なお議論の余地がある。いくつかの縦断研究では、失業により経済的負担が増え、人づきあいが減った結果として、喫煙と飲酒の量が減っていた（Morris & Cook, 1991）。これは、不況時には総喫煙量が減ると報告した研究結果とも一致する（Ruhm, 1995; 2005）。一方で、多くの研究で、就業者に比べ失業者の方が喫煙や過度飲酒をしやすいと報告されている。しかし、もともと不健康な生活習慣の人が失業したという可能性も残り、喫煙や飲酒の量が失業によって増えるという確固たるエビデンスは限定的である。

このモデルから得られる政策的含意は、失業や退職による健康への悪影響を減らすためには、健康的な生活習慣を促進する介入が重要であるということである。しかし、失業が生活習慣に及ぼす影響の因果関係を示すエビデンスが限られていることを考慮すると、失業中や退職後の生活習慣への介入が健康改善に役立つかどうかは定かではない。さらに、直接の行動要因だけを強調するモデルは、失業中や退職後に不健康な喫煙・飲酒をしてしまうという複雑なプロセスを解明するには不十分である。

6.1.4　雇用と健康の関係における長期的側面

これまで雇用と健康の関係を部分的には説明できる一連のモデルを検討し

てきた。これらのモデルの共通点は、比較的短期間のメカニズムに絞られ、雇用が揺らぐ「ショック」により、金銭面、物質面、社会面、心理面、行動面に変化が生じ、健康を損なうと考えている点である。しかし、これらのモデルでは雇用がもたらす人的資本蓄積への長期的効果や、仕事が個人の生活を形づくり、長期的な健康をもたらす、といった複雑なメカニズムについてはあまり重要視されていない。

　1982年の初め、Ellwood は賃金やその後の就業状態などに対する失業の持続的・長期的影響を"scar（瘢痕）"と表現した（Ellwood, 1982）。scar とは、一時的でも労働市場から離れると、再就職後のキャリアの中で長期間にわたって傷跡が残ってしまうという意味で用いられる。失業期間中は業務経験が蓄積されず、これまでの技術も失われ、新しい技能も習得できない。そのため、いったん失業すると、それ自体が再度の失業の可能性を高め、低賃金で不安定な仕事に就くことになってしまう。失業により今の収入を失うことと同時に、将来の収入をも失うことにつながるのである。こうして、失業は労働者の経歴に永遠の scar を残す。最初の報告では、1970年代半ばに解雇された労働者が4～5年後に再雇用された際の賃金が、継続して働き続けた場合と比較して10～13% 低かったという（Ruhm, 1991）。同じような結果が英国でも報告されている（Arulampalam, 2001）。失業はそれ自体、その後も長期的に再就職を遠ざけ、収入を大幅に低下させ、その後の数年、数十年の職業的成功を期待しにくくしてしまう。こうした知見は多くの研究者によって繰り返し検証されてきた（Gangl, 2004; 2006; Knabe & Ratzel, 2011）。

　産休によって労働市場から離れる期間は、将来の雇用者からはそれほどネガティブに受け止められることもなく、女性のキャリアに対する影響は失業とはまた違うようである。しかし、産休も女性にとってはその後の賃金の上昇や職業的成功に影響を与え、scar を残すという点では同じである（Brugiavini ら, 2012; Klerman & Leibowitz, 2000）。新たに労働者として契約する際には、雇用者は職務経歴をその人の生産性の指標と捉え、空白期間がある人を不利に扱うためとされる（Arulampalam, 2001）。それゆえ、産休により離職した人や解雇された人が再就職しようとすると、以前と比較して低賃金で不安定な雇用条件を受け入れることになる。こうしたプロセスにより、復職、

再就職の際の賃金は低下し、雇用条件も悪化する（Ruhm, 1991; Arulampalam, 2001; Gangl, 2004; 2006）。低賃金の仕事をせざるを得ない上に、雇用そのものも不安定となる。このようにキャリア、収入、財産に対して長期にわたるscar を残し、また健康状態も悪化させる可能性がある。

　この理論には注目に値する2つの重要な示唆がある。1つは、職歴の空白期間が健康に与える影響は蓄積されるということである。つまり、空白期間があることで社会経済的に不利な状態となり、何年も経った後に健康状態の悪化として現れてくるということである。雇用と健康との間には長期の因果関係があり得ることを示唆しており、雇用期間の空白が健康に及ぼす長期的な影響は、高齢期になって初めて顕在化するかもしれない。もう1つは、もし失業や産休に scar としての影響があるならば、職歴の空白が終わった後でも何らかの影響が残るため、再就職しても健康状態が完全には回復しない、ということになる。

　これからは、新しい理論的枠組みが重要になる—雇用のショックによる短期的な健康状態の変動ではなく、職歴の累積的な性質や人的資源の蓄積を強調するライフサイクルモデルに着眼点を置き、それらが健康状態に与える長期的なインパクトに注目しなければならない。こうした長期的な過程の検討は、ライフコースにおける健康との関係を理解する上で不可欠であり、職務経験の一生にわたる累積的インパクトは、特に高齢期に近づくにつれて大きくなっていく。

6.2　失業と健康

　本節では、失業と健康との因果関係を示すいくつかの先行研究を批判的に考察する。こうした研究の発表は、景気拡大期には減り、景気縮小期には増加する（Dooley & Prause, 2004a; Dooley, 2003）。つまり、近年の失業と健康に関する関心の高まりも、2008 年以降の景気後退と関係しているのかもしれない。失業と健康の関連に関するレビューもいくつか発表されているが（Bartley, 1994; Smith, 1987; Jin ら, 1995; Dooley ら, 1996）、私 た ち の 目 的 は レ

ビューをなぞることではなく、失業が健康に与える影響のメカニズムを明らかにし、批判的に考察することである。

初期の研究は大部分が横断データを用いて行われていたが、近年では縦断データを用いて、非自発的な失業に関する研究が行われている。非自発的な失業とは、本人が働き続けたいと考えているにもかかわらず、何らかの理由で職を失った状態と定義される。工場の閉鎖や移転、縮小、レイオフ（業績悪化を理由とした一時的解雇）や解雇といったあらゆる失業を含む（Burgardら, 2007）。本人の業績や健康状態とは関係がない外因性の失業と、本人の健康状態の悪化による内因性の失業を区別することは、失業と健康の間の因果関係を検証する上では不可欠である。

近年の研究のほとんどは縦断研究によるものであるが、失業と健康との間の因果関係に迫るためのアプローチは様々である。これらの研究は、精神的健康、身体的健康、死亡といったアウトカムによって分類することもできるが、まずは研究方法の面から分類してまとめる。その後に、異なる健康アウトカムに対する影響の理解にそれぞれの研究方法がどのように貢献するのかについて検討する。

6.2.1　縦断研究によるエビデンス

失業が健康に与える影響を明らかにするために、失業を経験した人と就業している人との間での健康状態の比較がしばしば行われた。こうした研究では、選択バイアスと交絡因子の影響を取り除くため、ベースラインの属性や健康状態を含む多くの変数を調整する必要がある。米国や英国では、大規模コホート調査やパネル調査に基づいて行われている。北欧諸国では、政府機関が定期的に収集する雇用、教育、人口学的特性、健康状態、死亡に関する情報をリンケージしたデータが活用される。前者の長所は、様々な交絡因子とメカニズムに関する詳細な情報を用いることができる点である。一方、後者の長所は、国民全体を対象とするような大規模サンプルによる研究ができる点である。データ聴取も面接等によるため自記式調査で生じるバイアスを避けることができ、大規模サンプルがゆえにごく稀なアウトカムに対する失業の影響も検証できる。後者の欠点は、初期の健康状態、職業スキル、失業

の種類など、潜在的な交絡因子の詳細な情報が含まれない点である。抑うつ症状といった軽度な心理状態や失業期間といった変数についても、本人が病院に行ったり、失業給付の申請をしたりしていなければ記録に残らない（Schroder, 2011）。

　前者の例としては、健康状態の悪化が失業経験によるものか、それ以外の理由によるものかの検討が挙げられる。ほとんどの場合、学歴や収入、以前の健康状態、潜在的に失業と健康の両者に関連すると考えられるその他の属性を調整してもなお、失業と健康状態との間に強い関連があることが明らかにされている。British Household Panel（1991 年から 2001 年に毎年実施された 5,500 世帯の 10,000 人に対するインタビュー調査）では、就業を継続している人と比較して、失業した人はその後の数年間の疾病罹患リスクが 2 倍であることが示された（Bartley ら, 2004）。仕事がなく求職活動もしていない人は、雇用されている人と比較してリスクが高いというよくある結果であるが、同じデータを用いた別の研究では、失業が GHQ-12（General Health Questionnaire）で測定されたウェルビーイングの低下に関連していることも報告された（Booker & Sacker, 2012）。特に初回と 2 回目の失業が、それ以降の失業よりもウェルビーイングの低下に強く関連していた。これらは、大規模調査を用いた研究の一例であり、様々な国や場所で、同様の方法により失業と健康の関係が検証されている。

　これらの縦断研究は多くの交絡因子を調整できる強みがある一方、観察された関係が選択バイアスの影響であったり、未測定の交絡因子を完全に取り除けていないことに由来するみせかけの関連であったりする可能性が残る。例えば、働き続けている人に比べ、失業した人はもともと健康でなかったがゆえに、失業後の健康状態も悪かったのかもしれない。このような違いはベースラインの属性を調整するだけでは補正しきれない。さらに、失業した人は、働き続けている人と比べて、両親の特性、知的能力、時間選好、努力の程度など未観察の数多くの特性において異なる可能性もある。

6.2.2　自然実験によるエビデンス

　こうした限界を克服するために、近年の研究では健康状態や個人特性によ

らない失業と、健康事由など個人特性による失業との区別が試みられている。これらは、非自発的な失業から、自発的な可能性のある失業や健康事由による契約打ち切りといった失業を除外している点が強みである。特に、個人の特性と関係がない理由で失業した人と働き続けている人との疾病罹患リスクを比較することで解雇の影響を評価する研究においては、こうした区別は重要となる。解雇は外因性であると仮定することができ、失業とその後の健康悪化の関係は、もともとの健康状態や個人の特性によるみせかけの関連でなく、因果関係であると解釈し得る。こうした研究デザインは、しばしば「自然実験」と呼ばれ、工場閉鎖や景気変動のような労働者の特性には関係なくランダムに発生する解雇を利用することで、無作為化比較試験と同様の解釈ができる。

　一連の重要な研究として、Gallo らが Health and Retirement Survey (HRS) のデータを用いて行った、失業とその後の数年間の身体的・精神的健康についての研究がある。職場・工場の閉鎖やレイオフによる非自発的な失業と、心筋梗塞や脳血管疾患との関係を検証した（Gallo ら, 2006a）。非自発的な失業を経験した 582 人を 10 年間追跡し、その期間も働き続けた 3,719 人と比較した。既知のリスク要因を調整してもなお、非自発的な失業を経験した人では、働き続けた人よりも心筋梗塞や脳血管疾患のリスクが 2 倍に増加することが示された（Gallo ら, 2006a; 2004）。この他にも、同様の手法で、精神的健康を調整した上で、高年齢における解雇と様々なアウトカムとの関連を報告している（身体機能低下および精神的健康悪化 [Gallo ら, 2000]、非飲酒者における飲酒の開始 [Gallo ら, 2001]、喫煙再開や喫煙量増加 [Falba ら, 2005]、経済的に苦しい状態の人や高学歴の人における抑うつ症状 [Gallo ら, 2006b; Berchick ら, 2012]）。ただし、これらの研究では、失業情報は自己申告であり企業側の客観的な記録ではない点には注意が必要である。工場閉鎖や大量のレイオフを予期して、非自発的な失業の前に他の会社へ転職してしまう人もいるだろう。そうした限界があるとしても、これらの研究は高齢期における失業が身体的・精神的健康に強い影響を及ぼすことを示している。

　別の例として、米国における 2 つの大規模縦断調査である Changing Lives Study（CLS）と Wisconsin Longitudinal Study（WLS）を利用した研究が

ある。WLS では工場の閉鎖、縮小、移転に伴う失業、解雇、レイオフ、健康上の理由などの非自発的失業について、理由や時期を区別して主観的健康や精神的健康への影響が検証された。多くの要因を調整してもなお、非自発的な失業がその後の主観的健康の低下や抑うつ症状と関連することが明らかにされた。また、失業による主観的健康の悪化は、もともと健康状態がよくなかった人において顕著であった。すなわち、失業が、もともとある健康問題を増悪させた可能性が示された。主観的健康への影響が統計的には有意であるものの弱い関連であったのに対し、抑うつ症状への影響は、それ以前の健康状態とは関係なく、強く一貫したものであった（Burgard ら, 2007）。

　Prospective Study of Income Dynamics（PSID）のデータを利用して、失業が健康に与える影響を検証した研究もある。選択バイアスの影響を受けにくい事業閉鎖による失業と、選択バイアスを受けやすい解雇やレイオフによる失業、自発的な離職、その他の失業を区別した。失業経験そのものはその後の主観的健康の低下に関連し、脳血管疾患や心筋梗塞、精神疾患といった健康状態の悪化は失業後の短期間に生じやすいこと、短期間では発生しにくい肺がんや記憶力の低下も、長期的には生じやすくなることについても明らかにした。さらに、事業閉鎖により失業した人は、それ以前の健康状態を調整しても、健康状態悪化のオッズが 54% 上昇すること、新たに疾病罹患するオッズが 83% 上昇することを示した。この結果は、健康に起因する選択バイアスだけでは説明できなかった。一方で、事業閉鎖以外の失業については健康状態の変化と関連は認められたが、ベースライン時の健康状態を調整するとその関連は小さくなり、健康に起因する選択バイアスの影響が示唆された（Strully, 2009）。

　こうした一連の自然実験研究の強みは、非自発的な失業と、個人の判断や性格と関係する失業とを区別していることである。これらの研究は、失業が個人特性やもともとの健康状態とは独立して健康に影響することを示した。自己申告ではあっても、事業閉鎖や大量のレイオフといった個人の力が及ばない失業に関するエピソードを扱っているので、これらの研究はやはり自然実験と言えよう。そうはいっても、これらの研究にも選択バイアスの可能性がまったくないわけではない。特にレイオフで失業する確率は労働者により

異なる。例えば、精神的・身体的健康に問題を抱えている人や、技能や意欲に乏しい人は、そうでない人と比較してレイオフされやすいだろう。一方、事業閉鎖による失業は外因的で、レイオフほどには個人特性の影響を受けないだろう。とはいえ、それでも選択バイアスの可能性は完全には除外できない。例えば、労働者は個人の特性に応じて様々な会社に所属しているが、それぞれの会社が将来事業閉鎖になる可能性が異なる。つまり、健康で優秀な労働者は、事業閉鎖のリスクが低い優良な会社に多いかもしれない。しかしながら、このような自然実験研究がなされることは大きな前進である。失業と健康の関連のうち、少なくとも一部は因果関係であることが示されたのである。

6.2.3　計量経済学研究によるエビデンス

前項で紹介した研究は、事業閉鎖に伴う失業に注目することで選択バイアスを考慮してはいるが、「介入群（失業を経験した群）」と「対照群（就業し続けている群）」の間で、未測定の健康に関連する交絡の存在が懸念される。この未測定の交絡を考慮するために、差分の差分法（difference-in-difference approaches）、固定効果モデル（fixed effect models）、傾向スコアマッチング（propensity score matching）といった、より洗練された分析方法が計量経済学における研究で適用され始めた。以下では、近年のこうした分析方法を用いた研究についてレビューを行う。

HRS データを利用して、退職間近の失業が健康に与える影響について検証した研究がある（Salm, 2009）。不健康であるがゆえに失業するという逆因果の可能性により直接的に対処するために、同じ HRS を利用した Gallo らの一連の研究とは異なり（Gallo ら , 2006a; 2004; 2000; 2001; Felba ら , 2005; Gallo ら , 2006c; 2009）、事業閉鎖に伴うレイオフに絞って、差分の差分法を用いて分析した。結果は Gallo らの研究とはまったく対照的で、驚くべきことに身体的・精神的健康アウトカムにおいて、事業閉鎖による失業が健康に与える影響は何ら認められなかったのである。フィンランドでも、傾向スコアマッチングと差分の差分法を併用した分析を行い、失業と主観的健康との関連は、不健康な人が失業しやすいという選択バイアスによるものだとする研究があ

る（Bockerman & Ilmakunnas, 2009）。

　他にも、解雇による失業がストレス関連疾患による入院に与える影響を、傾向スコアマッチングにより分析した研究がある（Browning ら, 2006）。1981年から1999年にデンマーク人男性の10% を無作為抽出し、人口学的変数、健康状態、就業状態などの情報を就業者データとリンケージした。解雇による失業は入院とは関連せず、いくつかのサブグループ解析でも結果は一貫していた。ドイツでは、German Socio-Economic Panel のデータを用い、事業閉鎖に伴う失業が短期的な健康状態の変化とどう関係しているかが、固定効果モデルにより検証された（Schmitz, 2011）。固定効果モデルでは、個人間の異質性（heterogeneity）が調整され、個人内の変化のみに基づいて推定される。同一の個人において、失業中のある一時点での健康状態と、雇用された時点での健康状態を比較する。同じデータと手法を用いた先行研究では、失業の様々な形態が区別されないまま、失業は健康に影響すると報告されていた（Romeu Gordo, 2006）。しかし、この研究では、事業閉鎖による失業は健康満足度や受療確率、精神的健康に影響しないことが明らかになった。一方、健康事由による失業は、その後の健康状態の変化と強く関係しており、選択バイアスの存在が改めて示唆された。

　計量経済学研究は、曝露群と非曝露群の特性が等しいという前提に立つ以前の研究と比較して、失業の健康への因果関係をより正確に検証することができる。全体として、こうした研究では、事業閉鎖による失業が身体的・精神的健康に影響するというエビデンスはほとんど報告されていない。これらの計量経済学研究と過去の研究の結果が一致しない理由はいくつか考えられる。第一に、傾向スコアマッチングや差分の差分法を用いることで、過去の研究では考慮できていなかった逆因果や未測定の交絡因子の影響を除外できた可能性である。しかしながら、傾向スコアマッチングや差分の差分法にも限界はある。例えば、固定効果モデルや差分の差分法は、個人間差の影響をすべて除去し、個人内の変化のみを対象とする。そのため、因果関係を明らかにする上で強力な手法だが、それと引き換えに、推定値の標準誤差は非常に大きくなる（Kaufman, 2008）。同様に、傾向スコアマッチングは、適切にマッチされた小さなサブグループのデータのみを分析し、多くのサンプルを

分析から除外してしまう。そのため、やはり標準誤差が非常に大きくなるのである。多くの研究では、事業閉鎖による失業を経験した労働者数はせいぜい200人から300人であり、単に統計的に検出力不足であった可能性も考えられる。

　結論の違いに対する2つ目の理由として、計量経済学研究では、失業を事業閉鎖による失業に限ったことが考えられる。それ以前のいくつかの研究では、事業閉鎖による失業と、選択バイアスを受けるかもしれない健康事由によるレイオフの両方が区別されずに曝露に含まれていた。しかしながら、事業閉鎖による失業のみを曝露とした2つの研究では、ベースライン時の健康状態を調整してもなお、小さいが統計的に有意な失業の健康影響が認められている（Burgardら, 2007; Strully, 2009）。3つ目の理由としては、多くの計量経済学研究では、それ以前の疫学研究と比較して健康状態の定義が曖昧である点が挙げられる。計量経済学研究には、健康アウトカムを自己評価や満足度で測定した研究も多い。失業は、そのような指標では測定できない健康アウトカムに影響しているのかもしれない。例えば、失業は健康状態の自己評価や健康満足度には弱い影響しかないかもしれないが、一方で脳血管疾患や心筋梗塞のリスク増加には寄与しているかもしれない（Galloら, 2006a）。

　また、考慮すべき重要な点として、失業が健康に影響するとした報告の多くが、HRS、CLS、WLSなど米国のデータに基づいている点が挙げられる。一方、近年行われた研究には、しっかりとした社会保障制度と雇用保障制度をもつフィンランド、デンマーク、ドイツといった欧州のデータに基づくものが多い。すなわち、米国の労働者においては、多くの欧州の国々と比較して雇用保障制度が十分でないために、失業が健康を損なうことになるのではないかとの仮説を立てることができる。実際に、近年の研究では、米国ではドイツよりも失業と死亡の関係が強いことが明らかになっている（McLeodら, 2012）。ただし、この研究では健康事由と外的な要因による非自発的な失業を区別していないため、逆因果で説明できてしまうかもしれない。制度により失業が健康に与える影響が変化するかどうかはまだわかっていない。

　結果の不一致に関して考えられる最後の理由は、前述の計量経済学研究では短期間の影響しか見ていないことである。一方、疫学研究では対象者を健

康の変化が起きるまで長期間追跡している（Gallo ら , 2006a; 2004; 2000; 2001; Felba ら , 2005; Gallo ら , 2006c; 2009）。再就職後にも継続する失業の長期的な効果を検証するために、固定効果モデルが適切かどうかは疑問である。もし失業の影響がすぐに現れるのではなく、長期的な経過をたどるとすると、固定効果モデルはバイアスされた結果をもたらし得る（Glymour, 2008）。失業の長期影響を考えることは重要である。なぜなら次節で述べるように、失業が健康関連の人的資本の蓄積に対して、数年から数十年間にわたり影響することが近年明らかになりつつあるためである。

6.2.4 先行研究のまとめ

　前述の通り、先行研究の結果は異なる方法論による膨大な数の研究間で決して結果が一貫していない。これまでのところ、失業の影響に関して最も説得力のある研究は、実際に発生した事業閉鎖やレイオフを分析した自然実験である。これらの研究が導き出した結論は、選択バイアスや交絡因子を制御するためのアプローチ、検証した特定のアウトカム、研究対象とした集団により異なる。しかし、高度な計量経済学の手法を用いたいくつかの研究では、失業の健康への効果は小さいと結論づけている。しかし、これらの計量経済学研究が示す結果にはやや懐疑的である。その理由は、短期間の効果しか検証していない点、固定効果モデル、差分の差分法、傾向スコアマッチングによる推定値の誤差が大きい点、健康アウトカムの定義が曖昧で、病因期間や時間差を適切に評価できていない点が挙げられる。さらに、これらの研究の多くは、社会制度が手厚い欧州諸国のものが多く、これら欧州諸国では米国よりも失業が健康に与える影響が弱い可能性がある。

　既存の研究の限界、ならびに計量経済学研究によって提示された課題はあるものの、失業がメンタルヘルスに悪影響を及ぼすという仮説を支持するエビデンスは多い。これは、臨床診断ではない自己申告による精神的健康をアウトカムとする研究で一貫しているが、深刻な精神疾患による入院をアウトカムとする研究では一貫していない。また、いくつかの研究では、失業が主要な心疾患やその他の疾患等、すべてではないがいくつかの身体的健康を増悪させることが示されている。これは、健康ではない人の方が健康な人より

失業しやすいため、これらの影響は過去の研究結果が示していたよりも小さなものにとどまる。しかし、失業は身体的・精神的健康に少なからず影響しているという事実は変わらない。

　知見が異なる一因として、失業の健康への短期的な影響のみに着目し、長期的効果を捉えていないことも指摘できるだろう。また、メンタルヘルスは短期的な変化が出やすかったが、これは納得のいく結果である。加えて、いくつかの研究で失業の影響が見られなかったが、失業が健康に及ぼす影響の程度や範囲はその背後にある制度によって規定されている。失業給付により、自らのスキルに合った再就職先を見つけやすくなり、失業がキャリアに長期的に及ぼす影響は緩和される。短期的にも、失業給付により生計を維持でき、経済的困難に起因した健康障害の発生を防げるであろう。しかし、例えば欧州での研究で失業の健康影響が見られなかった点について、制度的要因がどの程度この結果を説明できるのかを立証することは難しい。米国で実施された計量経済学研究でも、失業の健康への影響は一貫してないと報告されている（Salm, 2009）。このような現状からも、今後、失業と健康を結ぶメカニズムを規定する制度的要因の解明が必要である。

6.2.5　失業が死亡率に与える長期的影響

　失業が死亡率を増加させるという考えは長く議論されてきた。イングランドとウェールズの国勢調査から 1% の割合で抽出された集団を対象とした、1971 年から 1981 年までの追跡研究において、失業と死亡率との間に強い関連が示された（Moser ら, 1987; 1986; 1984）。この結果が発表された 1984 年以降、失業と死亡との関係への関心が高まり、交絡や逆因果に関する検討も進められてきた。本章においても、失業と死亡率との間に因果関係があるのかについて議論してきた。

　最近のメタアナリシスの結果では、米国でも欧州でも失業によって総死亡率が 63% 上昇していた（Roelfs ら, 2011）。しかし、この研究では死亡による退職を区別していないため、確固たる結論には至っていない。その一方で最近の研究では、いくつかの国では失業が強い影響を与えることが示されている。前述の通り、米国では失業と死亡率に関連はあるが、ドイツでは同様の

関連が見られなかった（McLeod ら , 2012）。しかし、これらの研究でも交絡や逆因果の可能性は残る。

　失業と死亡率との強い関連を見出した研究（Martikainen, 1990; Iversen ら , 1987; Rogot ら , 1992; Sorlie & Rogot, 1990; Morris ら , 1994; Bethune, 1996）の大きな転換点は、国の経済状況と個人の失業を結びつけた研究が発表されたあたりであろう。フィンランドにおいて、失業率が低い時期と高い時期とを対比させて、失業と死亡との関係を検証した 2 つの研究である（Martikainen ら , 2007; Martikainen & Valkonen, 1996）。これらの研究は次の仮説を検証した。「失業率が高い時期は、健康であろうとなかろうと失業してしまうが、失業率が低い時期であれば、健康状態の悪い労働者の方がより失業しやすくなる。そして、選択バイアスの影響により、失業率が低い時期の方が失業と死亡の関連は強くなるのではないか」という仮説である。最初の研究では、失業率が高い時期の方が死亡率との関連が弱かった（Martikainen & Valkonen, 1996）。近年では、自殺でも同様の結果が得られている（Maki & Martikainen, 2012）。これは、失業と死亡との関連のうち、少なくとも一部は失業に対する選択バイアスによるものであることを示唆する。

　2 つ目の研究では、大規模な事業縮小に伴う失業がその後 4 年間における死亡率の上昇と関連するかを、失業率が高い時期（1994 年）に失業した者と失業率が低い時期（1989 年）に失業した者とを分けて検証した（Martikainen ら , 2007）。この研究では、国家統計局の労働者の代表的サンプルを用いて、詳細な個人データが利用された。まず、Finland Establishment Register から各企業のデータ（企業の売上高、製品、産業、スタッフのレベルに関するデータなど）を取得し、労働者個人のデータとリンケージさせ、さらに国家統計局から得た死亡データともリンケージさせている。しかし、またしても選択バイアスが結果に大きく影響することを示唆する結果となった。1994 年（高失業率期間）では失業による死亡リスクが 1.25 倍であったが、対して 1989 年（低失業率期間）の死亡リスクは 2 倍以上であった。個人レベルで見ても、選択バイアスが入り込む余地の少ない大幅な事業縮小を経験した企業の失業者において、失業と死亡率の関連は弱かった。失業率が高い時期に失業と死亡率の関連が弱いという結果から、関連の本質的

な部分は失業に対する選択バイアスによって説明されてしまい、失業そのものの影響は予想よりも小さいものであった。

　一方で、米国における最近の研究では、選択バイアスの影響を調整しても、失業と死亡率の関連には因果関係があると報告している（Sullivan & von Wachter, 2009）。死亡率に対する失業の影響を推定するために、1970年から1980年代のペンシルバニア州の失業者管理データと1980年から2006年の社会保障局の死亡記録をリンケージさせた。その結果、ペンシルバニア州で同時期に起きた不況が原因の大規模な事業縮小で失業した勤続年数の長い男性労働者は、それまでは安定したキャリアをもっていたにもかかわらず、失業後に死亡リスクが50～100%も高かった。失業の影響は時間の経過とともに小さくなるが、20年が経過してもなお死亡リスクは10～15%高かった。これらは、例えば事業縮小規模が異なる会社間で死亡率を比較するなど、いくつかの選択バイアスは考慮した上での結果であり、頑健である。推定値は、ある会社において解雇された労働者と解雇されなかった労働者の両者のデータをプールし、雇用状況が異なる会社間で比較して算出されている。この方法により、失業と死亡率の関係の因果性を示すことができた。

　失業が収入および再雇用の見通しに与える短期的影響と長期的影響は似通ったパターンを示す。短期的には、失業は収入の急激な低下、失業期間の延長、収入が不安定になることに関連していた（Sullivan & von Wachter, 2009）。これらの知見は、失業が急性ストレスを引き起こし、それが短期的に死亡リスクを増加させると解釈できる。同時に、失業は長期的には労働者のキャリアと収入に scar を残し続け、その影響は彼らが再就職や復職した後にも長期に残る（Ruhm, 1991; Arulampalam, 2001; Gangl, 2004; Jacobson ら, 1993）。これは、失業の死亡率への影響が長期（失業から数十年間）にわたるとの知見とも一致している。

　レジストリデータを用いた研究は、北欧諸国でも行われてきた。最近の研究では、事業閉鎖による失業が非致死性の健康障害に及ぼす影響を検証した。これらの研究は、雇用者と被雇用者のレジストリデータと1987年から1988年にスウェーデンの事業閉鎖によって生じた全件の失業データ、そしてその後12年間の退院時診断のデータをリンケージして実施された。この

研究では、失業が男女ともに飲酒に起因する入院リスクを高めること、男性においては交通事故や自傷のリスクを高めることが示された。心筋梗塞や脳血管疾患などの循環器疾患リスクは有意ではなかったが、95% 信頼区間も広かった（Eliason & Storrie, 2009a ; 2009b）。Browning らは、工場閉鎖による失業が、失業時に仕事への愛着が強かった労働者の死亡と入院のリスクを高めるかについて、1980 年から 2006 年のデンマークのレジストリデータを用いて、傾向スコアによる重み付けとノンパラメトリックな存続期間分析（duration analysis）を行い、検証した。その結果、失業が交通事故、飲酒に起因した疾患、精神疾患による死亡や入院だけでなく、総死亡および循環器疾患と自殺による死亡も増加させることが示された（Browning & Heinesen, 2012）。

　上記の研究は、失業は死亡リスクの増加と関連し、リスクは失業後の最初の 1 年で特に高いが、その scar は数年、数十年間と長期にわたることを示した。この知見は、失業が死亡を引き起こすに至る長い期間を考慮することの重要性を強調している（Knabe & Ratzel, 2011; Schroder, 2011）。特に、失業から数十年間も経過してから影響が顕在化する脳血管疾患や心疾患のような慢性疾患による死亡では、長期的な考慮が一層必要となる。

　上記の研究と相反する知見は、政策や制度の影響によるものとも考えられる。例えば、1970 年から 1980 年代に起きた大規模なレイオフが死亡率に与えた影響が強かったという米国ペンシルバニア州での結果は（Sullivan & von Wachter, 2009）、1990 年代初頭のフィンランドでの金融危機による失業が死亡率に与えた影響は弱かったとの結果と対比される（Martikainen ら, 2007）。これら 2 つの研究には方法論で大きな違いはあるが、フィンランドの社会保護政策が、大量解雇がもたらす負の健康影響を一部緩和していたと言えるかもしれない。一方で、スウェーデンとデンマークのデータで同様のアプローチを用いた最近の研究では、しっかりとした社会的な保護政策が存在するこれらの国でさえも、工場閉鎖に伴う失業は死亡率の増加と関連していることが示されている（Eliason & Storrie, 2009a; 2009b; Browning & Heinesen, 2012）。これらの結果の不一致の理由を明らかにするためにも、失業と長寿の間の様々な関係を規定する制度や法律とは何かを解明するような新しい研

第 6 章　労働市場・雇用政策と健康 | 213

究分野が必要である。

6.3　景気循環と健康

　近年、経済の変動と死亡率との関係に注目が集まっているが、この分野の歴史は 1920 年代に遡る（Ogburn & Thomas, 1922; Tapia Granados, 2005; Thomas, 1925）。イングランドとウェールズの経済状況と死亡率に関する時系列データを用いて、1970 年代に発表された Brenner による研究を機に関心が高まった（Brenner, 1971; 1979a; 1979b; 1981）。20 世紀を通じて長期的に観察された死亡率の低下は、同時期の経済成長の推移によって説明されるとした。また、死亡率は全体的な推移ライン周辺で小さな短期的変動を繰り返し、詳細に見ると景気後退期と急速な回復時には増加し、逆に景気拡張期には低下する傾向があると報告した（Brenner,1979a; 1979b）。これらの研究結果は、政府や政策立案者から高い評価を受けたものの、採用した時系列分析は測定していない未知の要因の影響を受けやすいこと（他の時間依存変数によって交絡している）、分析対象とした期間以外では同様の傾向が見られず解析対象期間が恣意的に選ばれた可能性があること、などの理由で厳しい批判を受けた（Gravelle, 1984; Gravelle ら , 1981; Wagstaff, 1985）。

　2000 年代初頭の Ruhm の一連の研究は大きな転機をもたらした。Brenner の研究とは異なり、景気後退が死亡率の低下と関連し、景気拡張と死亡率の増加に関連があることを示した（Ruhm, 2005a; 2000; 2003; 2005b; 2007; Ruhm & Black, 2002)。州レベルの要因、およびすべての州に影響する国レベルの要因を調整した固定効果モデルを用い、1972 年から 1991 年までの米国の失業率変動のデータを利用することにより、先行研究では苦慮してきたバイアスを除外しようとしたのである。草分け的とも言えるこれらの研究では、期間内の州の失業率の上昇は、総死亡率の減少、および 10 の特定の死因のうち 8 の死因による死亡率の減少（特に交通事故で大幅な減少）と関連していることを明らかにした。唯一の例外は自殺であり、景気停滞時には増加していた。また、この手法を採用した他の研究により、自動車事故、殺人、心疾患、イ

ンフルエンザ、および肺炎の死亡率でも同様の傾向が見られることが明らかになった（Tapia Granados, 2005; Ruhm, 2000; Tapia Granados & Diez RouxTapia, 2009）。

Ruhm によって開拓された手法を用いた研究は多数行われてきた。その多くは、景気拡張期には死亡率が高まり、景気収縮期には死亡率が低下するという、「正循環の死亡率現象（procyclical mortality）」を報告している（Tapia Granados, 2005; Tapia Granados & Diez Roux, 2009; Arizumi & Schirle, 2012; Gerdtham & Ruhm, 2006; Ryan, 2008; Tapia Granados & Ionides, 2008; Miller ら , 2009; Neumayer, 2004; 2005; Dehejia & Lleras-Muney, 2004）。しかし、すべての研究が同様の結果を示したわけではない。例えば、欧州で実施された研究では、死亡率に対する景気変動の影響はないことが示され、中には景気拡張期に死亡率が低下するという、「反循環の死亡率現象（countercyclical mortality）」を報告した研究もあった。最近の一連のレビューでは、研究間で結果の違いや矛盾が見られることが示されている（Catalano ら , 2011）。以下では、まず景気循環と健康に関する理論的基盤について議論する。次に、この分野の近年の研究状況、および経済状況と健康の関係を理解する上で重要なポイントについて論じる。特に、景気変動と死亡率との関係が、高所得国と低所得国、年齢、性別、人種などの集団特性の違い、社会保障制度の違い、死因の違いにより異なるかどうかという点に焦点をあてる。さらに、景気後退が健康に及ぼす影響を理解する上で重要な、景気後退の長期的影響と短期的影響の相反する効果についても議論する。

6.3.1　景気後退と健康

疫学者であれば、景気後退（economic recession）が健康に悪影響を及ぼす理由はいくつも思いつくだろう。景気後退は、失業、収入減少、離婚、その他の好ましくない社会的イベントのリスクを増大させ、これらはすべて不健康との関連が確立している。もっと一般的な説明としては、ストレスメカニズムによる解釈があろう。経済生産の減少はストレスを引き起こしやすく、経済的困難や結婚生活・親子関係の問題、ウェルビーイングの悪化といった他のストレッサーにつながる（Catalano ら , 2011; Elder, 1974; 2000; Lee ら , 2013）。

たとえ現在は職に就いていたとしても、失業や借金に怯えていては、ストレスやメンタルヘルスの悪化につながるかもしれない (Catalano ら , 2011; Loewenstein ら , 2001; Baumeister ら , 2007)。これらのメカニズムは、身体的・精神的不健康のリスクを高め、失業者や未就業者だけでなく、雇用されている者にも影響する。

　一方、経済理論では、経済活動が非常に活発な時期には、時間配分に対する意思決定の柔軟性が低下すると考える。本章の冒頭で説明したグロスマンモデルは、このメカニズムの理解に役立つ。景気が回復してくると余暇時間は減少する。つまり、運動や料理にあてる時間価値が高まり、健康に投資することが難しくなる。また、景気が好調な時期は、長時間労働をしがちになり、例えば病院の受診予約をすることも難しくなるので、医療そのものの時間価値が増す。時間の柔軟性と医療の価値の変化から考えると、一時的な経済成長期間には不健康なライフスタイルが誘発されやすくなる。加えて、グロスマンモデルから予測できるように、特に肉体労働環境では、過酷な労働状況や仕事のストレスが直接的に健康に負の影響を与える。景気回復期では、仕事の要求が高く労働時間が長くなるため、この影響はより強くなる。また、経済活動が活発になると、公害問題や交通量増加などの予期せぬ結果が生じる可能性がある。これらは、就業者・未就業者の両者の健康リスクを増大させる。

6.4　時代、場所、経済発展の違いによるエビデンスの違い

　米国におけるほとんどの研究では、景気停滞時には死亡率が低下しているが、こうした関係は欧州諸国では見られない。このことから、福祉政策やその他の文脈効果が景気後退の影響を和らげている可能性が示唆される。スウェーデンの個人データといくつかの経済指標を用いて、男性の死亡率は景気後退期間に上昇するが、女性では変化がないことを示した研究がある (Gerdtham & Johannesson, 2005)。男性に見られるこの反循環の傾向は、循環器疾患、がん、自殺といったいくつかの死因で見られたが、それら以外の死

因では見られなかった。さらに、スウェーデンでも景気後退が働き盛り（20〜49歳）の男性労働者の心筋梗塞罹患率および死亡率の増加と関連していることが示された（Svensson, 2007）。

　一方、最近の米国での研究では、景気循環と死亡率との関連は示されていない。Ruhm は、1979 年から 2009 年までのデータを用いて、経済状況といくつかの死因との関係を検証したが、自身の先行研究（Ruhm, 2005a; 2000; 2003; 2005b; 2007; Ruhm & Black, 2002）とは異なり関連が減弱しており、特に直近のデータでは関連がないことを示した。この知見は、景気循環と死亡率との関係は一定のものではなく、15〜20 年という短期間においても変化し得ることを示唆している。また、経済収縮期に循環器疾患や交通事故はともに減少し続けるが、がん死亡や中毒事故などの外因死は近年の景気停滞時でも増加していた。これらは、経済状況による影響が、時代や景気などの文脈によって変化する可能性を示唆する。例えば、近年、精神疾患への薬物治療は一般的であるが、これによって前述の景気循環と中毒事故との反循環の関係性が説明できるかもしれない（景気後退により精神疾患が増え、よって薬物治療をする者も増えるため、中毒事故が発生するリスクも高くなる）（Ruhm, 2013）。他方、固定効果モデルの不安定さの影響に加え、経済状況が将来の死亡に関連するまでの時間差（lag period）の前提が適切でないことなども考えられる（Glymour, 2008）。

　景気循環と死亡率との関係は時代や場所によって変わり得ることを示す研究は他にもある。スウェーデンでの研究では、1800 年から 1998 年までのデータを用いて、19 世紀前半には対前年比の経済成長が死亡率低下に強く関連していたが、それ以降の 100 年間では関係が年々弱まっていたことが示された（Tapia Granados & IonidesTapia, 2008）。さらに、20 世紀後半までにはこの関係は逆転し、経済成長と死亡率の増加には、1 年または 2 年の時間差が認められるようになった。これは、死因が変化してきたことの影響が考えられる。以前は、不況によって感染症などの貧困に関連する死亡が増加していたが、近年では産業が発展したことで、循環器疾患、交通事故、糖尿病、がんなどの生活の豊かさに起因する死亡が増加している。イングランドとウェールズのデータを用いて、1840 年から 2000 年までに経済成長と寿命

の間には短期的な負の関係が示されたが、この関連は 1950 年から 2000 年
までよりも 1900 年から 1950 年の方が強く、一方で 19 世紀には非常に弱い
ものだった（Tapia Granados, 2012）。

　景気循環と死亡率との関係は文脈に依存して変わり得るものであるという
考え方は、低中所得国において実施された研究でも支持される。そして、こ
れらの研究では経済と死亡率の間に反循環的な関連が認められたり、あるい
は関連そのものがなかったりする。メキシコでは、景気拡張期には発展地域
では非感染性疾患の死亡率が増加し、未発展地域では非感染性疾患および感
染症による死亡率が減少していた。この研究では、景気循環と死亡率との関
係は地域の発展レベルにより異なると結論づけている（Gonzalez & Quast,
2010）。メキシコの 20〜49 歳の総死亡は正循環（景気拡張期に死亡率が高
まる）であるが、高所得国とは異なり死因によってその傾向は様々である
（Gonzalez & Quast, 2011）。がんなどの死亡率は経済成長とともに減少するが、
自殺や殺人などは増加する。また、米国の研究では失業率が高い時期は乳児
死亡率が下がるが（Dehejia & Lleras-Muney, 2004）、この結果とは逆にインド
における研究では、景気後退期に地方の乳児死亡率が上がったと報告されて
いる。理由としては、景気後退によりインドでは就労する母親のストレスが
増加し、裕福な国では母親が働く意欲を失うからだと考察されている
（Bhalotra, 2010）。

　最近のレビューにおいて、高所得国では国民が平均して裕福であることや
社会のセーフティネットが景気後退の影響を軽減するが、国民の大半が貧困
ライン以下の低所得国では、景気後退により国民の大部分を最低生活水準以
下に押しやってしまうとの仮説が提起されている（Suhrcke & Stuckler, 2012）。
さらなる検証は必要であるが、高所得国と低所得国、あるいは研究場所によ
る結果の違いをある程度は説明し得るだろう。

6.4.1　景気循環と精神的健康・自殺

　経済的ショックにより受ける影響は身体的健康と精神的健康とで異なると
の仮説を支持する研究は複数ある（Tapia Granados & Diez Roux, 2009; Ryan,
2008; Miller ら , 2009）。特に、精神的健康アウトカムについては、一貫して景

気後退期に悪化し、景気拡張期に改善する傾向が見られる。重要な点は、自殺が景気停滞時に増加し、景気回復時に減少していることである（Ruhm, 2000; Tapia Granados & Diez Roux, 2009; Gerdtham & Ruhm, 2006; Ryan, 2008; Miller ら, 2009; Yoon ら, 2012; Reeves ら, 2012; Nandi ら, 2012; Barr ら, 2012; Luo ら, 2011）。しかし、この関係は国や場所によって異なり、すべての研究が自殺による死亡率が景気と反循環すると報告しているわけではない（Tapia Granados, 2005; Neumayer, 2004; Blasco-Fontecilla ら, 2012; Chen ら, 2010; Saurina ら, 2013）。また、この他にも景気後退時にはうつ病などが悪化することも報告されている（Saurina ら, 2013; Davalos & French, 2011; Gili ら, 2013）。

　身体的健康と精神的健康の間に見られる違いには、景気後退が健康に影響を与えるメカニズムの重要な側面が反映されている。発症までに数年または数十年の時間がかかることの多い身体疾患と異なり、自殺や精神的健康は突然のショックな出来事への反応として短期間のうちに影響を受ける。景気後退の影響は精神的健康をアウトカムとした研究において一貫していることから、ストレスメカニズムの考えに合致すると言える。

6.4.2　景気後退と健康行動

　景気後退と健康をつなぐメカニズムに関する研究は、主に喫煙や飲酒などの個人の健康行動に焦点をあてている（Ruhm, 1995; 2005; Ruhm & Black, 2002）。この種の研究では、国や地域の経済指標と個人レベルの行動をリンケージすることが多い。景気が悪い時には人は健康行動をとり、景気がよい時には健康行動をとらなくなるという仮説に基づいている。例えば、米国の個人データにより、景気後退時に喫煙、飲酒、過体重は減少するが、余暇の身体活動は増加することが示されている（Ruhm, 2005; Ruhm & Black, 2002）。

　米国の Behavioral Risk Factor Surveillance System（BRFSS）と National Health Interview Survey（NHIS）のデータを、人口動態調査（Current Population Survey）から得た雇用データとリンケージし、景気循環による賃金や労働時間の変化が低学歴者における健康行動に及ぼす影響を検証した、最近の興味深い研究がある（Xu, 2013）。Ruhm の研究結果と同様に（Ruhm, 2000）、景気拡張に伴う賃金や労働時間の増加は、喫煙量の増加に関連して

いた。また、景気拡張期の労働時間の増加は、運動時間や通院機会の減少とも関連していた。さらに、これらのほとんどの変化が、賃金や労働時間の変化よりも、雇用形態の変化により引き起こされることが示された。このような知見は、米国において景気循環に関連する短期的な健康の変化を理解する上で、時間の機会費用の変化が重要であることと整合する。

　しかし、これらの結果は米国内外で実施された研究では観察されておらず、逆に景気後退時には健康行動が改善されるという考え自体に異を唱える研究もある。フィンランドでは、1978 年から 2002 年までの個人データを用いて、経済状況が改善すると BMI（body mass index）が減少することが示され（Bockerman ら, 2007）、前述の米国における研究結果とは異なる。また、カナダでは、失業率が増加すると BMI が増加し、重度の肥満者が増えることが示されている（Latif, 2014）。景気循環の食習慣に対する影響を調べた米国の研究では、果物や野菜の摂取量の減少、ファストフードなどの不健康な食品の摂取量の増加、および全般的に健康的な食事の摂取量の低下などが、失業率の高さと関連していた（Dave & Kelly, 2012）。これらの知見は、景気後退時には健康的な行動をとるというこれまでの予測とは矛盾しており、むしろ景気後退時には食生活が乱れることを示唆する。

　飲酒についても同様に結果は一貫しない。景気拡張期には 1 人あたりの飲酒量が増え、景気後退期には減る傾向にあるが、景気が後退すると過度飲酒者が増える。1984 年から 1995 年までの BRFSS のデータでは、不況時には就業者の中でも過度飲酒者が増えることが報告されている（Dee, 2001）。2003 年から 2010 年までの BRFSS データを用いた研究では、失業率の上昇は過去 1 ヵ月間の飲酒量の減少や過度な飲酒機会の減少とは関連しているが、その他の健康行動には関連がないことが示されている（Nandi ら, 2013）。また、フィンランドの個人データを用いた研究では、景気拡張期に平均飲酒量は増加するが、飲酒する者の割合は変わらなかった（Johansson ら, 2006）。1997 年から 2011 年までの NHIS データを用いた研究では、失業率が上昇すると過度飲酒の頻度は増えるが、過度飲酒の量自体は減少することが報告されている（Lo & Cheng, 2013）。これらの研究から、健康を損なうほどの飲酒行動は、経済が低迷すると増えるが、経済が回復すれば減ることがわかる。

まとめると、Ruhm らに代表される初期の研究では、景気後退期には健康行動は改善されるとしていた。しかし近年の研究では、景気後退期には不健康な生活習慣が増えるという逆の結果が報告されている。景気変動の健康行動への影響が国や制度により異なる可能性があり、なお検討の余地があると言える。

6.4.3　景気後退の健康影響：個人の脆弱性

景気後退が死亡率に及ぼす影響を検討した研究は、一般的に集約データ（aggregate data）を用いている。集約データでは、個人が失業したり離婚したりした際にどの程度影響を受けるか（つまり脆弱さの異質性や多様性）までは細かく考慮できていない。しかし実際には、景気後退が健康に与える影響は、低スキルの低賃金労働者と、安定したキャリアをもつ高スキル労働者とでは異なる。

これまでに、この疑問に取り組んだ研究はほとんどない。しかし、最近の米国での研究では、景気後退が労働市場に及ぼす影響は、産業や職業による労働者構成の違いはあるものの、男性、黒人・ヒスパニック系、若年、低学歴といった特性をもつ者に顕著であることが明らかになった（Hoynes ら, 2012）。ほとんどの研究では、さらに様々な健康影響をもたらすかまでは調べていない。米国のデータを用いた複数の研究では、景気後退時には就業者、低学歴者は死亡率が上昇する一方、高学歴者、失業者、障害者、退職者は死亡率が低下することを明らかにしている（Ryan, 2008）。しかし、これらの研究は横断研究である。居住する地区ごとのパネルデータを用いた研究では、白人とラテン系アメリカ人では景気後退時に死亡率が下がるが、黒人においては景気と死亡率との関連はないことが報告されている（Fontenla ら, 2011）。また、人種や民族が多様でない地域では、死亡率は景気動向に正循環していた（景気が好調になると死亡率が上がる）。全体として、これらの知見は、景気循環が死亡率に与える影響は人種や民族によって異なる可能性を示唆している。

景気停滞に伴う雇用の変化は、死亡率に対して様々な影響を及ぼす。失業者は収入が減少し、医療サービスを受けにくくなり、結果として死亡率の増

加につながる可能性もある（Catalanoら, 2011; Catalano, 1991）。就業者は、景気停滞による事業縮小に伴うストレスやその他のストレスから精神的健康は悪化するが（Kivimäkiら, 2007; 2000）、経済的制約から喫煙や飲酒は少なくなる（Ruhm, 1995; 2005）。健康に対する波及効果のプラス面とマイナス面のトレードオフ関係は、対象集団の構成や効果の強さによって規定されていた。

　考慮すべきもう1つの重要な点は、年齢である。米国の研究において、景気停滞は子ども、就労年齢の成人（25〜59歳）、高齢者（60歳以上）の死亡率をいずれも低下させることが示されている。中年の就業者では、景気回復時の死亡率低下に寄与する主な死因は交通事故であり、仕事のストレスに関連する可能性のある心疾患や脳血管疾患などではなかった（Millerら, 2009）。景気後退の影響は就労年齢において強く認められるが、死亡の大多数は高齢期に発生するため、高齢者における景気と死亡率の正循環（景気が悪くなると死亡率が下がる）に全体が引っ張られてしまう。

　まとめると、景気循環は、就労や失業に直接的に関連しない別のメカニズムも介して健康に影響する。例えば、景気後退は家族形態や同居形態に影響を与え、結果として高齢者にとってはよい影響をもたらす場合がある。実際に多世代の拡大家族の割合が増えたという報告もある（Wiemers, 2010; Mykyta & Macartney, 2011）。景気停滞により高齢者が自分の子どもや他の家族と家計を共有するようになり、社会参加が増え、ウェルビーイングが高まり、疾病リスクが下がることにも関連している可能性がある。この他にも、景気循環は医療・保健・介護サービスの質に影響するという議論もある。景気がよい時は、病院や介護施設などの労働力が他の業界に流出して人材不足に陥り、結果的に高齢者へのサービスの質の低下を招くかもしれない（Millerら, 2009）。

6.4.4　景気後退と健康の長期的・短期的影響

　多くの研究では、景気循環に関して死亡率の短期の正循環の関係に注目している。このアプローチの限界は、ライフコースを通じた曝露が長期的かつ複雑に、どのように疾病発症に影響するかという視点がないことである。例えば、景気後退は健康行動の短期的変化につながるかもしれないが、生涯に

おける重要な時期に景気後退を経験すると、長期にわたって健康や老化に恒久的影響が生じるかもしれない。

　例として、出生時の経済状況がその後の死亡率に与える影響を調べた研究では、経済状況が悪い時代に生まれると、不健康な状態が長期に持続すると報告されている（van den Berg ら, 2009; 2011）。これらの研究では、母親の低栄養やその他の望ましくない要因に曝露すると、その後の慢性疾患発症リスクを高めるような発達過程をたどるとしており、出産前後の時期を重要視している（Barker, 1998）。しかし、成人期の初期・後期に景気後退を経験した場合に健康状態に影響を与えるかどうかについては、十分には検証されていない。

　学生から社会人への移行期もライフコースにおいて重要な時期であるが（Kelarman & Leibowitz, 1997; Waldfogel & Washbrook, 2011）、この時期に景気後退を経験すると、恵まれない不安定なキャリアをたどるなどの不利益が蓄積され始める（Rossin, 2011; Rossin-Slater ら, 2013; Ruhm, 2011）。これがその後の不健康に結びつくかもしれない。最近の研究に、不況下に学校を卒業することが健康に長期的な影響を与えるか検証したものがある。米国の National Longitudinal Survey of Youth と、学生個人ごとに卒業年月における州の失業率データを 1976 年から 1992 年までリンケージしている。結果、失業率が高い時期に卒業した男性は、他の時期に卒業した男性に比べて 40 歳時点の健康状態が悪かった。しかし、失業率が高い時期に卒業した女性は、そうでない女性に比べて 40 歳時点で抑うつになりにくかった（Maclean, 2013）。

　Survey of Health, Ageing and Retirement in Europe（SHARE）のデータを用いて、高校や大学を卒業した時点での各国の経済状況が 50〜74 歳時点の身体機能にどう影響するかを調べた研究がある。1946 年から 1986 年の間に教育を修了した者を対象に、学校卒業時点の国の失業率データを欧州の 13 か国の SHARE データにリンケージしている。先の Maclean の結果とは異なり、失業率が高い時期に学校を卒業した男性は、それ以外の時期に卒業した男性と比べて身体機能障害が軽度であった。それに対し女性では、失業率が高い時期に卒業した者は、高齢期に健康と身体機能が悪化していた。卒業時点の経済状況は、労働市場、結婚、出生、健康行動など、その後のライ

フコースにおける種々のアウトカムに悪影響を及ぼし、特に女性においてその影響が強く見られたのかもしれない（Hessel & Avendano, 2013）。

　同様のアプローチで、欧州 11 か国の SHARE のデータを使い、25～49歳に景気後退を経験していることが、50～74 歳の認知機能にどう影響するかを調べた研究もある（Leist ら, 2014）。その結果、45～49 歳の間に景気後退を経験した男性、および 25～44 歳の間に景気後退を経験した女性は、その後の認知機能が低かった。これは、仕事に恵まれなかったことに起因する可能性がある。予備的な結果ではあるが、景気後退の労働市場への影響を和らげる政策は、高齢期の認知機能の低下予防に有用かもしれない。

　ライフコースにおけるもう 1 つの重要な時期は、退職期である。退職が近づいてからの景気後退は、その人が退職を決める時期と条件に大きな影響を与える。退職間際でのレイオフは、再雇用が保証されない可能性がある（Coile & Levine, 2011a）。その結果、低賃金での再就職を受け入れたり、そのまま引退したり、社会保障給付を早期から受給することになり、現在と将来の収入の大幅減少につながる（Coile & Levine, 2011a; 2007; McInerney & Mellor, 2012; Coile ら, 2012; Daly & Delaney, 2013）。そして退職後のプランを狂わせ、貧困リスクを高め、経済的、身体的・精神的健康を著しく損なわせることとなる（Coile & Levine, 2011a; Li ら, 2011; Taylor ら, 2005; Zhang ら, 2005; Coile & Levine, 2011b; 2010）。

　退職間際の景気後退が与える死亡率への長期的影響を検討した最近の研究がある（Coile ら, 2014）。1969 年から 2008 年までの人口動態統計死亡データを用い、年齢別での高齢期の生存確率を算出し、高齢期以前の経済状況とリンケージして関係を調べた。その結果、50～61 歳の間に景気後退を経験することで寿命が短縮することが示された。メカニズムとして、景気後退後に数年間は雇用がなくなり、健康保険の適応範囲が狭まるために医療保健サービスの利用を控えるというデータに基づいて考察している。ポイントは、社会保障受給資格が得られる 62 歳以上ではこの関連が見られなかったことであった。

　要約すると、景気循環が健康に及ぼす短期的な影響のみに焦点をあてたアプローチでは、就職期や退職期といった人生の大切な時期に経験した景気の

停滞が健康に及ぼす長期的な影響を考慮することはできない。人生を通して経験する景気後退が健康や疾病発症にどう影響するのかを理解するためには、ライフコースの視点が重要である。

6.5　雇用の不安定性・不完全就業と健康

　1970年代の雇用法の改正は、多くの労働者に雇用の不安定化と契約形態の変化をもたらした（Quinlan & Bohle, 2009; Smith, 1997）。以降、多くの国において様々なペースで有期契約の労働者の割合が増加してきた。例えば、スペインでは労働者の3分の1が有期契約になり、ドイツでは比較的少ないとはいえ8%程度まで増えた（Gashら, 2007）。こうした結果から、雇用の不安定性と身体的・精神的不健康との関連についての報告が増えてきており、失業による研究結果とも比較できるようになった（Quinlan & Bohle, 2009; Bartley, 2005; Mohren ら, 2003; Winefield ら, 1988; 1991; Quinlan ら, 2001a; 2001b; Rodriguez, 2002）。

　雇用の不安定性の健康影響に関する研究は、曝露から2つのカテゴリーに分類される。1つは雇用の不安定性を認知することとみなすものであり、もう1つは事業の縮小や閉鎖などの外因性の要因による雇用の不安定性を扱うものである。

6.5.1　雇用の不安定性の認知を曝露とする研究

　典型例は、自記式調査によって雇用が不安定であることと健康指標との関連を評価するものである。一連の Whitehall II 研究にも好例がある。1995年から1996年、および1997年から1999年にかけての2回、現在の仕事がどの程度安定しているかについて質問し、両期間で雇用の安定性に変化があった職員（安定から不安定、不安定から安定の両方）、および両期間ともに雇用が不安定であった職員と、両期間ともに雇用が安定していた職員の健康状態を比較した。その結果、雇用が不安定になることは、主観的健康や軽度の精神疾患罹患率と関係していた。しかし、期間中に安定した雇用を新た

に獲得した職員でも、期間を通じて安定していた職員と比較すると精神的健康は低かった。慢性的に雇用が不安定だった職員（両期間とも雇用不安定であった職員）では、さらに健康状態が悪く、そうした関係は、血圧や BMI といった身体的健康に関する指標でも認められた（Ferrie ら, 2002）。他にも、身体的・精神的健康に関する多くの指標で同様の結果が報告されている（Mohren ら, 2003; Burgard ら, 2009; Lee ら, 2004; Ferrie ら, 2013; Slopen ら, 2012; Laszlo ら, 2013; Virtanen ら, 2011; Laszlo ら, 2010; Kalil ら, 2010; Rugulies ら, 2008）。

　こうした雇用の不安定性を評価する研究においては、交絡因子と媒介因子とを区別することが課題になる。近年のメタアナリシスでは、13 のコホートデータを統合し、交絡因子を調整後も雇用の不安定性と冠動脈疾患との間にわずかではあるが統計的に有意な関連が示された（OR：1.19、95%CI：1.00 − 1.42）。この関係は、雇用の不安定性に曝露されている人々の社会経済的に劣悪な環境と望ましくない社会的属性に起因していると結論づけている（Virtanen ら, 2013）。雇用の不安定性が冠動脈疾患とわずかでも関連があるという事実から、さらに社会経済的状況の調整が必要なのではないかという疑問も生まれてくる。一方で、このような調整変数の中に媒介因子が含まれてしまうと過調整（over adjustment）にもなり得る。

　これらの研究は、縦断デザインという強みはあるが、交絡や逆因果を完全に制御できているわけではない。雇用の安定性の変化が、何らかの健康に関係する要因の変化を伴うことがあるかもしれない。雇用が不安定になることが健康状態悪化の引き金になることは、もっともらしい話だが（Virtanen ら, 2005; Kivimäki ら, 2003）、不健康な人が不安定な仕事に就きやすいという逆因果の可能性も残る（Gash ら, 2007; Virtanen ら, 2005）。同様に、雇用の安定性が保証されている人は、集団の中にランダムに存在するのではなく、偏って存在しているかもしれない。こうした因果関係の理解は、政策上も重要な含意がある。つまり、逆因果がメカニズムにおいて無視できない影響をもつとしたら、不健康な労働者に安定した職を紹介するような政策が推進されるべきである。逆に、雇用の不安定性と不健康の間に因果関係があるなら、労働者の契約形態を改善するような政策や、雇用の不安定性のリスクに脆弱な労働者に対する社会的な保護プログラムに対する介入が重視されるべきだろう。

6.5.2 外因性の要因による雇用の不安定性を曝露とする研究

　これらの限界を克服するために、新たな研究が実施されている。人員削減のあった職場の労働者の健康状態と、なかった職場の労働者の健康状態とを比較する研究である。つまり、人員削減の行われた職場において引き続き雇用される労働者が、人員削減という外因性の要因による雇用の不安定性に曝露されたとみなすのである。こうした研究によって、企業や政府の人員削減の方針が潜在的にどのような影響をもつかが端的に示される。Vahtera らによる研究では、フィンランドのデータを利用して、人員削減が病気欠勤に影響しているかどうかを検証し、有意な関連が見出されている。大規模な人員削減では、小規模の人員削減に比べて欠勤リスクが2倍になった（Vahtera ら，1997）。同様の影響が、向精神薬の服用についても報告されている（Kivimäki ら，2007）。メカニズムとして、人員削減により、仕事のコントロールが低下し、配偶者の支援が受けにくくなる、喫煙をしやすくなることなどによって、様々な健康アウトカムに影響している可能性が考えられた（Kivimäki ら，2000）。

　しかし、これらはフィンランドの公務員を対象にした研究であり、民間企業などへの一般化可能性については不明確である。また、人員削減を行っても、残った労働者の健康に影響はないとする研究もある。この研究は、ノルウェーのレジストリデータを用いたもので、条件付き固定効果モデルを適用し、人員削減が病気欠勤に与える影響を検証した。その結果、人員削減によって、残った労働者の病気欠勤リスクはむしろ少し下がり、短期的に健康に与える影響はほとんどないことが示された（Osthus & Mastekaasa, 2010）。同様の方法によって、1997 年から 2003 年のデータを用いた研究でも、残った労働者の健康に対する人員削減の影響は示されなかった（Osthus, 2012）。一方でスウェーデンの2つの研究では、人員削減や組織の不安定化を経験した企業の労働者は健康状態が悪化したと報告されている（Westerlund ら，2004a; 2004b）。しかし、同じスウェーデンでも、人員削減が健康に与える影響に関する研究結果は必ずしも一貫せず、影響はないとする研究もある（Ferrie ら，2007; Theorell ら，2003）。

その他にも、政府の民営化方針が労働者の健康に与える影響に関する研究
もある。1945 年以降の OECD 加盟国における公的部門の民営化に注目し、
労働者の健康状態について検証を行った 11 の実験研究、準実験研究を対象
としたレビューがある。結果が最も一貫していたのは、人員削減を含む民営
化後の労働者のストレス関連指標への影響であった。一方で、業務上の負傷
リスクへの影響については明らかではなく、民営化による健康影響の検証は
エビデンスが不十分と結論づけている（Egan ら , 2007）。

　雇用の不安定性がなぜ労働者の健康に悪影響を及ぼすのかという点につい
ては、多くの理論的説明がなされている。雇用の不安定性の認知が、不健康
状態と関連することはすでに検証されている。しかし、人員削減や民営化に
関する準実験研究では、明らかな影響は認められないとする場合も多い。人
員削減の健康への悪影響を明らかにするためには、さらなる研究の積み重ね
が必要である。例えば、健康影響は公的部門と民間企業とでは異なるのかも
しれない。また、多くの研究は、失業率が低く、労働組合が強く、労働者を
保護する強力な法律が整っている北欧諸国で行われたものである（Osthus &
Mastekaasa, 2010）。北欧諸国のような制度をもたない国でも人員削減の影響
が認められるのか、さらなる検証が必要とされている（Theorell ら , 2003）。

6.5.3　不完全就業と健康

　雇用の影響に関するほとんどの研究では、大きくは雇用と無就業状態に区
別している。しかし、雇用についてのそうしたざっくりとした概念化では、
非正規雇用の多様な形態の考察には不十分であると批判されてきた。非正規
雇用を包含する新しい概念として、Labor Utilization Framework（Clogg,
1979; Sullivan, 1976）に基づく「不完全就業（underemployment）」という用
語を用い、非正規雇用が健康に与える影響が検討されている（Dooley &
Prause, 2004a）。

　近年、特に米国において、「部分失業（disguised unemployment）」とも
呼ばれる労働者の割合の増加によって、失業率は見かけ上低く抑えられてい
る。この用語に正式な定義はないが、「労働時間や賃金水準が希望を下回る」
非正規雇用を示す言葉としてよく用いられる（Robinson, 1936）。フルタイム

を希望しているパートタイム労働者、低賃金労働者だけでなく、仕事が見つかる見通しが乏しく、永久に再就職できないのではないかと失望した労働者なども含まれる。不完全就業のもう1つの重要な点は、教育レベルと仕事とのミスマッチである（Dooley & Prause, 2004a; Sullivan, 1976）。こうした点で、不完全就業は失業と同様の健康リスクがある。不完全就業を正規雇用と失業との中間状態として、雇用を連続的に見る新たな定義も提唱されている（Dooley & Prause, 2004a）。

　不完全就業（あるいは不完全就業の特定要素）と健康との縦断的関係について検証した研究もいくつか実施されている。この問題に特化して、米国全体の就業年齢人口からサンプリングしたデータに基づき、縦断研究デザインを用い、以前の健康状態を調整して不完全就業の影響の検証が行われた。その結果、不完全就業者は、正規雇用の労働者と比較して健康水準が低く、ウェルビーイングも低かった。しかし、その関係は不完全就業の形態と健康指標の組み合わせによって様々であった。具体的には、不完全就業に対して7指標のうちの4指標において関連が認められ、特に低賃金の不完全就業は不健康に強く関連していた。短時間の不完全就業は、身体的健康との関連は明らかではなかったが、精神的不健康と仕事満足度と関連していた（Friedland & Price, 2003）。

　不完全就業の研究において重要な点は、不完全就業になりやすい比較的若い労働者を対象にすることや、特に精神的健康をアウトカムとして用いる場合には逆因果の可能性を考慮することである。National Longitudinal Survey of Youth のパネルデータを用いて、1992年から1994年の間に正規雇用から不完全就業へ移行した人を対象に調査した研究では、ベースラインのうつ病と多くの交絡因子を調整した上で、不完全就業への移行はうつ病罹患を有意に増加させていた。その関連は、収入、婚姻状態、仕事満足度を調整後にも認められた。うつ病既往は、不完全就業への移行のリスク要因ではなく、逆因果では説明されなかった。しかし、失業のリスク要因であり、特に低学歴の労働者において顕著であった（Dooleyら, 2000）。また、正規雇用から不完全就業への移行によって、若年者では自尊心が低下し、20代前半ではアルコール乱用が増加し、20代後半から30代前半にかけては抑うつ症状

と関連を認めたとの結果も示されている（Dooley & Prause, 2004b）。

　これらの研究結果は、失業だけでなく、不完全就業への移行も精神的健康を悪化させることを示唆している。逆因果や交絡因子の影響の可能性は依然として残されてはいるが、将来の研究に道筋を示すものである。不完全就業の定義には多くの要素が包含されており、どの要素が不健康をもたらし、どの要素が政策化に適しているのかを明らかにしていくことは容易ではない。複合的な要素を組み合わせて不完全就業という1つの指標にまとめてしまうと、希望しない短時間労働が、低賃金やスキルと仕事のミスマッチなどとは独立して健康に悪影響を及ぼしているかどうかを把握することができなくなってしまう。さらに、不完全就業が精神的健康に与える影響に関してはエビデンスがあるのに対して、身体的健康に対する影響については信頼に足るエビデンスがいまだ示されていない点も注意が必要である。

　不完全就業の健康影響について今後検討すべき重要な点として、雇用関連法の近年の改正を自然実験とみなして逆因果に対処する手法が挙げられる。例えば、フランスのオブリー法（Aubry Law）のような欧州諸国における1週間の労働時間に関する法律改正が、労働者の精神的・身体的健康やウェルビーイングに与えた影響はあまり検証されてこなかった。また、不完全就業に影響するであろう雇用形態に関する規制や最低賃金に関する法律などの改正が、どのように労働者の健康に影響を与えるかについても検証されていない。こうした自然実験研究などは、不完全就業と健康との間の因果関係を明らかにすることに役立つだけでなく、労働市場における特定の政策や法律の潜在的健康影響にも注意を向けてくれる。

6.6　雇用保障政策と健康

　本節では、雇用の安定性や長期雇用の確保を目的とした雇用政策の2つの領域に着目する。産休・育休に関する政策と退職に関する政策は、人口転換の時代において社会と労働市場における保護政策が成功したと言われる欧州諸国において特に注目を集めている。こうした政策の影響は、幅広い領域で

多様なメカニズムを介して生じることから、それぞれの政策がどのように健康に影響を与えているかを明確にするのは簡単ではない。とはいえ、こうした政策が健康に与える影響を検討するために、それぞれの最新の研究動向について紹介する。

6.6.1 産休・育休制度の健康影響メカニズム

失業が健康に与える影響については、これまでに多く研究されてきた。しかし、失業とは異なる種類の休業がどのように健康に関係するかは、十分には明らかにされていない。両親の産休・育休、とりわけ母親の休業制度は、働く母親の健康に強く関わる。20 世紀後半以降、高所得国では女性の労働市場への参画が著しく増加し、子どもをもつ女性も例外ではなくなった。例えば、米国において 6 歳未満の子どもをもつ母親のうち働いている割合は、1975 年の 33% から、2011 年には 64% に増加した（Ruhm, 2011; US Bureau of Labor Statistics, 2013）。こうした動向に対応し、20 世紀後半にいくつかの国では、仕事と家庭の両立を目指す子育て世帯を支援するための包括的な産休・育休制度を制定している。

産休制度は、女性が出産前後に一定期間仕事を離れる権利と、多くの国においてはその期間の所得保障の権利も含むものである。もともと、産休制度は出産時期の親子の健康に配慮するためのものであったが、1960 年代終わり頃には、乳幼児の育児期間に適用される雇用保障制度にもなっていった。近年の研究では、出産時期の母親の雇用保障は、復帰後の賃金水準、生涯賃金、キャリア、就業継続希望、雇用可能性などにおいて望ましい長期的効果をもたらすことが示唆されている（Brugiavini ら, 2012; Rossin, 2011; Rossin-Slater ら, 2013; Ruhm, 2011; Klerman & Leibowitz, 2000）。それゆえ、これらの政策が母親と子どもの短期的・長期的な健康に影響するかに関する検証が、次なる重要な課題となる。

産休制度が母親と子どもの健康に有用であるメカニズムは、いくつか挙げられる。乳幼児の健康は、「健康ストック」、つまり医療水準、医療コストやアクセス、世帯収入、両親がどれぐらい子育てに時間を費やすかに規定される。特に、両親が子育てに費やす時間が子どもの健康にとって重要であると

強調されている（Ruhm, 2000）。子育ては非常に時間のかかる活動であり、良好な栄養摂取や妊婦健診など出産前からの時間投資が子どもの健康に短期的、長期的によい効果をもたらす。母乳育児は子どもの認知発達に大きな影響をもたらすとの研究もある（Kramer ら, 2008）。また、出生後数週間の時期における時間的余裕は、事故やその後の健康問題の予防に強く関連していた。

　産休制度が子どもの健康に与える影響に関するエビデンスは、2つのアプローチにより検証されている。まず、国際比較研究として、過去数十年間の制度変更の差がどのように高所得国の子どもたちの健康に影響したかが検証されてきた。1969 年から 1994 年の期間、集計データを用いて欧州 16 か国における産休の期間が乳幼児死亡率に与えた影響を評価した研究がある。各国において、乳幼児死亡率と制度導入時期との関係が検証された（Ruhm, 2000）。集計データに基づく研究ではあるが、曝露は制度変更に伴う産休期間の長さであり、すべての女性と出産に影響を与える。そのため国単位の固定効果モデルを用いることで、研究期間内に制度が導入されたコホートとそうでないコホートを比較し、制度が乳幼児死亡率に与える効果を検証することができた。この研究結果は、充実した所得保障のある産休期間が長い方が、実際に乳幼児の死亡を減少させるという非常に重要なエビデンスとなった。また、周産期死亡率、新生児死亡率、低出生体重児割合といった指標よりも、乳児や幼児の死亡率に影響が大きく、1 年間の所得保障がある産休制度が導入されることで、新生児期以降 1 年までの死亡率が約 20%、1 年から 5 年までの死亡率が約 15% 減少することが明らかになった。

　同様の研究デザインによって、日本と米国を含む 18 の OECD 加盟国において、1969 年から 2000 年の間、産休制度に伴う所得と雇用の保障の有無の違いが子どもの健康アウトカムに与える影響を検討した研究がある。先の研究結果と同じく、所得保障期間の延長が、乳幼児死亡率の減少および出生体重の改善というアウトカムに関連していた。また、この影響は所得保障のない産休制度においては認められず、休業中の適切な所得保障を伴う雇用保障でなければ健康アウトカムの改善をもたらさないという重要な点も明らかにした（Tanaka, 2005）。

　産休制度が子どもと母親の健康に影響を与えるかどうかを調査した 13 の

研究を対象にしたレビューがある（Staehelinら, 2007）。産休期間の長さと授乳期間には正の関連が認められ、さらに周産期死亡率、新生児死亡率、乳幼児死亡率などの低下とも関連していた。しかし、その他の健康アウトカムへの影響を示すエビデンスは乏しかった。加えて、こうした結果は基本的に「エコロジカルな」研究結果に過ぎないと指摘されている。別のレビューでは、産休制度が健康アウトカムを改善する潜在的なメカニズムの検討が行われている（Ruhm, 2011）。例えば、授乳が健康アウトカムの改善に有効だとするならば、授乳を促すことにつながる産休制度自体も潜在的に有意義だと説明できる。この仮説を検討するために、カナダにおいて2000年12月31日以前に出産した、約6ヵ月間の所得・雇用保障がある産休を取得する権利をもつ母親と、その日以降に出産したことで（制度変更のため）保障期間が約1年間に延長された母親とを比較し、カナダにおける産休制度の大幅拡充の健康影響を評価した研究がある（Baker & Milligan, 2008a; 2008b）。その結果、母子の健康に関するほとんどの指標において、産休制度拡大の影響は示されなかったものの、母乳育児を一定期間以上継続できたケースが大幅に増加したことが示された。別の政策研究では、親たちに就業中に授乳時間を与えることの潜在的効果が示されている。米国の各州における授乳に関する法律の違いに着目し、授乳中の労働者に対して休憩時間と授乳スペースの提供を定めた法律がある州では、特にヒスパニック系と黒人女性において授乳を行う割合が1.7％高かった（Hawkinsら, 2013）。

　これらの研究結果から得られる結論は、所得保障のある産休制度が子どもの健康を促進し、乳幼児死亡率を減少させることができるというものであろう。しかし、なぜ所得保障だけが健康に影響し得るのかを明らかにし、子どもの健康に対して最適な産休期間を決定するためには、さらなる研究が必要である。

6.6.2　産休・育休制度と母親の健康

　本章の初めでも論じたように、産休制度は、出産前後に仕事から離れる期間の人的資本の喪失を小さくすることで、母親の健康を改善する可能性がある。産休制度は、女性が短期間で仕事に復帰することを可能にし、仕事の継

続性を高め、産休前の業務に特異的なスキルの衰えを防ぐことで、雇用保障と女性の就業継続希望を促進する（Brugiavini ら, 2012; Ruhm, 2011; Klerman & Leibowitz, 1997）。産休制度は、母親たちに対してキャリア、生涯賃金、就業継続希望を約束し、長期的な健康とともに社会経済的状況の改善にもつながる（Brugiavini ら, 2012; Rossin, 2011; Rossin-Slater ら, 2013; Ruhm, 2011; Klerman & Leibowitz, 2000）。

　産休制度が健康に与える影響に関する研究の多くは、出産前後の時期に着目したものである。6 つの研究のレビューでは、4 つの研究において産休期間の長さと産後の精神的健康との間に正の関連が認められている（Staehelin, 2007）。1 つ目の研究では、1993 年以前の米国の各州における制度を分析し、産休期間が産後 8～12 週の女性は、産後 6 週までの女性よりも抑うつ症状が少ないことが報告された（Chatterji & Markowitz, 2012）。2 つ目の研究では、12 週以上の産休は、6 週もしくはそれ以下の産休と比較して、夫婦間に問題をもつ女性では抑うつ症状が少なく、低賃金の女性では抑うつ症状と怒りの頻度が少なかったとの関連が示された（Hyde ら, 1995）。その他の 2 つの研究では、15 週以上および 24 週以上の産休が取得できた女性では、9 週以下の産休の女性と比較して、出産後 7ヵ月時点および 9～12ヵ月の時点において、うつ病、不安、ポジティブ感情全般、生活満足度によって評価された総合的な精神的健康が望ましい結果であった（Gjerdingen ら, 1991; McGovern ら, 1997）。

　前述のカナダにおける所得保障を約 1 年間に延長する産休制度に関する研究では、期間の延長が母親の健康の改善につながるというエビデンスは認められなかった（Baker & Milligan, 2008a）。しかし、1993 年に制定された育児介護休業法（Family and Medical Leave Act）を国全体で導入する以前の各州の産休期間について、8 週および 12 週という閾値を検討した研究では、産後 8 週未満までの所得保障のある産休では抑うつ症状の増加および主観的健康の低さと関連があった、また産後 12 週未満までの所得保障のない産休でも抑うつ症状の増加と関連した（Chatterji & Markowitz, 2012）。

　これらの研究には、考慮すべき点が 3 つある。第一に、これらの研究が産休期間の長さと母親の健康との関連といった点よりも、むしろ産休制度の政

策影響の方に注目していた点である。特定の制度の導入で起こり得る潜在的メリットを理解することができ、偶然にも別々の政策を経験した集団を比較することで因果推論が可能になる。まったく矛盾のないエビデンスというわけではなく、また身体的健康アウトカムへの効果も明らかではないが、少なくとも産休制度が出産後の精神的健康を改善することは明らかになった。第二に、ほとんどの研究が北米のデータに基づくという点である。注意すべき点として、米国では所得保障は行われない一方、多くの欧州諸国においては十分な所得が保障されている。所得保障のある産休制度の方がより強い影響を示すか否かという検討は、今後の課題である。第三に、ほとんどの研究で出産前後の短期間の母親の健康に焦点があてられている点である。産休が母親の健康に与える影響は、長期的に作用する可能性がある。産休制度が母親たちの賃金水準や生涯賃金、キャリア、就業継続希望、雇用可能性に影響し（Brugiavini ら , 2012; Rossin, 2011; Rossin-Slater ら , 2013; Ruhm, 2011; Klerman & Leibowitz, 2000）、これらを媒介した健康効果は、女性たちが高齢になり、生涯を通しての影響の蓄積によって初めて評価が可能となるものもあるだろう。近年の研究は、産休制度の短期的な利点にのみに絞られている。極めて重要な問題として、女性の社会経済的地位の改善や労働市場における男女格差の縮小を可能にする政策は、健康にも寄与し得るのかという点である。これらの疑問に取り組むことで、産休・育休政策が働く母親の健康と同様、働く父親の健康に与える長期的効果についても明らかになっていくだろう。

6.6.3　退職制度と健康：理論的側面

　退職が健康へ及ぼす影響には、いくつかのメカニズムが考えられる。本章の初めに述べたように、労働者は、引退の時期が遅くなれば収入を得る期間も延び、よって人的資本にさらなる投資をするだろう。そのため退職制度は、OJT（on-the-job training）等への投資の決断に影響し、キャリアや生涯賃金にも影響を与える。グロスマンモデルに基づくと、退職は個人の時間配分に柔軟性をもたらす点が重要である（Grossman, 1972）。退職後は、時間に余裕ができるため時間価値が下がり、個人が健康に投資する時間が増える。例えば、退職後には運動をしたり健康によい食事をつくったりすることにも時

間を費やすことができる。また、退職すると時間の余裕ができて医療機関を受診しやすくなるので、診療の時間価値は低下する。時間配分の柔軟性と診療の時間価値の変化により、退職後のライフスタイルは健康的になると予測できる。また、多くの低スキル労働者は、退職によって危険作業や過酷な仕事のストレスから解放される。

　一方で、退職は労働者の健康に悪影響を与える可能性もある。退職は、その日のスケジュール管理、社会に接する機会、自尊心や社会的地位のような、労働によって得られる金銭面以外の便益の喪失につながり、健康を悪化させる可能性がある（Jahoda, 1982）。また、リーダーシップやモチベーションの喪失、その他健康的な活動にも変化をもたらし得る（Bartley, 1994）。例えば、全体的な身体活動レベルが減少するかもしれない。退職に伴う時間配分の変化は、喫煙や飲酒などの不健康行動の機会を増加させる可能性もある。

6.6.4　退職制度と健康に関する先行研究

　過去数十年間にわたる平均余命の延伸によって、退職制度が健康に与える影響についての関心が高まった。定年退職年齢の引き上げに関する制度改革を検討もしくは導入している多くの国では、退職が健康に影響するかどうかが議論の的になっている。退職は、個人の人生に大きな変化をもたらす重要なイベントと言える。健康状態が悪い人ほど早期に退職するという関連については疑問の余地はほとんどないが、退職がその後の健康状態の変化と関連するかという点については議論が残る。この問題について、つまり退職が健康を促進するか、もしくは悪影響を与えるかということについて、今のところ一貫した研究結果は得られていない。しかし前述の通り、これらの多くの研究では退職の影響と老化の影響を区別することが難しく、数々の問題に直面している（Meinら, 2003）。多くの記述的研究は、対照群もしくは比較群が設けられていない。なぜ問題になるのかと言えば、退職の決断はランダムに行われるものではなく、おそらく健康状態と相互に関連して選択されている可能性があるからである。加えて、退職が健康に与える影響は、十分な退職給付はもちろんだが、職業、社会経済的状況、配偶者の有無などの個人的要因も含む多くの文脈的要因に依存していることも解釈を複雑にしている。

近年は、退職と健康の因果関係に関心が寄せられてきた。この議論は、主に退職年齢、すなわち定年退職年齢や退職給付受給資格の最低年齢の改正が健康にどう影響するかという政策議論に直結する。これらを定めた法律は、退職の決断に強い影響力をもつ。米国ではかなりの割合の労働者が法定の退職年齢以前に退職するものの、一般的に法定退職年齢が高ければ労働者は長く就業する。本項では、退職と健康の関係を示すエビデンスを網羅的にレビューするのではなく、因果関係を検討した研究に着目する。ここでは2つの研究デザインが重要となる。1つは、縦断データやパネルデータを用い、交絡を考慮した上で、退職が健康の変化とどのように関係するかを検証した研究である。もう1つは、退職年齢に関する制度改革が健康に与える影響を自然実験とみなした研究である。特に、後者については最近の制度改革議論の入り口になるだけでなく、退職と健康の因果関係についての解明にも役立つだろう。

6.6.4.1 縦断研究によるエビデンス

退職が健康に影響するか否かはいまだ盛んに議論されているが、最近の縦断・パネル研究と退職年齢制度改革の影響を検討した研究は、この議論に新たな知見をもたらした。

縦断研究は通常、退職前、退職時、退職後の労働者の健康を数年間にわたり追跡し、退職しなかった労働者の健康状態の推移と比較する。フランスのGAZEL研究では、退職前と退職後の7年間ずつ、主観的健康の年次推移を調査した（Westerlundら,2009）。退職の前後で、主観的健康が低いと回答した者は19%から14%に減少した。これは自然に観察される8年から10年分の健康状態の改善に相当し、退職後7年間は維持された。この影響は、退職前に「労働環境が悪い」と回答した労働者で特に強く認められた。

同様の研究デザインを用いて、Whitehall II研究では、英国公務員の退職後の精神的健康を調査し、就業し続けている職員と比較した（Meinら,2003）。精神的健康は、退職した者では改善していたが、就業継続した者では低下していた。しかし、GAZEL研究とは異なり、退職による精神的健康の改善効果は、上位職のみに限定されていた。身体機能については、退職にかかわらず悪化していた。

第6章 労働市場・雇用政策と健康 ｜ 237

Whitehall II 研究のデータを用いて、健康影響が退職の種類に依存するかどうかも評価されている（Jokela ら, 2010）。就業継続者と比較すると、60 歳での定年退職者と早期希望退職者は、精神的健康と身体機能が改善していた。一方、健康を理由に退職した者は、精神的健康と身体機能は悪化していた。これらの結果は、退職の健康への負の影響の理由を説明しており、健康を理由にした退職は別に考える必要があることを強調している。しかし、不健康はいずれの種類の退職の予測因子でもあり、そうなると、なぜ 60 歳での定年退職と希望退職が健康の改善に関係していたかの説明が難しい。退職によって得られる健康利益は、むしろ過小評価されているのかもしれない。

さらに、Whitehall II 研究のデータを用いて、退職が認知機能に与える影響を検討した研究もある（Roberts ら, 2011）。要求される負荷の高い活動に従事することで、老化による認知機能低下が緩和されるという仮説を検討したもので、近年関心を集めている（Rohwedder & Willis, 2010）。仕事は高い認知機能を要するため、退職を遅らせればよい影響をもたらすかもしれない。しかし、認知機能テストを長期的に繰り返し実施すると、学習効果が生じるため正確には評価できないという難しさもある。実際、繰り返し調査により、すべての職員において認知機能テスト結果は改善していた。しかし、統計的に有意ではなかったものの、退職者は就業継続者より認知機能の向上は小さかった。これらの結果から、認知機能は、退職後にはわずかに悪化する可能性が示唆された。

これらの研究では、対象者を経時的に追跡し、退職前後の個人内の変化を比較し、結果として個人差という交絡要因の影響を調整している点で、非常に重要な知見を提供している。こうした欧州諸国の研究の多くは、退職は総合的には健康に悪影響を及ぼすというこれまでの考えに一石を投じている。全体を通して見ると、退職は短期的には精神的健康の改善に関連するという知見が有力である。一方、身体的健康に関しては、退職はよい影響をもたらすとの報告はないが、反対に悪影響を与えるというエビデンスもない。健康を理由にした退職がある程度多いため、退職後の健康状態は実際よりも悪いと過小評価されてしまう。そのため、この選択バイアスによって結果が混在してしまっているのである。

これらの研究には2つの限界がある。まず、どの研究も英国とフランスにおける作業環境も契約条件も良好な労働者を対象としている。さらに英国の公務員のケースでは、対象者は事務職の職員のみである。労働条件が良好でない低スキルの肉体労働者においては、退職は異なる影響をもたらすかもしれない。また、これらの研究における評価は、ある時点で退職する者と継続して就業する者の比較に基づいている。こうした比較は、例えば、早期退職する動機となる事柄（例えば、配偶者の死、家族関係の変化）などによりさらに複雑になる。

6.6.4.2　準実験研究によるエビデンス

これらの限界を克服するため、最近の研究では自然実験などの準実験的方法を用いている。中でも、定年退職や年金受給資格最低年齢での退職に注目している研究は特筆すべきだろう。これらに関する制度は退職を誘発するが、個人の健康状態とは関係しない。米国では、退職の動機づけになり得る法定定年退職および Social Security〔退職年金、障害者年金、遺族年金等の包括的プログラム〕による退職給付などの制度の違いを用いて、退職が抑うつに与える影響を検討している（Charles, 2004）。粗解析では退職と抑うつの間に負の関連が認められたが、制度の変更を操作変数とした解析の結果、退職が実際には良好な精神的健康とウェルビーイングにつながっていることが示された。公的年金制度における早期受給と通常給付の年齢資格についての国レベルの違いを操作変数とした一連の研究もある。例えば、欧州諸国の定年退職年齢の違いを操作変数として用い、退職により短期的には不健康な状態を軽減させ、長期的にも健康指標全般において改善をもたらすと報告した研究もある（Coe & Zamarro, 2011）。

この方法を用いて、欧州諸国、米国、イングランドといった多様な国々のデータにより、早期退職が認知機能に悪影響をもたらすことを明らかにした研究がある（Rohwedder & Willis, 2010）。しかし、この関係は他の研究では確認されていない。HRS のデータを用いた研究では、早期退職の機会を操作変数とし、退職が高齢期の認知機能に与える影響を評価している（Coe ら, 2012）。雇用者は個々の従業員に平等に早期退職の機会を提示しなければならないため、早期退職の機会が操作変数として用いられた。結果、退職時期

と認知機能に負の関連が見出されたが、操作変数を用いた解析では関連は認められず、その因果関係については疑わしい。職種で層別したところ、ホワイトカラー労働者では退職時期は認知機能と関連しておらず、ブルーカラー労働者では早期退職は認知機能によい効果をもたらす可能性が示された。

　HRS データを用いて、Social Security の支給年齢と早期退職の機会を操作変数とした研究もある（Calvo ら, 2013）。この研究では、退職の影響は退職の時期に依存することが示唆された。62 歳前に退職した者は、就業継続者よりも身体的・精神的健康が良好でない傾向があったが、62 歳以降の退職者ではそうした傾向は認められなかった。それどころか、62 歳以降に退職した者は、就業継続者よりもよい状態のことさえあった。なぜなら、62 歳は米国では Social Security による退職給付を請求できる最低年齢であり、この年齢以降の退職は「通常」退職とみなされる。したがって、この年齢より前の退職は、操作変数法でも十分に考慮できない特殊な状況や逆因果が関係している可能性がある。一般にこれらの結果は、退職は身体的・精神的健康に負の影響がないことを示している。他の研究でも、退職が死亡率に影響しないことが示されている（Behncke, 2012）。

6.6.5　退職制度と健康行動

　退職が健康行動に及ぼす影響についても研究が行われている。健康行動に費やす時間の配分が退職によって影響を受けるため、一般的には運動、食生活、体重がアウトカムとして評価されている。最近のレビューでは、退職が身体活動に与える影響を検討した 19 の研究を対象に、余暇の身体活動は退職後に増加することが示唆されたものの、全身体活動への影響についてのパターンは明らかになっていないことが報告されている（Barnett ら, 2012）。特に、社会経済的状況が低い群では、退職後の余暇の身体活動と全身体活動の両方が減少していたが、社会経済的状況が高い群では増加していた。GAZEL 研究のデータを用いて退職前後の身体活動の変化を検討した研究では、体重増加を抑える効果が期待できる余暇の身体活動の増加に、退職が関連していることを明らかにしている（Sjosten ら, 2012）。

　HRS データを用い、個人レベルの固定効果モデルによって、退職が米国

の高齢労働者の身体活動の変化と関連するかどうかを評価した研究がある。結果として、退職後の身体活動は肉体労働者では減少したが、デスクワーク中心の労働者では増加していた（Chung ら, 2009a）。同じデータによる別の解析では、退職が体重増加につながることが明らかになったが、この結果は、肥満者、低賃金労働者、および肉体労働に関係する職種に就く者に限定され、高賃金労働者、デスクワーク中心の職種ではこうした影響は認められなかった（Chung ら, 2009b）。また、同じデータを用いて、退職が外食と体重変化に与える影響を検討し、退職が家庭で調理する時間を増加させ、体重減少につながると結論づけている（Chung ら, 2007）。

6.6.6　退職制度と健康の因果関係：残された課題

　退職の決断が健康に与える影響に対して、様々なアプローチや視点が反映された研究が行われてきている。にもかかわらず、退職を遅らせることが健康によいという仮説は、縦断研究においても、各企業の早期退職優遇制度や各国の定年退職制度を用いた準実験研究においても、十分には検証できていない。退職が短期的に精神的健康の改善につながるという結果はあるものの、身体的健康に与える影響は明らかではない。また、退職後の健康行動については、退職が外食の頻度を減らし、余暇の身体活動を増加させるとの報告があった。

　こうした結果から、近年多くの国で実施された退職年齢引き上げ政策の影響に関して何が言えるのだろうか。退職者の精神的健康が就労を継続した者よりもよい傾向を示した研究があることから、退職年齢引き上げは精神的健康を悪化させる可能性があるかもしれない。とはいえ、精神的健康に関する研究結果もいまだ決定的なものではなく、身体的健康への影響についてはほとんど明らかにされていない。さらに、退職の長期的影響に関する結果はいよいよわかっていない。多くの研究では退職の短期的効果のみを検討しており、長期的な身体的・精神的健康や死亡への影響は大いに議論の余地がある。

　それぞれの国は異なる制度をもち、高齢者を取り巻く状況も異なるわけであるから、各国に特異的な退職の効果を検討することも重要である。例えば、退職が健康に悪影響を及ぼすという結果は、主に米国での研究に基づいてお

り、欧州諸国ではそのような影響はほとんど観察されていない。これは、退職後の高齢者の経済的・社会的ウェルビーイング、社会参加、ボランティア活動、家族関係、ソーシャルネットワークなどが、米国と欧州諸国においてまったく異なることによるのかもしれない。退職後の活動に関係する制度や文化的特性の違いが、退職の健康影響の違いに影響するかどうかを解明するには、さらなる研究が求められる。

6.7　結論

　本章では、失業、産休・育休、退職と健康との間に因果関係があるのかという課題に取り組み、先行研究をレビューした。重要なことは、雇用と健康は双方向に影響をもつということである。不健康が就業能力に影響を与えるという、社会疫学者があまり注意を向けてこなかった逆因果の関係は、就業者が無就業者よりも健康状態がよいという研究結果を解釈する上で看過できない。これまでに行われた準実験研究では、失業は健康に影響を及ぼす可能性が示され、身体的健康よりも精神的健康において強い影響を示したものの、結果には一貫性がなかった。

　近年の研究の多くは失業に焦点をあてており、失業と同等に人々の健康に影響を及ぼすであろう失業以外の要因に関する研究は少ない。本章では、子どもをもちながら働く労働者に対する産休・育休や、高齢労働者の退職などの政策が健康にも影響を与えることを示した研究も紹介した。労働政策に注目することには2つの強みがある。まず、労働政策の影響を検証することで、将来の政策変更や制度改革がどのように健康に影響するかを理解する助けとなる。次に、国や時代による政策の違いを自然実験として検討することは、雇用と健康の因果関係を検証するまたとない機会となる。これまでのところ、社会疫学者は政策の影響を検討する機会を十分に活用してきたとは言い難い。今後は、特定の政策や制度が健康に与える影響を直接的に評価する方向にシフトしていく必要がある。

　政策に関心が向けられることは、雇用の不安定性や不完全就業の健康影響

に関する研究分野にとっては歓迎すべきことである。今では、それらの雇用の各側面の健康影響が因果関係をもつかを検証することに力が入れられている。最近関心が高まっているのは、雇用要件の規制緩和が、有期雇用を増加させ、労働災害や健康にどう影響したかという点であり（Gash ら, 2007; Blanchard & Landier, 2002; Salvatori, 2010）、有期か無期かという労働契約形態の違いが労働災害リスクに因果的効果をもつとの仮説である。これは、社会的な保護政策によって誘導される人的資本に対する投資という考えに基づいている。短期雇用労働者の人的資本への投資は、正規雇用労働者に対する投資よりも得られるメリットは小さく、雇用者にとってはインセンティブが働きづらい（Garcia-Serrano ら, 2010）。こうして短期雇用労働者のスキルや専門性、さらに安全配慮は軽視され、結果として事故が多くなる。雇用形態が健康にどう影響するかを理解するには、制度変更を利用した自然実験による知見が有用である。欧州諸国では、例えば解雇に対する雇用者負担軽減のような労働市場の硬直性に対する措置を行ってきたが、これらがもたらす健康影響はほとんど評価されていない。

　現代の福祉国家では、社会的な保護を人的資本の醸成の手段として捉えている。例えば、雇用保障政策では、雇用者および被雇用者が訓練や安全に投資することを奨励しており、これらは健康改善に通じる。産休制度は、出産に対する前向きな意思決定につながり、ひいては雇用の継続性を高め、母親のスキルの維持に貢献する。また、女性のキャリア向上と収入の安定は、長期的には女性の健康向上に結びつくかもしれない。今のところ、雇用が健康に与える短期的効果しか評価されていないが、今後は労働者の長期的キャリアと生涯賃金が制度によっていかに規定され、最終的にどのように健康に影響を及ぼすかという長期的効果に視点を移していく必要がある。現在の退職制度の下では、現役世代の大多数は長い引退後の生活が待っている。人口構成の大転換に直面している国々では、健康的な労働力を確保するだけでなく、退職後もアクティブで活動的な高齢者となるような制度や政策が鍵となる。

　異なる国で実施された研究結果に大きな違いがあることは、雇用の健康影響は国の制度や政策によって規定されることを意味する。例えば、失業対策が限定的な米国と比較すると、給付やその他の保障が充実している北欧諸国

第 6 章　労働市場・雇用政策と健康　｜　243

においては、失業が健康に与える影響は弱いと考えられる。一方で、手厚い失業保障は、失業期間を長引かせ、人的資本の蓄積を妨げ、最終的には長期的な健康を損なうことも考えられる。制度が健康にどのように影響するかについての研究は、雇用と健康との関係の理解を深める上で不可欠である。制度の多くはそれぞれの国ごとに制定されるので、政策が人々の健康（population health）に与える影響を検証するには、国際比較研究がたいていの場合には唯一の方法となる。雇用制度改革の変遷、過去数十年間にわたる経済的ショックへの政策対応の違いは、社会疫学者にとって雇用政策が健康にどう影響を与えるかを研究する自然実験の機会となる。

　特定の集団に影響を及ぼすような政策に着目することも欠かせない。例えば、産休・育休政策は、母親のその後のキャリアに影響を与え得るものであり非常に重要であった。しかし、働く女性が増え、文化的規範が変化してきたために、父親も育児に関与するようになってきた。そのため、父親も仕事と家庭の両立という課題に直面する。このような変化は、父親の将来の健康に影響をもたらすだろうか。また、父親の家庭への関与を促進する政策は、父親の健康とともに、母親や子どもたちの健康にどう影響するだろうか。かつては、家族を支援する政策の研究は、出産の直前・直後の産休制度に注目することが慣例であった。しかし、仕事と家庭の両立という難題は、出産後数年経ってからやってくる。子どもの発達の初期段階に親を支援するような政策は、どう親子の健康に影響をもたらすだろうか。これらの政策には、国ごとに大きな違いが見られる。例えば、子育て支援制度は、北欧諸国と米国では劇的に異なる。1973 年以降、フィンランドでは幼い子どもがいる家庭に対し、就学前に育児手当を保障することで女性のフルタイムの雇用を促している（Gornick & Meyers, 2003; Jacobs & Gerson, 2004）。ノルウェーでは、出産後の一定期間、両親は shared paternity leave〔休暇の一部は父親が取得しなければ放棄したことになってしまう、「父親の」育児休暇制度〕の権利を与えられている。対照的に、米国にはヘッドスタート（Head Start）と呼ばれる、社会経済的に不利な立場にある家庭を対象としたプレスクールの援助プログラムなどはあるが、育児を補助するための普遍的な制度はない。これらの政策が、父親や母親の健康とともに、子どもたちの健康に影響するか、

またどのように影響するかについてはまだ明らかではない。

　今後数十年間において、柔軟な勤務形態（flexible work arrangement）は、特別ではなく一般的なものになるだろう。例えば、フレックスタイム、ワークシェア、term-time working（年間で決められた週数をフルタイムもしくはパートタイムで就業する勤務形態）、compressed working week arrangement（1 週間の所定労働時間は変えずに、1 日あたりの就業時間を長くして、その分就業日数を少なくする勤務形態）などがある。労働力の高齢化と女性の労働市場参入に関連した人口転換に伴い、子どものみならず年老いた両親、配偶者、家族などの面倒を見る必要性が増大する。したがって、働き方の柔軟性がどのように親や子どもたち、そして他の家族の健康に影響を与えるかを明確にすることは重要な課題となる。英国では、25 ～ 34 歳の母親の 63% と父親の 89%、35 ～ 49 歳の母親の 75% と父親の 92% が就業している（Office for National Statistics, 2013）。仕事と家庭生活における両立問題は、多くの勤労者世帯にとって悩みのタネである（Ruhm, 2011）。2002 年には、英国では Flexible Working Act により、6 歳未満の子どもをもつ両親には柔軟な勤務形態を要求できる権利が与えられた（Department for Trade and Industry, 2002; 2003）。何らかの柔軟な勤務形態を提供する職場の割合は、1998 年では 25% 未満だったが、2008 年には 90% 以上に増加した（Hegewisch, 2009; Confederation of British Industry, 2008）。2003 年から 2006 年の間に、フレックスタイム（48% から 53%）、ワークシェア（41% から 47%）、term-time working（32% から 37%）、compressed working week arrangement（30% から 35%）と、それぞれの利用が増加した（Hooker ら, 2007）。前年にいずれかの柔軟な勤務形態を利用したことのある労働者の割合は、2003 年の 51% から 2006 年には 56% に上昇していた（Hooker ら, 2007）。2006 年から 2011 年では、在宅勤務の利用は 14% から 59% に増加し、仕事をしないことを主体的に選ぶ career break〔研究者におけるサバティカルのようなもの〕は 29% から 46% に上昇した。働き方の柔軟性に関するこれらの変化は、親やその子どもたちの健康にマイナスとプラスの両方の波及効果をもたらす可能性がある。

　在職期間が長くなることに加え、定年退職後も長い人生を歩まねばならな

い高齢者に注目し、高齢期の就労が健康にどう影響するかを検証することも重要である。多くの研究は、退職年齢を規制する政策に着目してきたが、定年後に高齢者に積極的に労働市場へ参画してもらうような政策を拡大することも不可欠である。例えば、高齢者が孫の世話に関与することは、高齢者のみならず若い働く親たちの健康やウェルビーイングにも影響を与えるだろう。ボランティア活動への意欲は、一部の高齢者の健康に寄与するだろうが、一方で活動から効用（utility）を得られない人には悪影響を与えるかもしれない。経済学分野では、一部の欧州諸国においては高齢労働者の退職メカニズムとして機能することがある失業給付政策の影響に着目してきた。しかし、労働市場への影響の域を超えて、これらの政策は退職前後の期間の高齢労働者の健康にも影響を及ぼすだろう。また、高齢労働者への失業給付は、今後の労働に関する意思決定のみならず、本人とその家族の健康にも重要な影響をもたらすだろう。

　若年労働者、あるいはこれから働こうという新卒者の労働市場における就業状態に影響を与える政策も不可欠である。すでに示した通り、若年労働者にとって就業当初の経験は、長期的キャリアと生涯収入に大きな影響を与えるというエビデンスがあり、その後の健康にも影響を与え得る。若年労働者の雇用機会を創出する政策は、彼らの長期的健康にどのような影響を及ぼすのだろうか。ここでも、人的資本蓄積に対する政策の影響は、これらの問題を理解する上で重要となる。例えば、Active Labor Market Program は、景気停滞時に苦労して職を得て働き始める若者に対し、人的資本への投資の機会を提供する〔ハローワークのような職業紹介、職業訓練、雇用補助制度などから成る〕。これは、厳しい経済状況が若者のキャリアに与える悪影響を緩和し、結果として彼らの現在の健康と将来の健康とを向上させるだろう。

　結論として、労働の本質が近年大きく変化してきたことにより、将来の世代の健康にどのような影響を与えるかを理解することは、労働の健康影響を解明しようとする社会疫学者にとって重要な課題である。国や時代ごとの政策や制度の違いに着目することで、これらの健康への因果的効果を検証するチャンスである。雇用保障、働き方の柔軟性と産休・育休、若年労働者のキャリアと訓練、退職に関する制度など、様々な領域の政策が健康に及ぼす

影響は、今後注目に値する重要な事項である。政策の影響が因果関係を示す
ものかを判断するためには、従来の疫学的アプローチを見直し、計量経済学
や因果関係に関する他の方法論との融合が求められる。雇用政策が人々の健
康にどう影響するかを理論的に理解するためには、人的資本の形成を促す社
会的な保護政策が有用な枠組みとなる。また、国際比較研究により、各国の
雇用政策が人々の健康にどう影響し、これらの政策に対して人々がどう反応
したのかに関する経験や知見を確立していくことができるだろう。

参考文献

Ahs, A. M., & Westerling, R. (2006). Mortality in relation to employment status during different levels of unemployment. *Scand J Public Health*, 34(2): 159-67.

Ariizumi, H., & Schirle, T. (2012). Are recessions really good for your health? evidence from Canada. *Soc Sci Med*, 74(8): 1224-31.

Arulampalam, W. (2001). Is unemployment really scarring? effects of unemployment experiences on wages. *Econ J*, 111(475): F585-606.

Baker, M., & Milligan, K. (2008). Maternal employment, breastfeeding, and health: evidence from maternity leave mandates. *J Health Econ*, 27(4): 871-87.

Barker, D. J. P. (1998). *Mothers, babies, and health in later life.* 2nd ed. Edinburgh; New York: Churchill Livingstone.

Barnett, I., van Sluijs, E. M., & Ogilvie, D. (2012). Physical activity and transitioning to retirement: a systematic review. *Am J Prev Med*, 43(3): 329-36.

Barr, B., Taylor-Robinson, D., Scott-Samuel, A., McKee, M., & Stuckler, D. (2012). Suicides associated with the 2008-10 economic recession in England: time trend analysis. *BMJ*, 345: e5142.

Bartley, M. (1994). Unemployment and ill health: understanding the relationship. *J Epidemiol Commun H*, 48(4): 333-7.

Bartley, M. (2005). Job insecurity and its effect on health. *J Epidemiol Community Health*, 59(9): 718-9.

Bartley, M., Sacker, A., & Clarke, P. (2004). Employment status, employment conditions, and limiting illness: prospective evidence from the British household panel survey 1991-2001. *J Epidemiol Community Health*, 58(6): 501-6.

Baumeister, R. F., Vohs, K. D., DeWall, C. N., & Zhang, L. (2007). How emotion shapes behavior: feedback, anticipation, and reflection, rather than direct causation. *Pers Soc Psychol Rev*, 11(2): 167-203.

Behncke, S. (2012). Does retirement trigger ill health? *Health Econ*, 21(3): 282-300.

Berchick, E. R., Gallo, W. T., Maralani, V., & Kasl, S. V. (2012). Inequality and the association between involuntary job loss and depressive symptoms. *Soc Sci Med*, 75(10): 1891-4.

Bethune, A. (1996). Economic activity and mortality of the 1981 Census cohort in the OPCS longitudinal study. *Popul Trends*, Spring(83): 37-42.

Bhalotra, S. (2010). Fatal Fluctuations? cyclicality in infant mortality in India. *J Dev Econ*, 93(1): 7-19.

Blanchard, O., & Landier, A. (2002). The perverse effects of partial labour market reform: fixed-term contracts in france. *Econ J*, 112(480): F214-F44.

Blasco-Fontecilla, H., Perez-Rodriguez, M. M., Garcia-Nieto, R., Fernandez-Navarro, P., Galfalvy, H., de Leon, J., et al. (2012). Worldwide impact of economic cycles on suicide trends over 3 decades: differences according to level of development. A mixed effect model study. *BMJ Open*, 2(3).

Bockerman, P., Johansson, E., Helakorpi, S., Prattala, R., Vartiainen, E., & Uutela, A. (2007). Does a slump really make you thinner? Finnish micro-level evidence 1978-2002. *Health Econ*, 16(1): 103-7.

Bockerman, P., & Ilmakunnas, P. (2009). Unemployment and self-assessed health: evidence from panel data. *Health Econ*, 18(2): 161-79.

Booker, C. L., & Sacker, A. (2012). Psychological well-being and reactions to multiple unemployment events: adaptation or sensitisation? *J Epidemiol Community Health*, 66(9): 832-8.

Brenner, M. H. (1971). Economic changes and heart disease mortality. *Am J Public Health*, 61(3): 606-11.

Brenner, M. H. (1979a). Mortality and the national economy: a review, and the experience of England and Wales, 1936-76. *Lancet*, 2(8142): 568-73.

Brenner, M. H. (1979b). Unemployment, economic growth, and mortality. *Lancet*, 1(8117): 672.

Brenner, M. H. (1981). Economic indicators as predictors of ill-health. *Lancet*, 2(8240): 262.

Browning, M., Dano, A. M., & Heinesen, E. (2006). Job displacement and stress-related health outcomes. *Health Econ*, 15(10): 1061-75.

Browning, M., & Heinesen, E. (2012). Effect of job loss due to plant closure on mortality and hospitalization. *J Health Econ*, 31(4): 599-616.

Brugiavini, A., Pasini, G., & Trevisan, E. (2012). The direct impact of maternity benefits on leave taking: evidence from complete fertility histories. *Adv Life Course Res*, 18(1): 46-67.

Burgard, S. A., Brand, J. E., & House, J. S. (2007). Toward a better estimation of the effect of job loss on health. *J Health Soc Behav*, 48(4): 369-84.

Burgard, S. A., Brand, J. E., & House, J. S. (2009). Perceived job insecurity and worker health in the United States. *Soc Sci Med*, 69(5): 777-85.

Calvo, E., Sarkisian, N., & Tamborini, C. R. (2013). Causal effects of retirement timing on subjective physical and emotional health. *J Gerontol B Psychol Sci Soc Sci*, 68(1): 73-84.

Catalano, R. (1991). The health effects of economic insecurity. *Am J Public Health*, 81(9): 1148-52.

Catalano, R., Goldman-Mellor, S., Saxton, K., Margerison-Zilko, C., Subbaraman, M., LeWinn, K., et al. (2011). The health effects of economic decline. *Annu Rev Public Health*, 32: 431-50.

Charles, K. K. (2004). Is retirement depressing? labor force inactivity and psychological well-being in later life. In: Polachek, S. W. (ed.), *Accounting for worker well-being: Research in Labor Economics*, 23. Amsterdam; San Diego and Oxford: Elsevier, JAI, pp.269-99.

Chatterji, P., & Markowitz, S. (2012). Family leave after childbirth and the mental health of new mothers. *J Ment Health Policy Econ*, 15(2): 61-76.

Chen, V. C., Chou, J. Y., Lai, T. J., & Lee, C. T. (2010). Suicide and unemployment rate in

Taiwan, a population-based study, 1978-2006. *Soc Psychiatry Psychiatr Epidemiol*, 45(4): 447-52.

Chung, S., Popkin, B. M., Domino, M. E., & Stearns, S. C. (2007). Effect of retirement on eating out and weight change: an analysis of gender differences. *Obesity*, 15(4): 1053-60.

Chung, S., Domino, M. E., Stearns, S. C., & Popkin, B. M. (2009a). Retirement and physical activity: analyses by occupation and wealth. *Am J Prev Med*, 36(5): 422-8.

Chung, S., Domino, M. E., & Stearns, S. C. (2009b). The effect of retirement on weight. *J Gerontol B Psychol Sci Soc Sci*, 64(5): 656-65.

Clogg, C. C. (1979). *Measuring underemployment: demographic indicators for the United States*. New York: Academic Press.

Coe, N. B., & Zamarro, G. (2011). Retirement effects on health in Europe. *J Health Econ*, 30(1): 77-86.

Coe, N. B., von Gaudecker, H. M., Lindeboom, M., & Maurer, J. (2012). The effect of retirement on cognitive functioning. *Health Econ*, 21(8): 913-27.

Coile, C. C., & Levine, P. B. (2007). Labor market shocks and retirement: do government programs matter? *J Public Econ*, 91(10): 1902-19.

Coile, C. C., & Levine, P. B. (2010). Implications for retiree well-being. In Coile, C.C., & Levine, P. B. (eds.), *Reconsidering retirement: How losses and layoffs affect older workers*. Washington, DC: The Brookings Institution, pp.99-116.

Coile, C. C., & Levine, P. B. (2011a). Recessions, retirement, and social security. *Am Econ Rev*, 101(3): 23-8.

Coile, C., & Levine, P. (2011b). Recessions, retirement, and social security. *Gerontologist*, 51: 437-8.

Coile, C., Levine, P., & McKnight, R. (2012). Recessions, older workers, and longevity: how long are recessions good for your health? *NBER Working Paper*, 18361.

Coile, C., Courtney, C., Levine, P. B., & McKnight, R. (2014). Recessions, older workers, and longevity: how long are recessions good for your health? *Am Econ J-Econ Polic*, 6(3): 92-119.

Confederation of British Industry. (2008). *Pulling through: employment trends survey 2008*. London: CBI.

Currie, J., & Madrian, B. (1999). Health, health insurance and the labor market. In: Ashenfelter, O., & Card, D. (eds.), *Handbook of labor economics*. vol3. Amsterdam: Elsevier-North Holland, pp. 3309-415.

Daly, M., & Delaney, L. (2013). The scarring effect of unemployment throughout adulthood on psychological distress at age 50: estimates controlling for early adulthood distress and childhood psychological factors. *Soc Sci Med*, 80: 19-23.

Davalos, M. E., & French, M. T. (2011). This recession is wearing me out! health-related quality of life and economic downturns. *J Ment Health Policy Econ*, 14(2): 61-72.

Dave, D. M., & Kelly, I. R. (2012). How does the business cycle affect eating habits? *Soc Sci Med*, 74(2): 254-62.

Dee, T. S. (2001). Alcohol abuse and economic conditions: evidence from repeated cross-sections of individual-level data. *Health Econ*, 10(3): 257-70.

Dehejia, R., Lleras-Muney, A. (2004). Booms, busts, and babies' health. *Q J Econ*, 119(3): 1091-130.

Department for Trade and Industry. (2002). Employment Act. c 22, § 47(1-2) (UK). http://www. legislation.gov.uk/ukpga/2002/22/section/47

Department for Trade and Industry. (2003). *Flexible working: the right to request and the duty to consider.* London: Department for Trade and Industry.

Dooley, D. (2003). Unemployment, underemployment, and mental health: conceptualizing employment status as a continuum. *Am J Community Psychol*, 32(1-2): 9-20.

Dooley, D., Fielding, J., & Levi, L. (1996). Health and unemployment. *Annu Rev Public Health*, 17: 449-65.

Dooley, D., Prause, J., & Ham-Rowbottom, K. A. (2000). Underemployment and depression: longitudinal relationships. *J Health Soc Behav*, 41(4): 421-36.

Dooley, C. D., & Prause, J. (2004a). *The social costs of unemployment: inadequate employment as disguised unemployment.* Cambridge: Cambridge University Press.

Dooley, C. D., & Prause, J. (2004b). Reverse causation. In: Dooley, C. D., & Prause, J. (eds.), *The social costs of underemployment: inadequate employment as disguised unemployment.* Cambridge: Cambridge University Press, pp.65-87.

Egan, M., Petticrew, M., Ogilvie, D., Hamilton, V., & Drever, F. (2007). "Profits before people" ? a systematic review of the health and safety impacts of privatising public utilities and industries in developed countries. *J Epidemiol Commun Health*, 61(10): 862-70.

Elder, G. (1974). *Children of the great depression.* Boulder, CO: Westview.

Elder, G. (2000). *Children of the land.* Chicago: University of Chicago Press.

Eliason, M., & Storrie, D. (2009a). Job loss is bad for your health: Swedish evidence on cause-specific hospitalization following involuntary job loss. *Soc Sci Med*, 68(8): 1396-406.

Eliason, M., & Storrie, D. (2009b). Does job loss shorten life? *J Hum Resour*, 44(2): 277-302.

Ellwood, D. T. (1982). Teenage unemployment: permanent scars or temporary blemishes? In: Freeman, R. B., & Wise, D. A. (eds.), *The youth labor market problem: its nature, causes, and consequences.* Chicago: University of Chicago Press, pp.349-84.

Falba, T., Teng, H. M., Sindelar, J. L., & Gallo, W. T. (2005). The effect of involuntary job loss on smoking intensity and relapse. *Addiction*, 100(9): 1330-9.

Ferrie, J. E., Shipley, M. J., Stansfeld, S. A., & Marmot, M. G. (2002). Effects of chronic job insecurity and change in job security on self reported health, minor psychiatric morbidity, physiological measures, and health related behaviours in British civil servants: the Whitehall II study. *J Epidemiol Commun H*, 56(6): 450-4.

Ferrie, J. E., Westerlund, H., Oxenstierna, G., & Theorell, T. (2007). The impact of moderate and major workplace expansion and downsizing on the psychosocial and physical work environment and income in Sweden. *Scand J Public Health*, 35(1): 62-9.

Ferrie, J. E., Kivimäki, M., Shipley, M. J., Davey, Smith, G., & Virtanen, M. (2013). Job insecurity and incident coronary heart disease: the Whitehall II prospective cohort study. *Atherosclerosis*, 227(1): 178-81.

Fontenla, M., Gonzalez, F., & Quast, T. (2011). Are recessions good for everyone' s health? the association between mortality and the business cycle by race/ethnicity in the US. *Appl Econ Lett*, 18(3): 207-12.

Friedland, D. S., & Price, R. H. (2003). Underemployment: consequences for the health and well-being of workers. *Am J Community Psychol*, 32(1-2): 33-45.

Galama, T., & Kapteyn, A. (2011). Grossman's missing health threshold. *J Health Econ*, 30(5): 1044-56.

Galama, T., Kapteyn, A., Fonseca, R., & Michaud, P. C. (2012a). A health production model with endogenous retirement. *Health Econ*, 22(8): 883-902.

Galama, T. J., Hullegie, P., Meijer, E., & Outcault, S. (2012b). Is there empirical evidence for decreasing returns to scale in a health capital model? *Health Econ*, 21(9): 1080-100.

Gallo, W. T., Bradley, E. H., Siegel, M., & Kasl, Sv. (2000). Health effects of involuntary job loss among older workers: findings from the health and retirement survey. *J Gerontol B Psychol Sci Soc Sci*, 55(3): S131-40.

Gallo, W. T., Bradley, E. H., Siegel, M., & Kasl, S. V. (2001). The impact of involuntary job loss on subsequent alcohol consumption by older workers: findings from the health and retirement survey. *J Gerontol B Psychol Sci Soc Sci*, 56(1): S3-9.

Gallo, W. T., Bradley, E. H., Falba, T. A., Dubin, J. A., Cramer, L. D., Bogardus, S. T. Jr., et al. (2004). Involuntary job loss as a risk factor for subsequent myocardial infarction and stroke: findings from the Health and Retirement Survey. *Am J Ind Med*, 45(5): 408-16.

Gallo, W. T., Teng, H. M., Falba, T. A., Kasl, S. V., Krumholz, H. M., & Bradley, E. H. (2006a). The impact of late career job loss on myocardial infarction and stroke: a 10 year follow up using the health and retirement survey. *Occup Environ Med*, 63(10): 683-7.

Gallo, W. T., Bradley, E. H., Dubin, J. A., Jones, R. N., Falba, T. A., Teng, H. M., et al. (2006b). The persistence of depressive symptoms in older workers who experience involuntary job loss: results from the health and retirement survey. *J Gerontol B Psychol Sci Soc Sci*, 61(4): S221-8.

Gallo, W. T., Bradley, E. H., Teng, H. M., & Kasl, S. V. (2006c). The effect of recurrent involuntary job loss on the depressive symptoms of older US workers. *Int Arch Occup Environ Health*, 80(2): 109-16.

Gallo, W. T., Brand, J. E., Teng, H. M., Leo-Summers, L., & Byers, A. L. (2009). Differential impact of involuntary job loss on physical disability among older workers does predisposition matter? *Res Aging*, 31(3): 345-60.

Gangl, M. (2004). Welfare states and the scar effects of unemployment: a comparative analysis of the United States and West Germany. *Am J Sociol*, 109(6): 1319-64.

Gangl. M. (2006). Scar effects of unemployment: an assessment of institutional complementarities. *Am Sociol Rev*, 71(6): 986-1013.

Garcia-Serrano, C., Hernanz, V., & Toharia, L. (2010). Mind the gap, please! the effect of temporary help agencies on the consequences of work accidents. *J Labor Res*, 31(2): 162-82.

Gash, V., Mertens, A., & Gordo, L. (2007). Are fixed-term jobs bad for your health? a comparison of western Germany and Spain. *Eur Soc*, 9(3): 429-58(30).

Gerdtham, U. G., & Johannesson, M. (2005). Business cycles and mortality: results from Swedish microdata. *Soc Sci Med*, 60(1): 205-18.

Gerdtham, U. G., & Ruhm, C. J. (2006). Deaths rise in good economic times: evidence from the OECD. *Econ Hum Biol*, 4(3): 298-316.

Gill, M., Roca, M., Basu, S., McKee, M., & Stuckler, D. (2013). The mental health risks of economic crisis in Spain: evidence from primary care centres, 2006 and 2010. *Eur J Public Health*,

23(1): 103-8.

Gjerdingen, D. K., Froberg, D. G., & Kochevar, L. (1991). Changes in women's mental and physical health from pregnancy through six months postpartum. *J Fam Pract*, 32(2): 161-6.

Glymour, M. M. (2008). Sensitive periods and first difference models: integrating etiologic thinking into econometric techniques: a commentary on Clarkwest's "Neo-materialist theory and the temporal relationship between income inequality and longevity change". *Soc Sci Med*, 66(9): 1895-902.

Gonzalez, F., & Quast, T. (2010). Mortality and business cycles by level of development: evidence from Mexico. *Soc Sci Med*, 71(12): 2066-73.

Gonzalez, F., & Quast, T. (2011). Macroeconomic changes and mortality in Mexico. *Empir Econ*, 40(2): 305-19.

Gordo, L. (2006). Effects of short- and long-term unemployment on health satisfaction: evidence from German data. *Appl Econ*, 38: 2335-50.

Gornick, J. C., & Meyers, M. K. (2003). *Families that work: policies for reconciling parenthood and employment*. New York: Russell Sage Foundation Press.

Gravelle, H. S. (1984). Time series analysis of mortality and unemployment. *J Health Econ*, 3(3): 297-305.

Gravelle, H. S., Hutchinson, G., & Stern, J. (1981). Mortality and unemployment: a critique of Brenner's time-series analysis. *Lancet*, 2(8248): 675-9.

Grossman M. (1972). On the concept of health capital and the demand for health. *J Polit Econ*, 80(2): 223-55.

Hawkins, S. S., Stern, A. D., & Gillman, M. W. (2013). Do state breastfeeding laws in the USA promote breast feeding? *J Epidemiol Commun H*, 67(3): 250-6.

Heckhausen, J., & Schulz, R. (1995). A Life-span theory of control. *Psychol Rev*, 102: 284-304.

Hegewisch, A. (2009). *Flexible working policies: a comparative review*. Manchester: Equality and Human Rights Commission.

Hessel, P., & Avendano, M. (2013). Are economic recessions at the time of leaving school associated with worse physical functioning in later life? *Ann Epidemiol*, 23(11): 708-15.

Hintikka, J., Lehto, S. M., Niskanen, L., Huotari, A., Herzig, K. H., Koivumaa-Honkanen, H., et al. (2009). Unemployment and ill health: a connection through inflammation? *BMC Public Health*, 9: 410.

Hooker, H., Neathey, F., Casebourne, J., & Munro, M. (2007). *The third Work-Life Balance Employee Survey: main findings (revised edition with corrected figures)*. London: Institute for Employment Studies (amended 2011).

Hoynes, H. W., Miller, D. L., & Schaller, J. (2012). Who suffers during recessions? *NBER Working Paper*, 17951.

Hyde, J. S., Klein, M. H., Essex, M. J., & Clark, R. (1995). Maternity leave and women's mental health. *Psychol Women Q*, 19: 257-85.

Iversen, L., Andersen, O., Andersen, P. K., Christoffersen, K., & Keiding, N. (1987). Unemployment and mortality in Denmark, 1970-80. *Br Med J (Clin Res Ed)*, 295(6603): 879-84.

Jackson, P. R., & Warr, P. B. (1984). Unemployment and psychological ill-health: the moderating role of duration and age. *Psychol Med*, 14(3): 605-14.

Jacobs, J. A., & Gerson, K. (2004). *The time divide: work, family and gender inequality.* Cambridge, MA: Harvard University Press.

Jacobson, L., LaLonde, R., & Sullivan, D. (1993). Earnings losses of displaced workers. *Am Econ Rev*, 83: 685-709.

Jahoda, M. (1982). *Employment and unemployment: A social psychological analysis.* New York: Press Syndicate of the University of Cambridge.

Janlert, U., & Hammarstrom, A. (2009). Which theory is best? explanatory models of the relationship between unemployment and health. *BMC Public Health*, 9: 235.

Jin, R. L., Shah, C. P., & Svoboda, T. J. (1995). The impact of unemployment on health: a review of the evidence. *CMAJ*, 153(5): 529-40.

Johansson, E., Bockerman, P., Prattala, R., & Uutela, A. (2006). Alcohol-related mortality, drinking behavior, and business cycles: are slumps really dry seasons? *Eur J Health Econ*, 7(3): 215-20.

Jokela, M., Ferrie, J. E., Gimeno, D., Chandola, T., Shipley, M. J., Head, J., et al. (2010). From midlife to early old age: health trajectories associated with retirement. *Epidemiology*, 21(3): 284-90.

Kalil, A., Ziol Guest, K. M., Hawkley, L. C., & Cacioppo, J. T. (2010). Job insecurity and change over time in health among older men and women. *J Gerontol B Psychol Sci Soc Sci*, 65B(1): 81-90.

Karasek, R. (1990). *Healthy work: stress, productivity, and the reconstruction of working life.* New York: Basic Books.

Kaufman, J. S. (2008). Commentary: why are we biased against bias? *Int J Epidemiol*, 37(3): 624-6.

Kivimäki, M., Vahtera, J., Pentti, J., & Ferrie, J. E. (2000). Factors underlying the effect of organisational downsizing on health of employees: longitudinal cohort study. *BMJ*, 320(7240): 971-5.

Kivimäki, M., Vahtera, J., Virtanen, M., Elovainio, M., Pentti, J., & Ferrie, J. E. (2003). Temporary employment and risk of overall and cause-specific mortality. *Am J Epidemiol*, 158(7): 663-8.

Kivimäki, M., Honkonen, T., Wahlbeck, K., Elovainio, M., Pentti, J., Klaukka, T., et al. (2007). Organisational downsizing and increased use of psychotropic drugs among employees who remain in employment. *J Epidemiol Community Health*, 61(2): 154-8.

Klerman, J. A., & Leibowitz, A. (1997). *Labor supply effects of state maternity leave legislation.* New York: Russell Sage Foundation.

Klerman, J. A., & Leibowitz, A. (2000). Labor supply effects of state maternity leave legislation. In: Blau, F. D., & Ehrenberg, R. G. (eds.), *Gender and family issues in the workplace.* New York: Russell Sage.

Knabe, A., & Ratzel, S. (2011). Scarring or scaring? the psychological impact of past unemployment and future unemployment risk. *Economica*, 78(310): 283-93.

Kramer, M. S., Aboud, F., Mironova, E., Vanilovich, I., Platt, R. W., Matush, L., et al. (2008). Breastfeeding and child cognitive development: new evidence from a large randomized trial. *Arch Gen Psychiatry*, 65(5): 578-84.

Lalive, R., Schlosser, A., Steinhauer, A., & Zweimüller, J. (2014). Parental leave and mothers' careers: the relative importance of job protection and cash benefits. *Review of Economic Studies*, 81(1): 219-65.

Laszlo, K. D., Pikhart, H., Kopp, M. S., Bobak, M., Pajak, A., Malyutina, S., et al. (2010). Job insecurity and health: a study of 16 European countries. *Soc Sci Med*, 70(6): 867-74.

Laszlo, K. D., Engstrom, K., Hallqvist, J., Ahlbom, A., & Janszky, I. (2013). Job insecurity and prognosis after myocardial infarction: The SHEEP Study. *Int J Cardiol*, 167(6): 2824-30.

Latif, E. (2014). The impact of macroeconomic conditions on obesity in Canada. *Health Econ*, 23(6): 751-9.

Lee, D., Brooks-Gunn, J., McLanahan, S. S., Notterman, D., & Garfinkel, I. (2013). The Great Recession, genetic sensitivity, and maternal harsh parenting. *Proc Natl Acad Sci U S A*, 110(34): 13780-4.

Lee, S., Colditz, G. A., Berkman, L. F., & Kawachi, I. (2004). Prospective study of job insecurity and coronary heart disease in US women. *Ann Epidemiol*, 14(1): 24-30.

Leeflang, R. L., Klein-Hesselink, D. J., & Spruit, I. P. (1992). Health effects of unemployment—II: men and women. *Soc Sci Med*, 34(4): 351-63.

Leist, A. K., Hessel, P., & Avendano, M. (2014). Do economic recessions during early and mid-adulthood influence cognitive function in older age? *J Epidemiol Community Health*, 68(2): 151-8.

Li, Z. Y., Page, A., Martin, G., & Taylor, R. (2011). Attributable risk of psychiatric and socio-economic factors for suicide from individual-level, population-based studies: a systematic review. *Soc Sci Med*, 72(4): 608-16.

Lo, C. C., & Cheng, T. C. (2013). Heavy drinking during periods of high unemployment: 15-year trend study of the role of race/ethnicity. *Drug Alcohol Depend*, 133(2): 383-90.

Loewenstein, G. F., Weber, E. U., Hsee, C. K., & Welch, N. (2001). Risk as feelings. *Psychol Bull*, 127(2): 267-86.

Luo, F., Florence, C. S., Quispe-Agnoli, M., Ouyang, L., & Crosby, A. E. (2011). Impact of business cycles on US suicide rates, 1928-2007. *Am J Public Health*, 101(6): 1139-46.

Maclean, J. C. (2013). The health effects of leaving school in a bad economy. *J Health Econ*, 32(5): 951-64.

Maki, N., & Martikainen, P. (2012). A register-based study on excess suicide mortality among unemployed men and women during different levels of unemployment in Finland. *J Epidemiol Community Health*, 66(4): 302-7.

Martikainen, P. T. (1990). Unemployment and mortality among Finnish men, 1981-5. *BMJ*, 301(6749): 407-11.

Martikainen, P. T., & Valkonen, T. (1996). Excess mortality of unemployed men and women during a period of rapidly increasing unemployment. *Lancet*, 348(9032): 909-12.

Martikainen, P., Maki, N., & Jantti, M. (2007). The effects of unemployment on mortality following workplace downsizing and workplace closure: a register-based follow-up study of Finnish men and women during economic boom and recession. *Am J Epidemiol*, 165(9): 1070-5.

Mattiasson, I., Lindgarde, F., Nilsson, J. A., & Theorell, T. (1990). Threat of unemployment and cardiovascular risk factors: longitudinal study of quality of sleep and serum cholesterol concentrations in men threatened with redundancy. *BMJ*, 301(6750): 461-6.

McGovern, P., Dowd, B., Gjerdingen, D., Moscovice, I., Kochevar, L., & Lohman, W. (1997). Time off work and the postpartum health of employed women. *Med Care*, 35(5): 507-21.

McInerney, M., & Mellor, J. M. (2012). Recessions and seniors' health, health behaviors, and healthcare use: analysis of the Medicare Current Beneficiary Survey. *J Health Econ*, 31(5): 744-51.

McLeod, C. B., Lavis, J. N., Macnab, Y. C., & Hertzman, C. (2012). Unemployment and mortality: a comparative study of Germany and the United States. *Am J Public Health*, 102(8): 1542-50.

Mein, G., Martikainen, P., Hemingway, H., Stansfeld, S., & Marmot, M. (2003). Is retirement good or bad for mental and physical health functioning? Whitehall II longitudinal study of civil servants. *J Epidemiol Commun H*, 57(1): 46-9.

Miller, D. L., Page, M. E., Stevens, A. H., & Filipsky, M. (2009). Why are recessions good for your health? *Am Econ Rev: Papers and Proceedings*, 99(2): 122-7.

Mohren, D. C., Swaen, G. M., van Amelsvoort, L. G., Borm, P. J., & Galama, J. M. (2003). Job insecurity as a risk factor for common infections and health complaints. *J Occup Environ Med*, 45(2): 123-9.

Morris, J. K., & Cook, D. G. (1991). A critical review of the effect of factory closures on health. *Br J Ind Med*, 48(1): 1-8.

Morris, J. K., Cook, D. G., & Shaper, A. G. (1994). Loss of employment and mortality. *BMJ*, 308(6937): 1135-9.

Moser, K. A., Fox, A. J., & Jones, D. R. (1984). Unemployment and mortality in the OPCS Longitudinal Study. *Lancet*, 2(8415): 1324-9.

Moser, K. A., Fox, A. J., Jones, D. R., & Goldblatt, P. O. (1986). Unemployment and mortality: further evidence from the OPCS Longitudinal Study 1971-81. *Lancet*, 1(8477): 365-7.

Moser, K. A., Goldblatt, P. O., Fox, A. J., & Jones, D. R. (1987). Unemployment and mortality: comparison of the 1971 and 1981 longitudinal study census samples. *Br Med J (Clin Res Ed)*, 294(6564): 86-90.

Mykyta, L., & Macartney, S. (2011). The effects of recession on household composition: "doubling up" and economic well-being. US Census Bureau. *SEHSD Working Paper*, 2011-4.

Nandi, A., Prescott, M. R., Cerda, M., Vlahov, D., Tardiff, K. J., & Galea, S. (2012). Economic conditions and suicide rates in New York City. *Am J Epidemiol*, 175(6): 527-35.

Nandi, A., Charters, T. J., Strumpf, E. C., Heymann, J., & Harper, S. (2013). Economic conditions and health behaviours during the "Great Recession." *J Epidemiol Community Health*, 67(12): 1038-46.

Neumayer, E. (2004). Recessions lower (some) mortality rates: evidence from Germany. *Soc Sci Med*, 58(6): 1037-47.

Neumayer, E. (2005). Commentary: the economic business cycle and mortality. *Int J Epidemiol*, 34(6): 1221-2.

Office for National Statistics. (2013). *Full report: women in the labour market*. London: Office for National Statistics.

Ogburn, W., & Thomas, D. (1922). The influence of the business cycle on certain social conditions. *JAMA*, 18(139): 324-40.

Osthus, S. (2012). Health effects of downsizing survival and job loss in Norway. *Soc Sci Med*, 75(5): 946-53.

Osthus, S., & Mastekaasa, A. (2010). The impact of downsizing on remaining workers' sickness absence. *Soc Sci Med*, 71(8): 1455-62.

Quinlan, M., Mayhew, C., & Bohle, P. (2001a). The global expansion of precarious employment, work disorganization, and consequences for occupational health: placing the debate in a comparative historical context. *Int J Health Serv*, 31(3): 507-36.

Quinlan, M., Mayhew, C., & Bohle, P. (2001b). The global expansion of precarious employment, work disorganization, and consequences for occupational health: a review of recent research. *Int J Health Serv*, 31(2): 335-414.

Quinlan, M., & Bohle, P. (2009). Overstretched and unreciprocated commitment: reviewing research on the occupational health and safety effects of downsizing and job insecurity. *Int J Health Serv*, 39(1): 1-44.

Reeves, A., Stuckler, D., McKee, M., Gunnell, D., Chang, S. S., & Basu, S. (2012). Increase in state suicide rates in the USA during economic recession. *Lancet*, 380(9856): 1813-4.

Roberts, B. A., Fuhrer, R., Marmot, M., & Richards, M. (2011). Does retirement influence cognitive performance? the Whitehall II study. *J Epidemiol Commun H*, 65(11): 958-63.

Robinson, J. (1936). Disguised unemployment. *The Economic Journal: The Quarterly Journal of the Royal Economic Society*, 46: 225-37.

Rodriguez, E. (2002). Marginal employment and health in Britain and Germany: does unstable employment predict health? *Soc Sci Med*, 55(6): 963-79.

Roelfs, D. J., Shor, E., Davidson, K. W., & Schwartz, J. E. (2011). Losing life and livelihood: a systematic review and meta-analysis of unemployment and all-cause mortality. *Soc Sci Med*, 72(6): 840-54.

Rogot, E., Sorlie, P. D., & Johnson, N. J. (1992). Life expectancy by employment status, income, and education in the National Longitudinal Mortality Study. *Public Health Rep*, 107(4): 457-61.

Rohwedder, S., & Willis, R. J. (2010). Mental retirement. *J Econ Perspect*, 24(1): 119-38.

Romeu, Gordo, L. (2006). Effects of short- and long-term unemployment on health satisfaction: evidence from German data. *Appl Econ*, 38(20): 2335-50.

Rossin, M. (2011). The effects of maternity leave on children's birth and infant health outcomes in the United States. *J Health Econ*, 30(2): 221-39.

Rossin-Slater, M., Ruhm, C. J., & Waldfogel, J. (2013). The effects of California's paid family leave program on mothers' leave-taking and subsequent labor market outcomes. *J Policy Anal Manage*, 32(2): 224-45.

Rugulies, R., Aust, B., Burr, H., & Bultmann, U. (2008). Job insecurity, chances on the labour market and decline in self-rated health in a representative sample of the Danish workforce. *J Epidemiol Community Health*, 62(3): 245-50.

Ruhm, C. J. (1991). Are workers permanently scarred by job displacements? *Am Econ Rev*, 81(1): 319-24.

Ruhm, C. J. (1995). Economic conditions and alcohol problems. *J Health Econ*, 14(5): 583-603.

Ruhm, C. J. (2000a). Parental leave and child health. *J Health Econ*, 19(6): 931-60.

Ruhm, C. J. (2000b). Are recessions good for your health? *Q J Econ*, 115(2): 617-50.

Ruhm, C. J. (2003). Good times make you sick. *J Health Econ*, 22(4): 637-58.

Ruhm, C. J. (2005a). Healthy living in hard times. *J Health Econ*, 24(2): 341-63.

Ruhm, C. J. (2005b). Commentary: mortality increases during economic upturns. *Int J Epidemiol*, 34(6): 1206-11.

Ruhm, C. J. (2007). A healthy economy can break your heart. *Demography*, 44(4): 829-48.

Ruhm, C. J. (2011). Policies to assist parents with young children. *Future Child*, 21(2): 37-68.

Ruhm, C. J. (2013). Recessions healthy no more. *NBER Working Paper*, 19287.

Ruhm, C. J., & Black, W. E. (2002). Does drinking really decrease in bad times? *J Health Econ*, 21(4): 659-78.

Ryan, E. (2008). Who is hurt by procyclical mortality? *Soc Sci Med*, 67(12): 2051-8.

Salm, M. (2009). Does job loss cause ill health? *Health Econ*, 18(9): 1075-89.

Salvatori, A. (2010). Labour contract regulations and workers' wellbeing: international longitudinal evidence. *Labour Econ*, 17(4): 667-78.

Saurina, C., Bragulat, B., Saez, M., & Lopez-Casasnovas, G. (2013). A conditional model for estimating the increase in suicides associated with the 2008-2010 economic recession in England. *J Epidemiol Community Health*, 67(9): 779-87.

Schmieder, J. F., von Wachter, T., & Bender, S. (2012). The effects of extended unemployment insurance over the business cycle: evidence from regression discontinuity estimates over 20 years. *Q J Econ*, 127(2): 701-52.

Schmitz, H. (2011). Why are the unemployed in worse health? the causal effect of unemployment on health. *Labour Econ*, 18(1): 71-8.

Schroder, M. (2011). Scar or Blemish? investigating the long-term impact of involuntary job loss on health. In: Borsch-Supan, A., Brandt, M., Hank, K., & Schroder, M. (eds.), *The individual and the welfare state: life histories in Europe*. New York and Heidelberg: Springer, pp.191-201.

Sjosten, N., Kivimäki, M., Singh-Manoux, A., Ferrie, J. E., Goldberg, M., Zins, M., et al. (2012). Change in physical activity and weight in relation to retirement: the French GAZEL Cohort Study. *BMJ Open*, 2: e000522.

Slopen, N., Glynn, R. J., Buring, J. E., Lewis, T. T., Williams, D. R., & Albert, M. A. (2012). Job strain, job insecurity, and incident cardiovascular disease in the Women's Health Study: results from a 10-year prospective study. *PLoS ONE*, 7(7): e40512.

Smith, R. (1987). *Unemployment and health: a disaster and a challenge*. Oxford: Oxford University Press.

Smith, V. (1997). New forms of work organization. *Annu Rev Sociol*, 23: 315-39.

Sorlie, P. D., & Rogot, E. (1990). Mortality by employment status in the National Longitudinal Mortality Study. *Am J Epidemiol*, 132(5): 983-92.

Staehelin, K., Bertea, P. C., & Stutz, E. Z. (2007). Length of maternity leave and health of mother and child: a review. *Int J Public Health*, 52(4): 202-9.

Strully, K. (2009). Job loss and health in the US labor market. *Demography*, 46(2): 221-46.

Suhrcke, M., & Stuckler, D. (2012). Will the recession be bad for our health? it depends. *Soc Sci Med*, 74(5): 647-53.

Sullivan, D., & von Wachter, T. (2009). Job displacement and mortality: an analysis using administrative data. *Q J Econ*, 124(3): 1265-306.

Sullivan, T. (1976). *Marginal workers, marginal jobs*. University of Texas Press.

Svensson, M. (2007). Do not go breaking your heart: do economic upturns really increase heart attack mortality? *Soc Sci Med*, 65(4): 833-41.

Tanaka, S. (2005). Parental leave and child health across OECD countries. *Econ J*, 115(501): F7-28.

Tapia Granados, J. A. (2005). Increasing mortality during the expansions of the US economy, 1900-1996. *Int J Epidemiol*, 34(6): 1194-202.

Tapia Granados, J. A. (2012). Economic growth and health progress in England and Wales: 160 years of a changing relation. *Soc Sci Med*, 74(5): 688-95.

Tapia Granados, J. A., & Ionides, E. L. (2008). The reversal of the relation between economic growth and health progress: Sweden in the 19th and 20th centuries. *J Health Econ*, 27(3): 544-63.

Tapia Granados, J. A., & Diez Roux, A. V. (2009). Life and death during the Great Depression. *Proc Natl Acad Sci U S A*, 106(41): 17290-5.

Taylor, R., Page, A., Morrell, S., Harrison, J., & Carter, G. (2005). Mental health and socio-economic variations in Australian suicide. *Soc Sci Med*, 61(7): 1551-9.

Theorell, T., Oxenstierna, G., Westerlund, H., Ferrie, J., Hagberg, J., & Alfredsson, L. (2003). Downsizing of staff is associated with lowered medically certified sick leave in female employees. *Occup Environ Med*, 60(9): E9.

Thomas, D. (1925). *Social aspects of the business cycle*. London: Routledge.

US Bureau of Labor Statistics. (2013). *BLS reports: women in the labor force*. Available from: https://www.bls.gov/opub/reports/womens-databook/archive/women-in-the-labor-force-a-databook-2015.pdf

Vahtera, J., Kivimaki, M., & Pentti, J. (1997). Effect of organisational downsizing on health of employees. *Lancet*, 350(9085): 1124-8.

van den Berg, G. J., Doblhammer, G., & Christensen, K. (2009). Exogenous determinants of early-life conditions, and mortality later in life. *Soc Sci Med*, 68(9): 1591-8.

van den Berg, G. J., Doblhammer-Reiter, G., & Christensen, K. (2011). Being born under adverse economic conditions leads to a higher cardiovascular mortality rate later in life: evidence based on individuals born at different stages of the business cycle. *Demography*, 48(2): 507-30.

Vinokur, A. D., van Ryn, M., Gramlich, E. M., & Price, R. H. (1991). Long-term follow-up and benefit-cost analysis of the Jobs Program: a preventive intervention for the unemployed. *J Appl Psychol*, 76(2): 213-9.

Virtanen, M., Kivimäki, M., Joensuu, M., Virtanen, P., Elovainio, M., & Vahtera, J. (2005a). Temporary employment and health: a review. *Int J Epidemiol*, 34(3): 610-22.

Virtanen, P., Vahtera, J., Kivimäki, M., Liukkonen, V., Virtanen, M., & Ferrie, J. (2005b). Labor market trajectories and health: a four-year follow-up study of initially fixed-term employees. *Am J Epidemiol*, 161(9): 840-6.

Virtanen, P., Janlert, U., & Hammarstrom, A. (2011). Exposure to temporary employment and job insecurity: a longitudinal study of the health effects. *Occup Environ Med*, 68(8): 570-4.

Virtanen, M., Nyberg, S. T., Batty, G. D., Jokela, M., Heikkila, K., Fransson, E. I., et al. (2013). Perceived job insecurity as a risk factor for incident coronary heart disease: systematic review and meta-analysis. *BMJ*, 347: f4746.

Wagstaff, A. (1985). Time series analysis of the relationship between unemployment and mortality:

a survey of econometric critiques and replications of Brenner's studies. *Soc Sci Med*, 21(9): 985-96.

Waldfogel, J., & Washbrook, E. (2011). *Early years policy: child development research*. 2011: 1-12.

Warr, P. B. (1987). *Work, unemployment, and mental health*. Oxford New York: Clarendon Press; Oxford University Press.

Westerlund, H., Ferrie, J., Hagberg, J., Jeding, K., Oxenstierna, G., & Theorell, T. (2004a). Workplace expansion, long-term sickness absence, and hospital admission. *Lancet*, 363(9416): 1193-7.

Westerlund, H., Theorell, T., & Alfredsson, L. (2004b). Organizational instability and cardiovascular risk factors in white-collar employees: an analysis of correlates of structural instability of workplace organization on risk factors for coronary heart disease in a sample of 3,904 white collar employees in the Stockholm region. *Eur J Public Health*, 14(1): 37-42.

Westerlund, H., Kivimäki, M., Singh-Manoux, A., Melchior, M., Ferrie, J. E., Pentti, J., et al. (2009). Self-rated health before and after retirement in France (GAZEL): a cohort study. *Lancet*, 374(9705): 1889-96.

Wiemers, E. (2010). *The effect of unemployment on household composition and doubling up*. Working Paper: National Poverty Center.

Winefield, A. H., Tiggemann, M., & Goldney, R. D. (1988). Psychological concomitants of satisfactory employment and unemployment in young people. *Soc Psychiatry Psychiatr Epidemiol*, 23(3): 149-57.

Winefield, A. H., Tiggemann, M., & Winefield, H. R. (1991). The psychological impact of unemployment and unsatisfactory employment in young men and women: longitudinal and cross-sectional data. *Br J Psychol*, 82(Pt 4): 473-86.

Xu, X. (2013). The business cycle and health behaviors. *Soc Sci Med*, 77: 126-36.

Yoon, J. H., Junger, W., Kim, B. W., Kim, Y. J., & Koh, S. B. (2012). Investigating the time lag effect between economic recession and suicide rates in agriculture, fisheries, and forestry workers in Korea. *Saf Health Work*, 3(4): 294-7.

Zhang, J., Mckeown, R. E., Hussey, J. R., Thompson, S. J., & Woods, J. R. (2005). Gender differences in risk factors for attempted suicide among young adults: findings from the Third National Health and Nutrition Examination Survey. *Ann Epidemiol*, 15(2): 167-74.

第7章

ソーシャルネットワーク疫学
Social Network Epidemiology

リサ・F・バークマン、アディティ・クリシュナ

　これまで、社会疫学者がソーシャルネットワークの手法を扱うことはほとんどなかった。疫学者にネットワーク分析に関する知識がなかったからではなく、ネットワークの測定のために時間や労力をかけることがほとんどなかったからであった。一方、社会学者の多くは健康を評価した経験が少なく、バイオマーカーを用いることなどほとんどなかった。健康問題に関する社会学分野と言えば医療社会学であり、医療機関と患者行動の関係性が中心的課題であった。これらすべてが最近になって大きく変わった。すべてのネットワークがマッピングできるソシオセントリックアプローチが健康に関する大規模調査において用いられ、この分野に大きな進歩をもたらした。さらに、人口統計学者も社会経済的状況や家族構造の変化と死亡との関連を受け入れるようになってきた。疫学者と社会学者が互いの手法を共有した成果、つまりネットワーク手法と健康やバイオマーカーを融合した研究の代表例として、以下は注目に値しよう。フラミンガム研究（Framingham Study）、National Longitudinal Study of Adolescent Health（Add Health）、エイズ関連の研究、Survey of Health, Ageing and Retirement in Europe（SHARE）や

English Longitudinal Study of Ageing（ELSA）などの研究では、個々の研究参加者への直接的な関連に注目するエゴセントリックモデルと、ネットワーク全体における集団の疾病や行動を検討できるソシオセントリックモデルの両方が用いられている。ちょうど同じ頃、社会心理学者は、社会的孤立や孤独が健康やウェルビーイングに影響することを再確認していた。本章では、これらの研究の成果や手法について社会疫学の文脈で議論していく。

　近年、私たちは、社会関係〔どのように個人が互いにつながり、コミュニティの中に組み込まれているかで定義される〕が健康に与える因果効果をうまく捉えることができるようになってきた。大部分は観察研究や大規模な無作為化比較試験（randomized controlled trial：RCT）における分析手法の発展とともに因果推論に綿密に取り組んできた結果である（Berkman, 2009; VanderWeele ら , 2011; VanderWeele, 2013）。疾病罹患や死亡をアウトカムとした無作為化比較試験の多くでは、有意な結果が認められなかったか、非常に小さな効果しか認められず、ソーシャルネットワークへの介入効果は疑問視されてきた。これらの結果には、因果効果の概念、あるいは因果において重要な時期に実際にネットワークやサポートの状況を変容させることができるのか、ということが関連している。ライフコースアプローチを取り入れた研究成果から、社会関係はたいてい子ども期もしくは青年期に形成され、関係性を構築するスキルはさらに早い時期に形成されると考えられている。ソーシャルネットワーク疫学にライフコースアプローチを取り入れることは重要であるが、まだこの分野の研究は少ない。ネットワークやサポートに介入した無作為化比較試験の詳細と因果推論に関する議論については、心理社会的介入を扱う第 11 章で述べる。

　社会関係が健康や寿命に与える影響に関するエビデンスが蓄積されてきている。さらに、社会疫学、社会学、社会心理学などのすべての分野において観察研究と実験研究が実施され、生理学的評価と臨床的評価が大規模・小規模研究の両方で実施されるにつれて、これらの学問分野は融合されてきた。社会的統合（social integration）、アタッチメント、ソーシャルネットワークに関する理論的考察および観察結果が積み重ねられてきたことで、私たちは実際に検証できるようになった。人間は社会的動物である。つまり私たち

人間には親密さ、愛情をもって育てられること、つながりへの欲求が備わっている。影響力のある思想家でもある Cassel や Cobb といった社会疫学者が研究テーマとして提案してから 35 年以上が経ち（Cassel, 1976; Cobb, 1976）、カリフォルニア州アラメダ郡、ミシガン州ティカムシ市、ノースカロライナ州ダーラム郡における研究などで社会関係が死亡に与える影響が示されてから 20 年が経過した。今がまさに、このテーマに関する膨大な数の研究を評価すべき時である（Berkman & Syme, 1979; Blazer, 1982; House ら, 1982）。最新のメタアナリシスでは、社会関係と死亡に関する 148 の研究が特定された（Holt-Lunstad ら, 2010）。私たちの目的は、実証的研究を導いてきた重要な理論のいくつかを再考すること、それらの考えを最新のソシオセントリックアプローチや無作為化比較試験の結果に照らして改良および再構築すること、そして今後議論を効率よく進めていくために疑問点を整理することである。

　研究者が、社会関係やソーシャルネットワークが健康に与える影響について記述する時、「ソーシャルネットワーク」「ソーシャルサポート」「社会的孤立」「社会的統合」といった多くの用語を厳密に区別せずに用いている。本章の主たる目的は、これらの用語を定義し、明確にすることにある。具体的には、(1) 研究を進めていく上で基礎となる様々な学問分野における理論的方向性、(2) 多様なシステムや行動を統合する包括的モデル、(3) 定義と主要な測定方法、(4) ソーシャルネットワークもしくはソーシャルサポートと疾病罹患、死亡、身体機能を結びつける強固な研究成果、そして (5) 将来の研究への提言、について議論する。現在では、ソーシャルネットワークやソーシャルサポート、健康に関するレビューや書籍が多数ある（Berkman, 1995; Berkman ら, 2000; Cacioppo & Cacioppo, 2012a; Cacioppo & Hawkley, 2009; Cacioppo ら, 2009; Cacioppo & Decety, 2011; Cacioppo ら, 2011a; Hawkley & Cacioppo, 2010; Cacioppo ら, 2011b; Fowler & Christakis, 2008a; 2008b; Christakis, 2004; Christakis & Fowler, 2013; Smith & Christakis, 2008）。本章ではすべてを網羅的に紹介するのではなく、この分野において私たちの考えを進展させた研究に焦点をあてることで、テーマの範囲と深遠さを示す。

7.1 理論的基盤

　いくつかの理論が社会関係やその健康影響に関する実証研究の基盤となる。最も初期の理論は、デュルケームら社会学者や、アタッチメント理論を最初に確立したボウルビィなど心理学者に端を発する。続いて、Bott、Barnes、Mitchell ら人類学者や、ソーシャルネットワーク分析を開発した Fischer、Laumann、Wellman、Granovetter、Marsden ら計量社会学者が大きな概念的発展に貢献した（Fischer ら, 1977; Fischer, 1982; Laumann, 1973; Wellman & Leighton, 1979; Granovetter, 1973）。Cannon や Selye に始まり、後に McEwen らによって行われたストレス研究と結びつくなど様々な要素が融合した理論的アプローチは、社会的資源やソーシャルサポートの保護的役割をストレス研究の文脈の中で説明した（Cohen, 1988; Cohen ら, 1992; Cacioppo, 1994; Kiecolt-Glaser ら, 2001; Sgoutas-Emch ら, 1994; Uchino ら, 1992; McEwen, 2000; 1998; McEwen & Seeman, 1999）。加えて、Cassel や Cobb ら社会疫学者により、社会的紐帯と健康に関する研究の基礎が築かれた。

7.1.1　ソーシャルネットワーク分析：社会構造とコミュニティの新しい見方

　1950 年代半ば、英国の人類学者たちは、個人の行動も集団の行動も、親族や部族、村といった伝統的な分類に基づいて理解するのが段々と難しくなってきたことに気づいた。Barnes や Bott はソーシャルネットワークという概念を生み出し、就職活動や政治活動・社会的役割といった行動を説明するため、親族関係や住居、社会階層といった伝統的な属性を超えた紐帯を分析した（Barnes, 1954; Bott, 1957）。ネットワークモデルの発展によって、ある特定の集団でのみ関係性が生まれるという考えや予測に縛られず、人々における関係性の構造的特性を見ることができるようになった。

　これらの研究や他の欧州の第二次世界大戦後の社会学者たちによる研究が米国に知れ始めた頃、米国の社会学者は計量的な方向にソーシャルネットワーク分析の概念を拡張させた。Wellman は、ソーシャルネットワーク分析の発展を歴史的にレビューする中で、ネットワーク分析の「ネットワーク」に

ついて説明した（Wellman, 1993）。ハーバード大学を中心として、ネットワーク分析は大学院生にも広がっていった。エゴセントリックモデルでは、ネットワークの構造や機能を個人の観点から評価する。ネットワーク分析は、個々のアクターの特徴に注目するのではなく、社会システムにおけるアクター間の紐帯の特徴に焦点をあてる。表面上は一貫しないように見えてもその背景にある紐帯の構造を見出し、その社会的構造がネットワークに所属するメンバーの行動をどのように制御しているかについて分析するのだ（Hall & Wellman, 1985）。ネットワーク分析は、ネットワークの構造や構成、そしてそのネットワーク間でやり取りされる内容や具体的な社会資源を扱う。つまりネットワーク分析には、個人を中心としたエゴセントリックなネットワークの分析と、コミュニティや職場でのネットワーク全体の分析の両方が含まれる。ネットワーク全体の分析には、ソシオセントリックなアプローチが適用される。

　ソーシャルネットワーク理論の強みは、ネットワークの構造自体が様々な機会へのアクセスや行動を制限し、それを決定する社会資源や情報の流れをつくることによって個人の行動や態度を決定する、という検証可能な仮説を置いていることにある。ネットワーク理論学者は、デュルケームや構造機能主義者らと主要な前提の多くを共有している。社会制度の構造によって、個人が利用可能な社会資源、ひいてはその人の行動および感情の応答が形づくられると考える点が類似している。他にも、Barnes や Bott によって初めて行われた観察研究では、ネットワーク構造は、地理的なあるいは血縁関係によって決められた「コミュニティ」とは何かといった先入観に、必ずしもとらわれないということが明らかにされた。このように、Wellman は、コミュニティの本質はその空間的構造ではなく社会的構造であるとした（Wellman & Carrington, 1988）。ネットワークに所属するメンバー間の実際の紐帯を評価することによって、コミュニティが存在するか、コミュニティが近隣、親族、友人、所属機関、その他の特徴をもとに定義づけられているかを実証的に検証することができる。デュルケームは、社会的組織の基盤が、血縁による紐帯である機械的連帯（mechanical solidarity）から、合理的な交換をベースにした紐帯である有機的連帯（organic solidarity）へと移行した、と説明し

た（Durkheim, 1895a）。

7.1.2 社会的統合、疎外、アノミー（無規範状態）：デュルケームの貢献

　19 世紀後半のフランス人社会学者であるエミール・デュルケームは、社会学の父と言われる。社会と健康との関連についての研究における彼の貢献は計り知れない。最も重要なものは、社会的統合と社会的凝集性（social cohesion）がどのように死亡率に影響するかを明らかにしたことであろう。デュルケームの主な目的は、個人の病理を社会のダイナミクスの機能として説明することであった。1990 年代半ばに健康の「上流の」決定要因に注目が集まり始めたことを考えると、デュルケームは実に時代に先んじた考えをもっていた（Link & Phelan, 1995）。

　デュルケームは、ボルドー大学の教授をしていた時に、最も重要な 4 つの著書のうちの 3 つ、*The Division of Labor in Society*（『社会分業論』講談社）（Durkheim, 1895a）、*The Rules of Sociological Method*（『社会学的方法の規準』岩波書店）（Durkheim, 1895b; Bierstedt, 1966）、*Suicide*（『自殺論』中央公論社）（Durkheim, 1897）を執筆した。『自殺論』は、健康における社会的統合の役割を理解するための枠組みを構築したと言える。

　『自殺論』の中で、集団における自殺のパターンの変化を社会現象で説明できることが示された。個人は、アタッチメント（どの程度、個人が社会のメンバーとのつながりを保つか）と規制（どの程度、個人が価値、信念や規範によって社会組織に組み込まれるか）という 2 種類の形態によって社会とつながっているとした（Turner ら , 1989）。

　社会構造、すなわち宗教や家族、仕事上の組織に基づいた社会的統合のレベルがどのように自殺に影響しているか、について私たちの理解が大きく進んだ。それまで検証の途上にあった基礎的な社会学理論が発展し、この分野の研究の多くの道が拓かれた。デュルケームは、自殺を個人の人生における「社会と隔絶した悲劇的事件」と見るのではなく、社会自体の反映だと考えていたのだ（LaCapra, 1972）。

7.1.3 ライフコースにわたるアタッチメント理論：ボウルビィの貢献

　ジョン・ボウルビィは、20世紀における最も重要な精神科医の1人であろう（Storr, 1991）。1937年に精神分析医の資格を取得して間もなく、環境が、特に幼少期における環境が神経症の発症における重要な役割を果たすという理論を、英国の精神分析学会において提唱した。彼は駆け出しの頃から、乳児を母親から離すことは不健康のもとである、喪失と分離が重要な問題だ、と捉えていた。つまり、人間は一般的に、親密で愛情に満ちた絆を求めると主張したのである（Fonagy, 1996）。その後、1964年から1979年の間に、主要な三部作である *Attachment*（『愛着行動』岩崎学術出版社）（Bowlby, 1969）、*Separation*（『分離不安』岩崎学術出版社）（Bowlby, 1973）、*Loss*（『対象喪失』岩崎学術出版社）（Bowlby, 1980）を執筆し、アタッチメント理論を展開、アタッチメントがどのように子ども期から成人期における発達に関係しているかを説明した。

　アタッチメント理論は、アタッチメントの対象となる人（多くの場合母親であるが、母親以外でもよい）が安全基地をつくり、それによって乳幼児が勇気をもって探索行動をとることができるとした。ボウルビィは、多くの精神分析学者と、アタッチメントは「主要な動機づけシステム（primary motivational system）」（つまり、授乳や温かさの次ではなく、第一に重要であるということ）であるかどうかについて議論した。彼は著書の中で、「安定したアタッチメントは、血圧や体温調整のホメオスタシスと同様に、子どもの代謝を安定した状態に保つ心理的防御柵として機能する」とした（Bowlby, 1969）。子ども期に築かれた親密な絆は、成人期のアタッチメントの安全基地となり、その後の社会関係の基本型となる（Fonagy, 1996）。回避型、不安（アンビバレント）型、無秩序型アタッチメントではなく、安定型アタッチメントによって、大きな社会システムの中でも人間関係を保つことができる。現在では、子ども期のアタッチメントが感情制御や成人期の健康に重要であることを示すエビデンスが増えてきている（Kubzanskyら, 2012; Appletonら, 2013; 2012; Maselkoら, 2011; Repettiら, 2002; Taylorら, 2000; Druryら, 2011; Foxら, 2010; Nelsonら, 2007）。

ボウルビィは、成人期における結婚を、子どもの頃の乳児と母親の間に生まれるアタッチメントと同一のものとみなした。結婚は、安定している場合には、揺るぎない安全基地を与えてくれる。安定した結婚をしている人は、「必要な時には守ってもらえる甲羅」という基地をもちながら、世界を探索することができるのだ（Holmes, 1993）。

ボウルビィの理論の強みは、安定したアタッチメント自体への欲求、それがもたらす愛や信頼への欲求、「安全な避難場所」自体への欲求を、詳細に説明した点にある。子ども期に築いたアタッチメントは、安心感と自尊感情を促進し、個人が成人期に継続的な愛のある人間関係を築く基盤を与える。アタッチメントと孤独の概念は、現在、Cacioppo による孤独に関する多くの研究の中で現れている（Cacioppo & Cacioppo, 2012a; Cacioppo & Hawkley, 2009; Cacioppo ら, 2009; 2011b; 2006; Cacioppo & Cacioppo, 2012b）。乳児期および子ども期における心理社会的環境が良好であると、成人期の成長がうまくいく。ボウルビィにとって、成人期に親密な関係が築けるかどうかというのは与えられるものでなく、アタッチメントを築き、喪失し、また築くという複雑でダイナミックな力が働いた結果である。本書を通じて、疾病の社会的決定要因を理解するためにはライフコースやダイナミックな視点が重要であることがわかる。

7.1.4　これらの理論の統合

まったく異なる考え方から生まれた 2 つの理論が、どのように一緒になって、社会関係が健康に与える影響を検討するための概念的枠組みを構築するのに役立つのだろうか。疫学者が扱う健康アウトカムには関心を示してこなかった 20 世紀の社会学者、人類学者、精神科医が提案した一連の概念を、私たちはどのように統合させればいいのだろうか。まず初めに、社会疫学に用いられる包括的な枠組みを発展させる上で、最も貢献した理論家を紹介しよう。例えば、デュルケームの貢献の 1 つは、個人の死亡リスクを集団の社会経験に結びつけたことにある。彼には一般集団の死亡のパターンに対する確固たる考え方があったので、個人が社会的にどのように組み込まれるかという社会的統合を、自殺の社会的傾向に寄与する重要なものとして特定す

ることができた。個人の特性、もしくは直接の引き金となる要因が、集団の中の自殺をするかもしれない人に影響を与える可能性を否定せず、一般集団の傾向に目を向け続けることで、彼は自殺に関する集団的・社会的特性を見出すことができた。一方で、アタッチメントは、食べ物、温かさ、物質的資源だけでなく、愛、安全、他の非物質的資源をも与えるので、アタッチメントを「主要な動機づけのシステム」と考えるボウルビィの視点は重要である。Nelson らはルーマニアの孤児に関する研究において、この考えを説得力のある形で実証した（Nelson ら , 2007）。また、この理論は、社会関係が健康を促進するかもしれないと私たちが考える上でも中核となる。ボウルビィは、いつアタッチメントが形成されることが重要なのか、その臨界期を見つけようとした。このライフコースの視点は、近年の社会疫学にライフコース疫学として取り入れられ、発展している（Kuh & Ben-Shlomo, 2005; Kuh ら , 2003）。最後に、私たちの枠組みの多くは、ソーシャルネットワーク理論家の研究に直接基づいていると言える。ネットワークアプローチでは、血縁・近隣・職場など、特定の「境界のはっきりした」所属によって定義づけられていると決めつけず、紐帯の構造や機能を評価する。Bott から Wellman までソーシャルネットワーク分析家たちは、従来のように家族もしくは近隣に注目しても行動パターンが説明できない時に、紐帯の構造や機能を見ることで行動の裏にある社会構造を特定できるようになった（Bott, 1957; Wellman & Carrington, 1988）。

　他にも、ネットワーク理論には強みが 2 つある。まず、親密性や広いつながりを評価する上でのソーシャルネットワークモデルの柔軟性によって、様々な関係性が日々の生活の中で果たす重要な役割が深く理解されてきている。次に、ネットワーク理論は、個人の特性というより社会的レベルでのネットワークの特性を明らかにする。すなわち、構造的なネットワーク特性がソーシャルサポート、仕事へのアクセス、社会的影響、健康行動、疾病の伝播を説明すると考えられる（Granovetter, 1973; 1982; Fowler & Christakis, 2008a; 2008b; Christakis, 2004; Marsden, 1994; Rosenquist ら , 2010; Christakis & Fowler, 2008; Valente ら , 1997; Helleringer ら , 2009; Morris ら , 2009; 1996; Kohler ら , 2007; Helleringer & Kohler, 2007）。これらの異なる理論を統合し、それらを一緒に織

り交ぜることによって、強力な理論とモデルが引き出される。米国やアフリカにおける研究では、よりフォーマルなネットワークアプローチから重要な知見を示した（Fowler & Christakis, 2008a; 2008b; Christakis, 2004; Christakis & Fowler, 2008; Valente ら , 1997; Morris ら , 2009; Christakis, 2011; Bearman ら , 2004; Bearman ら , 2003; Bearman & Moody, 2004; Moody ら , 2010; Moody, 2001; Moody ら , 2011; Christakis & Fowler, 2007; Valente ら , 2003; Valente, 2010; Valente ら , 2007; Valente & Saba, 1998; Valente ら , 2013; Valente & Fujimoto, 2010; Valente,2012; 2005; Goodreau ら , 2009; Kohler ら , 2007; Helleringer & Kohler, 2007; Helleringer & Kohler, 2008; Kohler & Behrman, 2000; Kohler, 1997; Helleringer & Kohler, 2005; Kohler ら , 2001; 2013）。私たちは、それらを用いて包括的な枠組みを構築し、その枠組みを用いることによって社会関係やソーシャルネットワークがどのように多くの健康アウトカムに影響するのかを検証する。

7.2　ソーシャルネットワークと健康をつなぐモデル

7.2.1　概要

　社会資源、ソーシャルサポートと疾病リスクの関連を初めて示唆した Cassel や Cobb による疫学研究を嚆矢として（Cassel, 1976; Cobb, 1976）、疫学者たちは社会関係がいかに健康に影響するのかについて研究し始めた。1970 年代から 1980 年代を通して、一連の研究により社会的つながりまたはソーシャルネットワークの不足がほとんどすべての死因による死亡を予測することが一貫して示された（Berkman, 1995; Cohen, 1988; House ら , 1988）。これらの研究では多くの場合、仲のよい友人や親戚、婚姻状況、宗教やボランティア団体への所属や参加についての数を尋ねており、これらの変数はソーシャルネットワークやつながり、社会的紐帯、社会的統合、社会活動、あるいは社会的孤立を評価するものとして様々な方法で概念化されている。どのように呼ばれているかは関係なく、社会的統合は親密なつながりから弱いつながりまでを含む広範囲なつながりへの関与として定義される。ほとんどの研究で、

「強い」つながりと「弱い」つながりの両方が測定された。Granovetter によると、弱いつながりは、親密ではないが広範な人々とのつながりで定義され、それが転職できるかどうかに関連する（Granovetter, 1973）。

　これらの変数は明らかに健康アウトカムを予測するのだが、実際に何を評価しているのかといった解釈については、まだ議論の余地がある。研究者が、ネットワーク分析で用いているより標準的な評価手法にほとんど従うことがなかったので、社会疫学における初期の多くの研究では「ソーシャルネットワーク」という用語を隠喩的に使っていたと、Hall と Wellman は指摘している（Hall & Wellman, 1985）。例えば、「弱いつながり」の存在は直接測定されることはなかったが、ボランティアや宗教団体への参加から推測された。その批判に対応すべく、より多くのネットワークや機能を測定する次世代型のネットワーク指標が開発された（Cohen, 1988; House ら, 1988; Berkman, 1986; Antonucci & Jackson, 1990）。

　これらの初期の研究への反応として、この分野はさらに発展した。あるいは、心理学が様々な方向に発展したことへ影響している。主に貢献したのは、Antonucci、Kahn、Lin、House、Cohen、Rook、Sarason らである（Antonucci & Jackson, 1990; Antonucci, 1986; Antonucci & Akiyama, 1987; Kahn, 1979; Lin & Dean, 1984; Dean & Lin, 1977; Lin ら, 1985; 1986; 1981; House, 1981; House & Kahn, 1985; LaRocca ら, 1980; Cohen ら, 2007; Cohen, 2004; Cohen & Janicki-Deverts, 2009; Cohen ら, 1997; Cohen & Lemay, 2007; Rook, 1990; 1987; 1984; Sarason ら, 1990; 1983）。これらの社会学者は、ソーシャルネットワークの構造面を詳細に検討するというよりも、ソーシャルサポートの供給に焦点をあてた。特に重要なのは、Kahn らによるコンボイ・モデル（convoy model）の構築である。コンボイ・モデルでは、個人をライフコースの視点で捉え、同世代メンバーに囲まれて人生を旅しているように経験やライフヒストリーを共有したり、互いにサポートし合ったりする、としている（Antonucci & Akiyama, 1987; Kahn & Antonucci, 1980）。

　ソーシャルサポートの豊かさや複雑さに関する私たちの理解が大きく進んだのは、Lin による資源理論（resource theory）、House らによるサポートの定義、理論に基づく研究の必要性を訴えた Sarason によるところが大きい。

こうして、ソーシャルサポートがどのようにメンタルヘルスと関連しているかを理解できるようになった。一方で、これらの研究者は多くの場合、ソーシャルネットワークの重要な機能はソーシャルサポートの供給にあると考えていた。確かにソーシャルサポートは、ソーシャルネットワークが身体的・精神的健康に影響する主な経路の1つである。しかし、サポートは唯一の重要な経路ではないにもかかわらず、サポートにのみ注目し過ぎるならば、サポートが供給される社会的文脈や構造的な土台は無視されることになってしまう。これらの現象を説明する包括的な枠組みを得るためには、「上流」に注目し、ネットワークの構造をよく観察しなければならない。そうして初めて、ソーシャルネットワークが健康アウトカムに影響する複雑な経路について考えることができる。ネットワークの構造を形づくる、より大きな社会的・文化的文脈の中で、ソーシャルネットワークについて考えることが重要である。

近年、ソーシャルネットワークと健康に関するさらに新しい潮流がある。ここでは、エゴセントリックモデルとソシオセントリックモデルの両方を駆使して、ネットワーク構造や疾病の伝播、行動や態度を数学モデルにより記述するネットワーク分析を用いる。ソーシャルサポートの研究からソーシャルネットワークの研究へと重点が移されたと言えよう。ネットワークは、概念的に「構成要素だけからは説明できない交流から醸成される特性」をもつので、ネットワークの研究はサポートの研究より幅が広い（Smith & Christakis, 2008; Watts, 2004）。これらの中には、米国におけるネットワークのつながりと健康行動の関連について実施された研究がある（Fowler & Christakis, 2008a; Christakis & Fowler, 2013; 2008; Bearman ら , 2004; 2003; Bearman & Moody, 2004; Moody ら , 2010; Moody, 2001; Moody ら , 2011; Christakis & Fowler, 2007; Valente ら , 2007; 2013; Valente, 2005; Fowler ら , 2011）。他には、性的ネットワークとエイズ感染に関する研究がネットワーク疫学の発展に貢献した（Morris ら , 2009; Kohler ら , 2007; Helleringer & Kohler, 2007; Cassels ら , 2008）。

図 7.1 は、どのようにソーシャルネットワークが健康に影響するかを示す概念モデルである。マクロ社会的プロセスから始まり、心理生物学的プロセスへと連続して起こる因果プロセスが示されている。マクロ社会的プロセ

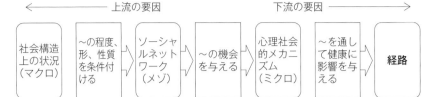

上流の要因 ←	→ 下流の要因
社会構造上の状況（マクロ）→ ～の程度、形、性質を条件付ける → ソーシャルネットワーク（メゾ）→ ～の機会を与える	心理社会的メカニズム（ミクロ）→ ～を通して健康に影響を与える → 経路

文化：
- 規範や価値観
- 社会的結束
- 人種差別
- 競争・協力

社会経済的要因：
- 生産関係
- 不平等
- 差別
- 対立
- 労働市場の構造
- 貧困

政治：
- 法律
- 公共政策
- それぞれの政治上の参政権および参加

社会的変化：
- 都市化
- 戦争／市民暴動
- 経済不況

ソーシャルネットワーク構造：
- サイズ
- 他動性
- 密度
- 同質性
- 中心性
- 等価性
- 距離

社会的紐帯の性質：
- 対面による接触頻度
- 目に見えない接触頻度
- 組織への参加（出席）頻度
- 相互的なつながり
- 複合性
- 期間
- 親密さ

ソーシャルサポート：
- 手段的＆金銭的
- 情報的
- 評価的
- 情緒的

社会的影響：
- 健康行動を抑制する／実現可能にする影響
- 援助希求／順守への規範
- 仲間からのプレッシャー
- 社会的比較の過程

社会関与：
- 身体的／認知的活動
- 意味のある社会的役割の強化
- 親子／人と人の間に生じるアタッチメント

人と人の交流：
- 親密な個人的交流
- 親密な性的あるいはロマンティックな交流

資源・物資へのアクセス：
- 仕事／経済的機会
- ヘルスケアへのアクセス
- 住宅
- 機関への相談

ネガティブな社会的相互作用：
- 欲求
- 批判
- 孤立を感じること
- 幼少期のトラウマや夫婦不和などの直接的な対立や虐待

健康行動上の経路：
- 喫煙
- 飲酒／薬物使用
- 食事
- 運動
- 治療への順守
- 援助希求行動

心理的経路：
- 自己効力感
- 自尊感情
- コーピング
- 抑うつ／心理的苦痛
- 感情制御

生理学的経路：
- HPA軸の反応
- アロスタティック負荷
- 免疫機能
- 心臓血管系反応
- 炎症
- 老化過程
- 感染症の伝播

図7.1 ソーシャルネットワークが健康に与える影響に関する概念モデル

スと心理生物学的プロセスは、社会的統合と健康がダイナミックに結びつけられている。先に述べたように、ネットワーク構造を決定づける上流の力が働く大きな社会的・文化的文脈の中に、ソーシャルネットワークを埋め込むことから始められる。ネットワークが生じ、持続される大きなマクロ社会的文脈について十分に考える必要があるが、ほとんどすべての研究において不十分であり、ソーシャルネットワークの健康影響に関する研究においてはまったく考慮されてきていなかった。

　次に、ネットワーク構造や機能が社会的行動や対人行動に与える影響を理解するために、「下流」に注目する。私たちは、ネットワークが以下の6つの主要な経路を通じて行動に影響を及ぼすと考えている。(1) ソーシャルサポートの供給、(2) 社会的影響（social influence）、(3) 社会への関与（social engagement）、(4) 人と人の接触、(5) 物質的資源へのアクセス、(6) ネガティブな人間関係（衝突や虐待等）、である。これらのミクロ心理社会的・行動的プロセスは、健康状態に近い下流の経路に影響を与える。下流の経路とは、直接的な生理学上のストレス反応、喫煙やハイリスクな性的行動のような不健康行動、適切な健康サービスの活用、医療へのアドヒアランス、運動のような健康行動、エイズや性感染症、結核のような感染症病原体への曝露、などである。社会関係がライフコースを通して健康に影響する生物学的経路については、生物学的埋め込み（biological embedding）を扱う第14章で詳細に議論する。ここでは、簡単に触れるにとどめる。

　大きな因果の連鎖の中にソーシャルネットワークが埋め込まれる。最大規模から最小規模まで社会の構成要素をつなぐものとして、ソーシャルネットワークは、政治や経済に関連した「上流」に位置するマクロ社会的な力として理解される。このようにして私たちは、労働市場、経済的圧力、組織間の関係がどのようにネットワーク構造に影響するかについても見ることができる（Luxton, 1980; Krause & Markides, 1995; Bodemann, 1988; Belle, 1983）。特に、文化、急速な社会変化、産業化、都市化がネットワーク構造にどのような影響を与えるかについて検証可能である。社会疫学分野における重要な関心事項として、ポスト工業化した米国社会で「コミュニティ」は死んだのか、それとも死んでいくのかということが挙げられる。多くのソーシャルネットワー

ク分析において、この問いの答えが探求されてきている（Wellman &
Carrington, 1988; Fischer, 2009; Putnam, 2001）。

7.2.2 下流の社会的および行動的経路

7.2.2.1 ソーシャルサポート

　下流に注目するに当たって、ソーシャルネットワークの健康影響に関する
媒介経路について考えてみよう。社会的紐帯の構造が、多様なサポートの供
給を通じて健康に影響することは明らかである。この枠組みで考えると、す
べての紐帯においてサポートを享受できるのではなく、供給されるサポート
の種類、頻度、強度、程度は、様々であることがすぐに理解できる。例えば、
いくつかの種類のサポートを与える紐帯もある一方で、1つの種類のサポー
トに特化した紐帯もある。

　ソーシャルサポートは一般的に、情緒的サポート、手段的サポート、評価
的サポート、情報的サポートといったサブタイプに分けられる（Cohen, 1988;
House, 1981; Cohen, 2004; Cohen & Lemay, 2007; Cohen ら, 2000; Cohen & Syme,
1985）。情緒的サポートは、「他人から得られる愛情、思いやり、同情、理解、
肯定感や価値」の量に関係している（Thoits, 1995）。場合によっては、そん
なに親密なつながりでなくとも情緒的サポートが与えられることがあるが、
情緒的サポートはたいてい親友、もしくは親密な関係によって与えられる。
手段的サポートは、食料品の買い物をしたり、誰かと会う約束をしたり、電
話をしたり、料理をしたり、掃除をしたり、支払いをしたりといった、有形
のニーズに対する手助けや援助のことを指す。House は、手段的サポート
を現物支給による援助、金銭または労働とみなした（House, 1981）。しばし
ば第三のサポートと定義される評価的サポートは、意思決定を助けること、
適切なフィードバックをすること、どんな行動をとるか決めるのを手伝うこ
となどを意味する。情報的サポートは、ある特定のニーズに対するサービス
の情報やアドバイスを与えることに関係している。情緒的、評価的、情報的
サポートは、それぞれに対応した構成要素に分けるのが難しいことが多く、
他にも多様な定義がある（例えば、自尊感情サポートなど）。

　Kahn らが指摘しているように、ソーシャルサポートは授受両方を含むも

第 7 章　ソーシャルネットワーク疫学 ｜　275

のと考えるべきだろう（Kahn & Antonucci, 1980）。サポート資源の授受といった行動は、相互依存、連帯、互酬性といった規範（norm）の影響を受ける（George, 1986）。また、サポートの授受は、単に日々の偶発的な出来事に応じて起こっているのでなく、ライフコースの文脈で起こっている。この考え方は、高齢期になり障害などでサポートを受けるだけで、自らは提供することができなくなってしまった人に対してさえも、継続してサポートが提供される現象を説明するのに役立つ。さらに、サポートの授受は、ソーシャルネットワークの文脈の中で起こっている。サポートの測定においては、このような互酬性の側面を評価し損ねることが多く、代わりに受け取ったサポートが注目されてきた。

さらに、サポートの種類とは別に、サポートの認知的側面と行動的側面を区別することが重要である。必要としている時に利用可能なサポートを受けることは、サポートを要求した状況下で実際にサポートを受けることに一致しているかもしれないし、していないかもしれない。サポートが利用可能かどうか、十分にあるかどうかに関する認知と、実際にサポートを受けた程度は異なるだろう。その両者は同じように重要である。受け取ったサポートは、行動を伴う実際の受領である。それは実行されたサポート、もしくは経験されたサポートと呼ばれることがある。どのような状況で行動面か認知面のどちらが重要かということに関して、活発に議論されている。どちらの場合においても、それらがサポートの違う側面を見ていて、ほとんどの研究において相関が弱いことがわかっている（Dunkel-Schetter & Bennett, 1990）。

情緒的サポートと異なり、手段的、評価的、情報的サポートは、資源や物資へのアクセスを向上させることで、健康に影響を与えるかもしれない。典型的な例は、「弱いつながり」の強みに関する Granovetter による研究だろう。個人的にはあまり親密ではないが、ネットワークを超えて橋渡しするつながりは、仕事を得やすくすることがわかった（Granovetter, 1973）。このような方法で受け取ったサポートは、経済面の機会、ヘルスケアへのアクセスを与え、組織間の連携（リエゾン）を生む。

7.2.2.2　社会的影響

ネットワークは、他にも違った経路によって健康に影響を与えているかも

しれない。よく見逃される 1 つの経路は、「社会的影響（social influence）」に関するものである。Marsden は、「ソーシャルネットワークにおける 2 つのアクターの近接性は、そのアクター間の影響度合いと関連している」と主張した。その影響は直接対面して会うことに関連している必要もなく、故意に、もしくは意識的に行動を変容させようとする必要もない。Marsden は、不明確な状況下では、「人々は自分たちの態度を似たような他の人たちの態度と比べることによって、行動規範を得ている」と示した Erickson の研究（Erickson, 1988）を引用している。「態度が比較対象となる集団と同じ時は、その態度が確定し、強化されるが、一致しない時は態度を変える」（Marsden, 1994）。健康行動（例：飲酒や喫煙、ヘルスケアの活用、治療へのアドヒアランス、食事傾向）に関して共有された規範は、ネットワークメンバーの行動に直接、強力な社会的影響を及ぼすかもしれない。これらの相互的影響の過程は、ネットワークの中で同時に起こっているソーシャルサポートの提供とは別に起きるかもしれない。Christakis らによる研究は、ネットワークが喫煙や肥満に影響を与えることを記している（Christakis & Fowler, 2008; 2007）。Add Health のデータを用いた研究では、自殺や喫煙に対する仲間の影響を示している（Christakis & Fowler, 2013; Bearman ら , 2004; Bearman & Moody, 2004; Moody ら , 2010; Valente ら , 2013）。エイズへのリスク認知と態度は、社会的影響が健康に影響を与えるプロセスを示した最近の例と言える（Helleringer & Kohler, 2007）。ネットワークの価値や規範といった社会的影響は、ネットワークが健康に影響を与える重要な経路を構成しているが、いまだ正しく評価されていない。

7.2.2.3　社会への関与

　ネットワークが健康状態に影響を与える 3 つ目の経路は、社会参加や社会への関与（social engagement）を促進することである。社会への参加や関与は、潜在的なつながりを現実にすることから生じる。友達と集まること、社交行事に参加すること、職業上の役割や社会的な役割を果たすこと、集団でのレクリエーション、宗教活動への参加、これらすべてが社会への関与の例である。このように関与する機会を通して、ソーシャルネットワークは親、家族、仕事、地域での役割といった有意義な社会的役割を定義づけ、強化す

る。それによって、価値観、帰属意識、愛着が生まれる。それらの役割は、一貫した継続的なアイデンティティを与える。ネットワークの文脈があるからこそ、それらの役割が生じるのである。ネットワークの文脈は、俳優に演技が行われる劇場を与えているようなものである。

　さらに、ネットワークへの参加は社交性や交流をもつ機会を与える。行動や態度はソーシャルサポートの授受それ自体の結果ではなく、有意義な社会的文脈の中での参加の結果であると考えられている（Rook, 1990）。長期間にわたる縦断研究において社会的統合や「連結（connectedness）」が強力な死亡の予測因子であった理由として、社会的紐帯が十分な社会参加を促したり、役割を義務づけたり（実際は、サポートの供給者となることを義務づけられることが多い）、自分のコミュニティに愛着を感じるようにすることによって個人の人生に意味をもたせるからだ、と説明される。ある研究者たちは、「所属」をソーシャルサポートの1つの特徴として分類するが、この経路はサポートの授受のレベルとは異なり、サポートの認知面・行動面と区別されている。このような経路は、ソーシャルネットワークが社会的凝集性に寄与するのと深く関係している。友達や家族との関わりやボランティア活動への参加を通して、人生に連帯感、有意義さ、相互に依存し合っているという感覚が生じるのだ。

　現在では、多くの研究により社会への関与や参加と高齢期における認知機能の関連が示されている。また、社会への関与と認知機能に関するメカニズムには、実行機能のような直接的な刺激が含まれている（Glymour ら, 2008; 2010; Tun ら, 2013）。このことについては、本章の認知機能に関する節で詳細に議論する。このように、社会への関わりは、高いレベルのウェルビーイングをもたらす首尾一貫感覚（sense of coherence：SOC）やアイデンティティに寄与することによって、健康を向上させるために直接的かつ間接的に作用している生理学的システムを、活性化しているかもしれない。

7.2.2.4　人と人の接触

　ネットワークは、感染症の病原体への曝露を制限、もしくは促進することによって、疾病罹患に影響を与える。この意味において、疫学とネットワークの方法論的融合はうまくいきそうに見える。さらに、ネットワーク構造か

ら健康につながる経路を区別するに当たって、ネットワークは感染症を広げる媒介物ともなると同時に、情緒的サポートを与えるとすれば、健康を促進するものにでも健康を損ねるものにもなり得るということがわかる。数学モデルでネットワークアプローチを疫学に応用する試みは、近年大幅に進んだ（Bearman ら , 2004; 2003; Goodreau ら , 2009; Kohler & Behrman, 2000; Cassels ら , 2008; Morris, 1995; 1994; 2004; Laumann ら , 1989; Friedman, 1995; Klovdahl, 1985; Moody ら , 2005; Behrman ら , 2008）。Morris は、これまでの疫学者が病原体の生物学的特性を認識することで疾病の伝播モデルを説明してきたことを示した（Morris, 1994）。感染症の一般集団でのダイナミクスとして、(1) 一方が感受性をもつ確率、(2) もう 1 人の人が感染している確率、(3) ある一定時間内に人々が接触した回数、のそれぞれに疾病の伝播リスクが比例していた（Morris, 2004）。ソーシャルネットワーク分析が疾病の伝播モデルの構築に貢献している理由として、感染は多くの場合、一般集団にランダムに広がるわけでないという理解にある。ソーシャルネットワーク分析は、個人間の曝露（例えば、性的なネットワーク）がランダムなのではなく、むしろ地理的な場所、属性（年齢、人種、性別）、もしくは他の重要な個人の特性（社会経済的状況、職業、性的指向）に基づくというモデルの構築にとても適している（Bearman ら , 2004; 2003; Bearman & Moody, 2004; Laumann ら , 1989）。さらに、ソーシャルネットワーク分析は、個人の特性よりむしろネットワークの特性に焦点をあてることから、ネットワーク間の橋渡しをすることによって起こる一般集団における感染症の広がりに関する研究、もしくは疾病の広がりを促進するエゴセントリックなネットワークの特徴を見つけることができる。

　おそらく、ネットワーク分析を感染症の拡大に適応したものの中で最も成功した例は、HIV 感染に関する研究である。性的な接触によって広がったとしても、静脈注射による薬物使用で広がったとしても、HIV 感染はランダムではなくそれぞれが選択的に交流したことによる結果である。今日の米国やサハラ以南のアフリカでのエイズは、ネットワークの観点から理解するのがおそらく一番しっくりくる。人と人の接触によって広がった疾病のダイナミクスを理解するには、個人間とそのソーシャルネットワーク間の複雑なダイナミクスを理解する必要がある。

7.2.2.5　物質的資源へのアクセス

　驚くべきことに、ソーシャルネットワークが健康に作用するメカニズムとして、物質的な財、資源、サービスへの様々なアクセスを取り上げた研究はほとんどない。これはおそらく、社会学者がこれまで、ネットワークは人生の様々な機会を制限することによって機能していると示してきたことが影響しているかもしれない。例えば、Granovetter による「弱いつながり」に関する研究である（Granovetter, 1973）。「弱いつながり」は、親密さに欠ける一方で影響や情報の広がりを促進し、うまく転職する機会を与える。

　仕事の経験の共有（職能団体など）、健康に関する経験（がん、脳卒中、心臓病からの回復を目的としたサポートグループ）、宗教といったネットワークへの参加は、健康アウトカムに直接影響を与える資源やサービスへのアクセスにつながる。それらの紐帯によって受け取ったサポートとは別に、それらの集団のメンバーに加わることによって、就職の機会、良質なヘルスケア、住居を得るかもしれない。この経路は手段的、評価的、金銭的サポートと深く関わっていると考えられる。さらには、一義的にはソーシャルサポートで説明されないようなネットワークと健康の関連性についても、この経路が重要だと今後の実証研究で示されるかもしれない。

7.2.2.6　ソーシャルネットワークのネガティブな側面：衝突と人間関係のストレス

　社会関係のネガティブな側面として、人間関係がもたらす要求、批判、孤独感、直接的な衝突や虐待といったことがある（Tun ら, 2013; Seeman & Berkman, 1988; Seeman ら, 1993a; Norman ら, 2013; Krause, 2007）。ネガティブな関係は、いくつもの生理的な経路に関与する。幼少期の心理的および身体的虐待、ネグレクト、愛情不足といったトラウマは、成人期の身体と精神の健康の両方に影響を与える（Taylor ら, 2000; Cho ら, 2012; Taylor & Bury, 2007; Seeman ら, 2012; Seeman & Gilik, 2013）。実験による研究結果では、ネガティブな関係はすぐに身体の生理的反応を起こすことを示している。成人期の結婚生活の質、相手との衝突や相手からの要求は、循環器疾患のリスク要因となり、コルチゾールの変化や炎症反応に影響する（Chiang ら, 2012; Friedman ら, 2012）。その他のストレス要因と同じように、これらのストレスフルな出来事は、死亡や疾病の罹患と強く関連している。Antonucci らによると、ネ

ガティブな関係による相互作用は、親密な強いつながりをもつネットワーク内で最も頻繁に起きる（Birdittら, 2012; 2009; Ajrouchら, 2013）。

まとめると、ソーシャルネットワークの構造が健康に影響するメカニズムとして、次の6つの経路が考えられる。そのメカニズムとは、(1) ソーシャルサポート、(2) 社会的影響、(3) 社会への関与、(4) 人と人の接触、(5) 物質的資源へのアクセス、そして (6) ネガティブな人間関係、である。最もよく研究されているのは、ソーシャルサポートの提供という機能を介したメカニズムだが、ソーシャルネットワークも直接的に健康に影響する。これらのメカニズムは別々に起きるわけでなく、多くは同時に起きる。社会疫学の分野で研究を始める場合には、社会が健康に影響を及ぼす機序を解明するため、ソーシャルネットワークの構造とそれが健康に影響するメカニズムについて、事前に仮説を立てる必要がある。

7.2.3　生理学的経路と心理学的経路

先に述べた6つのメカニズムを通して、ソーシャルネットワークはまず個人の健康行動に影響する。次に、この健康行動は、生理学的経路と心理学的経路を通して、下流の健康アウトカムに影響する（図7.1、p.273）。これらの経路も別々に作用するのでなく、多くの場合には同時に作用する。

ソーシャルネットワークが健康に影響する経路の1つ目は、健康行動である。ソーシャルネットワークは、社会的影響やソーシャルサポートを通じて、人々に喫煙や飲酒、運動、食生活、性行動、そして違法な薬物使用などの健康（不健康）行動を選択させる。2つ目は、心理学的経路である。ソーシャルネットワークは、いくつもの経路を通して、自尊感情、社会的能力、自己効力感、抑うつ、そして情動などの認知や感情に影響する。3つ目は、生理学的経路である。ソーシャルネットワークは、ストレス反応に大きく関連する生理学的経路に連鎖的に影響することで、健康アウトカムに直接影響すると考えられている（生理学的経路については、第14章で詳しく説明する）。さらに最近、回復機能やレジリエンスに関係する生理学的経路がストレスを緩衝することがわかった。これについては、ソーシャルネットワークとソーシャルサポートが影響する生理学的経路と健康行動、そして社会的孤独感と

生理学的アウトカムについて扱う、最近のレビュー論文を参照してほしい（Uchino ら , 1996; Knox & Uvnas-Moberg, 1998; Cacioppo & Cacioppo, 2012a; Hawkley & Cacioppo, 2010; Cacioppo ら , 2011b; Cacioppo ら , 2006; Cacioppo & Cacioppo, 2012b; Hawkley ら , 2010a; Hawkley ら , 2005; Hawkley ら , 2010b）。

7.2.3.1　健康行動を介する経路

　ソーシャルネットワークは、喫煙、飲酒、その他の薬物使用、運動、食生活、そして性行動に関連する行動などの健康行動に、リスク要因としても保護要因としても影響する。ソーシャルネットワークは、このような健康行動や規範、そして健康行動を決めるソーシャルサポートを提供する。思春期における喫煙などの多くの不健康行動の開始や、成人期における断酒や禁煙などの健康行動には、ネットワーク内の仲間との関係性が関連している。Add Health によると、思春期に形成されたネットワークはその後もずっと重要である（Christakis & Fowler, 2013; Bearman ら , 2004; Bearman & Moody, 2004; Moody ら , 2010; Valente ら , 2013; Fujimoto ら , 2012; Alexander ら , 2001; Fujimoto & Valente, 2012）。ハイリスクグループでは、ネットワークがいくつかの不健康行動を促進すると報告されている（Lakon & Valente, 2012）。さらに、結束もサポートも強いネットワークに所属すること自体が、ストレスとなる出来事の影響を鈍らせ、不健康行動を拒み、より健康的な選択を維持することを可能にさせる。近年、この分野が多数研究されてきている。ここでは、ソーシャルネットワークが健康行動に影響するかを明らかにした重要な研究について議論する。

　ソーシャルネットワークの研究は、Christakis らによるフラミンガム研究のネットワーク分析によって大きな転換点を迎えた（Fowler & Christakis, 2008a; Christakis & Fowler, 2013; Rosenquist ら , 2010; Christakis & Fowler, 2008; Christakis & Fowler, 2007）。彼らは、1971 年から 2003 年にフラミンガム研究に参加した人たちを対象として研究し、喫煙、飲酒、肥満、その他の健康リスク行動に関する論文で、ソーシャルネットワークのダイナミクスを示した。2008 年に発表された喫煙に関する研究では、人と人との間のネットワークの距離を測定し、ネットワークにおける喫煙をしている人との距離が近い場合［一次のつながり、友達など］に、喫煙しているリスクが 61% 高まることを報告した（Christakis & Fowler, 2008）。この割合は、喫煙者までのネット

ワークの距離が二次のつながり［友達の友達］まで離れると 29%、三次の
つながり［友達の友達の友達］まで離れると 11% まで下がる。四次のつな
がりまで離れると、喫煙リスクは高くならなかった。さらに、つながってい
る集団の参加者が同時期に禁煙者になったという結果は、禁煙が集合的な現
象であることを示した。小さな会社で働く同僚たちは一緒に禁煙しようとし
たし、その配偶者たちも同じように一緒に禁煙しようとした。1970 年から
2000 年にかけて、喫煙者はネットワークの中での中心から外れていったの
である。これらの研究結果は、イノベーションの普及が重要視される行動変
容プログラムにいかにネットワーク構造を組み込むべきなのか、について重
要な示唆をもつ（Valente, 2012; 2005; Valente & Fosados, 2006）。

7.2.3.2　心理学的経路

　私たちの感情や認知は、子ども期から成人期にわたる親密な家族とのつな
がりをはじめとした、ソーシャルネットワークの大きな社会関係によって形
づくられる。本書第 1 版では、その中でも特に自己効力感について紹介した。
近年は、家族や親との子ども期の体験に注目している。なぜなら、それらは
子ども期の感情制御能力と関連しており、その後の成人期の感情や認知にも
つながるからだ（第 9 章）。第 9 章では、家族や親などの近いつながりに由来
する共感や感謝についても議論する。抑うつなどのネガティブな感情は、
ソーシャルサポートと双方向で関連している（Newsom ら, 2005; August ら,
2007; Chronis ら, 2007; Plaisier, 2007）。本書でも、ソーシャルネットワークが健
康に影響するメカニズムを理解するために、改めて自己効力感にも注目する。
心理学者たちが見出した、感情と社会的所属が関連するという結果はとても
魅力的であり、ポジティブな感情がソーシャルサポートとソーシャル・キャ
ピタルを育むという理論を支持する（Desteno ら, 2013; Frederickson, 2005）。こ
こでは、ソーシャルネットワークが自己効力感を促すという可能性に注目し
ていく。自己効力感は、ある特定の行動を行うことができるという自信の度
合いを通して定義され、いくつもの健康アウトカムに関わることが示されて
いる（Grembowski ら, 1993; McAuley, 1993; Mendes de Leon ら, 1996; Seeman ら,
1993b; Tinetti & Powell, 1993）。これらの研究の多くが、自己効力感はソーシャ
ルサポートが健康に影響する心理社会的経路の 1 つであるという理論を支

持する。例えば、ソーシャルサポートがある母親では、自己効力感が高まり、産後うつを予防する（Cutrona & Troutman, 1986）。他の研究でも、ソーシャルネットワークが自己効力感を高めることで、中絶、禁煙、およびうつ病に間接的に影響していた（Major ら, 1990; Gulliver ら, 1995; McFarlane ら, 1995）。さらに、ソーシャルネットワークは自己効力感を高めることで、運動などの健康行動に影響することがわかった（Duncan & McAuley, 1993）。

　継続的にソーシャルネットワークに参加することは、晩年の自己効力感を維持するにも必要である。ソーシャルネットワークの欠如が、健康と自己効力感を悪化させる予測因子であることを示した研究もある（McAvay ら, 1996）。手段的サポートは、生産性、健康、および交通手段と関連していた。自己効力感とソーシャルサポートは互いに影響し合うという研究結果もあり、ソーシャルサポートは自己効力感を強める一方で、自己効力感もソーシャルサポートを高めるかもしれない（Holahan & Moos, 1987）。これらのダイナミクスの複雑さは、まだ十分に解明されていない。

　自己効力感に加えて社会的統合も、心理社会的経路を介して健康に影響する。例えば、ソーシャルサポートは機能的かつ適切なコーピングスタイル［ストレス等に対処する方法］を促すという研究結果もある（Holahan & Moos, 1987; Wolf ら, 1991）。しかし、これらは互いに影響し合っている可能性が高いとする研究もある（Dunkel-Schetter ら, 1987）。つまり、ストレスが高い状況下では、その個人のコーピングスタイルにより社会的環境が個人に起こす反応が異なる。ソーシャルサポートを求めてそれを利用するということ自体が、コーピングスタイルの 1 つとも言える。このようなコーピングは、これまでの心理学研究にも多くの前例がある（Dunkel-Schetter ら, 1992）。アタッチメントのパターンに関するレビューでは、アタッチメントが、自分自身の運命をコントロールできるという感覚や自尊感情に関連することが示された（Fonagy, 1996）。

　さらに、ソーシャルサポートは、感情、気分、そして主観的ウェルビーイングに影響する可能性がある。ソーシャルサポートはうつ症状と関連していることが多くの研究により示されている（Lin & Dean, 1984; Bowling & Browne, 1991; Holahan ら, 1995; Lomauro, 1990; Matt & Dean, 1993; Morris ら, 1991; George

ら, 1989; Turner, 1983; Oxman ら, 1992; Blazer, 2005; Blazer & Hybels, 2005; Lett ら, 2007）。ストレスフルなライフイベントがあっても、ソーシャルサポート（特に情緒的サポートがあると感じること）があることにより、抑うつのリスクが緩和される（Lin ら, 1986; Paykel, 1994; Vilhjalmsson, 1993）。社会的に孤立していると、特に人生の後半においてうつ病のリスクが高まる（Murphy, 1982）。ソーシャルサポートとうつ症状は互いに影響し合うという研究結果もある（Oxman ら, 1992）。これまでのメンタルヘルスの研究で一貫しているのは、適切なソーシャルサポートがあると感じていることは、その利用可能性よりも重要であるということである（Henderson, 1981）。

7.2.3.3　生理学的経路

　ソーシャルネットワークが健康に影響する経路に関する研究から、複雑な生物学的・心理学的・生理学的メカニズムが明らかになってきた。ソーシャルネットワークの影響は、マクロからミクロへ、上流から下流へ次々と連鎖して、人生を通して健康やウェルビーイングに強く影響する。ソーシャルネットワークと健康の研究から明らかになった確実なエビデンスの１つは、ネットワークとつながるかどうかが全死亡にも影響するということである。多くの経路を介して、疾病の発症や進行と関連している。しかし、これはありきたりな現象を観察しているだけなのかもしれない。私たちはこれらの経路を完全には明らかにすることができないため、理論モデルには不十分な部分もある。研究の視野を広げ、マクロからミクロまでの経路を見出すことにより、残る経路を同定できる。例えば、社会的孤立は女性よりも男性で一貫してCRP（C-reactive protein）や IL-6 などの炎症マーカーと関連した（Loucks ら, 2012; 2006a; 2005; 2006b; Kiecolt-Glaser ら, 2010）。ネガティブな、あるいは競争的な社会的関与は、炎症の前段階のプロセスと関連している（Chiang ら, 2012）。以下では、こうした視野の広いフレームワークについて述べる。

7.2.4　老化現象の加速とライフコースの視点

　社会的孤立や社会的統合・連結の欠如は、老化に影響を与え、死亡や寿命に影響すると推測できる。バークマンは以下のように仮説を立てた。「社会的孤立は、ヒトを早く老化させる慢性的にストレスフルな状態である。その

ため、社会的孤立は加齢による疾病や身体機能の低下に関連している。このように、高齢期では、社会的孤立があるとストレスが蓄積して一層老化が速まるかもしれない」（Berkman, 1988）。このような「老化現象の加速（accelerated aging）」仮説は、他の社会的な経験にも応用できる。例えば米国における人種による健康格差に関して言えば、アフリカ系アメリカ人や他の人種・少数民族において、差別的な社会的な経験のために老化現象が加速する「ウェザーリング（weathering）」という概念が提案されている（Geronimus ら, 2010; Geronimus, 1996; Geronimus ら, 2006; Keene & Geronimus, 2011; Juster ら, 2009; Lewis ら, 2006）。テロメアの長さとアロスタティック負荷に関する研究もこの概念を支持しており、これまで身体の内部から始まると考えられていた基本的な「老化」のプロセスまでも、様々なストレスの多い社会的環境、物理的環境の影響を受けやすいことを示している（Seeman ら, 2001）。

ストレスや負荷に反応するピークの高さは、若年者と高齢者の間でも大きな違いはないが、ストレス曝露前のレベルに戻るのにかかる時間には違いがある。高齢の動物は、ストレスの曝露後にベースラインの状態に戻るまでに長い時間がかかり、それゆえ程度×時間で推定できるストレス累積量も大きくなる。このことは、晩年の生活におけるストレスの累積による消耗について示唆する。

ライフコースの視点は、本書第1版には含まれていなかったが、重要性は明らかである。ヒトと動物（霊長類および非霊長類の両方）の研究により、子ども期の経験、特に主たる養育者と乳児の関わりの社会的な経験が、人生全般における社会性や行動、また生理学的反応を決めることがわかってきた。「正常な老化」と考えられる高齢期における機能変化の多くは、子ども期の経験に関連している。子ども期の臨界期・感受期における経験は、長期にわたる神経生物学的な変化をもたらし、高齢期になって初めて明らかになる場合もある（Suomi, 2005; 1997; 1991; Provencal, 2012; Szyf, 2009）。

7.2.5　成人期の社会的経験が及ぼす生物学的影響

老化に関する初期の理論では、神経組織が損傷しても元通りに回復するといった生物学的可塑性は、発達の初期段階だけの特徴であり、高齢期には存

在しないと考えられていた。しかし今では、発達神経学、神経心理学、社会科学、老年学の研究により、神経組織の回復はどのライフコースの時点でも起こり得るもので、発達初期だけに限定されるものではないとわかってきた。例えば、神経の可塑性、特に神経の損傷後の可塑性についてはよく研究されており、老化した脳であっても私たちが今まで思っていた以上に可塑性があることが示されている（Glymourら, 2008; 2010; Mossら, 1988; Cotman, 1985; Yanら, 2013)。同様に、成人期における身体活動は、かなりの高齢者においても効果があることがわかってきた（Buchnerら, 1992; Emery & Gatz, 1990; Wolinskyら, 1995)。子ども期に受けた悪影響を取り返そうとする最近の取り組みにより、ライフコース全般において人間には可塑性やレジリエンスがあることがわかってきた（Davidson & McEwen, 2012; Lavretsky, 2012; Vetencourt, 2008)。

　子ども期に形成された社会的なアタッチメントが健康に及ぼす影響は、興味深いもののまだ十分に研究されていない。今日までの多くの疫学研究では、成人期の社会的環境が健康アウトカムに影響を与えることが示されてきた。成人期の健康に影響するのは幼少期の発達や環境か、または成人期になってからの出来事かという論争は、あまり実のある話ではない。なぜなら、両方が影響するからである。さらに、大規模な社会の変革が、これまでの生活において確立された社会組織のパターンを根底から覆すことがある。都市化や住宅政策、雇用機会に関連して住居を移すこと、ロシアや東欧に見られたような社会体制の変化や経済不況、および「家族に優しくない」仕事のストレスや会社の方針は、ソーシャルネットワークを崩壊させ、社会的環境の変化を起こし、健康を悪化させる。

　様々な成人期の社会的な経験と健康をつなぐ生物学的メカニズムについては、第14章で説明する。そのため本章では、ソーシャルネットワークやソーシャルサポートと健康との関連のメカニズムだけについて説明した。

7.3　社会的統合、ソーシャルネットワーク、ソーシャルサポートの測定方法

　社会関係を評価する疫学研究は、社会科学からも大きな影響を受けている。

本節では、社会関係の測定方法について、利用目的に沿って簡単に解説しながら紹介する。当然ながら、すべての目的に使える最適なたった1つの測定方法があるわけではない。研究者はまず、なぜ社会関係が関心のある健康アウトカムに対して重要だと仮定したのか、を考える必要がある。次に、測定方法を選び、自身の研究に合わせて修正する必要があるだろう。例えば、社会的統合は死亡やアテローム性動脈硬化症の発症に関わるが、情緒的サポートは心筋梗塞後の患者の生存に最も影響したことなどが、先行研究からわかっている。新しい研究仮説を検証するためには、従来とは異なる社会関係指標を用いる必要がある。同様に、HIV感染やリスク行動を研究するには、それに適した評価方法が必要となる。

　ここでは、社会関係の測定方法を5つの視点で分類した。つまり、(1) 社会的紐帯と社会的統合、(2) ソーシャルネットワーク、(3) ソーシャルサポートの認知面（主観的なもの）と行動面（実際の受領）、(4) 孤独感、(5) ネガティブな人間関係や衝突、である。**表7.1** には、測定方法の一覧とともに、それぞれの測定方法を用いた代表的な研究を示した。

7.3.1　社会的紐帯と社会的統合の測定方法

　社会的紐帯の簡易な測定方法は、大規模な前向きのコミュニティ研究において用いられてきた。社会的紐帯は、健康、特に死亡を予測する要因となる。測定尺度は9〜18項目から成り、通常は2〜5分で記入できる。所属するネットワークの大きさ、接触頻度、ボランティアおよび宗教団体に所属しているか、それから社会参加について把握する。これらに適した概念的枠組みは、おそらく社会的統合であろう。この観点から、社会組織の大きさと多様性、社会的関与と社会参加が評価されてきた。これらの測定は簡易で、同じ領域で複数の項目を含むことは少ない。そのため、Social Network Interaction Index 以外では（Orth-Gomer & Unden, 1987）、内的整合性に関するデータは限られている。しかし、再テスト信頼性（test-retest reliability）は高く（Donaldson & Ware, 1982）、他の心理社会的構成要因と相関しており、死亡を予測するのに十分な構成概念妥当性があった（Seeman & Berkman, 1988; Berkman & Breslow, 1983）。

これらの評価方法の主な利点は、記入するのが簡単で、極端な社会的孤立から高いレベルの社会的統合といった広い範囲をカバーでき、予測妥当性が実証されていることである。一方で主な欠点は、健康を促進するメカニズム（例えば、情緒的・手段的サポートの提供、社会的関与、社会的影響など）についての詳しい情報が得られず、社会関係の深さと質についての情報が限られることにある。健康アウトカムによって、社会的紐帯が影響を及ぼすメカニズムは異なる可能性があるので、これらの欠点は場合によっては重大かもしれない。

表7.1　社会関係を測定する方法

（1）社会的紐帯と社会的統合

Social Network Index　（Berkman & Syme, 1979）

Social Relationships and Activity　（House ら, 1982）

Social Network Interaction Index　（Orth-Gomer & Johnson, 1987）

Social Contacts and Resources　（Donaldson & Ware, 1982）

（2）ソーシャルネットワーク

Egocentric Network Name Generators　（Antonucci, 1986; Marsden, 2005; 2006; 2011）

Qualitative Network Measures　（Hollstein, 2011）

Single-criterion recognition question　（Keating ら, 2007）

Single name generator　（Davis ら, 2007）

Position generator　（Lin ら, 2001）

（3）ソーシャルサポート

Social Support Scale in OARS　（Blazer, 1982）

Interpersonal Support Evaluation List（ISEL）　（Cohen & Hoberman, 1983）

Social Support Scale　（Lin ら, 1979）

Social Support Questionnaire（SSQ）　（Sarason ら, 1983）

Inventory of Socially Supportive Behaviors（ISSB）　（Barrera ら, 1981）

（次頁へ続く）

表 7.1　社会関係を測定する方法（続き）

Interview Schedule for Social Interaction (ISSI) (Henderson ら , 1980)
Perceived Social Support (PSS)　(Procidano & Heller, 1983)
Perceived Social Support Scale (PSSS)　(Blumenthal ら , 1987)
Abbreviated ISSI　(Unden & Orth-Gomer, 1984)
Medical Outcomes Study Social Support　(Sherbourne & Stewart, 1991)
ENRICHD Social Support Inventory (ESSI)　(Mitchell ら , 2003)
Survey of Children's Social Support (SOCSS)　(Dubow & Ullman, 1989)
Support in Intimate Relationships Rating Scale (SIRRS)　(Dehle ら , 2001)
Lubben Social Network Scale (LSNS) and Six-Item Lubben Social Network Scale (LSNS-6)　(Lubben, 1988; Lubben ら , 2006)
Social Provisions Scale (SPS)　(Cutrona & Troutman, 1986)
Korean Social Support Questionnaire　(Oh ら , 2008)
Social Support Questionnaire　(Sarason ら , 1983)
Social Support Index　(Krause & Markides, 1995)
Norbeck Social Support Questionnaire (NSSQ)　(Norbeck ら , 1981)
Index of Sojourner Social Support (ISSS)　(Ong & Ward, 2005)
Multidimensional Scale of Perceived Social Support (MSPSS)　(Zimet ら , 1988)
Close Persons Questionnaire　(Stansfeld & Marmot, 1992)
Positive Relations with Others Scale　(Ryff, 1989)
Received Social Support Scale　(Vinokur ら , 1996)

(4) 孤独感

Three-Item Loneliness Scale　(Hughes ら , 2004)
Revised UCLA Loneliness Scale　(Russell ら , 1980)
De Jong Gierveld Loneliness Scale　(de Jong Gierveld & van Tilburg, 1999)
Emotional/Social Loneliness Inventory　(Vinconzi & Grabosky, 1987)
Social and Emotional Loneliness Scale　(DiTommaso ら , 2004)
Loneliness and Social Dissatisfaction Questionnaire (LSDQ)　(Asher ら , 1984)
Philadelphia Geriatric Morale Scale on Lonely Dissatisfaction　(Lawton, 1975)

Paloutzian and Ellison Loneliness Scale　（Paloutzian & Ellison, 1982）
Older Americans Resources and Services (OARS) Social Resource Rating Scale regarding loneliness frequency　（Duke University, 1978; Morrow-Howell ら , 1998）
Worker Loneliness Questionnaire　（Chadsey-Rusch ら , 1992）

(5) ネガティブな関係
Positive and Negative Social Exchanges Scale (PANSE)　（Newsom ら , 2005）
Inventory of Negative Social Interactions (INSI)　（Lakey ら , 1994）
Social Undermining Scale (SUND)　（Vinokur ら , 1996）
Daily Parental Withdrawal Scale　（Repetti & Wood, 1997）
Negative Social Interactions at Work Scale　（Repetti, 1993）
Marital Anger Scale and Marital Withdrawal Scale　（Repetti, 1989; Story & Repetti, 2006）
Family Environment Scale　（Moos & Moos, 1981）
Dyadic Adjustment Scale　（Spanier, 1976）

7.3.2　ソーシャルネットワークの測定方法

　古典的なソーシャルネットワークの測定方法の多くは、健康アウトカムによらずに開発されてきた。しかし、ほとんどの測定方法はネットワークの構造をうまく評価でき、サポートをきめ細く評価し、社会的影響や感染性病原体を伝播する人と人の接触パターンを観察することができる。これらの測定は、記入に 20 分から 1 時間かかり、ネットワークの複雑なダイナミクスと形態について理解するのに役立つ。ソーシャルネットワークの測定方法の第一世代の古典的な例として、Fisher、Wellman、Laumann が開発したものがある（Fischer, 1982; Wellman & Leighton, 1979; Laumann, 1973）。近年、一部のネットワーク測定方法は、疫学と健康心理学で使用するために修正されてきた。Antonucci の測定方法では、ネットワーク構造の評価で使用されるマッピング技術がうまく取り入れられている（Antonucci, 1986）。ネットワークを

第 7 章　ソーシャルネットワーク疫学　│　291

評価することで、ネットワークに所属する人々のソーシャルサポートと社会人口学的特性に関する情報が得られる（Boissevain, 1974）。同じように、私たちの研究グループは、Fisher が Yale Health and Aging Study に基づいて California study で開発した測定方法を改変して用いている（Fischer, 1982）。この測定方法では、個人を特定せずにソーシャルネットワーク（大きさ、均一性、密度、接触頻度、近接さ）とソーシャルサポート（種類、利用可能性、妥当性、提供者）の重要な特徴について把握する（Seeman & Berkman, 1988; Glass ら, 1997）。従来のネットワークの質問のように長いものではないが、古典的な測定方法のように特性のすべての範囲を評価することができるものでもない。

　しかし近年、エゴセントリックネットワークとソシオセントリックネットワークの両方をカバーする、広い範囲をモデル化したネットワーク分析方法が開発されてきた。この方法は、健康や健康行動とネットワーク構造およびその機能の関連を調べる研究で使用され、重要な結果が得られている。特定のネットワーク構造の構成要素（例えば、均質性、多重度、密度、到達可能性）の仮説を検証するのにこれらの方法は最適で、健康に関わる研究においてはもっと使用されるべきであろう。次に、ソーシャルネットワークの重要な領域に触れたい。ソーシャルネットワークは、個人を取り囲む社会関係に関する紐帯の特徴を通して定義される（Smith & Christakis, 2008; Laumann, 1973; Fischer ら, 1977; Fischer, 1982; Mitchell, 1969）。Burt は、ネットワークモデルを「複数のアクターで形づくられる組織の中での関係性における、1つかそれ以上のネットワークの構造」と定義した（Burt, 1982）。本章では、エゴセントリックネットワーク（個人に焦点をあてたネットワーク）と、ソシオセントリックネットワーク（個人が属する集団に焦点をあてたネットワーク）の両方を検討する。ネットワークの特徴には、ノード（node：多くの場合は人）、紐帯（tie：ノード間のつながり）、およびネットワーク（network：ノード・紐帯全体の構造等）がある。

　ネットワーク分析のためのソフトウェアもある。ソーシャルネットワーク分析には、個人間のつながりに注目した個人のネットワーク分析から、もっと大規模で複雑な動的なネットワーク分析まである。ネットワーク分析はソ

フトウェアの技術革新によって拡がった。**表 7.2** は、ネットワーク分析の
ためのアプローチと目的、文献等を示している。

表 7.2　ソーシャルネットワーク分析のためのソフトウェア

アプローチ	目的	文献等
Social Network Image Animator (SoNIA)	時間の経過により変化するダイナミックなネットワークを可視化するプログラム。SoNIA は、PAJEK、UCINET、R とともに使うことができる。	（Moody ら, 2005） http://sonia.stanford.edu/
PAJEK	ネットワークを描き、分析するソフトウェア。PAJEK は、大規模なネットワークを扱う時に適する。PAJEK は、R とともに使うこともできる。	（Batagelj ら, 2008; Batagelj & Mrvar, 2001）
NetMiner	ネットワークを可視化するソフトウェア。NetMiner は、小規模なネットワークを扱う時に最適である。	（Cyram, 2004）
NetDraw	ネットワークを可視化する、multi-dimensional scaling（MDS）技術を含むソフトウェア。NetDraw は、小規模なネットワークを扱う時に最適である。	（Borgatti ら, 2002） https://sites.google.com/site/netdrawsoftware/
Krackplot	ネットワークを可視化する、MDS 技術を含むソフトウェア。	http://www.andrew.cmu.edu/user/krack/krackplot.shtml
UCINET	PAJEK や NetDraw と相性のいい、ネットワーク分析のプログラム。大規模なネットワークには適さない。	（Borgatti ら, 1999） https://sites.google.com/site/ucinetsoftware/home
NEGOPY	初期からあるソーシャルネットワーク分析ソフトウェアプログラムの 1 つ。サブグループ分析に最適である。	http://www.sfu.ca/personal/archives/richards/Pages/negopy.htm

（次頁に続く）

第 7 章　ソーシャルネットワーク疫学　293

表7.2 ソーシャルネットワーク分析のためのソフトウェア（続き）

アプローチ	目的	文献等
R	ソーシャルネットワーク分析を行うことができるいくつかのパッケージがある。statnet パッケージ、または statnet 内で動く ergm パッケージなど。exponential-family random graph model を用いる。statnet は、モデル推定、評価、シミュレーション、可視化ができる。ergm は、適合度検定だけでなくモデルのシミュレーションと可視化ができる。	R and related resources are available at: http://www.rproject.org/ Statnet and related resources: http://statnet.csde.washington.edu/ http://cran.r-project.org/web/packages/statnet/index.html (Goodreau ら, 2008; Handcock ら, 2008) Ergm and related resources: http://cran.r-project.org/web/packages/ergm/index.html http://cran.r-project.org/web/packages/ergm/ergm.pdf (Hunter ら, 2008)
SAS Programs for Analyzing Networks (SPAN)	他のソーシャルネットワーク分析のプログラムとインターフェイスで接続する。SPAN は、ネットワークを描き、他のプログラムと相互にネットワークデータを転送し、ネットワークを測定し、モデルを分析することができる。大規模なネットワークで使うことができ、同時に複数のネットワークの処理ができる。	http://www.soc.duke.edu/~jmoody77/span/span.zip

7.3.3 ソーシャルサポートの測定方法

　近年、多くのソーシャルサポートの測定方法が開発されている。情緒的サポート、手段的・有形的サポート、評価的サポート、経済的サポートなどのソーシャルサポートに関する質問紙におけるコア概念は共通している。それ以外では、微妙だが重要な点で異なる。最も大きな違いは、認知的なサポー

トと実際のサポートの評価における違いだろう。多くの場合、認知的なサポートは仮定の条件（例えば、「困った時に、少額のお金を貸してくれる人がいますか？」、あるいは「問題解決のために助けてくれる人はいますか？」など）を使う。実際のサポートは、一定期間内に実際にあった行動を聞くことが多い（例えば、「この1週間、あるいはこの1ヵ月で、誰かとあなたの気持ちについて話しましたか？」「誰かにお金を借りましたか？」など）。研究者は、自身の仮説や研究対象に応じてこれらの項目を選択する必要がある。

　ソーシャルサポートは、妥当性や信頼性についてもよく実証されている。ソーシャルサポートを測定する質問では、一般的にそれぞれの領域について複数の項目が含まれているため、内的妥当性は高い。通常15～40項目から構成され、記入するのに10～20分かかる。欠点は、それらの測定項目はとても狭い年齢層（典型的には大学生）を対象として開発されてきたため、外的妥当性が低いことである。大学生とは異なる年齢層の中高年や高齢者に適用した場合の妥当性は、適宜判断しなければならない。さらに、Cohen ら、Procidano ら、Barrera ら、Sherbourne ら、Blumenthal ら、Sarason らによって開発された測定方法は、ネットワーク構造を測定できない点に注意しなければならない（そのように意図されていない）。しかし、もし研究者がソーシャルサポートの具体的な側面に関心がある時には、これらは使いやすくて記入しやすい、優れた測定方法である（Cohen & Hoberman, 1983; Procidano & Heller, 1983; Barrera ら , 1981; Sherbourne & Stewart, 1991; Blumenthal ら , 1987; Blumenthal ら , 1999; Rozanski ら , 1999; Mitchell ら , 2003; Sarason ら , 1983）。

　Henderson は、社会的統合、社会的人間関係、アタッチメントを含む広い範囲を網羅する優れた測定方法を初期に開発した（Henderson ら , 1980）。52項目から構成され、記入するのに約30分かかるこの測定方法は、初めは主にメンタルヘルスに関して使用されてきた。さらに、どの領域もカバーしたままで10分以内に回答できるように、とても使いやすく改変された方法もある（Unden & Orth-Gomer, 1984）。

7.3.4　孤独感の測定

　孤独感の評価は、ソーシャルネットワークや社会的統合、社会的関与の評

価とは対照的に、認知に基づくものであり、あまり実際の行動には基づいていない。Hawkley らは、孤独感は「その人の社会的ニーズが、社会関係の量または特に質により満たされてないという認識に伴う心理的苦痛である」と定義した（Hawkley & Cacioppo, 2010）。「孤立していると感じている」「グループの一員であると感じている」「話しかけることができる人がいる」などの項目から構成される UCLA 孤独感尺度は、その他の尺度でも基盤となっていることが多い（Lubben ら, 2006）。個々の項目は、CES-D（Center for Epidemiologic Studies Depression Scale）と共通するものもある（例えば、「私は孤独を感じる」など）。私たちは皆、時々孤独を感じるものであるが、Hawkley らは、15〜30% の人々は慢性的な孤独感を経験していると述べている（Hawkley & Cacioppo, 2010）。Cacioppo らの一連の研究によると、孤独感は様々なソーシャルネットワーク構造に関わる一方、健康アウトカム、心理生理学的な反応、および健康行動に対してネットワーク構造とは独立した効果をもっているとされる（Cacioppo ら, 2009; Cacioppo & Cacioppo, 2012a; Cacioppo & Hawkley, 2009; Hawkley & Cacioppo, 2010; Cacioppo ら, 2011b; 2006; Cacioppo & Cacioppo, 2012b; Hawkley ら, 2010a; 2005; 2010b, Luo ら, 2012; Hawkley ら, 2012; 2008; 2006; Hughes ら, 2004; Cacioppo ら, 2009; 2010）。

7.3.5　ネガティブな関係の測定方法

　社会関係の測定がより精緻になってきており、ネガティブな側面を評価するための尺度も開発されてきた。ネガティブな関係には、衝突や要求、虐待等が含まれる。パートナーとのネガティブな関係は、視床下部－下垂体－副腎（HPA）軸の反応の上昇と関連し（Kiecolt-Glaser ら, 1993）、最近ではアロスタティック負荷との関連が示されている（Seeman ら, 2002）。社会関係のネガティブな側面が健康に影響することについて、近年注目が集まっている（Brooks & Dunkel, 2011）。さらに最近では、MIDUS（National Survey of Midlife Development in the United States）において開発された測定方法を、Health and Retirement Study でも使用している。MIDUS のネガティブな関係の質問では、配偶者・パートナー、友人、およびパートナー以外の家族について、どのくらいの頻度で「あなたにあまりにも多くの要求をするか」

「あなたを批判するか」「彼・彼女をあてにしているのに失望させられる」「神経を逆なでするか」といったことを把握している。配偶者やパートナーについてはさらに、口論や緊張関係に至るか、について調べている。Cronbach の α は、家族、友人、パートナーにおいて、それぞれ 0.77、0.78、0.87 である（Seeman & Gilik, 2013; Kiecolt-Glaser ら , 1993; Smith ら , 2004; Schuster, 1990）。

　本節では、ソーシャルネットワークや社会関係を評価する測定方法の概要を説明した。数多くの測定方法を包括的に説明するのではなく、疫学者に役に立つ方法を中心に紹介した。

7.4　ソーシャルネットワークと死亡、疾病罹患、認知機能、行動との関連

　1970 年代初頭から現在まで、ソーシャルネットワークやソーシャルサポートと死亡、疾病罹患、認知機能、健康行動との関連を示す研究は、膨大に蓄積されてきた（Holt-Lunstad ら , 2010; Berkman, 1995; Smith & Christakis, 2008; Anderson ら , 1996; Greenwood ら , 1996; Helgeson & Cohen, 1996; Seeman, 1996; Eriksen, 1994）。これらをすべて網羅することは本章の範囲を超えており、詳細は複数の健康アウトカムを対象とする最近のレビューを参照してほしい（Cacioppo & Hawkley, 2009; Hawkley & Cacioppo, 2010; Cacioppo ら , 2011b; Repetti ら , 2002; Glymour ら , 2008; 2010; Riley ら , 2009; Masi ら , 2011; Zunzunegui ら , 2003）。また本章では、メンタルヘルスについては認知に関わることだけを扱う。その他には、全死亡、循環器疾患、脳卒中、および種々の感染症をアウトカムとする研究について検討する。また、喫煙、薬物使用、避妊、および疾病予防のプログラムへの参加といった健康行動に関わる媒介経路についても言及する。

7.4.1　全死亡

　1970 年半ば以降、ゆうに 100 を超える研究において、ソーシャルネットワークや社会関係が死亡に及ぼす影響について調べられてきた。本書第 1 版では、米国から北欧諸国、日本に及ぶ多くの国で行われた、13 の大規模な

第 7 章　ソーシャルネットワーク疫学 ｜　297

前向きコホート研究について紹介した。アラメダ郡における初期の研究結果から約30年が経過し、2010年には148の研究についてメタアナリシスが行われた（Holt-Lunstadら, 2010）。これらの研究は、オーストラリア、日本、イスラエル、北米、南米、欧州に至るまで多くの国に及ぶ。ただ、今でもなお低所得国で行われた研究はほとんどない。それでも、自記式調査により健康と社会的紐帯の関連を調べた最近の研究では、社会関係と健康との関連がほぼ普遍的であることが示唆された（Kumarら, 2012）。死亡をアウトカムとする研究には、大規模縦断コホート研究、特定の疾病をもつ男性・女性に絞ったコホートなどが含まれる。メタアナリシスでは、孤立している人や他の人とつながりがない人が死亡しやすいことが明らかにされた。孤立している人の死亡オッズ比は約1.5であり、リスクが50%増加していた。ソーシャルネットワークの構造的側面と機能的側面について別々に評価したところ、構造的側面のオッズ比は1.57、機能的側面のオッズ比は1.46だった。オッズ比の差が小さなものであることは、構造的側面と機能的側面の両方が重要であることを示唆し、実際にはこれらはかなり相関すると考えられる。また、ソーシャルネットワークのさらに多くの側面を含む、複雑な指標を用いた場合には、より高いオッズ比が観察され、多次元尺度が重要であると言える。

　本項では、この分野における歴史的価値のある研究について簡単に確認する。詳細はChristakisらやSeemanらによるレビューと合わせて、本節の初めにおいて引用したレビューも参照してほしい（Smith & Christakis, 2008; Repettiら, 2002; Seeman, 1996）。まず、アラメダ研究から始めよう。他人とのつながりのない男女（友人や親戚との接触、婚姻状況、および教会とグループメンバーシップを評価する尺度に基づく）は、他人とのつながりをより多くもっていた人たちに比べて、1965年から1974年まで9年間の追跡において1.9～3.1倍多く死亡していた。社会的孤立に関連した死亡リスクは、虚血性心疾患、脳血管・循環器疾患、がんや呼吸器疾患、消化器疾患など、様々な疾患において高かった。社会的孤立が冠動脈疾患のリスクとのみ関連しているわけではないことが明らかである。こうした社会的孤立と死亡リスクとの関連は、喫煙、飲酒、運動などの健康行動、予防医療や併存疾患とは独立したものだった（Berkman & Syme, 1979）。

ミシガン州のティカムシ市で行われた研究では、女性ではなく男性におい
て、社会的つながりおよび社会参加と、10～12年の間に観察された死亡リ
スクの間に、アラメダ研究と同程度の正の関連を見出している（Houseら,
1982）。この研究の強みは、身体検査（コレステロール値、血圧、呼吸機能
など）によって得られたいくつかの生物医学的予測因子を調整できたことで
ある。同じ年に、ノースカロライナ州ダーラム郡の高齢者を対象とした研究
でも同様の結果が報告されている（Blazer, 1982）。比較に用いられた3つの曝
露は、(1) ソーシャルサポートが不十分であると感じること（孤独感を含む）、
(2) 社会的役割やアタッチメントが不十分であること、(3) 社会的人間関係
が低頻度であることであった。これらの死亡に対する相対リスクは、それぞ
れ3.4、2.0、1.9だった。
　1980年代後半と1990年代には、1つは米国、3つは北欧からの研究結果
が報告された。ジョージア州エバンス郡では、アラメダ研究で用いられた測
定方法をもとに作成した社会的接触の測定方法を使用した（Schoenbachら,
1986）。その結果、生物医学的リスク因子と社会人口学的リスク因子につい
て調整しても、白人高齢者において社会的接触が少ないと死亡リスクが有意
に高いことがわかった。スウェーデンのヨーテボリでの研究では、1913年
と1923年に生まれた別々の男性のコホートにおいて、社会的孤立は年齢お
よび生物医学的リスク因子とは独立して死亡のリスク因子であることが示さ
れた（Wellin, 1985）。社会的に孤立していた女性において、死亡リスクが大
幅に増加したとする、アラメダ研究以外では唯一の研究も報告された（Orth-
Gomer & Unden, 1987）。また、東フィンランドでの13,301人の男女を対象と
した研究では、アラメダ研究で用いられたソーシャルネットワーク指標とほ
ぼ同じ社会的接触の指標により、一般的な循環器疾患のリスク因子とは独立
して、女性でなく男性において死亡リスクが予測できることが示された
（Kaplanら, 1988）。
　アラメダ研究とEstablished Populations for Epidemiologic Studies of the
Elderly（EPESE）では、高齢期においても継続的に、ソーシャルネットワー
クが死亡リスクの低下に重要であることが示された（Seeman & Berkman,
1988; Seemanら, 1993a）。さらに、health maintenance organization（HMO）

の大規模コホート、および男性医療従事者 32,000 人における研究でも、一般にソーシャルネットワークは疾病の発症よりも死亡に強く関連することが示された（Vogt, 1992; Kawachi ら , 1996）。

　デンマークの男性および日本人の男女における 2 つの研究においても、社会的孤立やソーシャルサポートが死亡に関連していることが示された（Penninx ら , 1997; Sugisawa ら , 1994）。最近のフランスの French Gas and Electricity の従業員を対象とした研究（GAZEL）では、同じようにソーシャルネットワークが全死亡と関連することがわかった。ただし、死亡リスクは循環器疾患ではなく、がんによる死亡のために上昇していた（Berkman ら , 2004）。これらの研究結果をまとめると、社会的に孤立している、あるいは社会的につながりのない人は、友人、家族、地域社会との強いつながりをもつ人に比べて、全死亡リスクが 2〜5 倍高いと言えよう。

7.4.2　循環器疾患

　ソーシャルネットワークやソーシャルサポートが循環器疾患の発症に関連するという、ネットワークやサポートが健康によいとする研究とは矛盾する結果も報告されている（Orth-Gomer ら , 1993）。スウェーデンの中年男性を対象とした研究では、社会的統合が心筋梗塞の発生率と関連すると報告されたが、他の 2 つの研究では関連が認められなかった（Vogt, 1992; Kawachi ら , 1996）。

　対照的に、ごく最近の多くの研究では、社会的紐帯、特に親密な紐帯とそのつながりを通した情緒的サポートが、心筋梗塞など重篤な循環器疾患患者の生存に影響を与えることが示されてきている。Beta-Blocker Heart Attack Trial に参加した、急性心筋梗塞の 2,320 人の男性生存者を調査した研究がある（Ruberman ら , 1984）。社会的に孤立していた人は、孤立していない人と比べて 3 年以内に 2 倍以上多く死亡していた。社会的孤立を人生のその他のストレス（職位、離婚、暴力的なイベントへの曝露、退職または経済的困難など）と統合した指標を用いても、心理社会的状況が与える死亡リスクは大きいことがわかった。心理社会的リスクが高い群は、最も低リスクの群と比べると、4〜5 倍多く死亡していた。心理社会的状況は、全死亡および突

然死とも関連していた。この研究では（そして対象者がイベントの後に募集される研究のほとんどにおいても）、心理社会的状況と疾病重症度との時間的な前後関係を明らかにはできていない。しかし、この研究結果は以降のモデルとなった。

　スウェーデンの循環器疾患のリスク因子をもつ 150 人を対象とした研究では、ソーシャルサポートがないと死亡しやすいことが確認された (Orth-Gomer & Johnson, 1987)。社会的に孤立している人の 10 年間の死亡率は、社会的活動をしていて社会とつながりのある人よりも 3 倍高かった。この研究では、調査開始時に予後を予測する因子について詳細に調査しており、心理社会的および臨床的な特性による影響を除外することができた。

　循環器疾患により死亡するまでの生存期間を調べた研究（1974 年から 1980 年に心臓カテーテル検査を受けた、冠動脈疾患の既往をもつ 1,368 人を対象）がある。未婚または友人のいない人は、既婚者や親しい友人がいる人たちと比較すると、5 年間の死亡が 3 倍多いことが示された（オッズ比［OR］：3.34、95% 信頼区間［CI］：1.8 − 6.2）(Williams, 1992)。この関連は、他の臨床的な予後予測指標や社会経済的状況を含む社会人口学的因子とは独立していた。

　Multicenter Diltiazem Post-Infarction Trial のプラセボ群に登録した心筋梗塞後の患者を対象として、婚姻状況と主な心疾患イベントとの関連を調べた研究がある（Case ら, 1992）。1 人暮らしが、非致死性心筋梗塞や心疾患死亡を含む心疾患イベント再発の独立したリスク因子であることが報告された（ハザード比［HR］：1.54、95%CI：1.04 − 2.29）。

　住民を対象としたコホート研究である New Heaven EPESE では、1982 年から 1988 年に心筋梗塞で入院した患者を対象として、ソーシャルネットワークやソーシャルサポートと死亡との関連が調べられた（Berkman ら, 1992)。研究期間に 100 人の男性と 94 人の女性が心筋梗塞で入院し、心筋梗塞後 6ヵ月の間に、女性の 34% と男性の 44% が死亡していた。男女の両方で、前向きに測定した情緒的サポートは、病院での早期死亡と 1 年後以降の死亡の両方に関連していた。入院した人のうち、情緒的サポートをしてくれる人がいないと答えた人における死亡は約 38% だったが、情緒的サポー

トをしてくれる人が2人以上いると答えた人では11.5%だった。このパターンは、研究期間中ずっと変わらなかった。研究の主なエンドポイントである、6ヵ月が経過した時点における死亡については、情緒的サポートのない人では52.8%、情緒的サポートをしてくれる人が1人以上いた人は36.0%、2人以上いた人は23.1%だった。これらは1年後でも変化がなかった。さらに男女、若年者と高齢者、およびKillip分類による循環器疾患の重症度にかかわらず、パターンは一貫していた（**図7.2**）。社会人口学的要因と、生活環境、抑うつ症状、および臨床的予後の指標を含む心理社会的要因を調整した多変量モデルでは、情緒的サポートをしてくれる人がいないと答えた人は、少なくとも1人以上いると答えた人と比べて、約3倍多く死亡していた（OR：2.9、95%CI：1.2 − 6.9）。

冠動脈バイパス手術もしくは大動脈弁置換術の患者を対象とした研究では、宗教を含む任意の団体に所属していること、宗教的あるいは精神的な信仰・信念があることが、手術後の生存に関連することがわかった（Oxmanら, 1995）。これらの2つを組み合わせた場合、どちらにも該当しない人は、両者をもつ人と比べて、7倍以上死亡しやすいことが示された。宗教に関わる最近の研究については本章では詳しくは述べないが、この研究結果は、共通の価値観や集団的なゴールを提供する非公式の組織への所属意識が、人々のウェルビーイングや生存に大きく影響する可能性を示しており、親しい社会関係の重要性を示す研究を補完するものと言える。

Corpus Christi Heart Projectにおける、メキシコ系アメリカ人および非ヒスパニック系白人を対象とした研究では、ソーシャルサポートは平均3年以上の追跡において死亡を予測することがわかった（Farmerら, 1996）。相対リスクは、メキシコ系アメリカ人で特に高かった（RR：3.38、95%CI：1.73 − 6.62）。

これらの研究結果からは、ソーシャルネットワークやソーシャルサポートと長期追跡における死亡との関連は強いが、一方で発症との関連は比較的弱い。つまり、ソーシャルネットワークやソーシャルサポートは、疾病罹患ではなく、予後や生存に大きく影響するのかもしれない。

他の循環器疾患に関する研究は、まだ少ない。New Haven Studyにおい

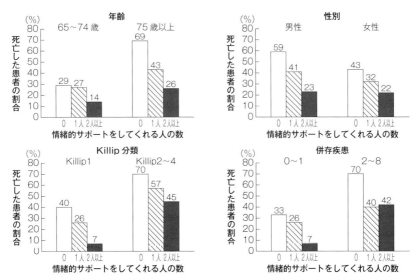

年齢（左上）、性別（右上）、Killip 分類による心筋梗塞重症度（左下）、および併存疾患（右下）について調整している。

図 7.2 ソーシャルサポートのレベル別における 6 ヵ月以内に死亡した心筋梗塞患者の割合
出典：Berkmen ら（1992）を改変

て高齢者のうっ血性心不全について調べたところ、女性ではなく男性で、情緒的サポートが生存と関連していた。一方で、情緒的サポートと初期入院リスクの関連は見られなかった（Krumholz ら, 1998; Chen ら, 1999）。

7.4.3　脳卒中

　循環器疾患に比べると脳卒中の発症と死亡については、社会的統合の影響は弱かった。しかし、脳卒中からの回復にはソーシャルネットワークやサポートが重要であるというエビデンスが次第に蓄積されてきている。

　関連を十分に評価するにはサンプルサイズが不足していたが、社会的に孤立していると脳卒中による死亡リスクが高いことが示されている（Berkman & Breslow, 1983; Kawachiら, 1996）。さらに、その後の多くの研究において、ソーシャルネットワークやソーシャルサポート、特に社会的孤立が、脳卒中発症後の死亡と関連することがわかってきた。例えば、虚血性心疾患、がん、脳

卒中の既往歴をもつ人において、ソーシャルネットワークは死因別死亡と全死亡の両方に強く関連していた（Vogt, 1992）。新たに脳卒中と診断された人を 10 年間追跡したところ、うつ病があると生存率が低かった。社会的に孤立していて、かつ臨床的にうつ病であった人は、特に脳卒中後に死亡リスクが高かった（Morris ら, 1993）。次に、社会的孤立と非致死性の脳卒中の発症との関連を初めて報告した研究を紹介する。32,624 人の米国の男性医療従事者を対象とした研究では、非致死性の脳卒中とソーシャルネットワークが関連していることがわかった（Kawachi ら, 1996）。しかし、統計的パワーが不十分だったため、多変量解析はなされていない。今のところはっきりとしているのは、社会的紐帯と疾病発症との関連を示す根拠は、ある特定の感染症および（限定的だが）冠動脈疾患においてしか示されていないということだ。理論的には、心疾患と同じメカニズムは脳卒中でも働くだろう。つまり、血圧やストレスに関連した血管反応の調節が関係していると考えられる（Strogatz ら, 1997）。

　脳卒中からの回復過程では、社会的統合は特に情緒的サポートを通して、身体機能および心理的適応の両面に働くことが多くの研究で報告されている（Morris ら, 1991; Evans ら, 1987; Friedland & McColl, 1987; Glass ら, 1993; McLeroy, 1984; Robertson & Suinn, 1968）。ソーシャルサポートと脳卒中後の生活の質の関連を示した研究もある（Angeleri ら, 1993; Evans ら, 1994; King, 1996; Hyman, 1972）。ソーシャルサポートがないことは、希死念慮や脳卒中後うつ病などの脳卒中後の様々なネガティブな反応と関連することが示されている（Kishi ら, 1996; Anderson ら, 1996; Colantonio ら, 1993; Lehmann ら, 1975）。ソーシャルサポートは、入院期間や退院という転帰などの入院に関する指標の重要な予測因子であることがわかっている。152 人の脳卒中患者を対象としたコホート研究では、ソーシャルサポートがあるとリハビリや老人ホームでのケアへと移行しやすいことが示された（Brosseau ら, 1996）。脳卒中の回復期にソーシャルサポートが及ぼす影響はとても強いもので、唯一の心理社会的因子であったことを示すレビューもある（Kwakkel ら, 1996）。

　さらにいくつかの無作為化比較試験で、心理社会的な介入は脳卒中患者の社会への適応状況を改善し、他の慢性疾患を有する患者では生存期間を延長

する効果があった（Evans ら, 1988）。この介入では、利用可能なソーシャル
サポートを積極的に活用することに重点を置いていたという（Oldenburg ら,
1985; Spiegel ら, 1989）。

7.4.4　認知機能：予備力とレジリエンス

　ソーシャルネットワーク、特に社会的関与と人間関係が、成人期の認知機
能に影響することがわかってきた。認知機能には、社会的関与などのソーシャ
ルネットワーク内の活動が重要なのかもしれない。コミュニケーションをと
ることや、経験したことを思い出すこと、問題解決といった社会的人間関係
により、神経機能に直接的な影響を及ぼし、認知機能の低下を遅らせること
ができる可能性がある（Glymour ら, 2008）。同じネットワークに属するメン
バーは、互いに健康によい行動を促し合ったり、直接的にケアを提供し合っ
たり、医療にアクセスしやすくしたりするのかもしれない。認知科学者は、
認知的予備力（人生を通して良好な認知発達を促す状態）と認知レジリエン
ス（負荷の後に認知を回復する力）を区別するようになってきている。認知
的予備力を高めるには、積極的な社会的関与と紐帯が重要かもしれないとい
うことがわかってきた。ソーシャルサポートは、認知的予備力に関してはあ
まり重要でないが、認知レジリエンスには重要で、脳卒中などのイベントの
後の認知が回復する可能性がある。

　この 25 年間、多くの研究により、社会的関与は高齢者における認知機能
の低下に関連することが示されてきた。初期の重要な研究として、EPESE
の New Haven のコホートがある。2,812 人の男女を対象に 12 年間にわたっ
てインタビューし、社会的紐帯をもたない人は、もつ人に比べて認知機能が
低下しやすいことを示した（Bassuk ら, 1999）。認知機能低下のオッズ比は 2.37
（95%CI：1.07 － 4.88）だった。年齢、学歴、および身体機能などの共変量
を調整しても、この関連は認められた。スウェーデンでの研究でも、認知症
の発症を予防するには社会的関与が重要であることが示された（Fratiglioni ら,
2004; Lobo ら, 2000）。さらに Kunghsolmen 研究では、社会活動の精神的、
物理的、社会的側面のそれぞれが認知症と関連することが示された。3 つの
側面のうち 2 つが組み合わさった場合が、最も予防的であった（Karp ら,

2006)。Chicago Health and Aging Project では、ソーシャルネットワーク（紐帯の数で評価）と社会的関与（社会活動で評価）の両方が、認知機能低下と関連することが明らかにされた（Barnes ら , 2004）。さらに、スペインの高齢者を対象とした研究では、親戚と実際に会うことや地域コミュニティにおける社会的統合は、特に男性よりも女性で認知機能の低下と関連することが報告されている（Zunzunegui ら , 2003）。台湾の高齢者を対象とした研究では、友達や親戚との緊密なつながりの数ではなく、ボランティア活動や社会的交流などの社会活動が、認知機能の低下と関連することが示された（Glei ら , 2005）。台湾では、多くの高齢者は緊密な家族構造の中で暮らしており、そのため非自発的かつ親密過ぎるネットワークよりも、むしろ社会活動の方が認知機能低下を防ぐと言える。一方、台湾における社会的紐帯は、ケアの必要性から構築されている可能性もある。つまり、社会関係や社会的関与の予防効果と同じように、疾病をもつ人たちの間では、ネットワークはずっと強固なのかもしれない。

　ここで紹介した研究の多くにおいては、社会的関与が認知機能の低下に時間的に先行するとしている。しかし、そうではないことを示す研究もある。Honolulu Heart Study では、中年期の社会的関与は高齢期の認知症の発症を予測せず、実際には逆に中年期から高齢期にかけての社会的関与の低下が認知症を予測していると報告した（Saczynski ら , 2006）。つまり、社会的関与の低下は、認知症早期の前駆症状である可能性を示唆する。逆因果の問題は複雑だが、時間的前後関係を確立する上で重要である。なぜなら、社会的関与の測定は、多くは中年期に行われており、認知症発症や認知機能低下の数年前に過ぎないからだ。

　記憶力も、社会的紐帯や社会的関与と関連するようだ。50 歳以上の米国人を対象とした縦断パネル調査である Health and Retirement Study の分析では、社会的関与が記憶力や記憶力の低下に関連していることが示された（Ertel ら , 2008）。記憶力や流暢に話すこと、実行機能〔複雑な課題を行う時に、課題のルールを把握し、情報の更新などを行い、思考や行動を制御する認知システムのこと〕が、社会的関与と関連していることも示された（Bosma ら , 2002）。実行機能を含む認知機能の変化は、どのように社会的関与をするか、

に影響を受ける可能性があると述べられている（Hultschら, 1999）。

　これは、退職やボランティア活動の役割に関する研究結果と一致する。有償か無償かにかかわらず、仕事のためには認知機能を維持する必要があり、さらに晩年に認知機能を維持するのに役立つということだ。Experience Corps 無作為化試験〔高齢者のボランティア活動による機能評価研究〕の予備研究では、このプログラムに参加した人たちの脳の可塑性が調査された（Carlsonら, 2009）。fMRI で評価した脳の可塑性は実行機能に関連しており、記憶や認知機能の低下の両方に影響する。介入群に割り付けられた人は、刺激に反応して、脳の可塑性がより好ましい状態となることがわかった。参加者の 1 人の言葉を借りれば、「この経験は私の脳からクモの巣を取り除いた」という（Carlsonら, 2009）。高齢期における仕事と認知機能の関連を調べている研究も多い（第 6 章）。

　ソーシャルネットワーク、社会的関与、社会的統合に関する研究の知見とは対照的に、脳卒中からの回復の研究では、情緒的サポートが認知機能の回復の最も重要な予測因子であった（Glymourら, 2008）。社会的紐帯は認知機能全般に関連していたが、手段的サポートではなく、情緒的サポートだけが脳卒中発症後 6 ヵ月間の回復を予測していた。情緒的サポートが認知的レジリエンスを高め、ソーシャルネットワークが認知的予備力を高めることが、脳卒中によるダメージを防ぐのに重要なのかもしれない（Glymourら, 2008）。ソーシャルサポートのストレス緩衝作用は、最近の MIDUS 研究でも明らかであり、人間関係のストレス（ネガティブな社会的人間関係）が実行機能に関する複雑な認知課題に及ぼす影響をソーシャルサポートが緩衝していることを示している。つまり、Tun らの言葉を借りれば、「非常にストレスフルな環境に直面している場合でも、他の人を支える、思いやるというようなソーシャルサポートがあると、認知機能へのストレスが緩衝されるのかもしれない」（Tunら, 2013）。

7.4.5　感染症：ネットワーク疫学の起源

　人から人へと広がっていく感染症は、ネットワーク分析に最も適している。性感染症や（コンドームの使用、注射針の共有など）、同じ行動に伴い直接

広がる疾病は、ネットワーク分析により深く理解できる。ソーシャルネットワークと健康の関連について、最も複雑でかつ有意義な研究は、おそらくHIV/AIDS（エイズ）の研究だ。エイズに関する研究者は、このアプローチについて「ネットワーク疫学」という用語を使っている。他の性感染症の拡大に関する研究にも有用なこのアプローチは、性感染症の拡大や避妊、性行動にも関係する思春期のネットワークの研究において発展してきた。感染症の分布におけるソーシャルネットワークの重要性については、約20年前のレビューの中で、以下のように簡潔に記述されている（Morris, 1995）。

> 人と人の接触によって広がる感染症は、選択的な（または「非ランダム」な）ソーシャルミクシング〔人々がどのように交流しているのか〕のパターンに強く影響を受ける。疾病の感染につながる接触が親密かつ広範であるほど、選択的なミクシングが行われており、感染のスピードや広がりに影響するだろう。住民全体における選択的なミクシングのパターンは、個人それぞれのネットワークがもつ多様性の結果である。

住民全体における健康の決定要因としてのソーシャルネットワークは、すなわちソーシャルミクシングのパターンの特性のことである。感染症の研究は、ネットワーク構造が健康に影響する経路を解明するための手がかりを与えてくれる。

ソーシャルネットワークと感染症の研究は、いくつかの領域に集中している。ここでは最近の20年間に行われたエイズに関する重要な研究に注目する。エイズの研究は、他の性感染症にも通じる。その次に、ソーシャルサポートが風邪のかかりやすさに及ぼす影響に関する重要な知見を紹介する。

7.4.6　HIV/AIDS：ネットワーク疫学の拡大

ネットワーク分析は当初、個人の性的ネットワークに焦点をあてたエゴセントリックパターンを同定することを目的として、エイズの研究で用いられた。現在では、数学的モデリングを活用したネットワーク分析なども行われている。最近の研究では、個人に焦点をあてる場合（エゴセントリック）と、

個人が属する集団に焦点をあてる場合（ソシオセントリック）の両方のアプローチが用いられ、感染症の伝播の潜在的なパターンのシミュレーションと観察研究の両方が行われている。これらは、将来のエイズ流行の予測に用いられる。これらのモデルは、感染症の伝播に関する既存の古典的な疫学における数学モデルの発展に大きく貢献した。既存のモデルは、実際の性的ネットワークよりもずっとランダムに感染症が伝播するという仮定に依存していた。いくつかの主要な研究では、エイズ流行国において集団に焦点をあてたアプローチが用いられてきた。例えば、アフリカ・マラウイにおけるリコマネットワーク研究（LNS）では、サハラ以南のアフリカの島に焦点をあて、いくつかの村を調査した（Helleringer ら, 2009; Helleringer & Kohler, 2007; Helleringer & Kohler, 2008）。**図 7.3**（次頁）は、リコマにおけるソーシャルネットワーク構造である。(1) は調査から 3 年以内、(2) は調査から 1 年以内、(3) は調査実施時点である。

　また、エイズのかかりやすさにおける社会的人間関係の重要性を検討するために、マラウイにおいて Malawi Diffusion and Ideational Change Project のデータを使用したネットワーク分析が行われている（Helleringer & Kohler, 2005）。

7.4.7　性感染症：新しい変化を捉えるネットワーク疫学

　ごく最近まで、疫学者は、リスクの高い性的ネットワークには、多数のパートナーをもつ極少数のメンバー、つまり性的に活発な「コア（中心)」がいると考えがちであった。さらに、その濃密なグループが何人かを介して外のメンバーとつながり、感染症を拡大させると考えていた。感染症の伝播の疫学モデルはまた、人々が接触する構造として一般的にランダムなミクシングを仮定していた。しかし、セックスはくしゃみではないので、どこでも起こるわけではない。セックスをくしゃみと同じように仮定することは妥当ではなく、性的ネットワークと性感染症、特にエイズが伝播する性行動を説明するには適さない。

　恋愛・性的ネットワークは、大規模なソーシャルネットワークと同じ特徴を多くもつが、質的および量的に異なる。性的ネットワークは、直接的に性

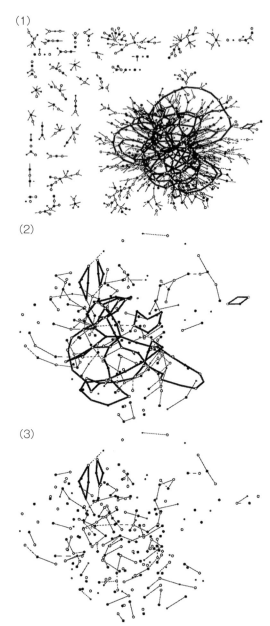

図 7.3 ネットワーク構造の視覚化（Likoma Network Study）
出典：Helleringer & Kohler（2007）

的接触を介して感染症の伝播に影響するだけでなく、安全なセックスを広げることにも役立つ。図 7.4 に性的ネットワークの 4 つのタイプを示す（Bearman ら, 2004）。(1) コアモデル：活発なメンバーがネットワーク内部で互いに感染症を伝播し、それぞれが外のネットワークへ感染を拡散する。(2) 逆コアモデル：HIV に感染した運び屋のようなメンバーが、外のネットワークへと感染を広げるが、ネットワーク内部では互いに感染を広げない。(3) 別々の集団間の橋渡し：異なる行動様式をもつ 2 つのグループ間に橋渡しをするメンバーがいる。(4) スパニングツリー（spanning tree）：互いのつながりが弱い集団内で連なって広がるつながり。「社会的なルールが特定の関係の成立を妨げる時に、スパニングツリー構造が現れるようだ」とされる（Bearman ら, 2004）。

　Add Health Study では、ある高校の 832 人の生徒における恋愛・性的ネットワークについて、集団に焦点をあてたネットワーク分析を実施したところ、スパニングツリー構造が、性的ネットワークを最もよく表していることがわかった。驚くべきことに、この高校の半分以上の生徒が、1 つの非常に大規

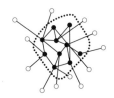

（1）コアの感染モデル

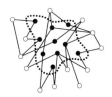

（2）逆のコアのモデル

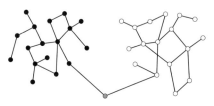

（3）別々の集団の間の橋渡し　　　　　　（4）スパニングツリー

図 7.4　性的ネットワークの 4 つのタイプ
出典：Bearman ら（2004）

模なスパニングツリーにつながっていた。ほとんどの生徒が2人または3人のネットワークに属しており、2年未満の間に50%以上の生徒がネットワークを介してつながっていた。性感染症のリスクは、パートナーの数の問題ではなく、自分が知らないうちに大規模なネットワークにつながっていることが問題なのである。感染症の伝播の観点から見ると、これは非常に危険な状況である。ほとんどのメンバーには1つや2つ程度のつながりしかないのに、感染症はどんどん広がっていくのである。

　この知見と一致して、ネットワークの特性に関する最近の研究では、特に米国のアフリカ系アメリカ人と白人の間にあるような性感染症の人種・民族間格差を説明するのは、「活動性の高い」ハブとなる人の有無であるという可能性が示された。複数の調査で、非ヒスパニック系黒人は、HIV感染率が高いだけでなく、他のほとんどの性感染症をもっているとわかった（Morrisら, 2009）。この罹患率の増加の一部は、（非ヒスパニック系黒人では）医療へのアクセス、治療、および医療ケアが限られていることに由来しているかもしれないが、感染症の伝播のパターンによっても説明されるだろう。上記のように、初期の研究における仮定は、多くの人とつながる「コア」に基づいていた。しかし、最近のシミュレーションによると、まさにスパニングツリーモデルで示されるような低い度合いの同時並行性と（Bearmanら, 2004）、ネットワークにおける同一人種内での高いレベルの交流が組み合わさり（Morrisら, 2009）、米国における性感染症の流行パターンを形づくっていると考えられた。同時並行で進展する関係における小さな変化から、1対1の関係性におけるより小さな変化まで含めて、パートナーシップにおける小さな変化が感染症の流行に大きな影響を与えることがわかった。もともとの人種・民族における感染者の割合と合わせて考えると、感染症のパターンを説明するために活発なコアを考える必要もないのかもしれない。同時または連続的かにかかわらず、パートナーの数が増えることは感染症のリスクに関連している。しかし、感染を伝播するパートナーの割合は、パートナーの累積数と同時性の両方に関係している。

　アフリカ、特にサハラ以南のアフリカでのエイズの蔓延は未解決の重要な問題である。多くの地域でエイズの発生率が低下しても、その地域における

エイズの有病割合は増加していたからだ。その意味で、近年のマラウイ（LNS）、タイ、南アフリカにおける研究はとても貴重である（Helleringer ら, 2009; Entwisle ら, 2007; Bärnighausen ら, 2008; 2007; Eaton ら, 2012）。LNS は、サハラ以南のアフリカにおける集団に焦点をあてた優れたネットワーク研究で、モデルとなるものである。この研究デザインは利便性が高いので参照する価値がある。リコマ島はマラウイ湖の小さな島で、村の中で完全に完結する「小さな世界」でネットワーク分析が実施できた。性的パートナーを定義し、特定するための方法が詳細に記述されている（Helleringer ら, 2009）。

　注射薬物使用者のソーシャルネットワークに関する研究は、ソーシャルネットワークやソーシャルサポートは必ず健康によいという神話の好例である（Neaigus ら, 1994）。ネットワーク内のハイリスク行動の人の密度が、個人のリスクレベルと関連しており、リスクネットワークに参加することにより、その個人には不健康なライフスタイルが組み込まれ、社会的影響の様々な経路を通じて強化される。293 人の注射薬物使用者を対象とした研究では、ネットワークの密度と薬物使用のサブネットワークのサイズは、薬物の使用頻度と関連していた（Latkin ら, 1995）。しかし、薬物使用者において、自分のネットワークに薬物使用をしない配偶者・恋人・性的パートナーがいると、薬物使用の頻度が低かった。ある種の社会的紐帯が、ハイリスク行動を防ぐのかもしれない。これらの知見は、サポート的な紐帯は薬物使用に陥りやすい環境の影響を緩衝するということを示した研究結果と一致する（Newcomb & Bentler, 1988; Zapka ら, 1993）。

　行動変容を目的とした介入が薬物使用者に対して効果がないように見える理由の 1 つとして、注射薬物使用者のソーシャルネットワークそのものが介入の障壁であるという説明がされてきた。このため、介入は、ネットワーク周辺ではなく、これらのネットワーク内部に対して行われるべきだと考えられた（Friedman ら, 1992; Kelly ら, 1993）。ハイリスク行動に関する規範を変えるべく、ハイリスクな社会環境においてキーマンとなるオピニオンリーダーを利用した革新的な例もある（Kelly ら, 1991）。

　ソーシャルサポートの役割と感染症に関する研究により、ソーシャルサポートが作用する潜在的な生物学的・生理学的経路に関する重要なエビデンスが

第 7 章　ソーシャルネットワーク疫学　｜　313

得られた。例えば、スウェーデンにおいて HIV に感染した男性を追跡し、5 年間にわたって CD4 細胞数を調べた研究がある（Theorell ら , 1995）。その結果、ベースライン時のアタッチメント［ソーシャルサポートなどの人間関係を築く基盤］が低い場合、CD4 細胞数が急速に減少した。このことは、ソーシャルサポートが免疫系に影響する可能性を示した。

　ソーシャルネットワークや実際の空間で人と人が交わる所で HIV が伝播する社会地理学的な土台が形成される、と社会学者は指摘する（Wallace, 1991）。重層的なネットワーク構造は、感染症の流行を広げるパイプとして働く。ミクロレベルでは、この現象はハイリスクな個人のネットワーク内で感染が急速に広がり飽和していく状態として現れる。さらに、この現象はマクロレベルでも見られる。例えば、HIV 感染のパターンが出稼ぎ労働者の雇用のパターンに応じて、ウガンダの地域内でどのように変化するかを実証した研究がある（Hunt, 1989）。これらの労働市場はソーシャルネットワークの基盤構造を形成し、感染症が伝播していくのである。

7.4.8　その他の感染症

　社会的接触（social contact）が感染症の伝播に対して宿主抵抗性を与えることが Cassel や Selye によって明らかにされた（Cassel, 1976; Selye, 1956）。さらに最近、ソーシャルサポートにより宿主抵抗性を制御する免疫システムが変わるようだというエビデンスが蓄積してきている（Kiecolt-Glaser ら , 2001; Uchino ら , 1996; Esterling ら , 1996; Glaser ら , 1992）。Cohen らは、ソーシャルネットワークの多様性が風邪のかかりやすさに関連しているかどうかを調べる実験を行った。被験者の 12 種類の社会的なつながり（例えば、配偶者、親、友人、同僚、社会的集団の構成員）の程度を調べた上で、ライノウイルスを点鼻投与し、風邪にかかるかどうかを観察した。結果は、社会的紐帯を多くもつ人は、風邪にかかりにくく、鼻水が少なく、風邪から早く回復し、排出したウイルス量が少なかった。曝露する前のウイルス特異的抗体、ウイルス型、年齢、性別、季節、BMI、学歴および人種を調整しても、結果は変わらなかった。風邪のかかりやすさは、ソーシャルネットワークの多様性が増すにつれ、量反応的に減少した（Cohen ら , 1997）。

もし本当に、社会的統合や社会参加が免疫機能の変化に関連するとしたら、このことは示唆に富む。まず、免疫機能は感染症、アレルギーの発症、自己免疫疾患、およびがんと直接的に関わる（Cohen, 1988）。これまでのエビデンスでは、ソーシャルサポートがないとがんや自己免疫疾患のリスクが増加するかについて、まだ十分な説得力まではない。しかし、Cohen らの知見と合わせて考えれば、効果がある可能性も考えられる。加えて、ソーシャルサポートが神経内分泌機能に影響を及ぼすということは、ソーシャルサポートが動脈系など血行動態における免疫機能に作用し、循環器疾患の病因にも寄与する可能性があることを示唆する。

7.5　結論

　本章では、社会関係を大きなソーシャルネットワークの文脈の中に置き、社会関係の様々な側面が健康に与える影響について、これまでの議論を見直してきた。非常に大きな取り組みではあるが、ソーシャルネットワークがどのように健康に影響するのかに関する研究と組み合わせることで、重要な意義がある。ソーシャルネットワークと健康の関連について、研究者は、一般的なアイデアを検証可能な仮説に落とし込む義務がある。さらに、そのためには、ソーシャルネットワークが健康に影響する理論、経路、およびメカニズムについて明確にし、記述する必要がある。すべての目的、疾病、健康行動に適用できるような単一の尺度や研究デザインがあるわけではない。むしろ、ソーシャルネットワーク構造の「上流」の影響とは別に、ネットワークが直接的、近接的に健康に影響する「下流」の経路を明確にすることにより大きく進展するだろう。これまでの研究では、初期の理論がよく引き合いに出され、概念の曖昧なソーシャルネットワークの側面やネットワーク紐帯の機能的な側面を測定する方法が用いられてきた。

　ネットワーク疫学において私たちが直面している最大の課題は、ソーシャルネットワークをどう測定するかということではない。近年の研究により、ネットワークの測定は容易になった。むしろ、厳格に実施された無作為化比

較試験において、介入の効果がない、もしくは効果がわずかしかないといった事実の方が問題なのである［つまり、観察研究ではネットワークと健康の関連が見られるが、介入研究では関連が見られないか、あっても小さい］。研究デザインによって結果が異なるのは、ソーシャルネットワークが健康や健康行動の変化と因果関係をもたないからかもしれない。あるいは、ネットワーク構造やソーシャルサポートを十分に変化させる介入ができていないか、適切な時期に介入できていないからなのかもしれない。フラミンガム研究では、ソーシャルネットワークと健康の因果関係が認められているが、交絡要因の影響もあるため、研究者が思っているほどには頑健な結果とは言えないかもしれない。とはいえ、控え目に見積もったとしても、少なくともネットワークの影響により行動に対する変化はあったと見てよいだろう（VanderWeele, 2013）。いずれにせよ、まだ結論は出ていない。それゆえ将来の研究者に課された使命は、病因期（etiologic period）を特定し、ソーシャルネットワークやサポートを変化させることができる介入方法を開発した上で、交絡や逆因果の問題にしっかりと対処できる研究を実施することである。

参考文献

Ajrouch, K. J., Abdulrahim, S., & Antonucci, T. C. (2013). Stress, social relations, and psychological health over the life course. *GeroPsych*, 26(1): 15-27.

Alexander, C., Piazza, M., Mekos, D., & Valente, T. (2001). Peers, schools, and adolescent cigarette smoking. *J Adolesc Health*, 29(1): 22-30.

Anderson, D., Deshaies, G., & Jobin, J. (1996). Social support, social networks and coronary artery disease rehabilitation: a review. *Can J Cardiol*, 12(8): 739-44.

Angeleri, F., Angeleri, V. A., Foschi, N., Giaquinto, S., & Nolfe, G. (1993). The influence of depression, social activity, and family stress on functional outcome after stroke. *Stroke*, 24(10): 1478-83.

Antonucci, T. C. (1986). Measure social support networks: hierarchical mapping techniques. *Generations*, 10: 10-2.

Antonucci, T. C., & Akiyama, H. (1987). Social networks in adult life and a preliminary examination of the convoy model. *J Gerontol*, 42(5): 519-27.

Antonucci, T. C., & Jackson, J. S. (1990). The role of reciprocity in social support. In: Sarason, B. R., Sarason, I. G., & Pierce, G. R. (eds.), *Social support: an interactional view*. New York: John Wiley & Sons, pp.173-98.

Appleton, A. A., Buka, S. L., McCormick, M. C., Koenen, K. C., Loucks, E. B., & Kubzansky, L. D. (2012). The association between childhood emotional functioning and adulthood inflammation is modified by early-life socioeconomic status. *Health Psychol*, 31(4): 413-22.

Appleton, A. A., Buka, S. L., Loucks, E. B., Rimm, E. B., Martin, L. T., & Kubzansky, L. D. (2013). A prospective study of positive early-life psychosocial factors and favorable cardiovascular risk in adulthood. *Circulation*, 127(8): 905-12.

Asher, S. R., Hymel, S., & Renshaw, P. D. (1984). Loneliness in children. *Child Dev*, 55: 1456-64.

August, K. J., Rook, K. S., & Newsom, J. T. (2007). The joint effects of life stress and negative social exchanges on emotional distress. *J Gerontol*, 62B(5): S304-14.

Barnes, J. A. (1954). Class and committees in a Norwegian island parish. *Hum Relat*, 7(1): 39-58.

Barnes, L. L., Mendes, de Leon, C. F., Wilson, R. S., Bienias, J. L., & Evans, D. A. (2004). Social resources and cognitive decline in a population of older African Americans and whites. *Neurology*, 63(12): 2322-6.

Bärnighausen, T., Hosegood, V., Timaeus, I. M., & Newell, M-L. (2007). The socioeconomic determinants of HIV incidence: evidence from a longitudinal, population-based study in rural South Africa. *AIDS*, 21(Suppl 7): S29-S38.

Bärnighausen, T., Tanser, F., Gqwede, Z., Mbizana, C., Herbst, K., & Newell, M-L. (2008). High HIV incidence in a community with high HIV prevalence in rural South Africa: findings from a prospective population-based study. *AIDS*, 22(1): 139-44.

Barrera, M. Jr., Sandler, I. N., & Ramsay, T. B. (1981). Preliminary development of a scale of social support: studies on college students. *Am J Community Psychol*, 9(4): 435-47.

Bassuk, S. S., Glass, T. A., & Berkman, L. F. (1999). Social disengagement and incident cognitive decline in community-dwelling elderly persons. *Ann Intern Med*, 131(3): 165-73.

Batagelj, V., & Mrvar, A. (2001). *PAJEK*, ver. 91. http://vlado.fmf.uni-lj.si/pub/networks/pajek/

Batagelj, V., Mrvar, A., & de Nooy, W. (2008). *Exploratory social network analysis with Pajek*. New York: Cambridge University Press.

Bearman, P., Moody, J., & Faris, R. (2003). Networks and history. *Complexity*, 8(1): 61-71.

Bearman, P. S., & Moody, J. (2004). Suicide and friendships among American adolescents. *Am J Public Health*, 94(1): 89-95.

Bearman, P. S., Moody, J., & Stovel, K. (2004). Chains of affection: the structure of adolescent romantic and sexual networks. *Am J Sociol*, 110(1): 44-91.

Behrman, J. R., Kohler, H. P., & Watkins, S. C. (2008). *Lessons from empirical network analyses on matters of life and death in East Africa*. California Center for Population Research Online Working Paper Series.

Belle, D. E. (1983). The impact of poverty on social networks and supports. *Marriage Fam Rev*, 5(4): 89-103.

Berkman, L. F. (1986). Social networks, support, and health: taking the next step forward. *Am J Epidemiol*, 123(4): 559-62.

Berkman, L. F. (1988). The changing and heterogeneous nature of aging and longevity: a social and biomedical perspective. *Annu Rev Gerontol Geriatr*, 8: 37-68.

Berkman, L. F. (1995). The role of social relations in health promotion. *Psychosom Med*, 57(3): 245-54.

Berkman, L. F. (2009). Social epidemiology: Social determinants of health in the United States: Are we losing ground? *Annu Rev Public Health*, 30(1): 27-41.

Berkrnan, L. F., & Syme, S. L. (1979). Social networks, host resistance, and mortality: a nine-year follow-up study of Alameda County residents. *Am J Epidemiol*, 109(2): 186-204.

Berkman, L. F., & Breslow, L. (1983). *Health and ways of living: the Alameda County study.* New York: Oxford University Press.

Berkman, L. F., Leo-Summers, L., & Horwitz, R. I. (1992). Emotional support and survival after myocardial infarction: A prospective, population-based study of the elderly. *Ann Intern Med*, 117(12): 1003-9.

Berkman, L. F., Glass, T., Brissette, I., & Seeman, T. E. (2000). From social integration to health: Durkheim in the new millennium. *Soc Sci Med*, 51(6): 843-57.

Berkman, L. F., Melchior, M., Chastang, J. F., Niedhammer, I., Leclerc, A., & Goldberg, M. (2004). Social integration and mortality: a prospective study of French employees of Electricity of France-Gas of France: the GAZEL Cohort. *Am J Epidemiol*, 159(2): 167-74.

Bierstedt, R. (1966). *Émile Durkheim.* London: Weidenfeld and Nicolson, p.1.

Birditt, K. S., Jackey, L. M. H., & Antonucci, T. C. (2009). Longitudinal patterns of negative relationship quality across adulthood. *J Gerontol B Psychol Sci Soc Sci*, 64B(1): 55-64.

Birditt, K. S., Antonucci, T. C., & Tighe, L. (2012). Enacted support during stressful life events in middle and older adulthood: An examination of the interpersonal context. *Psychol Aging*, 27(3): 728-41.

Blazer, D. G. (1982). Social support and mortality in an elderly community population. *Am J Epidemiol*, 115(5): 684-94.

Blazer, D. G. (2005). Depression and social support in late life: a clear but not obvious relationship. *Aging Ment Health*, 9(6): 497-9.

Blazer, D. G., & Hybels, C. F. (2005). Origins of depression in later life. *Psychol Med*, 35(9): 1241-52.

Blumenthal, J. A., Burg, M. M., Barefoot, J., Williams, R. B., Haney, T., & Zimet, G. (1987). Social support, type A behavior, and coronary artery disease. *Psychosom Med*, 49(4): 331-40.

Blumenthal, J. A., Babyak, M. A., Moore, K. A., Craighead, W. E., Herman, S., Khatri, P., et al. (1999). Effects of exercise training on older patients with major depression. *Arch Intern Med*, 159(19): 2349-56.

Bodemann, Y. M. (1988). Relations of product and class rule: the basis of patron/clientage. In: Wellman, B., & Berkowitz, S. D. (eds.), *Social structures: a network approach.* Cambridge, UK: Cambridge University Press, pp.198-220.

Boissevain, J. (1974). *Friends of friends: networks, manipulators and coalitions.* New York: St Martins Press.

Borgatti, S. P. (2002). *NetDraw Software for network visualization.* Lexington, KY: Analytic Technologies.

Borgatti, S. P., Everett, M. G., & Freeman, L. C. (1999). *UCINET V for Windows: software for social network analysis, ver. 5.2.0.1.* Natick, MA: Analytic Technologies.

Bosma, H., van Boxtel, M. P. J., Ponds, R. W. H. M., Jelicic, M., Houx, P., Metsemakers, J., et al. (2002). Engaged lifestyle and cognitive function in middle and old-aged, non-demented persons: a reciprocal association? *Z Gerontol Geriatr*, 35(6): 575-81.

Bott, E. (1957). *Family and social network.* London: Tavistock Press.

Bowlby, J. (1969). *Attachment*. London: Hogarth Press.

Bowlby, J. (1973). *Separation——anxiety and anger*. London: Hogarth Press.

Bowlby, J. (1980). *Loss——sadness and depression*. London: Hogarth Press.

Bowlby, J. (1988). *A secure base*. London: Routledge.

Bowling, A., & Browne, P. D. (1991). Social networks, health, and emotional well-being among the oldest old in London. *J Gerontol*, 46(1): S20-S32.

Brooks, K. P., & Dunkel, Schetter, C. (2011). Social negativity and health: conceptual and measurement issues. *Soc Personal Psychol Compass*, 5(11): 904-18.

Brosseau, L., Potvin, L., Philippe, P., & Boulanger, Y. L. (1996). Post-stroke inpatient rehabilitation: II. Predicting discharge disposition. *Am J Phys Med Rehabil*, 75(6): 431-6.

Buchner, D. M., Beresford, S. A., Larson, E. B., LaCroix, A. Z., Wagner, E. H. (1992). Effects of physical activity on health status in older adults: H. Intervention studies. *Annu Rev Public Health*, 13: 469-88.

Burt, R. S. (1982). *Toward a structural theory of action*. New York: Academic Press.

Cacioppo, J. T. (1994). Social neuroscience: autonomic, neuroendocrine, and immune responses to stress. *Psychophysiology*, 31(2): 113-28.

Cacioppo, J. T., Hughes, M. E., Waite, L. J., Hawkley, L. C., & Thisted, R. A. (2006). Loneliness as a specific risk factor for depressive symptoms: cross-sectional and longitudinal analyses. *Psychol Aging*, 21(1): 140-51.

Cacioppo, J. T., & Hawkley, L. C. (2009). Perceived social isolation and cognition. *Trends Cogn Sci*, 13(10): 447-54.

Cacioppo, J. T., Fowler, J. H., & Christakis, N. A. (2009). Alone in the crowd: The structure and spread of loneliness in a large social network. *J Pers Soc Psychol*, 97(6): 977-91.

Cacioppo, J. T., Norris, C. J., Decety, J., Monteleone, G., & Nusbaum, H. (2009). In the eye of the beholder: individual differences in perceived social isolation predict regional brain activation to social stimuli. *J Cogn Neurosci*, 21(1): 83-92.

Cacioppo, J. T., Hawkley, L. C., & Thisted, R. A. (2010). Perceived social isolation makes me sad: 5-year cross-lagged analyses of loneliness and depressive symptomatology in the Chicago Health, Aging, and Social Relations Study. *Psychol Aging*, 25(2): 453-63.

Cacioppo, J. T., & Decety, J. (2011). Social neuroscience: challenges and opportunities in the study of complex behavior. *Ann N Y Acad Sci*, 1224: 162-73.

Cacioppo, J. T., Reis, H. T., & Zautra, A. J. (2011a). Social resilience: the value of social fitness with an application to the military. *Am Psychol*, 66(1): 43-51.

Cacioppo, J. T., Hawkley, L. C., Norman, G. J., & Berntson, G. G. (2011b). Social isolation. *Ann N Y Acad Sci*, 1231: 17-22.

Cacioppo, S., & Cacioppo, J. T. (2012a). Decoding the invisible forces of social connections. *Front Integr Neurosci*, 6: 51.

Cacioppo, J. T., & Cacioppo, S. (2012b). The phenotype of loneliness. *Eur J Dev Psychol*, 9(4): 446-52.

Carlson, M. C., Erickson, K. I., Kramer, A. F., Voss, M. W., Bolea, N., Mielke, M., et al. (2009). Evidence for neurocognitive plasticity in at-risk older adults: the Experience Corps program. *J Gerontol*, 64A(12): 1275-82.

Case, R. B., Moss, A. J., Case, N., McDermott, M., & Eberly, S. (1992). Living alone after myocardial infarction: impact on prognosis. *JAMA*, 267(4): 515-9.

Cassel, J. (1976). The contribution of the social environment to host resistance. *Am J Epidemiol*, 104(2): 107-23.

Cassels, S., Clark, S. J., & Morris, M. (2008). Mathematical models for HIV transmission dynamics: tools for social and behavioral science research. *J Acquir Immune Defic Syndr*, 47(Suppl 1): S34-9.

Chadsey-Rusch, J., DeStefano, L., O' Reilly, M., Gonzalez, P., & Collet-Klingenberg, L. (1992). Assessing the loneliness of workers with mental retardation. *Ment Retard*, 30(2): 85-92.

Chen, Y. T., Vaccarino, V., Williams, C. S., Butler, J., Berkman, L. F., Krumholz, H. M. (1999). Risk factors for heart failure in the elderly: a prospective community-based study. *Am J Med*, 106(6): 605-12.

Chiang, J. J., Eisenberger, N. I., Seeman, T. E., & Taylor, S. E. (2012). Negative and competitive social interactions are related to heightened proinflammatory cytokine activity. *PNAS*, 109(6): 1878-82.

Cho, H. J., Bower, J. E., Kiefe, C. I., Seeman, T. E., & Irwin, M. R. (2012). Early life stress and inflammatory mechanisms of fatigue in the Coronary Artery Risk Development in Young Adults (CARDIA) study. *Brain Behav Immun*, 26(6): 859-65.

Christakis, N. A. (2004). Social networks and collateral health effects. *BMJ*, 329(7459): 184-5.

Christakis, N. A. (2011). Putting the social into science: forget about nature vs. nurturej the answer lies in between. *Time*, December 19: 28.

Christakis, N. A., & Fowler, J. H. (2007). The spread of obesity in a large social network over 32 years. *N Engl J Med*, 357(4): 370-9.

Christakis, N. A., & Fowler, J. H. (2008). The collective dynamics of smoking in a large social network. *N Engl J Med*, 358(21): 2249-58.

Christakis, N. A., & Fowler, J. H. (2013). Social contagion theory: examining dynamic social networks and human behavior. *Stat Med*, 32(4): 556-77.

Chronis, A. M., Lahey, B. B., Pelham, W. E. J., Williams, S. H., Baumann, B. L., Kipp, H., et al. (2007). Maternal depression and early positive parenting predict future conduct problems in young children with attention-deficit/hyperactivity disorder. *Dev Psychol*, 43(1): 70-82.

Cobb, S. (1976). Social support as a moderator of life stress. *Psychosom Med*, 38(5): 300-14.

Cohen, S. (1988). Psychosocial models of the role of social support in the etiology of physical disease. *Health Psychol*, 7(3): 269-97.

Cohen, S. (2004). Social relationships and health. *Am Psychol*, 59(8): 676-84.

Cohen, S., Hoberman, H. M. (1983). Positive events and social supports as buffers of life change stress. *J Appl Socia Pyschol*, 13(2): 99-125.

Cohen, S., & Syme, S. L. (eds.). (1985). *Social support and health*. San Diego, CA: Academic Press.

Cohen, S., Kaplan, J. R., Cunnick, J. E., Manuck, S. B., & Rabin, B. S. (1992). Chronic social stress, affiliation, and cellular immune response in nonhuman primates. *Psychol Sci*, 3(5): 301-4.

Cohen, S., Doyle, W. J., Skoner, D. P., Rabin, B. S., & Gwaltney, J. M. (1997). Social ties and susceptibility to the common cold. *JAMA*, 277(24): 1940-4.

Cohen, S., Underwood, L., & Gottlieb, B. (eds.). (2000). *Social support measurement and interventions: a guide for health and social scientists*. New York: Oxford.

Cohen, S., & Lemay, E. P. (2007). Why would social networks be linked to affect and health practices? *Health Psychol*, 26(4): 410-7.

Cohen, S., Janicki-Deverts, D., & Miller, G. E. (2007). Psychological stress and disease. *JAMA*, 298(14): 1685-7.

Cohen, S., & Janicki-Deverts, D. (2009). Can we improve our physical health by altering our social networks? *Perspect Psychol Sci*, 4(4): 375-8.

Colantonio, A., Kasl, S. V., Ostfeld, A. M., & Berkman, L. F. (1993). Psychosocial predictors of stroke outcomes in an elderly population. *J Gerontol*, 48(5): S261-8.

Cotman, C. W. (1985). *Synaptic plasticity*. New York: Guilford Press.

Cutrona, C. E., & Troutman, B. R. (1986). Social support, infant temperament, and parenting self-efficacy: a meditational model of postpartum depression. *Child Dev*, 57(6): 1507-18.

Cyram. (2004). *Cyram NetMiner II, ver. 2.5.0a*. Seoul: Cyram.

Davidson, R. J., & McEwen, B. S. (2012). Social influences on neuroplasticity: stress and interventions to promote well-being. *Nat Neurosci*, 15(5): 689-95.

Davis, J. A., Smith, T. W., & Marsden, P. V. (2007). *General social surveys, 1972-2006* [cumulative file]. Inter-University Consortium for Political and Social Research.

de Jong, Gierveld, J., & van Tilburg, T. (1999). Living arrangements of older adults in the Netherlands and Italy: coresidence values and behaviour and their consequences for loneliness. *J Cross Cult Gerontol*, 14(1): 1-24.

Dean, A., & Lin, N. (1977). The stress-buffering role of social support: problems and prospects for systematic investigation. *J Nerv Ment Dis*, 165(6): 403.

Dehle, C., Larsen, D., & Landers, J. E. (2001). Social support in marriage. *Am J Fam Ther*, 29(4): 307-24.

Desteno, D., Gross, J. J., & Kubzansky, L. (2013). Affective science and health: the importance of emotion and emotion regulation. *Health Psychol*, 32(5): 474-86.

DiTommaso, E., Brannen, C., & Best, L. A. (2004). Measurement and validity characteristics of the short version of the social and emotional loneliness scale for adults. *Educ Psychol Meas*, 64(1): 99-119.

Donaldson, C. A., & Ware, J. E. (1982). *The qualification of social contacts and resources*. Santa Monica, CA: Rand Corporation.

Drury, S. S., Theall, K., Gleason, M. M., Smyke, A. T., De Vivo, I., Wong, J. Y. Y., et al. (2011). Telomere length and early severe social deprivation: linking early adversity and cellular aging. *Mol Psychiatry*, 17(7): 719-27.

Dubow, E. F., & Ullman, D. G. (1989). Assessing social support in elementary school children: the survey of children's social support. *J Clin Child Psychol*, 18(1): 52-64.

Duke University. (1978). *Multidimensional functional assessment: the OARS*. Durham, NC: Center for the Study of Aging and Human Development, Duke University.

Duncan, T. E., & McAuley, E. (1993). Social support and efficacy cognitions in exercise adherence: a latent growth curve analysis. *J Behav Med*, 16(2): 199-218.

Dunkel-Schetter, C., Folkman, S., & Lazarus, R. S. (1987). Correlates of social support receipt. *J Pers Soc Psychol*, 53(1): 71-80.

Dunkel-Schetter, C., & Bennett, T. L. (1990). Differentiating the cognitive and behavioral aspects of social support. In: Sarason, B. R., Sarason, I. G., & Pearson, G. R. (eds.), *Social support: an interactional view*. New York: John Wiley & Sons, pp.267-96.

Dunkel-Schetter, C., Feinstein, L. G., Taylor, S. E., & Falke, R. L. (1992). Patterns of coping with cancer. *Health Psychol*, 11: 79-87.

Durkheim, E. (1895a). *The division of labor in society*. New York: Free Press.

Durkheim, E. (1895b). *The rules of sociological method*. Lukes, S. (ed.). New York: Free Press.

Durkheim, E. (1897). *Suicide: a study in sociology*. Glencoe, IL: Free Press.

Eaton, J. W., Johnson, L. F., Salomon, J. A., Bärnighausen. T., Bendavid, E., Bershteyn, A., et al. (2012). HIV treatment as prevention: systematic comparison of mathematical models of the potential impact of antiretroviral therapy on HIV incidence in South Africa. *PLoS Med*, 9(7): el001245.

Emery, C. F., & Gatz, M. (1990). Psychological and cognitive effects of an exercise program for community-residing older adults. *Gerontologist*, 30(2): 184-8.

Entwisle, B., Faust, K., Rindfuss, R. R., & Kaneda, T. (2007). Networks and contexts: variation in the structure of social ties. *Am J Sociol*, 112(5): 1495-533.

Erickson, B. H. (1988). The relational basis of attitudes. In: Wellman, B., & Berkowitz, S. D., (eds.), *Social structures: a network approach*. New York: Cambridge University Press, pp.99-121.

Eriksen, W. (1994). The role of social support in the pathogenesis of coronary heart disease: a literature review. *Fam Pract*, 11(2): 201-9.

Ertel, K. A., Glymour, M. M., & Berkman, L. F. (2008). Effects of social integration on preserving memory function in a nationally representative US elderly population. *Am J Public Health*, 98(7): 1215-20.

Esterling, B. A., Kiecolt-Glaser, J. K., & Glaser, R. (1996). Psychosocial modulation of cytokine-induced natural killer cell activity in older adults. *Psychosom Med*, 58(3): 264-72.

Evans, R. L., Bishop, D. S., Matlock, A. L., Stranahan, S., Halar, E. M., & Noonan, W. C. (1987). Prestroke family interaction as a predictor of stroke outcome. *Arch Phys Med Rehabil*, 68(8): 508-12.

Evans, R. L., Matlock, A. L., Bishop, D. S., Stranahan, S., & Pederson, C. (1988). Family intervention after stroke: does counseling or education help? *Stroke*, 19(10): 1243-9.

Evans, R. L., Connis, R. T., Bishop, D. S., Hendricks, R. D., & Haselkorn, J. K. (1994). Stroke: a family dilemma. *Disabil Rehabil*, 16(3): 110-8.

Farmer, I. P., Meyer, P. S., Ramsey, D. J., Goff, D. C., Wear, M. L., Labarthe, D. R., et al. (1996). Higher levels of social support predict greater survival following acute myocardial infarction: the Corpus Christi Heart Project. *Behav Med*, 22(2): 59-66.

Fischer, C. S. (1982). *To dwell among friends: Personal networks in town and city*. Chicago: University of Chicago Press.

Fischer, C. S. (2009). The 2004 GSS finding of shrunken social networks: An artifact? *Am Sociol Rev*, 74(4): 657-69.

Fischer, C. S., Stueve, C., Jones, L. M., & Jackson, R. M. (1977). *Networks and places: Social relations in the urban setting*. New York: Free Press.

Fonagy, P. (1996). Patterns of attachment, interpersonal relationships and health. In: Blane, D.,

Brunner, E., & Wilkinson, R. (eds.), *Health and social organization: towards health policy for the twenty-first century*. London: Routledge Press, pp.125-51.

Fowler, J. H., & Christakis, N. A. (2008a). Dynamic spread of happiness in a large social network: longitudinal analysis over 20 years in the Framingham Heart Study. *BMJ*, 337: a2338-8.

Fowler, J. H., & Christakis, N. A. (2008b). Estimating peer effects on health in social networks: A response to Cohen-Cole and Fletcher; and Trogdon, Nonnemaker, and Pais. *J Health Econ*, 27(5): 1400-5.

Fowler, J. H., Settle, J. E., & Christakis, N. A. (2011). Correlated genotypes in friendship networks. *PNAS*, 108(5): 1993-7.

Fox, S. E., Levitt, P., & Nelson, C. A. 3rd. (2010). How the timing and quality of early experiences influence the development of brain architecture. *Child Dev*, 81(1): 28-40.

Fratiglioni, L., Paillard-Borg, S., & Winblad, B. (2004). An active and socially integrated lifestyle in late life might protect against dementia. *Lancet Neurology*, 3(6): 343-53.

Frederickson, B. L. (2005). The broaden-and-build theory of positive emotions. In: Huppert, F. A., Baylis, N., & Keverne, B. (eds.), *The science of well-being*. New York: Oxford University Press, pp.217-38.

Friedland, J., & McColl, M. (1987). Social support and psychosocial dysfunction after stroke: buffering effects in a community sample. *Arch Phys Med Rehabil*, 68(8): 475-80.

Friedman, E. M., Karlamangla, A. S., Almeida, D. M., & Seeman, T. E. (2012). Social strain and cortisol regulation in midlife in the US. *Soc Sci Med*, 74(4): 607-15.

Friedman, S. R. (1995). Promising social network research results and suggestions for a research agenda. *NIDA research monograph*.

Friedman, S. R., Neaigus, A., Jarlais, Des, D. C., Sotheran, J. L., Woods, J., Sufian, M., et al. (1992). Social intervention against AIDS among injecting drug users. *Addiction*, 87(3): 393-404.

Fujimoto, K., & Valente, T. W. (2012). Social network influences on adolescent substance use: disentangling structural equivalence from cohesion. *Soc Sci Med*, 74(12): 1952-60.

Fujimoto, K., Unger, J. B., & Valente, T. W. (2012). A network method of measuring affiliation-based peer influence: assessing the influences of teammates' smoking on adolescent smoking. *Child Dev*, 83(2): 442-51.

George, L. K. (1986). Caregiver burden: conflict between norms of reciprocity and solidarity. In: Pillemar, K. A., & Wolf, R. D. (eds.), *Conflict and abuse in families of the elderly: theory, research and intervention*. Boston: Auburn House, pp.67-92.

George, L. K., Blazer, D. G., Hughes, D. C., & Fowler, N. (1989). Social support and the outcome of major depression. *Br J Psychiatry*, 154: 478-85.

Geronimus, A. T. (1996). Black/white differences in the relationship of maternal age to birthweight: a population-based test of the weathering hypothesis. *Soc Sci Med*, 42(4): 589-97.

Geronimus, A. T., Hicken, M., Keene, D., & Bound, J. (2006). "Weathering" and age patterns of allostatic load scores among blacks and whites in the United States. *Am J Public Health*, 96(5): 826-33.

Geronimus, A. T., Hicken, M. T., Pearson, J. A., Seashols, S. J., Brown, K. L., & Cruz, T. D. (2010). Do US black women experience stress-related accelerated biological aging? *Hum Nat*,

第 7 章　ソーシャルネットワーク疫学　│　323

21(1): 19-38.

Glaser, R., Kiecolt-Glaser, J. K., Bonneau, R. H., Malarkey, W., Kennedy, S., & Hughes, J. (1992). Stress-induced modulation of the immune response to recombinant hepatitis B vaccine. *Psychosom Med*, 54(1): 22-9.

Glass, T. A., Matchar, D. B., Belyea, M., & Feussner, J. R. (1993). Impact of social support on outcome in first stroke. *Stroke*, 24(1): 64-70.

Glass, T. A., Mendes, de Leon, C. F., Seeman, T. E., & Berkman, L. F. (1997). Beyond single indicators of social networks: a LISREL analysis of social ties among the elderly. *Soc Sci Med*, 44(10): 1503-17.

Glei, D. A, Landau, D. A., Goldman, N., Chuang, Y. L., Rodríguez, G., & Weinstein, M. (2005). Participating in social activities helps preserve cognitive function: an analysis of a longitudinal, population-based study of the elderly. *Int J Epidemiol*, 34(4): 864-71.

Glymour, M. M., Weuve, J., Fay, M. E., Glass, T., & Berkman, L. F. (2008). Social ties and cognitive recovery after stroke: does social integration promote cognitive resilience? *Neuroepidemiology*, 31(1): 10-20.

Glymour, M. M., Maselko, J., Gilman, S. E., Patton, K. K., & Avendano, M. (2010). Depressive symptoms predict incident stroke independently of memory impairments. *Neurology*, 75(23): 2063-70.

Goodreau, S. M., Handcock, M. S., Hunter, D. R., Butts, C. T., & Morris, M. (2008). A statnet tutorial. *J Stat Softw*, 24(9): 1-27.

Goodreau, S. M., Kitts, J. A., & Morris, M. (2009). Birds of a feather, or friend of a friend? Using exponential random graph models to investigate adolescent social networks. *Demography*, 46(1): 103-25.

Granovetter, M. S. (1973). The strength of weak ties. *Am J Sociol*, 78: 1360-80.

Granovetter, M. (1982). The strength of weak ties: a network theory revisited. In: Marsden, P., & Lin, N. (eds.), *Social structure and network analysis*. Beverly Hills, CA: Sage, pp.105-30.

Greenwood, D. C., Muir, K. R., Packham, C. J., & Madeley, R. J. (1996). Coronary heart disease: a review of the role of psychosocial stress and social support. *J Public Health Med*, 18(2): 221-31.

Grembowski, D., Patrick, D., Diehr, P., Durham, M., Beresford, S., Kay, E., et al. (1993). Self-efficacy and health behavior among older adults. *J Health Soc Behav*, 34(2): 89-104.

Gulliver, S. B., Hughes, J. R., Solomon, L. J., & Dey, A. N. (1995). An investigation of self-efficacy, partner support and daily stresses as predictors of relapse to smoking in self-quitters. *Addiction*, 90(6): 767-72.

Hall, B., & Wellman, B. (1985). Social networks and social support. In: Cohen, S., & Syme, S. L. (eds.), *Social support and Health*. Orlando: Academic Press, pp.23-41.

Handcock, M. S., Hunter, D. R., Butts, C. T., Goodreau, S. M., & Morris, M. (2008). statnet: software tools for the representation, visualization, analysis and simulation of network data. *J Stat Softw*, 24(1): 1548-7660.

Hawkley, L. C., Browne, M. W., & Cacioppo, J. T. (2005). How can I connect with thee? Let me count the ways. *Psychol Sci*, 16(10): 798-804.

Hawkley, L. C., Masi, C. M., Berry, J. D., & Cacioppo, J. T. (2006). Loneliness is a unique predictor of age-related differences in systolic blood pressure. *Psychol Aging*, 21(1): 152-64.

Hawkley, L. C., Hughes, M. E., Waite, L. J., Masi, C. M., Thisted, R. A., & Cacioppo, J. T. (2008). From social structural factors to perceptions of relationship quality and loneliness: the Chicago health, aging, and social relations study. *J Gerontol B Psychol Sci Soc Sci*, 63(6): S375-84.

Hawkley, L. C., & Cacioppo, J. T. (2010). Loneliness matters: a theoretical and empirical review of consequences and mechanisms. *Ann Behav Med*, 40(2): 218-27.

Hawkley, L. C., Thisted, R. A., Masi, C. M., & Cacioppo, J. T. (2010a). Loneliness predicts increased blood pressure: 5-year cross-lagged analyses in middle-aged and older adults. *Psychol Aging*, 25(1): 132-41.

Hawkley, L. C., Preacher, K. J., & Cacioppo, J. T. (2010b). Loneliness impairs daytime functioning but not sleep duration. *Health Psychol*, 29(2): 124-9.

Hawkley, L. C., Cole, S. W., Capitanio, J. P., Norman, G. J., & Cacioppo, J. T. (2012). Effects of social isolation on glucocorticoid regulation in social mammals. *Horm Behav*, 62(3): 314-23.

Helgeson, V. S., & Cohen, S. (1996). Social support and adjustment to cancer: reconciling descriptive, correlational, and intervention research. *Health Psychol*, 15(2): 135-48.

Helleringer, S., & Kohler, H P. (2005). Social networks, perceptions of risk, and changing attitudes towards HIV/AIDS: new evidence from a longitudinal study using fixed-effects analysis. *Population Studies*, 59(3): 265-82.

Helleringer, S., & Kohler, H-P. (2007). Sexual network structure and the spread of HIV in Africa: evidence from Likoma Island, Malawi. *AIDS*, 21(17): 2323-32.

Helleringer, S., & Kohler, H-P. (2008). Cross-sectional research design and relatively low HIV incidence, rather than blood exposures, explain the peripheral location of HIV cases within the sexual networks observed on Likoma. *AIDS*, 22(11): 1378-9.

Helleringer, S., Kohler, H-P., Chimbiri, A., Chatonda, P., & Mkandawire, J. (2009). The Likoma Network Study: context, data collection, and initial results. *Demographic Res*, 21: 427-68.

Henderson, S. (1981). Social relationships, adversity and neurosis: an analysis of prospective observations. *Br J Psychiatry*, 138: 391-8.

Henderson, S., Duncan-Jones, P., Byrne, D. G., & Scott, R. (1980). Measuring social relationships: the interview schedule for social interaction. *Psychol Med*, 10(4): 723-34.

Holahan, C. J., & Moos, R. H. (1987). Personal and contextual determinants of coping strategies. *J Pers Soc Psychol*, 52(5): 946-55.

Holahan, C. J., Moos, R. H., Holahan, C. K., & Brennan, P. L. (1995). Social support, coping, and depressive symptoms in a late-middle-aged sample of patients reporting cardiac illness. *Health Psychol*, 14(2): 152-63.

Hollstein, B. (2011). Qualitative approaches. In: Scott, J., & Carrington, P. J. (eds.), *The SAGE handbook of social network analysis*. Thousand Oaks, CA: Sage Publications, pp.404-16.

Holmes, J. (1993). *John Bowlby and attachment theory*. London: Routledge.

Holt-Lunstad, J., Smith, T. B., & Layton, J. B. (2010). Social relationships and mortality risk: a meta-analytic review. *PLoS Med*, 7(7): e1000316.

House, J. S. (1981). *Work stress and social support*. Reading, MA: Addison Wesley Publishing Company.

House, J. S., Robbins, C., & Metzner, H. L. (1982). The association of social relationships and ac-

第 7 章 ソーシャルネットワーク疫学 ｜ 325

tivities with mortality: prospective evidence from the Tecumseh Community Health Study. *Am J Epidemiol*, 116(1): 123-40.

House, J. S., & Kahn, R. (1985). Measures and concepts of social support. In: Cohen, S., & Syme, S. L. (eds.), *Social support and health*. Orlando: Academic Press.

House, J. S., Landis, K. R., & Umberson, D. (1988). Social relationships and health. *Science*, 241(4865): 540-5.

Hughes, M. E., Waite, L. J., Hawkley, L. C., & Cacioppo, J. T. (2004). A short scale for measuring loneliness in large surveys: results from two population-based studies. *Res Aging*, 26(6): 655-72.

Hultsch, D. F., Hertzog, C., Small, B. J., & Dixon, R. A. (1999). Use it or lose it: engaged lifestyle as a buffer of cognitive decline in aging? *Psychol Aging*, 14(2): 245.

Hunt, C. W. (1989). Migrant labor and sexually transmitted disease: AIDS in Africa. *J Health Soc Behav*, 30(4): 353-73.

Hunter, D. R., Handcock, M. S., Butts., C. T., Goodreau, S. M., & Morris, M. (2008). ergm: a package to fit, simulate and diagnose exponential-family models for networks. *J Stat Softw*, 24(3): nihpa54860.

Hyman, M. D. (1972). Social isolation and performance in rehabilitation. *J Chronic Dis*, 25(2): 85-97.

Juster, R. P., McEwen, B. S., & Lupien, S. J. (2009). Allostatic load biomarkers of chronic stress and impact on health and cognition. *Neurosci Biobehav Rev*, 35(1): 2-16.

Kahn, R. L. (1979). Aging and social support. In: Riley, M. W. (ed.), *Aging from birth to death: an interdisciplinary perspective*. Boulder, CO: Westview, pp.72-92.

Kahn, R. L., & Antonucci, T. C. (1980). Convoys over the lifecourse: attachment, roles and social support. In: Baltes, P. B., & Brim, O. (eds.), *Life span development and behavior*. New York: Academic Press, pp.253-86.

Kaplan, G. A., Salonen, J. T., Cohen, R. D., Brand, R. J., Syme, S. L., & Puska, P. (1988). Social connections and mortality from all causes and from cardiovascular disease: prospective evidence from eastern Finland. *Am J Epidemiol*, 128(2): 370-80.

Karp, A., Paillard-Borg, S., Wang, H-X., Silverstein, M., Winblad, B., & Fratiglioni, L. (2006). Mental, physical and social components in leisure activities equally contribute to decrease dementia risk. *Dement Geriatr Cogn Disord*, 21(2): 65-73.

Kawachi, I., Colditz, G. A., Ascherio, A., Rimm, E. B., Giovannucci, E., Stampfer, M. J., et al. (1996). A prospective study of social networks in relation to total mortality and cardiovascular disease in men in the USA. *J Epidemiol Community Health*, 50(3): 245-51.

Keating, N. L., Ayanian, J. Z., Cleary, P. D., & Marsden, P. V. (2007). Factors affecting influential discussions among physicians: a social network analysis of a primary care practice. *J Gen Intern Med*, 22(6): 794-8.

Keene, D. E., & Geronimus, A. T. (2011). "Weathering" HOPE VI: The importance of evaluating the population health impact of public housing demolition and displacement. *J Urban Health*, 88(3): 417-35.

Kelly, J. A., St. Lawrence, J. S., Diaz, Y. E., Stevenson, L. Y., Hauth, A. C., Brasfield, T. L., et al. (1991). HIV risk behavior reduction following intervention with key opinion leaders of population: an experimental analysis. *Am J Public Health*, 81(2): 168-71.

Kelly, J. A., Murphy, D. A., Sikkema, K. J., & Kalichman, S. C. (1993). Psychological interventions to prevent HIV infection are urgently needed: new priorities for behavioral research in the second decade of AIDS. *Am Psychol*, 48(10): 1023-34.

Kiecolt-Glaser, J. K., Malarkey, W. B., Chee, M., Newton, T., Cacioppo, J. T., Mao, H. Y., et al. (1993). Negative behavior during marital conflict is associated with immunological down-regulation. *Psychosom Med*, 55(5): 395-409.

Kiecolt-Glaser, J. K., Malarkey, W., Cacioppo, J. T., & Glaser, R. (2001). Stressful personal relationships: immune and endocrine function. In: Glaser, R., & Kiecolt-Glaser, J. K. (eds.), *Handbook of human stress and immunity*. San Diego, CA: Academic Press, pp.321-39.

Kiecolt-Glaser, J. K., Gouin, J-P., & Hantsoo, L. (2010). Close relationships, inflammation, and health. *Neurosci Biobehav Rev*, 35(1): 33-8.

King, R. B. (1996). Quality of life after stroke. *Stroke*, 27(9): 1467-72.

Kishi, Y., Kosier, J. T., & Robinson, R. G. (1996). Suicidal plans in patients with acute stroke. *J Nerv Ment Dis*, 184(5): 274-80.

Klovdahl, A. S. (1985). Social networks and the spread of infectious diseases: the AIDS example. *Soc Sci Med*, 21(11): 1203-16.

Knox, S. S., & Uvnäs-Moberg, K. (1998). Social isolation and cardiovascular disease: an atherosclerotic pathway? *Psychoneuroendocrinology*, 23(8): 877-90.

Kohler, H. P. (1997). Learning in social networks and contraceptive choice. *Demography*, 34(3): 369-83.

Kohler, H. P., & Behrman, J. R. (2000). Empirical assessments of social networks, fertility and family planning programs: nonlinearities and their implications. *Demographic Res*, 3(7): 79-126.

Kohler, H. P., Behrman, J. R., & Watkins, S. C. (2001). The density of social networks and fertility decisions: evidence from South Nyanza District, Kenya. *Demography*, 38(1): 43-58.

Kohler, H. P., Behrman, J. R., & Watkins, S. C. (2007). Social networks and HIV/AIDs risk perceptions. *Demography*, 44(1): 1-33.

Kohler, H. P., Helleringer, S., Behrman, J. R., & Watkins, S. C. (2013). The social and the sexual: networks in contemporary demographic research. *PSC Working Paper Series*, 41.

Krause, N. (2007). Longitudinal study of social support and meaning in life. *Psychol Aging*, 22(3): 456-69.

Krause, N., & Markides, K. (1995). Measuring social support among older adults. *Int J Aging Hum Dev*, 30(1): 37-53.

Krumholz, H. M., Butler, J., Miller, J., Vaccarino, V., Williams, C. S., Mendes, de Leon, C. F., et al. (1998). Prognostic importance of emotional support for elderly patients hospitalized with heart failure. *Circulation*, 97(10): 958-64.

Kubzansky, L. D., Mendes, W. B., Appleton, A. A., Block, J., & Adler, G. K. (2012). A heartfelt response: oxytocin effects on response to social stress in men and women. *Biol Psychol*, 90(1): 1-9.

Kuh, D., Ben-Shlomo, Y., Lynch, J., Hallqvist, J., & Power, C. (2003). Life course epidemiology. *J Epidemiol Community Health*, 57(10): 778-83.

Kuh, D., & Ben-Shlomo, Y. (2005). *A life course approach to chronic disease epidemiology*. 2nd ed. New York: Oxford University Press.

Kumar, S., Calvo, R., Avendano, M., Sivaramakrishnan, K., & Berkman, L. F. (2012). Social support, volunteering and health around the world: cross-national evidence from 139 countries. *Soc Sci Med*, 74(5): 696-706.

Kwakkel, G., Wagenaar, R. C., Kollen, B. J., & Lankhorst, G. J. (1996). Predicting disability in stroke-a critical review of the literature. *Age Ageing*, 25(6): 479-89.

LaCapra, D. (1972). *Emile Durkheim: sociologist and philosopher*. Cornell University Press. Ithaca, NY.

Lakey, B., Tardiff, T. A., & Drew, J. B. (1994). Negative social interactions: assessment and relations to social support, cognition, and psychological distress. *J Soc Clin Psychol*, 13(1): 42-62.

Lakon, C. M., & Valente, T. W. (2012). Social integration in friendship networks: the synergy of network structure and peer influence in relation to cigarette smoking among high risk adolescents. *Soc Sci Med*, 74(9): 1407-17.

LaRocca, J. M., House, J. S., & French, J. R. J. (1980). Social support, occupational stress and health. *J Health Soc Behav*, 21: 202-8.

Latkin, C., Mandell, W., Oziemkowska, M., Celentano, D., Vlahov, D., Ensminger, M., et al. (1995). Using social network analysis to study patterns of drug use among urban drug users at high risk for HIV/AIDS. *Drug Alcohol Depend*, 38(1): 1-9.

Laumann, E. O. (1973). *Bonds of pluralism*. New York: John Wiley.

Laumann, E., Gagnon, J., Michaels, S., Michael, R., & Coleman, J. (1989). Monitoring the AIDS epidemic in the United States: a network approach. *Science*, 244(4909): 1186-9.

Lavretsky, H., Epel, E. S., Siddarth, P., Nazarian, N., Cyr, N. S., Khalsa, D. S., et al. (2012). A pilot study of yogic meditation for family dementia caregivers with depressive symptoms: effects on mental health, cognition, and telomerase activity. *Int J Geriatr Psychiatry*, 28(1): 57-65.

Lawton, M. P. (1975). The Philadelphia Geriatric Center Morale Scale: a revision. *J Gerontol*, 30(1): 85-9.

Lehmann, J. F., DeLateur, B. J., Fowler, R. S. Jr., Warren, C. G., Arnhold, A., Schertzer, G., et al. (1975). Stroke rehabilitation: outcome and prediction. *Arch Phys Med Rehabil*, 56(9): 383-9.

Lett, H. S., Blumenthal, J. A., Babyak, M. A., Catellier, D. J., Carney, R. M., Berkman, L. F., et al. (2007). Social support and prognosis in patients at increased psychosocial risk recovering from myocardial infarction. *Health Psychol*, 26(4): 418-27.

Lewis, T. T., Everson-Rose, S. A., Powell, L. H., Matthews, K. A., Brown, C., Karavolos, K., et al. (2006). Chronic exposure to everyday discrimination and coronary artery calcification in African-American women: the SWAN Heart Study. *Psychosom Med*, 68(3): 362-8.

Lin, N., Simeone, R. S., Ensel, W. M., & Kuo, W. (1979). Social support, stressful life events, and illness: a model and an empirical test. *J Health Soc Behav*, 20(2): 108-19.

Lin, N., Dean, A., & Ensel, W. M. (1981). Social support scales: a methodological note. *Schizophr Bull*, 7(1): 73-89.

Lin, N., & Dean, A. (1984). Social support and depression: a panel study. *Soc Psychiatry*, 19(2): 83-91.

Lin, N., Woelfel, M. W., & Light, S. C. (1985). The buffering effect of social support subsequent to an important life event. *J Health Soc Behav*, 26(3): 247-63.

Lin, N., Dean, A., Ensel, W. M. (1986). *Social support, life events, and depression*. New York: Academic Press.

Lin, N., Fu, Y. C., & Hsung, R. M. (2001). The position generator: measurement techniques for investigations of social capital. In: Lin, N., Cook, K. S., & Burt, R. S. (eds.), *Social capital: theory and research*. New York: Aldine de Gruyter, pp.57-81.

Link, B. G., & Phelan, J. (1995). Social conditions as fundamental causes of disease. *J Health Soc Behav*, Spec No: 80-94.

Lobo, A., Launer, L. J., Fratiglioni, L., Anderson, K., DiCarlo, A., Breteler, M. M. B., et al. (2000). Prevalence of dementia and major subtypes in Europe: a collaborative study of population-based cohorts. *Neurology*, 54(11): S4-S9.

Lomauro, T. A. (1990). Social support, health locus-of-control, and coping style and their relationship to depression among stroke victims. *DAI*, 51: 2628.

Loucks, E. B., Berkman, L. F., Gruenewald, T. L., & Seeman, T. E. (2005). Social integration is associated with fibrinogen concentration in elderly men. *Psychosom Med*, 67(3): 353-8.

Loucks, E. B., Berkman, L. F., Gruenewald, T. L., & Seeman, T. E. (2006a). Relation of social integration to inflammatory marker concentrations in men and women 70 to 79 years. *Am J Cardiol*, 97(7): 1010-6.

Loucks, E. B., Sullivan, L. M., D' Agostino, R. B. S., Larson, M. G., Berkman, L. F., Benjamin, E. J. (2006b). Social networks and inflammatory markers in the Framingham Heart Study. *J Biosoc Sci*, 38(06): 835-42.

Loucks, E. B., Buka, S. L., Rogers, M. L., Liu, T., Kawachi, I., Kubzansky, L. D., et al. (2012). Education and coronary heart disease risk associations may be affected by early-life common prior causes: a propensity matching analysis. *Ann Epidemiol*, 22(4): 221-32.

Lubben, J. E. (1988). Assessing social networks among elderly populations. *Fam Community Health*, 11(3): 42-52.

Lubben, J., Blozik, E., Gillmann, G., Iliffe, S., Renteln, Kruse, von W., Beck, J. C., et al. (2006). Performance of an abbreviated version of the Lubben Social Network Scale among three European community-dwelling older adult populations. *Gerontologist*, 46(4): 503-13.

Luo, Y., Hawkley, L. C., Waite, L. J., & Cacioppo, J. T. (2012). Loneliness, health, and mortality in old age: a national longitudinal study. *Soc Sci Med*, 74(6): 907-14.

Luxton, M. (1980). *More than a labor of love*. Toronto: Women' s Press.

Major, B., Cozzarelli, C., Sciacchitano, A. M., Cooper, M. L., Testa, M., Mueller, P. M. (1990). Perceived social support, self-efficacy, and adjustment to abortion. *J Pers Soc Psychol*, 59(3): 452-63.

Marsden, P. V. (1994). Network studies of social influence. In: Wasserman, S., & Galaskiewicz, J. (eds.), *Advances in social network analysis: research in the social and behavioral sciences*. Thousand Oaks, CA: Sage, pp.3-25.

Marsden, P. V. (2005). Models and methods in social network analysis. In: Carrington, P. J., Scott, J. J., & Wasserman, S. (eds.), *Models and methods in social network analysis*. New York: Cambridge University Press, pp.8-30.

Marsden, P. V. (2006). Network methods in social epidemiology. In: Oakes, J. M., & Kaufman, J. S. (eds.), *Methods in social epidemiology*. Hoboken, NJ: John Wiley & Sons, pp.267-86.

Marsden, P. V. (2011). Survey methods for network data. In: Scott, J. J., & Carrington, P. J. (eds.),

The SAGE handbook of social network analysis. Thousand Oaks, CA: Sage Publications, pp.370-88.

Maselko, J., Kubzansky, L., Lipsitt, L., & Buka, S. L. (2011). Mother's affection at 8 months predicts emotional distress in adulthood. *J Epidemiol Community Health*, 65(7): 621-5.

Masi, C. M., Chen, H-Y., Hawkley, L. C., & Cacioppo, J. T. (2011). A meta-analysis of interventions to reduce loneliness. *Pers Soc Psychol Rev*, 15(3): 219-66.

Matt, G. E., & Dean, A. (1993). Social support from friends and psychological distress among elderly persons: moderator effects of age. *J Health Soc Behav*, 34(3): 187-200.

McAuley, E. (1993). Self-efficacy, physical activity, and aging. In: Kelly, J. R. (ed.), *Activity and aging: staying involved in later life*. Newbury Park, CA: Sage, pp.187-206.

McAvay, G. J., Seeman, T. E., & Rodin, J. (1996). A longitudinal study of change in domain-specific self-efficacy among older adults. *J Gerontol B Psychol Sci Soc Sci*, 51B(5): P243-53.

McEwen, B. S. (1998). Stress, adaptation, and disease: allostasis and allostatic load. *Ann N Y Acad Sci*, 840(1): 33-44.

McEwen, B. S. (2000). Allostasis and allostatic load: implications for neuropsychopharmacology. *Neuropsychopharmacol*, 22(2): 108-24.

McEwen, B. S., & Seeman, T. (1999). Protective and damaging effects of mediators of stress: elaborating and testing the concepts of allostasis and allostatic load. *Ann N Y Acad Sci*, 896(1): 30-47.

McFarlane, A. H., Bellissimo, A., & Norman, G. R. (1995). The role of family and peers in social self-efficacy: links to depression in adolescence. *Am J Orthopsychiatry*, 65(3): 402-10.

McLeroy, K. R., DeVellis, R., DeVellis, B., Kaplan, B., & Toole, J. (1984). Social support and physical recovery in a stroke population. *J Soc Pers Relat*, 1(4): 395-413.

Mendes de Leon, C. F., Seeman, T. E., Baker, D. I., Richardson, E. D., & Tinetti, M. E. (1996). Self-efficacy, physical decline, and change in functioning in community-living elders: A prospective study. *J Gerontol B Psychol Sci Soc Sci*, 51B(4): S183-90.

Mitchell, J. C. (1969). The concept and use of social networks. In: Mitchell, J. C. (ed.), *Social networks in urban situations: analyses of personal relationships in Central African towns*. Manchester, UK: Manchester University Press, pp.1-50.

Mitchell, P. H., Powell, L., Blumenthal, J., Norten, J., Ironson, G., Pitula, C. R., et al. (2003). A short social support measure for patients recovering from myocardial infarction: the ENRICHD Social Support Inventory. *J Cardiopulm Rehabil*, 23(6): 398-403.

Moody, J. (2001). Peer influence groups: identifying dense clusters in large networks. *Soc Networks*, 23(4): 261-83.

Moody, J., McFarland, D., & Bender, deMoll, S. (2005). Dynamic network visualization. *Am J Sociol*, 110(4): 1206-41.

Moody, J., Feinberg, M. E., Osgood, D. W., & Gest, S. D. (2010). Mining the network: peers and adolescent health. *J Adolesc Health*, 47(4): 324-6.

Moody, J., Brynildsen, W. D., Osgood, D. W., Feinberg, M. E., & Gest, S. (2011). Popularity trajectories and substance use in early adolescence. *Soc Networks*, 33(2): 101-12.

Moos, R., & Moos, B. (1981). *Family environment scale*. Palo Alto, CA: Consulting Psychologists Press.

Morris, M. (1994). Epidemiology and social networks: modeling structured diffusion. In: Wasserman, S., & Galaskiewicz, J. (eds.), *Advances in social network analysis: research in the social and behavioral sciences*. Thousand Oaks, CA: Sage, pp.26-52.

Morris, M. (1995). Data driven network models for the spread of infectious disease. In: Mollison, D. (ed.), *Epidemic models: their structure and relation to data*. Cambridge, UK: Cambridge University Press, pp.302-22.

Morris, M. (2004). *Network epidemiology: a handbook for survey design and data collection*. New York: Oxford University Press.

Morris, M., Podhista, C., Wawer, M. J., & Handcock, M. S. (1996). Bridge populations in the spread of HIV/AIDS in Thailand. *AIDS*, 10(11): 1265-71.

Morris, M., Kurth, A. E., Hamilton, D. T., Moody, J., & Wakefield, S. (2009). Concurrent partnerships and HIV prevalence disparities by race: linking science and public health practice. *Am J Public Health*, 99(6): 1023-31.

Morris, P. L., Robinson, R. G., Raphael, B., & Bishop, D. (1991). The relationship between the perception of social support and post-stroke depression in hospitalized patients. *Psychiatry*, 54(3): 306 16.

Morris, P., & Robinson, R. G. (1993). Association of depression with 10-year poststroke mortality. *Am J Psychiat*, 150(1): 124-9.

Morrow-Howell, N., Becker-Kemppainen, S., & Judy, L. (1998). Evaluating an intervention for the elderly at increased risk of suicide. *Res Social Work Prac*, 8(1): 28-46.

Moss, M. B., & Albert, M. S. (1988). Future directions in the study of aging. In: Albert, M. S., & Moss, M. B. (eds.), *Geriatric neuropsychology*. New York: Guilford Press, pp.293-304.

Murphy, E. (1982). Social origins of depression in old age. *Br J Psychiatry*, 141(2): 135-42.

Neaigus, A., Friedman, S. R., Curtis, R., Jarlais, Des, D. C., Terry, Furst, R., Jose, B., et al. (1994). The relevance of drug injectors' social and risk networks for understanding and preventing HIV infection. *Soc Sci Med*, 38(1): 67-78.

Nelson, C. A., Zeanah, C. H., Fox, N. A., Marshall, P. J., Smyke, A. T., & Guthrie, D. (2007). Cognitive recovery in socially, deprived young children: the Bucharest early intervention project. *Science*, 318(5858): 1937-40.

Newcomb, M. D., & Bentler, P. M. (1988). Impact of adolescent drug use and social support on problems of young adults: a longitudinal study. *J Abnorm Psychol*, 97(1): 64-75.

Newsom, J. T., Rook, K. S., Nishishiba, M., Sorkin, D. H., & Mahan, T. L. (2005). Understanding the relative importance of positive and negative social exchanges: Examining specific domains and appraisals. *J Gerontol*, 60B(6): P304-12.

Norbeck, J. S., Lindsey, A. M., & Carrieri, V. L. (1981). The development of an instrument to measure social support. *Nurs Res*, 30(5): 264-69.

Norman, G. J., Hawkley, L., Ball, A., Berntson, G. G., & Cacioppo, J. T. (2013). Perceived social isolation moderates the relationship between early childhood trauma and pulse pressure in older adults. *Int J Psychophysiol*, 88(3): 334-8

Oh, K., Oh, K-O., Lee, S-J., Kim, J-A., Jeong, C-J., Kim, H-R., et al. (2008). Psychometric evaluation of the Korean Social Support Questionnaire. *J Korean Acad Nurs*, 38(6): 881.

Oldenburg, B., Perkins, R. J., & Andrews, G. (1985). Controlled trial of psychological intervention in myocardial infarction. *J Consult Clin Psychol*, 53(6): 852-9.

Ong, A. S. J., & Ward, C. (2005). The construction and validation of a social support measure for sojourners: the Index of Sojourner Social Support (ISSS) Scale. *J Cross Cult Psychol*, 36(6): 637-61.

Orth-Gomer, K., & Johnson, J. V. (1987). Social network interaction and mortality. *J Chronic Dis*, 40(10): 949-57.

Orth-Gomer, K., & Unden, A. L. (1987). The measurement of social support in population surveys. *Soc Sci Med*, 24(1): 83-94.

Orth-Gomer, K., Rosengren, A., & Wilhelmsen, L. (1993). Lack of social support and incidence of coronary heart disease in middle-aged Swedish men. *Psychosom Med*, 55(1): 37-43.

Oxman, T. E., Berkman, L. F., Kasl, S., Freeman, D. H., & Barrett, J. (1992). Social support and depressive symptoms in the elderly. *Am J Epidemiol*, 135(4): 356-68.

Oxman, T. E., Freeman, D. H., & Manheimer, E. D. (1995). Lack of social participation or religious strength and comfort as risk factors for death after cardiac surgery in the elderly. *Psychosom Med*, 57(1): 5-15.

Paloutzian, R. P., & Ellison, C. W. (1982). Loneliness, spiritual well-being and quality of life. In: Peplau, L. A., & Perlman, D. (eds.), *Loneliness: a sourcebook of current theory; research and therapy*. New York: John Wiley & Sons, pp.224-7.

Paykel, E. S. (1994). Life events, social support and depression. *Acta Psychiatr Scand*, 89(s377): 50-8.

Penninx, B. W. J. H., van Tilburg, T., Kriegsman, D. M. W, Deeg, D. J. H, Boeke, A. J. P., & van Eijk, J. T. M. (1997). Effects of social support and personal coping resources on mortality in older age: the Longitudinal Aging Study Amsterdam. *Am J Epidemiol*, 146(6): 510-9.

Plaisier, I., de Bruijn, J. G., de Graaf, R., ten Have, M., Beekman, A. T., & Penninx, B. W. (2007). The contribution of working conditions and social support to the onset of depressive and anxiety disorders among male and female employees. *Soc Sci Med*, 64(2): 401-10.

Procidano, M. E., & Heller, K. (1983). Measures of perceived social support from friends and from family: three validation studies. *Am J Community Psychol*, 11(1): 1-24.

Provencal, N., Suderman, M. J., Guillemin, C., Massart, R., Ruggiero, A., Wang, D., et al. (2012). The signature of maternal rearing in the methylome in rhesus macaque prefrontal cortex and T cells. *J Neurosci*, 32(44): 15626-42.

Putnam, R. D. (2001). *Bowling alone: The collapse and revival of American community*. New York: Simon & Schuster.

Repetti, R. L. (1989). Effects of daily workload on subsequent behavior during marital interaction: the roles of social withdrawal and spouse support. *J Pers Soc Psychol*, 57(4): 651-9.

Repetti, R. L. (1993). Short-term effects of occupational stressors on daily mood and health complaints. *Health Psychol*, 12: 125-31.

Repetti, R. L., & Wood, J. (1997). Effects of daily stress at work on mothers' interactions with preschoolers. *J Fam Psychol*, 11(1): 90-108.

Repetti, R. L., Taylor, S. E., & Seeman, T. E. (2002). Risky families: family social environments and the mental and physical health of offspring. *Psychol Bull*, 128(2): 330.

Riley, A. W., Coiro, M. J., Broitman, M., Colantuoni, E., Hurley, K. M., Bandeen-Roche, K., et al.

(2009). Mental health of children of low-income depressed mothers: influences of parenting, family environment, and raters. *Psychiatr Serv*, 60(3): 329-36.

Robertson, E. K., & Suinn, R. M. (1968). The determination of rate of progress of stroke patients through empathy measures of patient and family. *J Psychosom Res*, 12(3): 189-91.

Rook, K. S. (1984). The negative side of social interaction: impact on psychological well-being. *J Pers Soc Psychol*, 46(5): 1097.

Rook, K. S. (1987). Social support versus companionship: effects on life stress, loneliness, and evaluations by others. *J Pers Soc Psychol*, 52(6): 1132-47.

Rook, K. S. (1990). Social relationships as a source of companionship: implications for older adults' psychological well being. In: Sarason, B. R., Sarason, I. G., & Pierce, G. R. (eds.), *Social support: an interactional view*. New York: John Wiley & Sons, pp.221-50.

Rosenquist, J. N., Murabito, J., Fowler, J. H., & Christakis, N. A. (2010). The spread of alcohol consumption in a large social network. *Ann Intern Med*, 152(7): 426.

Rozanski, A., Blumenthal, J. A., & Kaplan, J. (1999). Impact of psychological factors on the pathogenesis of cardiovascular disease and implications for therapy. *Circulation*, 99(16): 2192-217.

Ruberman, W., Weinblatt, E., Goldberg, J. D., & Chaudhary, B. S. (1984). Psychosocial influences on mortality after myocardial infarction. *N Engl J Med*, 311(9): 552-9.

Russell, D., Peplau, L. A., & Cutrona, C. E. (1980). The revised UCLA Loneliness Scale: concurrent and discriminant validity evidence. *J Pers Soc Psychol*, 39(3): 472-80.

Ryff, C. D. (1989). Happiness is everything, or is it? Explorations on the meaning of psychological well-being. *J Pers Soc Psychol*, 57: 1069-81.

Saczynski, J. S., Pfeifer, L. A., Masaki, K., Korf, E. S. C., Laurin, D., White, L., et al. (2006). The effect of social engagement on incident dementia. *Am J Epidemiol*, 163(5): 433-40.

Sarason, I. G., Levine, H. M., & Basham, R. B. (1983). Assessing social support: the social support questionnaire. *J Pers Soc Psychol*, 44(1): 127-39.

Sarason, B. R., Sarason, I. G, & Pierce, G. R. (1990). *Social support: an interactional view*. New York: John Wiley & Sons.

Schaefer, C., Coyne, J. C., & Lazarus, R. S. (1981). The health-related functions of social support. *J Behav Med*, 4(4): 381-406.

Schoenbach, V. J., Kaplan, B. H., Fredman, L., & Kleinbaum, D. G. (1986). Social ties and mortality in Evans County, Georgia. *Am J Epidemiol*, 123(4): 577-91.

Schuster, T. L., Kessler, R. C., & Aseltine, R. H. (1990). Jr. Supportive interactions, negative interactions, and depressed mood. *Am J Community Psychol*, 18(3): 423-38.

Seeman, T. E. (1996). Social ties and health: the benefits of social integration. *Ann Epidemiol*, 6(5): 442-51.

Seeman, T. E., & Berkman, L. F. (1988). Structural characteristics of social networks and their relationship with social support in the elderly: who provides support. *Soc Sci Med*, 26(7): 737-49.

Seeman, T. E., Berkman, L. F., Kohout, F., Lacroix, A., Glynn, R., & Blazer, D. (1993a). Intercommunity variations in the association between social ties and mortality in the elderly. *Ann Epidemiol*, 3(4): 325-35.

Seeman, T. E., Rodin, J., & Albert, M. A. (1993b). Self-efficacy and functional ability: how beliefs relate to cognitive and physical performance. *J Aging Health*, 5: 455-74.

Seeman, T. E., McEwen, B. S., & Rowe, J. W. (2001). Allostatic load as a marker of cumulative biological risk: MacArthur studies of successful aging. *PNAS*, 98(8): 4770-5.

Seeman, T. E., Singer, B. H., Ryff, C. D., Love, G. D., & Levy-Storms, L. (2002). Social relationships, gender, and allostatic load across two age cohorts. *Psychosom Med*, 64(3): 395-406.

Seeman, T., Dostálek, L., & Gilík, J. (2012). Control of hypertension in treated children and its association with target organ damage. *Am J Hypertens*, 25(3): 389-95.

Seeman, T., & Gilík, J. (2013). Long-term control of ambulatory hypertension in children: improving with time but still not achieving new blood pressure goals. *Am J Hypertens*, 26(7): 939-45.

Selye, H. (1956). *The stress of life*. New York: McGraw-Hill.

Sgoutas-Emch, S. A., Cacioppo, J. T., Uchino, B. N., Malarkey, W., Pearl, D., Kiecolt-Glaser, J. K., et al. (1994). The effects of an acute psychological stressor on cardiovascular, endocrine, and cellular immune response: A prospective study of individuals high and low in heart rate reactivity. *Psychophysiology*, 31(3): 264-71.

Sherbourne, C. D., & Stewart, A. L. (1991). The MOS social support survey. *Soc Sci Med*, 32(6): 705-14.

Smith, K. P., & Christakis, N. A. (2008). Social networks and health. *Annu Rev Sociol*, 34(1): 405-29.

Smith, T. W., Ruiz, J. M., & Uchino, B. N. (2004). Mental activation of supportive ties, hostility, and cardiovascular reactivity to laboratory stress in young men and women. *Health Psychol*, 23(5): 476-85.

Spanier, G. B. (1976). Measuring dyadic adjustment: new scales for assessing the quality of marriage and similar dyads. *J Marriage Fam*, 38(1): 15-28.

Spiegel, D., Kraemer, H. C., Bloom, J., & Gottheil, E. (1989). Effect of psychosocial treatment on survival of patients with metastatic breast cancer. *Lancet*, 334(8668): 888-91.

Stansfeld, S., & Marmot, M. (1992). Deriving a survey measure of social support: the reliability and validity of the close persons questionnaire. *Soc Sci Med*, 35(8): 1027-35.

Storr, A. (1991). *John Bowlby, Munks Roll*. London: Royal College of Physicians.

Story, L. B., & Repetti, R. (2006). Daily occupational stressors and marital behavior. *J Fam Psychol*, 20(4): 690-700.

Strogatz, D. S., Croft, J. B., James, S. A., Keenan, N. L., Browning, S. R., Garrett, J. M., et al. (1997). Social support, stress, and blood pressure in black adults. *Epidemiology*, 8(5): 482.

Sugisawa, H., Liang, J., & Liu, X. (1994). Social networks, social support, and mortality among older people in Japan. *J Gerontol*, 49(1): S3-S13.

Suomi, S. J. (1991). Uptight and laid-back monkeys: individual differences in the response to social challenges. In: Brauth, S. E., Hall, W. S., & Dooling, R. J. (eds.), *Plasticity of development*. Cambridge, MA: MIT Press.

Suomi, S. J. (1997). Early determinants of behaviour: evidence from primate studies. *British Medical Bulletin*, 53(1): 170-84.

Suomi, S. J. (2005). How gene-environment interactions shape the development of impulsive aggression in rhesus monkeys. In: Stoff, D. M., & Susman, E. J. (eds.), *Developmental psychobiology of aggression*. New York: Oxford University Press, pp.252-70.

Szyf, M., Meaney, M. J., Turecki, G., Hallet, M., Hertzman, C., Power, C., et al. (2009). Epigenetic mechanisms mediating the long-term impact on behavior of the social environment in early life. *Amino Acids*, 37: 16-7.

Taylor, D., & Bury, M. (2007). Chronic illness, expert patients and care transition. *Sociol Health Illn*, 29(1): 27-45.

Taylor, S. E., Klein, L. C., Lewis, B. P., Gruenewald, T. L., Gurung, R. A., & Updegraff, J. A. (2000). Biobehavioral responses to stress in females: tend-and-befriend, not fight-or-flight. *Psychol Rev*, 107(3): 411-29.

Theorell, T., Blomkvist, V., Jonsson, H., Schulman, S., Berntorp, E., & Stigendal, L. (1995). Social support and the development of immune function in human immunodeficiency virus infection. *Psychosom Med*, 57(1): 32-6.

Thoits, P. A. (1995). Stress, coping, and social support processes: where are we? What next? *J Health Soc Behav*, 35(Spec No): 53-79.

Tinetti, M. E., & Powell, L. (1993). Fear of falling and low self-efficacy: a cause of dependence in elderly persons. *J Gerontol*, 48(Special): 35-8.

Tun, P. A., Miller-Martinez, D., Lachman, M. E., & Seeman, T. (2013). Social strain and executive function across the lifespan: the dark (and light) sides of social engagement. *Aging Neuropsychol C*, 20(3): 320-38.

Turner, J. H., Beeghley, L., & Powers, C. H. (1989). *The emergence of sociological theory*. Chicago, IL: Dorsey Press.

Turner, R. J. (1983). Direct, indirect and moderating effects of social support upon psychological distress and associated condition. In: Kaplan, H. (ed.), *Psychosocial stress: trends in theory and research*. New York: Academic Press, pp.105-55.

Uchino, B. N., Kiecolt-Glaser, J. K., & Cacioppo, J. T. (1992). Age-related changes in cardiovascular response as a function of a chronic stressor and social support. *J Pers Soc Psychol*, 63: 839-9.

Uchino, B. N., Cacioppo, J. T., & Kiecolt-Glaser, J. K. (1996). The relationship between social support and physiological processes: A review with emphasis on underlying mechanisms and implications for health. *Psychol Bull*, 119(3): 488-531.

Unden, A. L., & Orth-Gomer, K. (1984). *Development of a survey method to measure social support in population studies* (Stress Research Report No. 178). Stockholm: Karolinska Institute.

Valente, T. W. (2005). "Network models and methods for studying the diffusion of innovations." In: Carrington, P. J., Scott, J. J., & Wasserman, S., (eds.), *Models and methods in social network analysis*. New York: Cambridge University Press, pp.98-116.

Valente, T. W. (2010). *Social networks and health: models, methods, and applications*. New York: Oxford University Press.

Valente, T. W. (2012). Network interventions. *Science*, 337(6090): 49-53.

Valente, T. W., Watkins, S. C., & Jato, M. N. (1997). Social network associations with contraceptive use among Cameroonian women in voluntary associations. *Soc Sci Med*, 45(5): 677-87.

Valente, T. W., & Saba, W. P. (1998). Mass media and interpersonal influence in a reproductive health communication campaign in Bolivia. *Comm Res*, 25(1): 96-124.

Valente, T. W., Hoffman, B. R., Ritt-Olson, A., Lichstein, K., & Anderson, Johnson, C. (2003). Effects of a social-network method for group assignment strategies on peer-led tobacco prevention programs in schools. *Am J Public Health*, 93(11): 1837.

Valente, T. W., & Fosados, R. (2006). Diffusion of innovations and network segmentation: The part played by people in promoting health. *Sex Transm Dis*, 33(Suppl): S23-S31.

Valente, T. W., Ritt-Olson, A., Stacy, A., Unger, J. B., Okamoto, J., & Sussman, S. (2007). Peer acceleration: effects of a social network tailored substance abuse prevention program among high-risk adolescents. *Addiction*, 102(11): 1804-15.

Valente, T. W., & Fujimoto, K. (2010). Bridging: locating critical connectors in a network. *Soc Networks*, 32(3): 212-20.

Valente, T. W., Fujimoto, K., Soto, D., Ritt-Olson, A., & Unger, J. B. (2013). A comparison of peer influence measures as predictors of smoking among predominately Hispanic/Latino high school adolescents. *J Adolesc Health*, 52(3): 358-64.

VanderWeele, T. J. (2013). Inference for influence over multiple degrees of separation on a social network. *Stat Med*, 32(4): 591-6.

VanderWeele, T. J., Hawkley, L. C., Thisted, R. A., & Cacioppo, J. T. (2011). A marginal structural model analysis for loneliness: implications for intervention trials and clinical practice. *J Consult Clin Psychol*, 79(2): 225-35.

Vetencourt, J. F. M., Sale, A., Viegi, A., Baroncelli, L., De Pasquale, R., O' Leary, O. F., et al. (2008). The antidepressant fluoxetine restores plasticity in the adult visual cortex. *Science*, 320(5874): 385-8.

Vilhjalmsson, R. (1993). Life stress, social support and clinical depression: a reanalysis of the literature. *Soc Sci Med*, 37(3): 331-42.

Vinconzi, H., & Grabosky, F. (1987). Measuring the emotional/social aspects of loneliness and isolation. *J Pers Soc Psychol*, 2(2): 257-70.

Vinokur, A. D., Price, R. H., & Caplan, R. D. (1996). Hard times and hurtful partners: how financial strain affects depression and relationship satisfaction of unemployed persons and their spouses. *J Pers Soc Psychol*, 71(1): 166-79.

Vogt, T. (1992). Social networks as predictors of ischemic heart disease, cancer, stroke and hypertension: incidence, survival and mortality. *J Clin Epidemiol*, 45(6): 659-66.

Wallace, R. (1991). Traveling waves of HIV infection on a low dimensional "socio-geographic" network. *Soc Sci Med*, 32(7): 847-52.

Watts, D. (2004). *Six degrees: the science of a connected age*. New York: W. W. Norton & Company.

Wellin, B. (1985). May God' s blessings now and ever after rest upon the work in this association: interview by Viveka Holmertz and Inger Lernevall. *Vardfacket*, 9(10): 20-1.

Wellman, B. (1993). An egocentric network tale: comment on Bien et al. (1991). *Soc Networks*, 15: 423-36.

Wellman, B., & Leighton, B. (1979). Networks, neighborhoods, and communities: Approaches to the study of the community question. *Urban Aff Rev*, 14(3): 363-90.

Wellman, B., & Carrington, P. J. (1988). Networks as personal communities. In: Wellman, B., & Berkowitz, S, D. (eds.), *Social structures: a network approach: structural analysis in the social sciences*. New York: Cambridge University Press, pp.130-84.

Williams, R. B. (1992). Prognostic importance of social and economic resources among medically treated patients with angiographically documented coronary artery disease. *JAMA*, 267(4): 520.

Wolf, T. M., Balson, P. M., Morse, E. V., Simon, P. M., Gaumer, R. H., Dralle, P. W., et al. (1991). Relationship of coping style to affective state and perceived social support in asymptomatic and symptomatic HIV-infected persons: implications for clinical management. *J Clin Psychiat*, 52(4): 171-3.

Wolinsky, F. D., Stump, T. E., & Clark, D. O. (1995). Antecedents and consequences of physical activity and exercise among older adults. *Gerontologist*, 35(4): 451-62.

Yan, T., Escarce, J. J., Liang, L-J., Longstreth, W. T., Merkin, S. S., Ovbiagele, B., et al. (2013). Exploring psychosocial pathways between neighbourhood characteristics and stroke in older adults: the cardiovascular health study. *Age Ageing*, 42(3): 391-7.

Zapka, J. G., Stoddard, A. M., & McCusker, J. (1993). Social network, support and influence: relationships with drug use and protective AIDS behavior. *AIDS Educ Prev*, 5(4): 352-66.

Zimet, G., Dahlem, N., Zimet, S., & Farley, G. (1988). The multidimensional scale of perceived social support. *J Pers Assess*, 52: 30-41.

Zunzunegui, M-V., Alvarado, B. E., Del, Ser, T., & Otero, A. (2003). Social networks, social integration, and social engagement determine cognitive decline in community-dwelling Spanish older adults. *J Gerontol B Psychol Sci Soc Sci*, 58(2): S93-S100.

第8章

ソーシャル・キャピタルと健康

Social Capital, Social Cohesion, and Health

イチロー・カワチ、リサ・F・バークマン

　1995年1月17日火曜日の早朝、神戸を壊滅的な地震が襲った。15万戸以上が倒壊し、6,000人以上が亡くなった。Aldrichの研究によれば、この地震に関して、災害への備えと対応の速さに大きな地域差があることが示された。地域組織の活動が活発なことで知られていた真野地区[1]では、住民が自発的にバケツリレーを行い消火に励んだ。一方、すぐ近くの別の地区では、住民たちは燃え落ちる隣家を力なく見つめていた（Aldrich, 2012）。地震の直後から、真野地区では町内会が救助活動を手伝い、家を失った人々を近隣の学校へ避難させ、炊き出しを行い、地震後もそのままになっていた家財・資産を守るために夜回り隊を結成した（Nakagawa & Shaw, 2004）。復興期には、同団体が被害を受けた建物を調査し、町内の人々向けに週刊の新聞を発行し、被害を受けた家屋の再建を見守った。真野地区の住民たちは、地域産業や商店などの復興に向けた、行政への要請などのロビー活動を先駆けて始めた。このように、神戸の地震において被害と復興に明白な差をもたらしたのは、災害の物理的な規模だけでなく、人々と社会の特性であった。これは世界中の多くの災害にも言えることである（Aldrich, 2012; Kawachi & Subramanian, 2006;

339

Koh & Cadigan, 2008)。

　インド社会では、周期的にヒンドゥーとムスリムとの間に民族紛争が起こる。しかし、長きにわたる民族紛争に苦しむ都市がある一方で、平和的な関係を構築できている都市もある。Varshney によれば、この理由は都市部におけるムスリムとヒンドゥーの人口割合だけでは説明できない。平和の「ヒケツ」は何であろうか？　それはムスリムとヒンドゥーの両民族を含む市民団体が存在することだという。つまり、両民族が混じり合った企業グループや労働組合、地元図書館での読書サークルなどの存在である。こうした団体が、民族間のコミュニケーションを円滑にし、人々を暴動に駆り立てるような扇動者の流言を食い止めるのに役立っている可能性がある（Varshney, 2002）。

　震災と民族紛争という一見関係のなさそうな 2 つの場面に共通する、コミュニティの不思議な特徴とは何であろうか。何らかのコミュニティの構造が、日本では自然災害からの復興に役立ち、インドでは民族紛争を回避する一助となった。住民間のネットワークが、彼らが住む近隣のソ̇ー̇シ̇ャ̇ル̇・̇キ̇ャ̇ピ̇タ̇ル̇の一部を構成しているのである。

8.1　ソーシャル・キャピタルの定義

　ソーシャル・キャピタルを最もシンプルに定義するならば、「ネットワークやグループの一員である結果として個人がアクセスできる資源」である。しかし実際には、ソーシャル・キャピタルの定義をめぐる議論は少しも「シンプル」ではない。これまでに、様々な分野から数々の定義が提案されてきた。社 会 学（Bourdieu, 1986; Coleman, 1990）、経 済 学（Loury, 1992）、政 治 学（Putnam, 2000）、そして公衆衛生学（Kawachi, 2010）においてもそれぞれ独自の定義が示されてきた。これは、ソーシャル・キャピタルという概念が各分野において重視されてきたことを反映しているとも言える。定義が曖昧で不明瞭なのは、学際的な概念の宿命と言っていいだろう。とはいえ、ソーシャル・キャピタルの定義には、分野を超えて 2 つの特徴がある。すなわち、ソーシャル・キャピタルが (1) 資源であり、そして (2) 社会関係を通じて生

成される、という点である。

ブルデューが、「資本（capital）」という用語は経済資本に限って使用されるべきではないと主張したことは有名である[2]。一般的な感覚だと、資本と金銭は一緒のものとされがちであるが、実際にはそれ以上の概念を含む。資本はあらゆる財や資源のストックを表す。例えば、経済学者は生涯培った知識や技術の蓄積を「人的資本」と呼ぶ。ブルデューは、ある特定の習慣（例えば、美術館やコンサートに行くこと）を会得すること、または好みや話し方、衣服の選び方を習得する、といったことを「文化的資本」と呼び、それらは、社会の中での象徴的な地位を表現するために使用されるとしている（Bourdieu, 1986）。「ソーシャル・キャピタル」とは、アクセスすることができる資源が個々人の社会関係の中に埋め込まれている、という考え方である。私たちが友人と一緒に過ごす時、それは単に楽しい時間を過ごしているだけかもしれないが、同時に、そのつながりを通じて物質的・心理的な資源を得て、利用することでもある。このため、ソーシャル・キャピタルは「ネットワーク・キャピタル（network capital）」とも呼ばれる。

経済理論では、資本は2つの特徴をもつ。すなわち、(1) 将来の利益のために財を消費する［投資する］必要があり、そして (2) 他の生産要素の生産性を向上させる、という点である（Bannockら, 1972）。この論理に基づけば、教育は資本の一形態となる。なぜなら、(1) 人は学校で教育を受けるために楽しみ（および賃金）を犠牲にし、(2) 学校教育は他の生産要素の生産力を向上させるからである（例えば、機械の操作がうまくなり、生産性が上がる）（第2章）。一方で、「ソーシャル・キャピタル」は将来の利益のための意図的な「投資」や犠牲がないため、資本の定義を満たしていないと論じる著名な経済学者もいる（Arrow, 1999）。確かに、私たちが人々と交流する時、何らかの目的を達成するための手段として意識しているわけではないということには、多くの人が同意するであろう。しかし経済学者が、そこに時間の機会費用が存在すると指摘したがることは知っておきたい。例えば町内会の役割を担う時には、ソーシャル・キャピタルを構築するために、それをしなかった場合の利益を犠牲にしていることは確かだからだ。そんなことをするより、ビールを飲みながらテレビでサッカーでも観ている方がずっと楽しいはずで

ある。

8.2　ソーシャル・キャピタルと健康を結ぶ経路に関する理論

　ソーシャル・キャピタルから健康アウトカムへの経路に関する理論は、個人と集団という2つのそれぞれのレベルによって異なる。個人レベルで分析する際は、ソーシャル・キャピタルはエゴセントリック・ネットワークを通じて個人がアクセスできる資源のことを指す。健康関連の資源の例としては、有用な情報の獲得（無料でインフルエンザワクチン接種ができる場所の情報など）、手段的サポートの受領（金銭的援助など）、社会的強化（social reinforcement）（情緒的サポートの交換など）が挙げられる。個人レベルで考えると、ソーシャル・キャピタルは時にソーシャルサポートの概念との区別が難しい（第7章）。しかしながら、ソーシャルサポート（少なくともエゴセントリック・ネットワークを通じたもの）は、緊密で強固なつながりからもたらされるという点において、ソーシャル・キャピタルと大きく異なる。というのも、個人のソーシャル・キャピタルは、緊密で強固なつながりだけでなく、リソース・ジェネレーター（resource generator）で測定されるような、弱い、面識があるという程度のつながりからも得られるからである（後述の測定法の節を参照）。この意味で、ソーシャルサポートとは対照的に、個人のソーシャル・キャピタルはネットワークの多様性（すなわちグループを超えた関係を橋渡しする弱いつながり）も反映していると言えよう。例えば、個人レベルのソーシャル・キャピタル（特にその多様性）は、個人の強いつながりの有無を考慮しても、再喫煙や高血圧のリスクが少ないことと関連する[3]。弱い紐帯であれ、ネットワークの多様性をもつことは、強い紐帯を通じて得られるソーシャルサポートよりも有益である可能性がある（Mooreら, 2011; Legh-Jones & Moore, 2012）。

　一方、ソーシャル・キャピタルを集団レベルのものとして捉える場合、ソーシャル・キャピタルはネットワーク全体（例えば、コミュニティの住民間のネットワーク）の資産として扱われ、そこに内在する個人に利益をもた

らすものとされる。分析が集団レベルに及ぶと、ソーシャル・キャピタルは一連の「創発特性（emergent properties）」と関連するようになる（Kawachiら, 2013）。これは、(1) 社会的伝播（social contagion）、(2) インフォーマルな社会統制（informal social control）、(3) 集合的効力（collective effica-cy）、という 3 つの集団レベルのメカニズムにより、健康アウトカムと関連する。以下、1 つずつ説明しよう。

　社会的伝播は、緊密なソーシャルネットワークを通じて習慣や行動が広がるという概念である。ネットワーク研究の用語で言うと、ネットワークのメンバー間の「推移性（transitivity）」が大きい、つまりネットワーク内の個人間のつながりが飽和しているほど、ネットワーク内の他者の行動に影響を及ぼす経路が多く存在することになる。情報の拡散や行動規範の伝達によって、習慣や行動が広まっていくのである。肥満のように健康に害を及ぼすものも、禁煙のように健康の改善につながることも伝播し得る（Christakis & Fowler, 2007; 2008）。Framingham Offspring Study の中で、Christakis らは、禁煙行動が「三次のつながりによる影響（three degree of influence）」を受けていることを見出した。すなわち、私たちの言動が、私たちのソーシャルネットワークを通じて 3 人先にまで広がるということである。ある個人が禁煙すると、彼の直接の友人（一次ネットワーク）が 60% の確率で禁煙し、彼の友人の友人（二次ネットワーク）が 20% の確率で禁煙し、彼の友人の友人の友人（三次ネットワーク）が 10% の確率で禁煙する。また、頑固に喫煙を続けた人はどんどんネットワークの外縁に押し出されたことも、30 年間の追跡で明らかになっており、喫煙者は仲間外れにされていると感じるに至ったことだろう。「三次の影響ルール」において特筆すべきは、それが [1 人ひとりの直接的な関係ではなく] 集団全体としての特性を表していることである。つまり、私たちは皆、誰が友人であるかを理解しているが、友人の友人（二次）のことまでは知らず、友人の友人の友人（三次）ともなれば知る由もない。Christakis らは、私たちは自分の知らない人々の行動からも影響を受けているのだと結論づけている（Christakis & Fowler, 2008）。ネットワークのメンバーであるおかげで、ネットワークの彼方にいる誰かの行動に誘発され「利益」を得るかもしれない。もしこの説明が正しければ[4]、凝

集性が高い（ソーシャル・キャピタルが豊かな）ネットワークでは、行動の拡散が速いということになる。

　インフォーマルな社会統制とは、コミュニティの人々が地域社会の秩序を維持する力のこと、つまり他者の逸脱行為を目撃した際に介入し取り成すような行動が生まれるという点を示している。この概念は犯罪学に由来する。つまり、破壊行為（vandalism）や非行の発生がコミュニティ間で異なることを説明してくれる（Sampsonら, 1997）。凝集性の高いコミュニティでは、学校に行かずにぶらぶらしたり違法行為を行ったりしている若者を目撃した時に、地域の大人たち（両親や法に基づく正式な代理人に限らず）が介入してくれる場合が多い。特に、「ネットワークの閉鎖性（network closure）」がある場合、つまりコミュニティ内の大人たちが相互につながっている場合、このようなインフォーマルな治安維持がよく起こる。インフォーマルな社会統制の概念は、もともとはコミュニティの犯罪抑止力を説明するために編み出されたものであるが、未成年者の喫煙、飲酒、薬物乱用などの健康関連行動の予防にも応用できる[5]。親たちが、自分たちの目が離れている時に近隣住民がわが子を見てくれることを期待できるならば、彼らは所属するネットワークから利益を得ていることになる。このようにインフォーマルな社会統制は、集団の、集合的特徴である。

　集合的効力とは、自己効力感の概念を集団レベルに落とし込んだアナロジーであり、集合的な行動をとるためにどれだけ皆が一致団結できるかという能力を示す（Sampsonら, 1997）。冒頭で触れた神戸のエピソードでは、震災前から団結した市民団体が存在していた地域においては、災害への備えがなされており、復興も速やかであった（Aldrich, 2012）。市民活動やボランティア活動を通じて地域住民同士がつながっていれば、緊急時の活動が速やかに行われる。住民に共通の問題が生じても、私たちの多くは誰かが解決してくれるのを待とうと様子をうかがってしまいがちである。これは、フリーライダー（タダ乗り）問題として知られている。しかし、ここで疑問が生じる。そうであれば、震災後の瓦礫の片付けのような〔自分が直接受ける恩恵はないような〕ことに、なぜ人々は自発的に骨身を削るのだろう？　1つの理由は、彼らはコミュニティ内の既存の組織を通じてすでに相互につながっ

ているからであろう。ここで言うタダ乗りは、村八分のような社会的制裁とまではいかなくても、地域や仲間の間での悪評を招く可能性がある。震災後においては、集団の他のメンバーからの評価は集合的行動を起こさせるのに十分であろう。それゆえ、コミュニティ内の市民参加の程度は、コミュニティのソーシャル・キャピタルの（おおまかな）指標となる。さらに、一度ある目的（例えば公害への抗議）のために市民団体が設立されると、その組織は他の目的（災害対応など）にも柔軟に活用できる。Coleman は、ある目的のために設立された組織が、後に異なる目的のために使われる現象を記述するために、「流用可能な社会組織（appropriable social organization）」という言葉を用いた（Coleman, 1990）。このように、コミュニティの組織は住民が求めていることを「表明（voicing）」するのに効果的な方法なのである（Aldrich, 2012）。

　まとめよう。上記の社会的伝播、インフォーマルな社会統制、集合的効力の各過程において、個人は集団の中でのつながりから利益を得ている（例えば、コミュニティ内の親同士のネットワークや近隣組織のメンバーを基盤としたネットワークなど）。しかし、ソーシャル・キャピタルはまた、ネットワーク内のメンバーを超えた人々にも有益となり得る。つまり、集団内の資源へのアクセスは非排他的で、経済学で言うところの公共財となり得るのである。地域組織に所属していない住民であっても、震災ボランティアによる清掃活動から利益を受けることができるし、職場の同僚が熱心にインフルエンザの予防接種を受けているおかげで、受けていない従業員もインフルエンザ感染を避けることができる（いわゆる集団免疫である）。つまり、ソーシャル・キャピタルには正の外部性が存在する。これをスピルオーバー効果と言う。これは、ソーシャル・キャピタルの公共財としての側面であり（つまり、消費の非排他性）、これこそがソーシャル・キャピタルと公衆衛生に関する文脈的研究・マルチレベル研究の中で注目を集める所以である。

8.3　ソーシャル・キャピタルの負の側面

　他の資本（capital）と同様に、ソーシャル・キャピタルも、ネットワークを通じて得られた資源が「よい」目的に使用されるのか、それとも「悪い」目的に使用されるのかはわからない。経済的資本がよい目的にも悪い目的にも使用され得るように（例えば、健康のためにデンタルフロスを買うこともできるが、有害なタバコを買うこともできる）、ソーシャル・キャピタルは両刃の剣である。フラミンガム研究においては、禁煙や幸福といった正の側面が伝播するだけでなく、肥満（Christakis & Fowler, 2007）という負の側面も伝播することが示された（Christakis & Fowler, 2008; Fowler & Christakis, 2011）。うつ病もネットワークを介して拡がることが報告されている（Rosenquist ら, 2011）。ソーシャル・キャピタルの効果を盲目的に信じてしまうと、その二重性、いわば「ヤヌスの双面」を見落としてしまい（Aldrich, 2012）、非難される結果となる（Pearce & Smith, 2003）。

　Portes による有名なソーシャル・キャピタルの負の側面についての論考では、「部外者の排除」「メンバーへの過度の要求」「メンバーの自由の制約」「規範の下方平準化」が挙げられている（Portes, 1998）。まず、「部外者の排除」とは、緊密で凝集性の高いコミュニティは部外者を仲間に入れないことで、その連帯を維持していることと関連している。例えば、日本社会はよく凝集性が高い社会として記述され（Takao, 2009）、日本人の長寿の理由の 1 つと考えられている（Marmot & Smith, 1989）。しかし、実際には負の側面もあり得るのである。

　日本社会の凝集性の根源は、ペリーの砲撃音による開国までの約 200 年（1633～1853 年）の長きにわたり鎖国を貫いた徳川体制に遡る。徳川の支配者たちは、国土に踏み入る外国人の命を脅し、鎖国を続けた。この政策の遺産は、日本社会の民族的同質性だけでなく、今日の移民政策に続く外国嫌いにも見られる[6]。2013 年 7 月に人里離れた山口県三岳村で起きた、70～80 歳代の高齢者 5 人が殺害された衝撃的な事件のように、日本社会の社会的凝集性の負の側面は折に触れて表面化している[7]。警察によると、犯人は

63 歳で、年老いた両親の介護のために 20 年ぶりに村に帰ってきたのだという。供述の中で、近隣住民からつまはじきにされた怒りと憤慨による犯行だと彼は主張した。日本語にはこの種の社会的排除に名前さえつけられており、「村八分」と呼ばれている。文字の意味は「村」と「八」だが、これは封建制度時代の日本の農村の共同社会において、冠婚葬祭や病気、消火活動などの 10 の特別な場面で相互に団結していた習慣からきている。もし規則を破った者がいたら、10 のうち 8 つの共同行為においては援助しないというものだ〔葬式と火事の消火だけは援助する〕。「稲作に相互扶助は欠かせないため 8 つの罰は深刻で、追放者はほぼ完全に共同生活から排除され、長くは生きられず」、そして「集団行動を規制する基礎として、この共同体の習慣が日本社会全体へと次第に広まった」と記されている（Prasol, 2010）。

　米国の例を挙げよう。Boston Busing Crisis（1974～1988 年）は、伝統的にアイルランド系アメリカ人の地域であったサウスボストンやチャールズタウンなどのボストン近郊の公立学校での、法廷命令による人種差別禁止への反応として勃発した一連の暴動であった。これらの暴動は、外的脅威に対する集団内の連帯による示威運動と言える。サウスボストン（southie：サウジーと住人は呼ぶ）で育った Michael Patrick MacDonald は、そのすさまじい半生をつづった自叙伝で次のように記載している。「ここサウジーでは、スピノーリという〔アイルランド人の名前とは程遠い〕人のことも皆はアイルランド人だと言って聞かない。サウジーでは皆互いを家族とみなしているのだ。皆がサウジーへの脅威を警戒しているため、ここではまだ見ぬ敵からも常に守られているように感じられる。『部外者』は誰も私たちに手が出せない」（MacDonald, 1999）。このように、逆境に立ち向かうために培ってきた互いの信頼や連帯感のような道徳的資源が、部外者が入り込まないような規範をつくり上げるのである。

　Portes が指摘した 2 つ目の負の側面は、メンバーによる過度の要求である。ソーシャル・キャピタルは、メンバーにとってのインフォーマルな「保険」として機能する（Aldrich, 2012）。例えば、自然災害の被災者は、既存のサポートネットワークを通じて金銭的、情報的、情緒的援助を受けることができる。このように、メンバーが必要な時に支援を受けられるということは、

裏を返せばネットワーク内の誰かがこれらの資源を供給しているということだ。災害時などコミュニティの資源が限られているような状況では、周囲から頼られやすいメンバーの仕事が増え、過度の負担となり、時に大きな犠牲を強いられることになる。さらに、ソーシャル・キャピタルが二重に負の側面を含む場合があることを示すよい例がある。犯罪組織のボスは部下の面倒を見る義務がある。マフィアやヤクザといった犯罪組織は、やはりソーシャル・キャピタルの一形態である。彼らが負の外部性を社会全体に対してもつ[つまり社会全体としては好ましくない集団である]としても、メンバーにとっては貴重な資源の供給源である。しかし、犯罪集団の中においても、メンバーは過度の義務による負の側面の影響も受ける。組長の伝記である*Confession of Yakuza*（『浅草博徒一代』新潮社）^{訳注1}の中で、犯罪ネットワークの中に存在する数多くの「義理」が鮮明に描かれている。刑務所にいるヤクザの親族への福祉支援、葬式費用や医療費にかかる現金の提供、下っ端が敵対する組に対して行った無礼への埋め合わせなどである。「とにかくやくざの親分というものはこんな風に、義理とかしきたり、付き合い、見栄、なんてものでがんじがらめになっていて、金なんてものはいくらあっても足りなかったもんなんです」（佐賀, 1989, p.303）。

　Portes が指摘した 3 つ目の負の側面は、個人の自由の制限である。先に示したように、インフォーマルな社会統制は逸脱行為や反社会的行動を抑制するが、行き過ぎると過干渉で多様性を許容しないコミュニティを生み出してしまう。「規範の下方平準化」は、集団の結束によって、目立つ者の行動を集団の規範に見合う水準にまで抑え込み、引き下げてしまうことである。「出る杭は打たれる」という日本の諺が最も的確に表現している（De Mente, 2004）。これは特に教育で弊害をもたらす。貧困層が通う学校には、意図的に低い成績をとるという文化が根づいている。努力する生徒がその後の失敗によって落胆しないようにするための、集団の防御機構と言っていい。もし学校で、よい成績をとることが「かっこ悪い」という規範ができ上がっていると、本当は能力を秘めた生徒も、仲間に受け入れてもらおうとしてしまう（規範に同調する）かもしれない。まさに、このようなソーシャル・キャピタルの「負の側面」は、Hallway Hangers（授業に出席せず学校の廊下をぶ

らつく生徒）に関する MacLeod の古典的な民族学研究である *Ain't No Makin' It*（『ぼくにだってできるさ』北大路書房）の中に明確に描かれている（MacLeod, 2004）。

8.4 結合型ソーシャル・キャピタルと橋渡し型ソーシャル・キャピタル

　ソーシャル・キャピタルが結合型か、橋渡し型あるいはリンキング型かという分類は重要である（Gittell & Vidal, 1998; Szreter & Woolcock, 2004）。この分類は、ソーシャル・キャピタルの負の側面がよい側面を凌駕する場合がある理由を説明するのに役立つ。結合型ソーシャル・キャピタルとは、メンバーが階層や人種・民族などの面で似たような背景要因を共有しているネットワーク、あるいは、そういったネットワーク内でメンバーがアクセスできる資源である。ネットワーク用語では「Homophilous（同質性〔共通の特徴をもつ人々同士が友人になりやすいこと〕）」と言う。対照的に、橋渡し型ソーシャル・キャピタルは階層、人種・民族、その他の社会的特徴を超えて、つまり「橋渡し」してネットワーク間でアクセスできる資源である。

　なぜ、一見ソーシャル・キャピタルが豊かな集団なのに、メンバーがあまり健康でないのかを考える際に、この分類が一助となる。社会的に不利なコミュニティでは、住民たちが生き抜くためのメカニズムとして強い結合型ソーシャル・キャピタルが醸成される。しかし、貧困層の人々はコミュニティ内で互いに頼り合うことしかできず、結局「閉じ込められた」ままなのだ。貧困なアフリカ系アメリカ人コミュニティに関する古典的な民族学研究によれば、親族ネットワーク内での助け合いが、「生き抜くため」の主要なメカニズムであるとみなされていた（Stacks, 1974）。このような形態の「社会保険」の欠点は、コミュニティのメンバーにとって経済的・心理的負担が大きいことである。Mitchell らがアラバマ州バーミンガムで行った研究によると、豊富な結合型ソーシャル・キャピタル（同質的な人種や社会経済的背景をもつメンバー間の信頼と絆の強さによって測定）は心理的苦痛と関連しており、一方で異なる人種や階層の人々とのつながり（つまり橋渡し型ソーシャ

第 8 章　ソーシャル・キャピタルと健康 | 349

ル・キャピタル）については反対の結果を示した（Mitchell & LaGory, 2002）。

　これらは、ソーシャル・キャピタルと健康に関する知見が一貫しない理由を説明してくれる。例えば、ボルチモアの低所得のコミュニティにおいて、コミュニティへの愛着があまりない母親の子どもは行動や精神的健康の問題が少ないことが報告されている（Caughyら, 2003）。つまり、予想と異なり、コミュニティ内での紐帯が少ない方が健康によいという結果である。同様に、オーストラリアのアデレード近郊の労働者に関する研究では、コミュニティグループへの参加は不健康と関連していると報告されている（Ziersch & Baum, 2004）。質的インタビューでは、地域住民からグループに持ち込まれる日々の問題に対処することの負担が大きいことが示唆された。他者を支援するための過度の要求に加えて、強い結合型ソーシャル・キャピタルは、Portes が指摘する他のすべての負の側面を包含し得る。すなわち、(1) 部外者を排除するグループ内の結束、(2) 同調への期待と多様性への不寛容、(3) 規範の下方平準化、である。

　これらの研究から、社会的に不利な環境における結合型ソーシャル・キャピタルは、社会のためになる力と同時に、多大な負荷にもなるというコンセンサスが得られよう。このような環境下では、経済的・人的資本の開発などの他の形態への投資を同時に行わない限り、ソーシャル・キャピタルの醸成だけを行っても無意味なのである。

　橋渡し型ソーシャル・キャピタルは、住民を直接取り巻く社会環境の外にある資源へのアクセスを可能にする。これは、権力、資源、権威における構造的不平等に、ソーシャル・キャピタルを結びつける概念である。冒頭で触れた 2 つのエピソードはいずれも、橋渡し型ソーシャル・キャピタルの例でもある。神戸の震災では、まちづくり組織という強い結合型ソーシャル・キャピタルが災害直後の助けとなった（住民同士での支援の交換、ボランティア募集など）。一方で、長期間に及ぶ復興期において復興のプロセスを加速させるのに最も役立ったものは、市の担当局、NPO、そして地域住民の間の橋渡し型ネットワークという形で新たなソーシャル・キャピタルを構築したことであった。インドの民族紛争の場合、インド人民党（Bharatiya Janata Party：BJP）はヒンドゥー教徒の結合型ソーシャル・キャピタルを

促進し、またムスリム連盟（Muslim League）もイスラム教徒の結束を高めた。このようなタイプのソーシャル・キャピタルは、民族融合を促進しない。2つのグループを橋渡しするソーシャル・キャピタルの存在こそが重要なのである（Varshney, 2002）。

誰が橋渡し型ソーシャル・キャピタルから利益を得るかは、社会的文脈によって異なる。男性優位な傾向にある日本社会では（例えば、官庁における女性首長の割合は189か国中123位）、男性に比べ女性の方が橋渡し型ソーシャル・キャピタルから恩恵を得るかもしれない。岩瀬らによる岡山市の住民4,000人を対象とした調査では、PTA、スポーツクラブ、同窓会、政治活動団体、市民団体、自治会の6つの異なる団体への参加について、参加団体の同質性（性別、年齢や職業など）に基づき結合型と橋渡し型ソーシャル・キャピタルを区別して分析した。その結果、橋渡し型ソーシャル・キャピタル（背景の多様な参加者が所属する団体への参加）が主観的健康に対して保護的であり、さらに男性より女性で強い傾向を認めた。いずれの団体にも参加していないと回答した女性と比較して、豊富な橋渡し型ソーシャル・キャピタルをもつ団体への参加者は、人口学的特性、社会経済的状況、結合型ソーシャル・キャピタルを調整した後も、不健康のオッズが低かった（OR：0.25、95%CI：0.11 − 0.55）。対照的に、結合型ソーシャル・キャピタルは、いずれの性別においても一貫して健康と関連していなかった（Iwaseら, 2012）。

8.5　ソーシャル・キャピタルの測定

ソーシャル・キャピタルの測定に関する概念的アプローチは、**表8.1**（次頁）に示す2×2分類表に集約できる。それぞれの行は、先行研究の中で展開されてきた2つの異なる潮流を示しており、ソーシャル・キャピタルについて、ネットワークに基づいた観点を強調するのか、もしくは社会的凝集性に基づいた観点を強調するのかによって区別される（Kawachi, 2010; Kawachi & Wamala, 2006）。列は、ソーシャル・キャピタルが個人レベルで分析されるのか、それとも集団レベルで分析されるのかによって区別される。

表8.1 ソーシャル・キャピタルの測定方法

定義	分析レベル	
	個人	集団
ネットワークに基づく観点	ポジション・ジェネレーター リソース・ジェネレーター	全ネットワーク分析
社会的凝集性に基づく観点	調査による個人の認知（他者の信頼など）や行動（社会参加）などの測定	調査への回答を集団レベルで集計

出典：Kawachi（2010）

　ソーシャル・キャピタルは個人の特性なのか、それとも集団の特性なのか。Coleman は、概念の分析レベルに関して明白に後者の立場をとっている。すなわち、「他の形態の資本と異なり、ソーシャル・キャピタルは人と人との関係の構造の中に内在している。それは、個人の身体の中や物質的な生産手段の中に埋め込まれているものではない」としている（Coleman, 1990, p.302）。対照的に、Portes は、ソーシャル・キャピタルを個人のソーシャルネットワークから生じる資源とみなし、個人レベルの分析を提唱している（Portes, 1998）。しかし、公衆衛生の観点からは、ソーシャル・キャピタルを集団レベルで概念化（そして測定）することは有用である。冒頭の2つのエピソードを思い返すと、被災後においてなぜある地域は他の地域よりも速く復興するのか、なぜある地域は平和や調和を効果的に維持できるのか、という問いは興味深い。これらは、なぜある個人は他の人よりもうまくやっていけるのか、とは異なる問いである。この2つの問いは、個人レベルの分析に賛成するのか、もしくは集団レベルの分析に賛成するのかに帰着する。Moore らの次のような見解には同意できる。

　　「適切な分析レベルについては、コミュニタリアン派とネットワークアプローチ派で議論が続いている。コミュニタリアンは、空間的に定義された集団（例えば近隣や国）の特性としてのソーシャル・キャピタルに焦点をあててきたが、ネットワークアプローチは個人あるいは対人関

係のレベルにおけるソーシャル・キャピタルを研究する傾向にある。それでもなお、ブルデューが強調したように、ネットワーク・ソーシャル・キャピタルは、集合的に所有されてはいるが個人および集団の行動を通じて動員されるため、そのような資本はいずれのレベルにおいても作用する（Bourdieu, 1986）。ゆえに、ソーシャル・キャピタルへのネットワークアプローチは、ソーシャル・キャピタルがいかにして複数のレベルを超えて作用するかについての考察を含んでいるのだ」（Moore ら, 2013, p.192）。

　表 8.1 の左上には、ネットワークに基づいたソーシャル・キャピタルの、個人レベルでの測定方法の例が挙げられている。例えば、ポジション・ジェネレーター（position generator）や、リソース・ジェネレーター（resource generator）がある（Lin, 2001; Van der Gaag & Snijder, 2005）。ポジション・ジェネレーターとは、ある個人が富、権力、名声で表されるような価値のある資源を具体化する職業をもつ他者（医師や弁護士など）と個人的につながっているかを評価するツールである。ここでの前提は、そのような職業に就いている他者を知っていることは、情報や助言、道具的サポート、もしくは象徴的な地位にアクセスできる個人の能力に関連するということである。ポジション・ジェネレーターは、ネットワークの中で個人が到達することができる最も高い職業を表す「上位到達可能性（upper reachability）」のような個人的なソーシャル・キャピタルの指標となる。このように上位到達可能性は、前述した「リンキング型」ソーシャル・キャピタルの構造と類似している。
　ポジション・ジェネレーターは、個人が社会の中で出世するために、いかにネットワークを利用することができるのかという課題において非常に有用であることが知られている。例えば、節税のために税理士にアドバイスを求めることや、名門校に子どもが出願準備をする際に進学塾講師から有益なコツを教えてもらうことなどである。しかしながら、ポジション・ジェネレーターでは手段的資源が強調されているため、公衆衛生の研究では利用されにくくなってしまっている。つまり、例えば威信の高い職業に就いている他者にアクセスできるかどうかは、ネットワークを介した資源がどのように健康

行動を増進し得るかということを理解する上では役に立たないかもしれない。さらに、ポジション・ジェネレーターは、主婦のように職業威信の尺度では分類できない人々から提供されるリソースに関しては触れていない（Van der Gaag & Webber, 2008）。

　個人のネットワークに基づくソーシャル・キャピタルを捉える別のツールに、リソース・ジェネレーターがある。例えば、回答者が自身の友人・知人のネットワークを介してアクセスできる異なる種類のスキルやサポート（例えば、車の修理ができる人、急な子守りを引き受けてくれる人、まとまった額のお金を貸してくれる人、などを知っているかどうか）について尋ねるチェックリストである。横断研究によって、リソース・ジェネレーターはうつや主観的健康といった健康アウトカムと関連することが示されている（Webber & Huxley, 2007; Kobayashi ら , 2013）。リソース・ジェネレーターのチェックリストに見られる項目と、MOS ソーシャルサポート調査票（Medical Outcomes Study Social Support Survey）（Sherbourne & Stewart, 1991）のような既存のソーシャルサポート尺度にあるような項目は、重複するところがある。重要なのは、リソース・ジェネレーターは手段的資源（情報・助言、対人関係スキル、金銭、労働）に焦点をあてる傾向があるのに対して、ソーシャルサポート尺度は情緒的サポート（愛情を表出すること、問題を許すこと、互いにくつろぐこと）を強調しているという点である。前節で述べたように、リソース・ジェネレーターは、個人が弱い紐帯を介してアクセスできるサポートを捉えるものであるが、一方でソーシャルサポートは、人々が親密な紐帯を介してアクセスするリソースを捉えるものである。

　表 8.1（p.352）の右上に戻ろう。ネットワーク理論に基づく概念を集団レベルへと拡張できることは、全ソーシャルネットワーク分析（whole social network analysis）で示されている。公衆衛生や疫学の研究では、エゴセントリック・ソーシャルネットワークを測定する研究がほとんどであり（第 7 章）、全ネットワーク分析は一般的でない。ネットワーク全体をマッピングすることの主な限界点は、各エゴにとってのすべての個人（アルター）に対してインタビューを行う時間と費用である。ネットワークの境界線は学校や職場においては容易に定義できるが、近隣コミュニティにおいては設定

しにくい。フラミンガム研究を活用したネットワーク分析では、全ネットワーク分析を行う代わりに、連絡がとれなくなった時のために研究参加者が挙げた友人・知人の多くが、結果的にフラミンガムという緊密なコミュニティ内に居住しており、かつ研究参加者でもあったという現実をうまく活用した。社会的凝集性、結合型ソーシャル・キャピタル、および橋渡し型ソーシャル・キャピタルといった、ネットワークに基づくソーシャル・キャピタルの概念と潜在的に関連する、全ネットワーク分析による計量社会学研究の事例もいくつか提示されている（Lakonら, 2008）。とにかくはっきりしていることは、全ネットワーク分析にはネットワーク内のアクターを結びつけるすべての紐帯の完全かつ正確なマッピングが必要になるということである。

　表 8.1 の下段は、公衆衛生に（今日）広く取り入れられているソーシャル・キャピタル測定へのアプローチ、つまり調査に基づく社会的凝集性の測定についての説明である。社会的凝集性に関する調査においては、調査者は回答者のソーシャルネットワークのつながりを尋ねない。その代わりに、個人が所属する集団内での親切な行為の互酬的交換のような、集団内のリソースの潜在的な利用可能性に関する項目について問う。一般的には、社会的凝集性の調査は 2 つの領域と関係している。すなわち、(1) 所属集団についての個人の態度、知覚、認知である認知的ソーシャル・キャピタル、そして (2) 個人によるインフォーマルおよびフォーマルな社会組織への参加といった実際の行動、つまり構造的ソーシャル・キャピタルである。調査項目に対する個人の回答は、個人レベルで分析（**表 8.1** 左下）されるか、もしくは集団レベル（例えば近隣や職場）で集計してから集合的な特性として分析される（同右下）。

　測定における社会的凝集性アプローチは、ネットワークに基づくソーシャル・キャピタルのもともとの定義である、「ネットワーク内のメンバーシップを通してアクセスされる資源」から逸脱しているとして批判されてきた（Carpiano, 2008）。この批判は妥当である。しかしながら、近隣のような文脈においてソーシャルネットワーク全体を測定することは大変な難題であるため、集団内の資源の利用可能性についての住民の認知や、集合的効力やインフォーマルな社会統制についての認知を代替変数として用いることは、合理

的な妥協案であると言えよう。例えば、Project on Human Development in Chicago Neighborhoods における社会的凝集性尺度には、「この周辺の人々は、近隣の人々をよろこんで助ける」「近隣住民の結びつきが強い」「この近所の人々は信頼できる」「この近所の人々は互いに仲が良くない」「この近所の人々は同じ価値観を共有していない」（後半 2 項目は逆転項目）という 5 つの項目が含まれている。これらの質問に回答者がどれくらい強く賛同したかを 5 件法で問う。そして、1 人ひとりの回答をシカゴ内の 343 の近隣単位で集計する。シカゴ調査のように集計する方法が妥当であることは、エコメトリックアプローチによって確認されている [8]（Raudenbush, 2003）。

　社会的凝集性尺度における個々の項目が、ネットワークに基づくソーシャル・キャピタルの定義と実際にどの程度重なり合うのかについては、議論の余地がある。Sampson らは、ネットワークに基づくソーシャル・キャピタルの定義は私的な紐帯を通じて得られるリソースを強調する傾向にあるが、インフォーマルな社会統制と社会的凝集性によって構成される集合的効力の構成概念は、集団のメンバーの利益のためにリソースを結集する地域の力を測定していると指摘する（Sampson ら, 1999）。近隣のソーシャル・キャピタルについてのネットワークに基づく理論を提唱する Carpiano も同様に、リソースの 4 つの成分を強調している（Carpiano, 2008）。すなわち、(1) 住民が近隣住民から引き出すことのできるソーシャルサポート、(2) 有益な情報を得るための、他の住民との社会的つながりの利用、(3) インフォーマルな社会統制、そして (4) 地域組織への住民の参加、である。要するに、社会的凝集性アプローチの支持者およびネットワークアプローチの支持者によって提唱される、近隣のソーシャル・キャピタルを測定するための構成概念は、かなり重複していると言える。

　とはいえ、信頼をソーシャル・キャピタルの一部とみなすべきかどうかについては、まだ議論を要する。言い換えれば、信頼をソーシャルネットワーク固有の道徳的リソースとみなすことができるのか、あるいはソーシャル・キャピタルの素因となる要素（すなわち先行するもの）であり不可欠なものではないのか、というものである（Harpham, 2008）。信頼は、確かにリソースの交換を円滑にする。例えば、ナオキが友人のタケオに借金を頼むとしよ

う。タケオがナオキを信頼しており、きちんと返してくれると思うなら貸すだろう。さて、ナオキとタケオに、ソウシという共通の友人がいたとする。すると、ナオキに対するタケオの信頼は、ネットワークの構造に起因するある種の強制力をもつようになる。つまり、ナオキがタケオからの借金を踏み倒せば、今後タケオからお金を借りるのが困難になるのは当然のことながら、さらにソウシの信頼をも失い、ソウシもまたナオキにお金を貸そうとしなくなってしまうのである。ネットワークの閉鎖構造（タケオもソウシもナオキの友人であり、タケオとソウシもまた友人同士であるということ）が、強制力のある信頼関係を構築するのである。この互いに面識のある３人は、借金を返すという特定の行動により他のメンバーとの信頼を試すことになるわけであるが、約束を守らなければ仲間外れにされる、という不安によって一層強力なものとなる[訳注2]。Homans は、社会的行動は交換であるとして次のように述べている。

> ある集団の中で、メンバーの１人が逸脱した厄介な人物であると他のメンバーが考えた場合、彼らのやりとり、つまりその厄介者を更生させようとするためのコミュニケーションによって、メンバー同士の凝集性はますます高まる。
> もしその厄介者が更生しない場合には、他のメンバーからの社会的承認が得られなくなり、排斥される結果となる。これらは日常的な経験と完全に一致している（Homans, 1958）。

　ある集団の中で、メンバー同士が互いに他のメンバーを信頼し合い、皆善良な市民としての義務の不履行やタダ乗り行為を行わないと考える時、その信頼は集合的行動につながる。つまり、集団内の信頼自体は、目に見えない実体のないものではあるが、蓄積されていけば、物事の動員や交換を容易にする重要な資源となる。もっとはっきり言ってもいいだろう。信頼がなければ、メンバー間のリソースの交換は難しく、個々のアクターの所有物としてただ保管されるだけで、十分に活用されないままとなってしまう。

　信頼を個人レベルのものとして分析しようとすると問題が生じる（**表8.1**

左下、p.352)。よく見過ごされてしまうことであるが、「信頼（trust）」と「信頼性（trustworthiness）」との間の微妙であるが重要な違いが区別しづらいという点である。例えば、「一般的に言って、あなたの近隣の人は信頼できると思いますか？」（とてもそう思う〜まったくそう思わない）といった質問に答える時、他者を信頼する回答者の傾向（信頼）と、近隣住民が実際に信頼に値するか（信頼性）を区別はできない。前者は心理的特性であり、後者とは明確に異なる（実際、他者への信頼の欠如は「皮肉な敵意［cynical hostility］」と呼ばれ、不健康のリスク要因として示されている）（Barefootら，1995）。これとは対照的に、ソーシャル・キャピタルの研究者は、信頼している近隣住民に囲まれていることが健康によいのか、つまり信頼できる環境がリソースの交換を円滑にするのか、という問いに主に関心をもっている。信頼についての個人の認知に基づいた質問や分析は、残念ながらどちらの解釈も可能にしてしまう。ソーシャル・キャピタル研究が、パーソナリティ心理学〔個人レベルの心理特性に関する学問分野〕などにおいて確立された知見を超える価値をもつためには、集団の信頼性を捉える必要がある。この問題の解決策の1つは、信頼についての質問項目への各個人の回答を集団レベルで集計し（すなわち**表8.1** 右下）、集団の平均値を各個人のデータに割り当てる方法である。そうすることによって、集団内の平均的な信頼の度合いは、個々人のばらつきの影響を受けにくくなる。私たちは、このようにして得られた値は集団（例えば近隣や職場）の集合的な特徴を捉えていると考えている。

　調査に用いられる社会的凝集性の測定に関しては他にも批判がある。測定方法がソーシャル・キャピタルの構成概念に含まれるものではなく、ソーシャル・キャピタルの結果や代替指標を表しているのではないか、というものだ（Harpham, 2008）。例えば、「地域に対する人々の満足度」は、「ネットワークを介してアクセスされる資源」としてのソーシャル・キャピタルの定義から大きく外れる。また、調査データが不足している時には犯罪統計や投票行動のような代替指標を使用する場合もある。これらは、Portes が警告する「概念の拡大解釈（conceptual stretching）」の一例である（Portes, 1998）。

　最後に、ソーシャル・キャピタルの測定に関する実験アプローチについて

手短に触れて本節を締めくくろう。経済学者の多くは、質問紙調査を用いた信頼や協力といったソーシャル・キャピタルの評価に疑念を抱いており、そのため実験アプローチを用いることを提唱している。例えば、「封筒落とし」実験による信頼の評価がある（Glaeser ら, 2000）。住所が書かれた切手付き封筒をある地域の街角にランダムに落とし、手紙が誰かに拾われて、書かれた住所に何割が届けられるかを直接観察したのである。

　ゲーム理論を活用した信頼と協力行動についての実験もある。例えば、「信頼ゲーム」がある。典型的な方法はこうだ。参加者 A はお金を渡され、パートナーである参加者Bにそのうちのいくらを譲渡するかを決める。実験者は、譲渡された金額を何倍かに増やしてから B に渡すことを告げる。最後に、B は受け取った金額の中から任意の額を A に返す機会を与えられる。この実験では、最初に A によって渡される金額が、信頼行動の測定値として解釈される。公共財ゲーム（囚人のジレンマの 1 つのバージョン）などを含む他のゲームについては、Anderson らによって説明されている（Anderson & Mellor, 2008）。とはいえ、質問紙調査を主な手段としている研究者も心配には及ばない。質問紙調査によるソーシャル・キャピタルの測定と実験による測定の間には、収束妥当性があることが知られているからだ。すなわち、質問紙調査において他者への高い信頼を報告した人、あるいはボランティアグループに参加していると回答した人は、実験状況においても信頼・協力行動を示すことが見出されている（Anderson ら, 2004）。

8.6　実証的エビデンス

　ソーシャル・キャピタルと健康に関する実証的研究は、個別にここで説明するにはあまりにも多いため、本節では主な調査結果の概要を示す。興味のある読者は、ソーシャル・キャピタルと身体的健康、精神的健康、そして健康行動についてのレビューを参照してほしい（Kim ら, 2008; Almedom & Glandon, 2008; Lindstrom, 2008）。

　近年の研究を見てみると、まず大半が「曝露」として近隣のソーシャル・

キャピタルに焦点をあてており、ほとんどは社会的凝集性の観点で測定していることがわかる。村山らは、近隣のソーシャル・キャピタルと健康についてのマルチレベル研究のレビューを行っており、次の4つの知見を指摘している（Murayamaら, 2012）。

・近隣の社会的凝集性による健康への文脈効果（**表8.1**右下、p.352）と比べて、近隣の社会的凝集性に関する個人の認知（**表8.1**左下）と健康アウトカムとの関連は、より一貫しているようである。マルチレベル研究では、レベル1（個人レベル）の認知が調整されている場合、レベル2（地域レベル）の凝集性についての変数の係数は多くの場合、統計的に有意ではなくなる。例えば、静岡県における地域在住の高齢者（65～84歳）11,092人を対象とした前向き研究では、コミュニティの凝集性についての個人の認知は、全死亡（HR：0.78、95%CI：0.73－0.84）、循環器疾患死亡（HR：0.75、95%CI：0.67－0.84）、肺疾患死亡（HR：0.66、95%CI：0.58－0.75）、そしてその他すべての原因による死亡（HR：0.76、95%CI：0.66－0.89）と関連していた（Inoueら, 2013）。しかしながら、社会的凝集性についての個人の認知を調整すると、コミュニティレベルの社会的凝集性（レベル2の特性）と死亡リスクとの間に統計的に有意な関連は見られなかった。

・社会的凝集性について最も一貫性があるのは、主観的健康（全体的な健康状態について、「とてもよい」「よい」「まあまあ」「よくない」で評価する単一の測定項目）をアウトカムとする研究である。しかし、主観的健康がアウトカムとして使用される場合、回帰式の右辺と左辺の両方が個人の自己評価結果となるため、未測定の個人特性の交絡などバイアスの危険性が高まる。

・これまでのエビデンスの大部分は横断研究によるものであり、前向き研究が不足している。

・コミュニティの社会的凝集性は、「二面性（Janus-faced)」をもつ（Aldrich, 2012）。つまり、ある人にとっては社会的凝集性が健康上の利益を提供する一方で、別の人にとっては無用あるいは有害でさえあると

いうことである。つまり、コミュニティの凝集性と個人の特性の間に、クロスレベル交互作用があることを意味する。例えば、Social Capital Community Benchmark Survey では、コミュニティの凝集性と精神的健康との間には、全体としては関連がなかった。しかし、コミュニティの凝集性と個人の信頼の間のクロスレベル交互作用が、統計的に有意であった。つまり、他者を信頼している個人にとっては、凝集性の高いコミュニティに住んでいることが彼らの精神的健康にとってよいようだが、他者を信頼していない個人にとってはそうではなかった。つまり、他者を信頼している隣人に囲まれていることによって、悪影響を受けていたのである（Subramanian ら, 2002）。

　例えば縦断研究など、より強力なデザインが必要なことに加えて、理論に立脚した健康アウトカムの選択や、効果の不均一性（例えば、誰にとって社会的凝集性は有益であり、誰にとって有害となるのか）についての慎重な検討も必要である。これまでのソーシャル・キャピタル研究の多くは、いわば「第一世代」のものと言えよう。つまり、比較的手に入りやすい二次データを用いて、ソーシャル・キャピタルは代替指標で評価している。健康アウトカムの選択も、理論に一致していないことが多い。例えば、インフォーマルな社会統制の構成概念は、もともと犯罪学の分野で開発されたものである。これは、社会秩序を維持するコミュニティの力を検討するために用いられてきた。したがって、インフォーマルな社会統制がコミュニティ間の肥満の差を説明する理論的根拠とは異なるかもしれない[9]。とはいえ、インフォーマルな統制の影響を直接受ける「特定」の健康アウトカムが存在することを否定するわけではない。例えば、公共の場における未成年者の飲酒をやめさせるコミュニティの力や、熱波から生き残るための高齢者の能力といったものは、コミュニティのインフォーマルな社会統制の影響を受けるだろう。

　シカゴにおける 1995 年の熱波に関する「社会剖検（social autopsy）」研究では、低所得高齢者の死亡に関連する最大の要因の 1 つが、屋内に閉じこもり涼しい場所へ避難しなかったことであった（Klinenberg, 2002）。これは、貧困な地区に住む高齢者の多くが、犯罪に対する不安から屋外に出ることを

ためらったためであったことが判明している。この研究では、シカゴ西部の隣接する2つのコミュニティ間で死亡率が大きく異なっていたことに注目している。両者の決定的な違いは、熱波以前から存在するインフォーマルな社会統制のレベルであったことが明らかになった。ノースローンデールでは、街中は安全でないと感じて、住民の多くが自宅の外に出なかった。その結果、熱波による死亡率は10万人あたり40人にも達した。隣のサウスローンデールでは、死亡者数はノースローンデールの10分の1に過ぎなかった。民族学で用いられるインタビュー手法を用いてデータを収集したところ、インフォーマルな社会統制や集合的効力が高く、住民がポジティブな感覚をもっていることが明らかにされた。例えば、地元の司祭は、「確かにギャングはいるが、街の人たちは外でも居心地よく感じている。周辺を歩けば、玄関先で座っているたくさんの人たちを見かけるでしょう」と述べている。別の地域住民は、「私たちは互いに近所を見張り合っているよ。何かが起きたらお互いに声をかけ合うし、誰かが警察を呼ぶこともある」と発言している(Klinenberg, 2002)。これらの感情は、集合的効力やインフォーマルな社会統制の概念に近い。このように、インフォーマルな社会統制は、コミュニティにおける犯罪の研究のためにもともと開発されたものではあるが、場合によっては健康をアウトカムにした観察結果も説明できるということである。ただし、メカニズムに関する理論と整合する健康アウトカムを選択することが必要であることには変わりない。

8.7 ソーシャル・キャピタル研究における 空間的スケール

ソーシャル・キャピタルの近隣効果の研究に際しては、空間的スケールを考慮する必要がある。近隣の定義として、標準的には国勢調査区のような行政区域を採用する場合が多いが、ソーシャル・キャピタルを醸成する社会的なやり取り(social interactions)がこのような境界に一致すると考える根拠はない。むしろ、空間的な波及効果をもつ可能性が高い。このことを考慮しなければ、曝露の誤分類が生じる。

犯罪被害をアウトカムとして、高木らは東京近郊のコミュニティでの研究において、ソーシャル・キャピタルの効果を分析するための2つの方法を比較した（Takagiら, 2012）。1つはレベル2の境界として行政区域による定義を用いた従来のマルチレベルモデル、もう1つは距離の逆数による空間重み付け行列を用いた空間ダービンモデルであった。後者の空間的アプローチに基づくモデルでは、他のすべての住民の回答結果から、各回答者それぞれに固有のソーシャル・キャピタルへの曝露レベルを算出する。空間的アプローチでは、ある回答者と同じ地域に居住する他のすべての回答者の間の距離の逆数から、各個人が感じるソーシャル・キャピタル特有の「力」を重み付けすることによって、空間的な波及効果の問題への対処を試みたのである。ある2人の回答者間の距離が大きいほど、ソーシャル・キャピタルの「力」は弱くなると想定している。この研究におけるソーシャル・キャピタルは、一般的信頼、互酬性、そしてインフォーマルな近隣住民とのつきあいに関する質問によって測定された。

　東京のある区で実施した調査を利用して、高木らは個人のソーシャルネットワークを調整した上で、空間的アプローチによって評価した強いソーシャル・キャピタル（距離によって重み付けされた信頼と互酬性の規範の「力」として測定）をもつ住民は、犯罪被害に遭うリスクが少ないことを見出した。しかし驚くべきことに、同じデータを用いたにもかかわらず、行政区分に基づいてマルチレベル分析を行った結果では、コミュニティのソーシャル・キャピタルと犯罪被害の間の関連は見出されなかった（Takagiら, 2012）。つまり、もし高木らが標準的なマルチレベルモデルだけに基づいて検証していた場合には、この結果は見落とされていただろう。

　空間的アプローチを用いることの妥当性を示したもう1つの研究を紹介しよう（Takagi, 2013）。高木は、今度もまた行政区域を無視して、データセット内の各個人に対するバッファー域を設定した。ソーシャル・キャピタル指標としては、郵送調査から得られた信頼の認知レベルを用いた。各個人に対する近隣住民からの社会的影響は、50mから500mの範囲で10mずつ大きさを変えながら作成された異なるサイズのバッファー域内に含まれる全住民の信頼の平均値として算出された。そして、バッファーサイズごとに回帰分

第8章　ソーシャル・キャピタルと健康　｜　363

析を行い、信頼と侵入窃盗被害との間の関連が非線形かつ U 字型であることが示された。つまり、近隣住民の信頼による犯罪抑止効果は最も近い距離（50m）で最も強かった。しかし、500m を超えて犯罪抑止効果が再び高まる手前の、50m から 499m の距離においては信頼の効果は弱まった。距離とソーシャル・キャピタルの効果の間におけるこの U 字型の関連は、どのように説明できるだろうか。

犯罪予防に関する社会学理論が参考になろう。ごく近く（50m 未満）で暮らす人々は、互いの不在中に家の様子を見ることや、郵便物や新聞を確認するといったような、日常的な助け合いをしている。しかし、この助け合い行動は距離とともに減弱する。つまり、自宅の両隣だけでなく、通りの向いの家とも助け合うとしても、遠くに住む世帯とも助け合う可能性は低い。対照的に、集合的効力のようなメカニズムは、より大きな社会組織のスケールで生じる。共通の問題解決のための集合的行動を起こすためには、多くの住民の協働が必要である。近隣のパトロールをしたりするには、意識の高い少人数による自主的な努力だけでは不十分である。上記の例は犯罪の事例を用いているが、同じように健康アウトカムに適用することも可能なはずである。このように、ソーシャル・キャピタルを測定する際の空間スケールを考慮することで、因果推論を強化できるだろう。

8.8　職場のソーシャル・キャピタル

ソーシャル・キャピタル研究の新たな方向性は、職場の社会的環境への概念の拡張である（Oksanen ら, 2013）。職場はソーシャル・キャピタルの影響を研究するために適した環境と言えよう。職場は人々が日々の中で多くの時間を過ごす場所であり、また永続的な紐帯を形成する場所でもある。そして、職場における研究によって、ソーシャル・キャピタルと健康アウトカムを結びつける現時点で最も説得力のある実証的なエビデンスが報告されている。フィンランドの公的機関を対象としたコホート研究である Finnish Public Sector Study からは、一連の質の高い研究が発表されている。サンプルサイ

ズが大きく、前向きデザインであり、妥当性と信頼性が評価されたソーシャル・キャピタルの測定指標が用いられており、そして診療記録との突合により、健康アウトカムデータの妥当性が高い。特に、次に紹介する報告は注目に値する。

　1つ目は、フィンランドの公的機関で働く 28,043 人を 5 年間追跡して、職場のソーシャル・キャピタルと総死亡率との関連を検証したものである（Oksanen ら, 2011）。2 回にわたる調査（2000～2002 年と 2004 年）と 2009 年までの人口動態調査死亡小票が突合された。ソーシャル・キャピタルは、職場単位の信頼や互酬性の規範について尋ねた妥当性のある 8 項目の社会的凝集性尺度、および集合行動の慣習によって測定された。Cox 比例ハザードモデルにおいて、自己申告によるソーシャル・キャピタル（範囲：1～5 点）の反復測定の平均値が 1 増加することは、総死亡のリスクを 19% 下げることと関連していた（HR：0.81、95%CI：0.66 － 0.99）。〔本人の自己評価ではなく、同じ職場内のその他の〕同僚が評価したソーシャル・キャピタルの平均値を用いて分析しても、結果は同様であった（HR：0.77、95%CI：0.50 － 1.20）。さらに、職場のソーシャル・キャピタルの反復測定値を利用した固定効果分析も行われている。この分析では、時間によって変化しない観測可能、もしくは観察不可能な交絡因子をすべて調整した上で、職場のソーシャル・キャピタルの変化による死亡リスクへの影響が検討された。固定効果分析によるオッズ比の推定値は統計的には有意ではなかったが、Cox モデルによる推定値と整合的であった（OR：0.81、95%CI：0.55 － 1.19）。

　もう 1 つは、ベースライン調査において高血圧ではなかった 11,777 人の男性と 49,145 人の女性の職員について、ソーシャル・キャピタルと高血圧の発生（全国健康登録と突合された記録から特定）の関連を調べたものである（Oksanen ら, 2011）。平均 3.5 年の追跡期間に、ソーシャル・キャピタルが乏しい職場の男性職員は、ソーシャル・キャピタルが豊かな職場の男性職員よりも、高血圧を発症する確率が 40～60% 高かった。共変量を調整したパス解析において、低いソーシャル・キャピタルと高血圧の関連は、高い肥満リスク（パスの p 値＝0.02）と過度のアルコール摂取（p＝0.03）によっ

て部分的に媒介されていた。

　個人の認知や他の共変量を調整してもなお、職場のソーシャル・キャピタルが総死亡率や低い主観的健康と関連していたという報告がある一方で（Oksanen ら, 2011; 2008）、うつの発症や禁煙との関連は認められなかった（Kouvonen ら, 2008a; 2008b）。また、職場のソーシャル・キャピタルは、高血圧の新規発症を予測するが（Oksanen ら, 2012）、高血圧治療を受けている個人の服薬アドヒアランスは予測しなかった（Oksanen ら, 2011）。このように、職場のソーシャル・キャピタルと特定の健康アウトカムを結びつける正確なメカニズムについては、不明な点がまだ多く残されている。ソーシャル・キャピタルは二面性をもつため、労働者の健康に与える効果が有益なのか、それとも有害なのかを予測することは難しい。例えば、もし喫煙者が喫煙のためにオフィスの外に出て、そこで新たな交友関係が形成されるとしたら、職場のソーシャル・キャピタルは禁煙には役に立たないだろう。一方で、職場で禁煙のための介入が行われた場合、結束の強い職場の喫煙者は、禁煙のために互いに助け合うことができる。職場のソーシャル・キャピタルの効果は、場所の文脈に依存するのである。

　これらの研究から、個人が置かれている多様な社会的文脈を理解することが、職場環境の影響に関する研究における今後の課題であることがわかる。例えば、労働者は居住地という文脈と職場という文脈に同時に曝露している。端的に言えば、職場のソーシャル・キャピタルと健康の関連は、人々の居住地の文脈の影響の交絡を受けるということである。もしくは、職場環境と近隣環境への二重曝露には、累積効果（あるいは補完効果）があるかもしれない。将来、これらの問題を明らかにするためには、この複雑性に対処するための特別な分析方法（クロス分類マルチレベル分析）、および両方の文脈についての測定が必要となる。

8.9　内生性と因果推論

　1996 年に公衆衛生分野にソーシャル・キャピタルの概念が取り入れられ

て以降、デザインと分析の両面で研究は進歩してきた。第一世代の研究は、エコロジカル（地域相関）研究が多かった（1996〜2000年）。第二世代の研究では、個人レベルおよびマルチレベルの分析に焦点があてられた（2000年〜現在）。第三世代の研究（2007年あたりから）では、操作変数法（instrumental variable：IV）などの方法によって因果推論が扱われ始めた（Kawachiら, 2013）。因果推論の課題は社会疫学だけでなく疫学研究全般にわたるものであるが、ネットワーク形成や社会参加のような社会的行動を扱う社会疫学にとっては特に困難となる。なぜなら、社会的行動の多く（例えば、お金を貸すに足るほど他者を信頼するかどうか、あるいは地域組織に参加するかどうか）は、個人の選択や選好に基づいており、ソーシャル・キャピタルと健康アウトカムを結びつけるどのような関係においても内生的だからである。

　内生性（endogeneity）の問題を克服することは、かなり難しい。質の高い縦断データを用いたり、あるいはマルチレベルモデルにおいて共変量を統計的に調整したりしても、データから内生性を取り除くことはできない。ここで、議論となった2つの例を挙げよう。1つ目は、フラミンガム研究で用いられた分析において、同質性を考慮に入れていなかったことである。したがって、研究から導き出されたネットワークの効果について、多くの批判を受けた（Cohen-Cole & Fletcher, 2008; Lyons, 2011）。例えば、肥満になりやすいネットワークに属している2人の間に関連が認められたのは、社会的な伝播があったからではなく、「類は友を呼ぶ」ためかもしれない（肥満のスティグマによって、過体重の人々は心地よいと感じる仲間を探すのかもしれない）。もう1つは、よく知られた社会参加と健康の関連についてである。繰り返しになるが、いくら時間的前後関係のある関連が認められても、社会参加が健康を促進することの証明にはならない。別の説明として以下のようなことが考えられる。すなわち、(1) 健康的な人ほど地域活動などのグループに参加しやすい、そして (2) 地域社会への参加と健康に共通の先行要因として作用する気質、パーソナリティ、性格、その他の特徴といった、観察されていない特性の交絡を受けるのである。

　この問題を解決するための1つの方法は、例えば友人関係の形成を無作

為化したり（大学の新入生の寮での実験研究がある［Yakushevaら, 2011]）、社会参加を促すコミュニティ・プログラムを地域ごとに無作為に実施したりすること（クラスター無作為化）である。こうした方法により、関心のある曝露を直接操作できる。残念ながら、私たちにはこのような実験を行うための時間や資金が十分にあるわけではない。そのため研究者たちは、因果推論のための方法として、自然実験に目を向けるようになってきた。特に、ソーシャル・キャピタルの分野では、操作変数による推定が注目されてきている。

操作変数による推定は、経済学や他の社会科学の分野で長年かけて確立されてきたが、比較的最近になり社会疫学にも取り入れられた（Glymour, 2006）。操作変数の推定の背後にある原理は、関心のある曝露（例えばソーシャル・キャピタル指標）を変動させる変数を見つけることである。妥当な操作変数の2つの条件は、(1) 介入の有無を十分に説明できる程度に曝露変数と相関していること、(2) アウトカムに直接効果を及ぼさないこと（いわゆる除外制約）、である（Angrist & Pischke, 2009 および第 2 章参照）。健康アウトカムへの教育の因果効果を特定するための操作変数として、州ごとの義務教育に関する法律の使用が議論されている。

これまでに、妥当性や説得力の程度が異なる様々な操作変数がソーシャル・キャピタル研究で用いられてきた（Kawachiら, 2013）。例えば、信頼の操作変数として現在の地域への居住期間が用いられる（Schultzら, 2008）。ある場所での居住期間が長いほど、個人が近所の人と交流し、信頼関係を形成するための機会が多くなるということである。妥当な操作変数であるためには、居住期間と健康アウトカム（この場合、主観的健康）の間に、信頼による媒介以外のいかなる関連もあってはならない。他にも社会的凝集性の操作変数として、宗教における宗派のような人口の異質性の指標を利用したものもある（D' Hombresら, 2010; 2011; Kimら, 2011）。宗派が操作変数として妥当かどうかは、宗派の健康への効果が社会的凝集性によって完全に媒介されていること、そして宗派と健康の間に直接の関連がないこと（除外制約）によって決まる。また、アルゼンチンにおける地域高齢者の研究では、インフォーマルな交流の操作変数として、地元の交通機関へのアクセスを用いたものもある（Ronconiら, 2012）。

市田らは、コミュニティセンターの活動への参加が高齢者の健康を向上さ
せるかどうかを検討した（Ichidaら, 2013）。日本のある地方自治体において、
高齢者の相互交流を促すために、市民団体がコミュニティセンターを6か
所に開設した。仮に研究デザインが縦断的であったとしても（すなわちセン
ター開設前後のデータが両方入手可能であったとしても）、社会参加の確率
は内生的であると前提した。つまり、健康で社交性のある人が選択的にセン
ターの活動に参加する可能性があるということである。この問題を解決する
ために、著者らは社会参加の操作変数として対象者の自宅から一番近いセン
ターまでの距離を使用した。根拠は、もし個人が新しく開設されたセンター
の近くに居住していれば、より参加しやすくなる（そこに行きやすいため）
が、センターの近くに居住しているか遠くに居住しているかは、（社会参加
の程度の変動を通じた関連を除けば）健康に直接関連しない。実際に、距離
と参加には強い関連があることが明らかになった。つまり、センターが近く
に開設されれば、高齢者は隣人と交流するためにそこに行く傾向が認められ
た。もし市民団体が住民の要望に基づいて恣意的にセンターの開設場所を決
めていたら、この操作変数は機能しない。しかし今回、これはあてはまらな
かった。センターは主に開設しやすいか否かに基づいて開設されており、時
間外のデイケアセンターのように、未使用の場所ならどこでも対象となる可
能性があった。そのため著者は、各高齢者から一番近いセンターまでの距離
は、ある程度、ランダムであるとみなした。
　ひとたび操作変数が決まれば、推定は2つの段階で行われる。回帰分析
の最初の段階では、内生的な曝露変数がその予測因子に回帰される（すなわ
ち「操作化される」）。次の段階では、追加の共変量を調整して、健康アウト
カムが操作化された曝露変数の値に回帰される。先ほどの例では、操作変数
法による分析は社会参加と健康との間の強い関連を示した。すなわち、コ
ミュニティセンターの活動に参加した高齢者における主観的健康のオッズ比
は2.52（95%CI：2.27 － 2.79）であった（Ichidaら, 2013）。
　操作変数による分析の多くは、これまでのところ個人レベルのソーシャ
ル・キャピタルの効果の検討に限られている（例えば、市民参加や信頼にお
ける個人間の変動）。言い換えると、ほとんどの研究の因果推論の対象は、

第8章　ソーシャル・キャピタルと健康　369

これまでのところ個人であり、文脈レベルのソーシャル・キャピタルによる
健康アウトカムへの因果効果を特定する研究は不足している。マルチレベル
分析における操作変数の推定は、個人レベルと集団レベルの2つの内生性
の処理を必要とするため、より手強い課題となる。

8.10　ソーシャル・キャピタルへの介入

ソーシャル・キャピタル概念の有効性についての研究が最終的に目指して
いるのは、観察研究から得られたエビデンスが、健康アウトカムを改善する
ための効果的な介入につながるかを示すことである。Moore らは、ソーシャ
ル・キャピタルを対象にした介入方法を次のように分類しており、参考にな
る (Moore ら, 2013)。1つ目のタイプは、介入の目的がソーシャル・キャピ
タルを新たに醸成することである（例えば前節で紹介した、コミュニティセ
ンターの開設）。2つ目は、ソーシャル・キャピタルが、別の介入が健康に
影響を与える際のチャンネル（すなわち媒介変数）となるような場合である。
例えば、マイクロクレジットやマイクロファイナンスによる多様な介入が、
資源の乏しい環境で経済発展を促進するために導入されている。マイクロ
ファイナンスの導入の仕方によっては、介入の副産物がソーシャル・キャピ
タルの強化になり得る (Kondo & Shirai, 2013)。3つ目のタイプにおいては、
ソーシャル・キャピタルはコミュニティ介入の成否を予測するセグメント化
（分類）の手段（つまり修飾要因）として扱われる。

多くの介入が、コミュニティ内の新たなネットワークを構築したり社会的
相互作用を強化したりすることによって、直接にソーシャル・キャピタルを
醸成させることを図ってきた。例えば、メリーランド州ボルチモア市でのコ
ミュニティ介入である Experience Corps では、公立小学校で教師のアシス
タントとなるボランティアを退職者から募った (Fried ら, 2004)。このプログ
ラムは、世代間（高齢者と小学生）、教師、親たち、そしてボランティアの
間の橋渡しをする新たなネットワークを構築するための試みであった (Glass
ら, 2004; Rebok ら, 2004)。結果は両世代にとって win-win となるものであっ

た。すなわち、高齢者ボランティアの身体活動レベルや身体機能、そして子どもの学業成績の向上に寄与したのである。その後日本において、Experience Corps をモデルとした、「りぷりんとプログラム」が展開された。このプログラムでも、退職した高齢者に幼稚園や小学校での教師のアシスタントを依頼した。りぷりんとプログラムの詳細な評価では、高齢者や児童を超えた波及効果が示された。すなわち、教師や親たちが子どもたちの教育により深く関わるようになったのである (Murayama ら, 2013)。まとめると、Experience Corps やりぷりんとなどのプログラムは、高齢人口の増加の結果増えている人的資本を活用すると同時に、社会的つながりを醸成することを通じて、プロダクティブ・エイジングを促進するための実行可能な介入方法を示した。

　これまでの例とはまったく趣が異なる、大変困難な状況の事例を紹介しよう。ニカラグアの紛争終結地域においてソーシャル・キャピタルを構築するために 2 年間の介入が行われた (Brune & Bossert, 2009)。長期化した内戦 (1981～1989 年) の余波で、多くのコミュニティ、特に農村地域は不信と暴力によって引き裂かれていた。サンディニスタ政権への元反対派のすぐ近くに、サンディニスタ民族解放戦線の元メンバーが再定住したのだから、なおさらだ。こうした困難な状況において、2 つのコミュニティで社会的凝集性を強化するために以下の要素を含んだ介入が行われた (Brune & Bossert, 2009)。すなわち、(1) コミュニティ組織と自己管理を強化することを目的とした村内の管理能力・リーダシップ能力の育成、(2) 各世帯のコミュニティ活動への参加の促進、そして (3) コミュニティ内の住民間およびコミュニティと地元の公的機関の間での信頼の増加、であった。著者らによると、

　　介入は動的で、各コミュニティに固有のニーズや文脈に合わせたものであったが、次に述べるような広範な条件を満たす必要があった。すなわち、(1) 新しい組織を押し付けるよりもむしろ、コミュニティにもともと存在していた組織を基盤とすること、(2) より多くの人々の参加、そして継続的な会合への参加を促進し、様々なプロジェクトに幅広く参加することを促すようなメカニズムを明らかにすること、(3) コミュニ

ティ内での高い信頼を構築するために、コミュニティ組織内およびコミュニティ内の両方において、コミュニケーション、合意形成、そして紛争解決スキルを育てること、(4) 特にこれまで参加してこなかった人々について、コミュニティメンバーの意思決定やエンパワーメントを促進すること、そして (5) コミュニティ外の組織との永続的なサポートネットワークを構築すること、であった（Brune & Bossert, 2009）。

2 年の介入の後、介入を受けたコミュニティは、対照群のコミュニティに比べて、社会的凝集性の認知（近所の住民らは困った時に助ける準備ができているという認識）、コミュニティ内のプロジェクトにおける近隣住民との共同作業、そして近隣における問題を地元の健康行政局へ連絡すること、がそれぞれ増加していた。介入の後、研究者たちは、高いレベルのソーシャル・キャピタルがいくつかのポジティブな健康行動と有意に関連していたことも見出した。ソーシャル・キャピタルの行動的・構造的要素（グループへの参加やソーシャルネットワークなど）は、子どもの呼吸器疾患を治療するために現代医学を利用するといったような、望ましい個人の健康行動と関連していた。ソーシャル・キャピタルの態度的要素は、コミュニティの公衆衛生キャンペーンへの従事のような、コミュニティの健康行動とポジティブに関連していた（Brune & Bossert, 2009）。

Moore らによって示された 2 つ目のタイプの介入においては、ソーシャル・キャピタルの醸成は介入の直接の対象ではなく、むしろ別の介入から予想される副産物とされている。例えば、都市計画が住民の身体活動を促進するために策定され、地域のレクリエーション空間の質が向上した場合、副産物的利益として社会的相互作用の増加も予想される。別の例は、通常は貧しいコミュニティの経済発展を促すために使用されるマイクロファイナンスである。つまり、マイクロファイナンスは経済的成果を向上させることを主目的としているが、融資計画はよく、他のコミュニティ介入と合わせて行われる。南アフリカの農村で、コミュニティの結束を増強させることも目的として、集団ベースのマイクロファイナンスと一般参加型の HIV 予防トレーニングとを結合させたクラスター無作為化試験が行われた（Pronyk ら , 2008a;

2008b）。2年の介入後、ソーシャル・キャピタルの認知的および構造的次元の両方（コミュニティ組織への参加の程度や互酬性、結束、集合行動についての認知によって測定）が向上していた。また、認知的ソーシャル・キャピタルの増加は、男女ともに高いコンドーム使用率と低い HIV の流行と関連していた。構造的ソーシャル・キャピタル（市民参加）は、リスク行動の予防と関連していた。しかし、同時に市民参加が多いことは、逆に HIV 感染率の上昇とも関連していた。つまり、プログラムは予期せぬ副作用も生み出していたのである。ソーシャル・キャピタルの負の側面に関する議論においてすでに述べたように、介入の際にはその二面性を認識することが必要であり、有益な効果とその潜在的な副作用のバランスをとるよう努めなければならない。

　3つ目のタイプでは、コミュニティにおける他の介入の成功（あるいは失敗）に影響を与える分類（修飾）変数としてソーシャル・キャピタルを用いる。災害研究においては、被災したコミュニティ間で復興や回復力に大きな差があるということが広く知られている。このコミュニティ間の差のいくらかは、災害が起こる前から存在していたコミュニティのソーシャル・キャピタルの違いによって説明される（Aldrich, 2012）。したがって、ソーシャル・キャピタルに関する調査項目は、災害に対して脆弱なコミュニティにおける災害対策計画やニーズ評価に定期的に盛り込まれるべきである（Koh & Cadigan, 2008）。

8.11　ソーシャル・キャピタルと社会政策

　どんなものであれ、新たな政策は興奮と疑念とを伴って迎えられる。隠されたアジェンダを達成するために政治家が提唱する新しいアイデアに対して、研究者には慎重であるべき責務がある。1990年代に世界銀行（および「第三の道」を唱える政治家）によってソーシャル・キャピタルが採用された際に、ソーシャル・キャピタルの概念は研究者から多くの批判を受けた。「キャピタル」という言葉は、社会政策における市場の大きな役割、というイデオ

第8章　ソーシャル・キャピタルと健康 | 373

ロギー的方向性を伴うため、新自由主義者たちを惹きつけた。一方で、「ソーシャル」という部分は、コミュニタリアンの理想にさらなる役割を期待する者たちを惹きつけた。社会政策の手段としてのソーシャル・キャピタルに向けられた批判は、以下のようなものであった。

・社会的な関係を貨幣化しているように見える。ビートルズの言葉を借りれば、愛はお金では買えない（Money can't buy love）。そして、社会的な関係の価値もまた経済取引の領域外にある。「キャピタル」という単語を「ソーシャル」という言葉に結合させることは、実社会に市場の考え方を不当に侵入させることである。Fine に言わせれば、「ソーシャル・キャピタルは、経済学によって周辺のすべての社会理論を取り込み『植民地化』するような概念である。概念自体は経済学による帝国主義（imperialism）に抵抗するもののように説明されるが、経済学に代わるアプローチを何ら示すものではないため、その効果は微々たるものである。そして実際、経済学的アプローチの進展を後押しするものとなってしまっている」（Fine, 2002, p.799）[10]。

・経費削減のための言い訳として使われている（Pearce & Smith, 2003）。ソーシャル・キャピタル論者は、「もしコミュニティだけで互いに助け合うことができるのなら、福祉の経費や他の公的な補助の必要性は低くなる」という類の主張をしているとして批判されている。McKnight に言わせれば、福祉政策は社会的凝集性を衰退させる一因にさえなる。*The Careless Society: Community and Its Counterfeits* の中で McKnight は、政府による福祉事業の提供は、互いに援助をするという私たちの義務感を衰退させ、相互扶助についての社会規範、ボランティア主義、コミュニティの能力を損なうと主張した（McKnight, 1995）。端的に言うと、社会保障制度はコミュニティメンバーが互いのために提供するサポートを商品化し、国民があたかも国家の「顧客」であるかのような状況を助長してしまう。しかし、実証的分析はこれらの主張とは反対の結果を示している。すなわち、強力な福祉制度は社会的凝集性を促進するという結果である。例えば、EU では国家が社会保障に多くを費やすほど、イ

ンフォーマルな社会参加や市民団体への加入が多く、社会的信頼が高かった（Rostila, 2013）。

・権力の構造的な不平等を無視している。水平的な結束は素晴らしいものである。しかし、「誰もが誰とでも関係をもてるのか？」という根本的な問題を私たちが無視している限り、ソーシャル・キャピタルにおける議論はよく政治家の関心を不平等から逸らすか、もしくは最悪の場合、被害者を責めるだけという結果に終わるだろう（Muntaner ら, 2001）。要するに、ソーシャル・キャピタルは何もないところから芽吹いたり、偶然空から降ってきたりするわけではない。むしろ、ソーシャル・キャピタルそれ自体は、居住の流動性における過去のパターン（例えば移民の流入や地元の労働市場の変化）、住宅やインフラへの自治体の投資、そして居住地のセグリゲーションを長期化させる政策やサービス・公共施設の縮小といった、社会レベルで作用する様々な構造的な力によって形づくられている（Kawachi ら, 2008）。これらの構造的な次元を無視していると、コミュニティの結束の強化にどれだけ労力をつぎ込もうとも、コミュニティを不利な状態に陥らせたままにしてしまうことになる。

・公衆衛生問題の方能薬として誇大に宣伝されている。熱烈な支持者は、ソーシャル・キャピタルの負の側面を無視、もしくは軽視する傾向がある。社会的凝集性の強化は、部外者に対して（あるいはコミュニティの規範に同調しない内部者に対してさえも）より不寛容になるという、逆効果も生み出し得る。

・中流階級の、しかも時代遅れの価値を反映している。ソーシャル・キャピタルの流行を漠然とした過去の価値への思慕、すなわち私たちの心の琴線に触れる理想化された「コミュニティ」のイメージへの回帰である、という批判である。問題は、そのイメージが個人によってまったく異なるということである。私たちの多くは、市民活動の後援者にとっての「古き良き日」に戻ることを望んではいない。とはいえ、ソーシャル・キャピタルに関する論議は、基本的に中流階級（そして主に「白人」）の価値を表しているという点で批判されてきたが、その理由だけでこの概念を棄却するのは間違いであろう（Pollitt, 1996）。例えば、黒人のコ

ミュニティが差別や抑圧と戦う歴史において、いかに集合的効力が影響を与えてきたのかを明らかにした研究がある（Gilbert & Dean, 2013）。ソーシャル・キャピタル概念の放棄を訴えるのではなく、むしろ黒人のコミュニティにおけるコミュニティ組織や政治的アドボカシーの役割を理解するためにも、ソーシャル・キャピタルと健康についての研究は、人種・民族の側面を認識・包含する必要がある。

　いずれも手強い批判である。とはいえ、肯定的な議論からも有益な原理や教訓を引き出すことができる。細事にこだわり大事を逸するべきではないと考えるのであれば、将来のための大切な教訓が得られよう。第一に、ソーシャル・キャピタルは、互いに協力することをコミュニティメンバーに強く勧めるような処方箋として単純化されるべきではない。ソーシャル・キャピタルへの介入は、広範な構造的介入（例えば地元の労働市場へのアクセスの改善）の代替策となるようなものではなく、それらの介入を補うものと考えるべきである。19世紀における英国の衛生状態の改善に向けたソーシャル・キャピタルの役割に関する歴史分析を見れば、政策と権力の関係がいかにしてソーシャル・キャピタルと健康に関する分析に回帰するかが見て取れる（Szreter & Woolcock, 2004）。第二に、特効薬や標準レシピ集は存在しない。いかなる政策も、地域の文脈や歴史を慎重に考慮しなければならない。ソーシャル・キャピタルを強化するための「画一的な」処方箋はない。異なる目的には異なる種類のソーシャル・キャピタルが重要になる。例えば、弱い紐帯は情報の拡散には効果的である一方で、強く密な紐帯は集合的行動に効果的である（Chwe, 1999）。以下のような警告もある。「人々はソーシャル・キャピタルの概念を2つの状況に適用しようとする。ソーシャル・キャピタルを生み出すためにどのような種類のネットワークが最適なのかを知るには、ソーシャル・キャピタルが何のために使用されるのかを具体的にする必要がある」（Sobel, 2002）。したがって、例えば無職の若者の間で結合型ソーシャル・キャピタルを強化することは、不十分どころか有害でさえある。有益な政策は、ロールモデルやメンターへのアクセスを提供するために、無職の若者と就業している大人たちとの間の橋渡し型ソーシャル・キャピタルを

醸成することであろう（Sander & Lowney, 2005）。

　ゼロからソーシャル・キャピタルを醸成するような取り組みの場合は特に、意図しない結果を引き起こす可能性を含め、コストと利益のバランスに細心の注意を払う必要がある。ネットワーク内の資源の交換が必要ならば、ネットワーク内の誰かがこれらの資源の提供を求められることになる。資源が足りないような状況で「もっと与える」ようにメンバーに呼びかければ、負担への不満が噴出する結果となる。また、先行研究を踏まえると、そのような取り組みは特に女性に負担を強いることが予想される。最後になるが、最も重要な点を指摘したい。ソーシャル・キャピタルへの投資戦略は、市民による無償の努力だけでは成し遂げ得ないことである。政府、非営利セクター、そして民間セクター等、幅広いセクターからの投資を要する。したがって、ソーシャル・キャピタルは、政府が支出を減らすための安価な代替物とはなり得ない。地元組織の支援、人的資本への投資（例えば、コミュニティのリーダーの育成、ボランティアへの費用）、そして地域のインフラ構築などにはお金がかかるのである。

8.12　結論

　本章では、健康の社会的決定要因としての、これまでのソーシャル・キャピタル研究の概要を示した。公衆衛生分野においてまだ比較的新しい概念であり、研究は発展途上である。将来、進むべき方向として、以下の4点を挙げておこう。(1) 準実験デザインの利用による因果推論の強化、(2) 職場のような多様な文脈における研究への概念の拡張、(3) ネットワーク理論に基づくソーシャル・キャピタル測定を用いた研究、(4)「負の側面」を十分に考慮したヘルスプロモーション活動への有用性を示すソーシャル・キャピタル介入、である。

注釈

1：町工場から発生する煤煙や排水による生活環境悪化に抗して取り組んだ公害追放と環境美化運

動に端を発し、住民によって組織された「まちづくり」組織として知られていた。後に、公園整備やレクリエーション空間の改善、犯罪予防等、住民の他の関心事にまで活動範囲を拡げた。

2：「実際、経済理論により認識されている形態だけでなく、多様な形態の資本概念を再導入しなければ、実社会の構造や機能を説明することは不可能である。経済理論は、交換を商業的な交換に絞ることで、資本主義の歴史的発明品である行為における経済の定義づけをしてきた」（Bourdieu, 1986, p.241）。

3：Queens University の Spencer Moore 博士との個人的な情報交換による。ここに感謝の意を示す。

4：Christakis & Fowler に対しては、Cohen-Cole & Fletcher（2008）や Lyons（2011）などによる批判がある（第 7 章参照）。

5：1970 年代の日本では、誰でも自動販売機でタバコを買うことができた。中学生が、学校の帰り道にタバコをこっそり買おうと思っても、彼らは家に着く前に親に知られてしまうことがわかっていたので、実際には買わなかった。もし誰かの親に見られてしまうと、すぐに電話で連絡されてしまうからだ。

6：2008 年の「リーマンショック」の後、日本政府はラテンアメリカからの移民労働者に対する本国への帰国費用として数千ドルもの資金を提供した。両親または祖父母が日本人移民であった日系人が対象であったにもかかわらず、支給条件として、決して日本で再び職を探さないと誓約させた（ニューヨークタイムズ, 2009 年 4 月 22 日）。

7：http://en.wikipedia.org/wiki/Yamaguchi_arson_and_murders

8：社会的凝集性アプローチに基づき、妥当性が評価された多くの測定方法が開発され、ソーシャル・キャピタル調査で用いられている。Harpham（2008）参照。

9：いつかはあり得るかもしれないが、まだ私たちは、「肥満取締官」がパトロールしているのを見たことはない。

10：Ben Fine は彼の詩の中で、英国の詩人である Philip Larkin に謝罪の言葉を添えつつ、以下のように語っている。「彼らはソーシャル・キャピタルであなた〔経済学〕を潰そうとしている。彼らにはそのつもりはないかもしれないが、実際にはそうだ。彼らはあなたをいつでも欠点だらけにして、ほんの少しだけ何かを付け足すのだ」

訳注 1：日本語原書は、佐賀純一（1989）『浅草博徒一代－アウトローが見た日本の闇』（新潮社）。

訳注 2：原書では Anna, Betty, Christina の 3 人が登場する。

参考文献

Aldrich, D. P. (2012). *Building resilience: social capital in post-disaster recovery*. Chicago: University of Chicago Press.

Almedom, A., & Glandon, D. (2008). Social capital and mental health: an updated interdisciplinary review of primary evidence. In: Kawachi, I., Subramanian, S., & Kim, D. (eds.), *Social capital and health*. New York: Springer, pp.191-214.

Anderson, L., Mellor, J., & Milyo, J. (2004). Social capital and contributions in a public goods experiment. *Am Econ Rev*, 94: 373-76.

Anderson, L., & Mellor, J. (2008). The economic approach to cooperation and trust: lessons for the study of social capital and health. In: Kawachi, I., Subramanian, S., & Kim, D. (eds.), *Social capital and health*. New York: Springer.

Angrist, J., & Pischke, J. (2009). *Mostly harmless econometrics*. Princeton, NJ: Princeton University

Press.

Arrow, K. J. (1999). Observations on social capital. In: Dasgupta, S. (ed.), *Social capital: a multifaceted perspective*. Washington, DC: World Bank, pp.3-5.

Bannock, G., Baxter, R., & Rees, R. (1972). *The Penguin dictionary of economics*. Harmondsworth, England: Penguin Books.

Barefoot, J., Larsen, S., Von Der Lieth, L., & Schroll, M. (1995). Hostility, incidence of acute myocardial infarction, and mortality in a sample of older Danish men and women. *Am J Epidemiol*, 142(5): 477-84.

Bearman, P., & Moody, J. (2004). Suicide and friendships among American adolescents. *Am J Public Health*, 94(1): 89-95.

Bourdieu, P. (1986). The forms of capital. In: Richardson, J. (ed.), *The handbook of theory: research for the sociology of education*. New York: Greenwood Press, pp.241-58.

Brune, N., & Bossert, T. (2009). Building social capital in post-conflict communities: evidence from Nicaragua. *Soc Sci Med*, 68: 885-93.

Carpiano, R. M. (2008). Actual or potential neighborhood resources for health: what can Bourdieu offer for understanding mechanisms linking social capital to health? In: Kawachi, I., Subramanian, S., & Kim, D. (eds.), *Social capital and health*. New York: Springer, pp.83-93.

Caughy, M., O'Campo, P., & Muntaner, C. (2003). When being alone might be better: neighborhood poverty, social capital, and child mental health. *Soc Sci Med*, 57: 227-37.

Christakis, N., & Fowler, J. (2007). The spread of obesity in a large social network over 32 years. *N Engl J Med*, 357(4): 370-9.

Christakis, N., & Fowler, J. (2008). The collective dynamics of smoking in a large social network. *N Engl J Med*, 358(21): 2249-58.

Christakis, N., & Fowler, J. (2009). *Connected: the surprising power of our social networks and how they shape our lives*. New York: Little Brown.

Chwe, M. (1999). Structure and strategy in collective action. *Amer J Sociol*, 105: 128-56.

Cohen-Cole, E., & Fletcher, J. (2008). Detecting implausible social network effects in acne, height, and headaches: longitudinal analysis. *BMJ*, 337: a2533.

Coleman, J. S. (1990). *Foundations of social theory*. Cambridge, MA: Harvard University Press.

De Mente, B. L. (2004). *Japan's cultural code words*. Tokyo: Tuttle Publishing.

D'Hombres, B., Rocco, L., Suhrcke, M., & McKee, M. (2010). Does social capital determine health? Evidence from eight transition countries. *Health Econ*, 19: 56-74.

D'Hombres, B., Rocco, L., Suhrcke, M., Haerpfer, C., & McKee, M. (2011). The influence of social capital on health in eight former Soviet countries: why does it differ? *J Epidemiol Comm Health*, 65: 44-50.

Fine, B. (2002). They f**k u up those social capitalists. *Antipode*, 796-9.

Fowler, J., & Christakis, N. (2011). Dynamic spread of happiness in a large social network: longitudinal analysis over 20 years in the Framingham Heart Study. *BMJ*, 337: a2338.

Fried, L., Carlson, M., Freedman, M., Frick, K., Glass, T., Hill, J., et al. (2004). A social model for health promotion for an aging population: initial evidence on the Experience Corps model. *J Urban Health*, 81: 64-78.

Gilbert, K., & Dean, L. (2013). Social capital, social policy, and health disparities: a legacy of political advocacy in African-American communities. In: Kawachi, I., Takao, S., & Subramanian, S. (eds.), *Global perspectives on social capital and health*. New York: Springer, pp.307-22.

Gittell, R., & Vidal, R. (1998). *Community organizing: building social capital as a development strategy*. Thousand Oaks, CA: Sage Books.

Glaeser, E., Laibson, D., Scheinkman, J., & Soutter, C. (2000). Measuring trust. *Q J Econ*, 115(3): 811-46.

Glass, T., Freedman, M., Carlson, M., Hill, J., Frick, K., Lalongo, N., et al. (2004). Experience Corps: design of an intergenerational program to boost social capital and promote the health of an aging society. *J Urban Health*, 81: 94-105.

Glymour, M. (2006). Natural experiments and instrumental variable analysis in social epidemiology. In: Oakes, J. M., & Kaufman, J. S. (eds.), *Methods in social epidemiology*. San Francisco, CA: John Wiley & Sons, pp.429-60.

Harpham, T. (2008). The measurement of community social capital through surveys. In: Kawachi, I., Subramanian, S., & Kim, D. (eds.), *Social capital and health*. New York: Springer, pp.51-62.

Homans, G. (1958). Social behavior as exchange. *Am J Sociol*, 63(6): 597-606.

Ichida, Y., Hirai, H., Kondo, K., Kawachi, I., Takeda, T., & Endo, H. (2013). Does social participation improve self-rated health in the older population? A quasi-experimental intervention study. *Soc Sci Med*, 94: 83-90.

Inoue, S., Yorifuji, T., Takao, S., Doi, H., & Kawachi, I. (2013). Social cohesion and mortality: a survival analysis of older adults in Japan. *Am J Public Health*, 103(12): e60-6.

Iwase, T., Suzuki, E., Fujiwara, T., Takao, S., Doi, H., & Kawachi, I. (2012). Do bonding and bridging social capital have differential effects on self-rated health? A community based study in Japan. *J Epidemiol Community Health*, 66(6): 557-62.

Kawachi, I. (2010). Social capital and health. In: Bird, C., Fremont, A., Zimmermans, S., & Conrad, P. (eds.), *Handbook of medical sociology*. 6th ed. Nashville, TN: Vanderbilt University Press, pp.18-32.

Kawachi, I., & Subramanian, S. (2006). Measuring and modeling the social and geographic context of trauma. *J Traumatic Stress*, 19(2): 195-203.

Kawachi, I., & Wamala, S. (2006). Commentary: social capital and health——making the connections one step at a time. *Int J Epidemiol*, 35(4): 989-93.

Kawachi, I., Subramanian, S., & Kim, D. (2008). *Social capital and health*. New York: Springer.

Kawachi, I., Takao, S., & Subramanian, S. (2013). *Global perspectives on social capital*. New York: Springer.

Kim, D., Subramanian, S., & Kawachi, I. (2008). Social capital and physical health: a systematic review of the literature. In: Kawachi, I., Subramanian, S., & Kim, D. (eds.), *Social capital and health*. New York: Springer, pp.139-90.

Kim, D., Baum, C., Ganz, M., Subramanian, S., & Kawachi, I. (2011). The contextual effects of social capital on health: A cross-national instrumental variable analysis. *Soc Sci Med*, 73: 1689-97.

Klinenberg, E. (2002). *Heat wave: a social autopsy of disaster in Chicago*. Chicago: Chicago University Press.

Kobayashi, T., Kawachi, I., Iwase, T., Suzuki, E., & Takao, S. (2013). Individual-level social capital and self-rated health in Japan: an application of the Resource Generator. *Soc Sci Med*, 85: 32-7.

Koh, H., & Cadigan, R. (2008). Disaster preparedness and social capital. In: Kawachi, I., Subramanian, S., & Kim, D. (eds.), *Social capital and health*. New York: Springer, pp.273-85.

Kondo, N., & Shirai, K. (2013). Microfinance and health. In: Kawachi, I., Takao, S., & Subramanian, S. (eds.), *Global perspectives on social capital and health*. New York: Springer, pp.239-75.

Kouvonen, A., Oksanen, T., Vahtera, J., Stafford, M., Wilkinson, R., Schneider, J., et al. (2008a). Low workplace social capital as a predictor of depression: the Finnish Public Sector Study. *Am J Epidemiol*, 167: 1143-51.

Kouvonen, A., Oksanen, T., Vahtera, J., Väänänen, A., De Vogli, R., Elovainio, M., et al. (2008b). Work-place social capital and smoking cessation: the Finnish Public Sector Study. *Addiction*, 103: 1857-65.

Lakon, C., Godette, D., & Hipp, J. (2008). Network-based approaches for measuring social capital. In: Kawachi, I., Subramanian, S., & Kim, D. (eds.), *Social capital and health*. New York: Springer, pp.63-81.

Legh-Jones, H., & Moore, S. (2012). Network social capital, social participation, and physical inactivity in an urban adult population. *Soc Sci Med*, 74: 1362-7.

Lin, N. (2001). *Social capital: theory and research*. New York: Aldine de Gruyter.

Lindstrom, M. (2008). Social capital and health-related behaviors. In: Kawachi, I., Subramanian, S., & Kim, D. (eds.), *Social capital and health*. New York: Springer, pp.215-38.

Loury, G. (1992). The economics of discrimination: getting to the core of the problem. *J Am Public Policy*, 1: 91-101.

Lyons, R. (2011). The spread of evidence-poor medicine via flawed social-network analysis. *Statistics, Politics, and Policy*, 2(1).

MacDonald, M. P. (1999). *All souls: a family story from Southie*. Boston, MA: Beacon Press.

Marmot, M., & Smith, G. (1989). Why are the Japanese living longer? *BMJ*, 299(6715): 1547-51.

McKnight, J. (1995). *The careless society: community and its counterfeits*. New York: Basic Books.

McLeod, J. (2004). *Ain't no makin' it*. Boulder, CO: Westview Press.

Mitchell, C., & LaGory, M. (2002). Social capital and mental distress in an impoverished community. *City and Community*, 1: 195-215.

Moore, S., Bockenholt, U., Daniel, M. K. F., Kestens, Y., & Richard, L. (2011). Social capital and core neighborhood ties: a validation study of individual-level social capital measures of neighborhood social connections. *Health and Place*, 17: 536-44.

Moore, S., Salsberg, J., & Leroux, J. (2013). Advancing social capital interventions from a network and population health perspective. In: Kawachi, I., Takao, S., & Subramanian, S. (eds.), *Global perspectives on social capital and health*. New York: Springer, pp.189-203.

Muntaner, C., Lynch, J., & Smith, G. (2001). Social capital, disorganized communities, and the third way: understanding the retreat from structural inequalities in epidemiology and public health. *Int J Health Serv*, 31(2): 213-37.

Murayama, H., Fujiwara, Y., & Kawachi, I. (2012). Social capital and health: a review of prospective multilevel studies. *J Epidemiol*, 22(3): 179-87.

Murayama, H., Kondo, K., & Fujiwara, Y. (2013). Social capital interventions to promote healthy aging. In: Kawachi, I., Takao, S., & Subramanian, S. (eds.), *Global perspectives on social capital and health*. New York: Springer, pp.205-38.

Nakagawa, Y., & Shaw, R. (2004). Social capital: a missing link to disaster recovery. *Int J Mass Emerg Disasters*, 22(1): 5-34.

Oksanen, T., Kouvonen, A., Kivimäki, M., Pentti, J., Virtanen, M., Linna, A., et al. (2008). Social capital at work as a predictor of employee health: multilevel evidence from work units in Finland. *Soc Sci Med*, 66: 637-49.

Oksanen, T., Kivimäki, M., Kawachi, I., Subramanian, S., Takao, S., Suzuki, E., et al. (2011a). Workplace social capital and all-cause mortality: a prospective cohort study of 28,043 public-sector employees in Finland. *Am J Public Health*, 101: 1742-8.

Oksanen, T., Kawachi, I., Kouvonen, A., Suzuki, E., Takao, S., Sjosten, N., et al. (2011b). Workplace social capital and adherence to antihypertensive medication: a cohort study. *PLoS One*, 6(9): e24732.

Oksanen, T., Kawachi, I., Jokela, M., Kouvonen, A., Suzuki, E., Takao, S., et al. (2012). Workplace social capital and risk of chronic and severe hypertension: a cohort study. *J Hypertens*, 30(6): 1129-36.

Oksanen, T., Suzuki, E., Takao, S., & Vahtera, J. (2013). Workplace social capital and health. In: Kawachi, I., Takao, S., & Subramanian, S. (eds.), *Global perspectives on social capital and health*. New York: Springer, pp.23-63.

Pearce, N., & Smith, G. D. (2003). Is social capital the key to inequalities in health? *Am J Public Health*, 93(1): 122-9.

Pollitt, K. (1996). For whom the ball rolls. *The Nation*. April 15.

Portes, A. (1998). Social capital: its origins and application in modern sociology. *Annu Rev Sociol*, 24: 1-24.

Prasol, A. (2010). *Modern Japan: origins of the mind——Japanese traditions and approaches to contemporary life*. Singapore: World Scientific Publishing.

Pronyk, P., Harpham, T., Busza, J., Phetla, G., Morrison, L., Hargreaves, J., et al. (2008a). Can social capital be intentionally generated? A randomized trial from rural South Africa. *Soc Sci Med*, 67: 1559-70.

Pronyk, P., Harpham, T., Morrison, L., Hargreaves, J., Kim, J., Phetla, G., et al. (2008b). Is social capital associated with HIV risk in rural South Africa? *Soc Sci Med*, 66: 1999-2010.

Putnam, R. D. (2000). *Bowling alone: the collapse and revival of American community*. New York: Simon and Schuster.

Raudenbush, S. (2003). The quantitative assessment of neighborhood social environments. In: Kawachi, I., & Berkman, L. F. (eds.), *Neighborhoods and health*. New York: Oxford University Press, pp.112-31.

Rebok, G., Carlson, M., Glass, T., McGill, S., Hill, J., Wasik, B., et al. (2004). Short-term impact of Experience Corps participation on children and schools: results from a pilot randomized trial. *J Urban Health*, 81: 79-93.

Ronconi, L., Brown, T., & Scheffler, R. (2012). Social capital and self-rated health in Argentina. *Health Econ*, 21: 201-8.

Rosenquist, J., Fowler, J., & Christakis, N. (2011). Social network determinants of depression. *Mol Psychiatr*, 16(3): 273-81.

Rostila, M. (2013). The social capital of welfare states and its significance for population health. In: Kawachi, I., Takao, S., & Subramanian, S. (eds.), *Global perspectives on social capital and health.* New York: Springer, pp.277-306.

Saga, J. (1989). *Confessions of a yakuza.* Tokyo: Kodansha International.

Sampson, R., Raudenbush, S., & Earls, F. (1997). Neighborhoods and violent crime: a multilevel study of collective efficacy. *Science,* 64: 918-24.

Sampson, R., Raudenbush, S., & Earls, F. (1999). Beyond social capital: spatial dynamics of collective efficacy for children. *Am Sociol Rev,* 64: 633-60.

Sander, T., & Lowney, K. (2005). *Social capital building toolkit,* version 1.1 Cambridge, MA: Harvard University John F. Kennedy School of Government.
Available from: http://www.ksg.harvard.edu/saguaro/pdfs/skbuildingtoolkitversion1.1.pdf

Schultz, J., O'Brien, A., & Tadesse, B. (2008). Social capital and self-rated health: Results from the US 2006 social capital survey of one community. *Soc Sci Med,* 67: 606-17.

Sherbourne, C., & Stewart, A. (1991). The MOS social support survey. *Soc Sci Med,* 32(6): 705-14.

Sobel, J. (2002). Can we trust social capital? *J Econ Lit,* 40: 151.

Stack, C. (1974). *All our kin: strategies for survival in a black community.* New York: Harper & Row.

Subramanian, S., Kim, D., & Kawachi, I. (2002). Social trust and self-rated health in US communities: multilevel analysis. *J Urban Health,* 79(4, Suppl 1): S21-34.

Szreter, S., & Woolcock, M. (2004). Health by association? Social capital, social theory, and the political economy of public health. *Int J Epidemiol,* 33(4): 650-67.

Takagi, D. (2013). Neighborhood social capital and crime. In: Kawachi, I., Takao, S., & Subramanian, S. (eds.), *Global perspectives on social capital.* New York: Springer, pp.143-66.

Takagi, D., Ikeda, K., & Kawachi, I. (2012). Neighborhood social capital and crime victimization: comparison of spatial regression analysis and hierarchical regression analysis. *Soc Sci Med,* 75(10): 1895-902.

Takao, S. (2009). Research on social capital and health in Japan: a commentary on Ichida and on Fujisawa. *Soc Sci Med,* 69(4): 509-11.

Van der Gaag, M., & Snijders, T. (2005). The Resource Generator: measurement of individual social capital with concrete items. *Soc Networks,* 27: 1-29.

Van der Gaag, M., & Webber, M. (2008). Measurement of individual social capital: questions, instruments, and measures. In: Kawachi, I., Subramanian, S., & Kim, D. (eds.), *Social capital and health.* New York: Springer, pp.29-49.

Varshney, A. (2002). *Ethnic conflict and civic life: Hindus and Muslims in India.* New Haven: Yale University Press.

Webber, M., & Huxley, P. (2007). Measuring access to social capital: the validity and reliability of the Resource Generator-UK and its association with common mental disorder. *Soc Sci Med,* 65(3): 481-92.

Yakusheva, O., Kapinos, K., & Weiss, M. (2011). Peer effects of the freshman 15: evidence from a natural experiment. *Econ Hum Biol,* 9: 119-32.

Ziersch, A., & Baum, F. (2004). Involvement in civil society groups: is it good for your health? *J Epidemiol Comm Health,* 58: 493-500.

索引

AtoZ

Abecedarian 研究············55
Behavioral Risk Factor Surveillance System
　(BRFSS)····················· 76, 219, 220
CD4 細胞数 ····························314,
Changing Lives Study (CLS)········ 204, 208
Chile Solidario····························71
CRP (C-reactive protein) ···············285,
Current Population Survey (CPS)
　···················· 76, 132, 137, 140, 219
Earned Income Tax Credit (EITC)
　·····························43, 66-68, 70
Eliza Doolittle effect························37
embodied ·································94
English Longitudinal Study of Ageing
　(ELSA)·····························262,
Experience Corps················307, 370, 371
Finnish Public Sector Study··············364,
Framingham Study ·········→フラミンガム研究
GAZEL ················ 166, 167, 237, 240, 300,
great escape·································77
Health and Retirement Study／Health and
　Retirement Survey (HRS)
　·········73, 204, 206, 208, 239, 240, 296, 306,
health maintenance organization (HMO) ··· 299
HIV ······ 77, 139, 279, 288, 308, 311-314, 372, 373
Homophilous (同質性)······· 346, 349, 351, 367,
Honolulu Heart Study····················· 306
IL-6 ································169, 285
instrumental variables (IV)······→操作変数法
IPD-Work Consortium ·················155, 157
ITT (intent-to-treat) デザイン ··············47
MIDUS (National Survey of Midlife Develop-
　ment in the United States) ···· 44, 296, 307,
MOS ソーシャルサポート調査票
　(Medical Outcomes Study Social Support
　Survey)·································354
multiple-membership model················130
National Health Interview Survey (NHIS)
　····················· 76, 121, 129, 219, 220
National Longitudinal Mortality Study (NLMS)

　····························· 48, 133, 140,
National Longitudinal Study of Adolescent
　Health (Add Health) ······ 261, 277, 282, 311
National Longitudinal Survey of Youth
　(NLSY)····················· 57, 67, 223, 229
North Carolina cohort of Native American
　Children·································74
Oportunidades ····················· 69, 71
Panel Study of Income Dynamics (PSID)
　·····························43, 57, 72, 73
Prospective Study of Income Dynamics
　(PSID) ····························· 205
randomized controlled trial (RCT)
　····························→無作為化比較試験
SEP ····························→社会経済的地位
SES····························→社会経済的状況
SES の上方移動···························37
social trajectories ···························75
STAR プロジェクト ················· 50, 55, 56, 61
Supplementary Nutrition Assistance
　Program (SNAP)························138
Survey of Health, Aging and Retirement in
　Europe (SHARE) ·········· 161, 223, 224, 261
Temporary Assistance for Needy Families
　(TANF) ·································138
Whitehall 研究 ············· 81, 161, 172, 225, 237
Wisconsin Longitudinal Study (WLS)
　····························204, 205, 208
Yitzhaki Index (イツザキ係数)········ 120-122

あ

アイデンティティ ···························164, 278
アクティブ群 ····························· 354
アタッチメント ························· 266, 284
アタッチメント理論························ 264, 267
穴あきバケツ ·····························116
アフリカ系アメリカ人54, 57, 59, 119, 286, 312, 349
アメリカン・ドリーム························125, 135
アラメダ研究 ························· 298, 299
アロスタティック負荷 (allostatic load)
　····························· 5, 19, 38, 286, 296
安心感 ································· 268
安全な避難場所 ····························· 268

閾値効果（threshold effect）········ 12, 25, 135
遺産相続···································· 72-75
異質性（heterogeneity）······ 134, 207, 221, 368
一回差分法 ································· 134
一般化可能性 ······························ 40, 227
井の中の蛙効果 ···························· 124
イノベーション ···························· 283
違法な薬物使用···························· 281
医療保険 ································· 138
因果推論·························· 38, 41, 43, 366
インフォーマルな社会統制（informal social control）
··············· 343-345, 348, 355, 356, 361, 362
ウェーバー主義 ····························· 32
ウェザーリング（weathering）············· 286
埋め込み（embodiment）··················· 171
英国出生コホート（National Child Develop-
ment Study）···························· 42
エイズ感染 ································· 272
エゴセントリック・ソーシャルネットワーク · 354
エゴセントリック・ネットワーク ··········· 342
エゴセントリックモデル·······262, 265, 272
エコメトリックアプローチ ·················· 356
炎症反応···································131, 280
炎症マーカー ······················· 18, 131, 285
エンパワーメント ························· 372
オイルショック ···························· 112
汚染効果···································124, 128
オピニオンリーダー ························313

か

回帰不連続（regression discontinuity）デザイン
····································· 45, 69, 71
外生的 ······························· 67, 72, 74
概念の拡大解釈（conceptual stretching）· 358
回復機能 ································· 281
外部性 ································· 345, 348
学歴格差 ································· 62
カジノ·································· 74, 75
可塑性 ··················· 17, 53, 286, 287, 307
学校教育·························· 42, 48, 52, 341
家庭内生産（household production）·······65
下方への社会的漂流（downward social drift）
···································· 41
下流·············· 29, 274, 275, 281, 285, 315
感受期（sensitive period）モデル············36
感情制御 ···························· 267, 283

機械的連帯（mechanical solidarity）······· 265
機会費用··············75, 76, 189, 199, 220, 341
希死念慮 ································· 304
疑似無作為化比較試験 ·······················45
軌跡モデル ································· 36
規範·················· 14, 116, 118, 266, 276, 346
寄付の誓い（Giving Pledge）キャンペーン ···114
逆因果 ···················· 41, 158, 210, 229, 306
逆コアモデル ······························311
虐待·····························274, 280, 296
急速な社会変化 ··························· 274
教育·························· 48-57, 172, 341
共感 ···························· 143, 159, 283
凝集性 ···················· 344, 346, 357, 360, 361
共線性 ································· 122, 173
兄弟固定効果モデル···························50
虚血性心疾患·····························298, 303
義理 ································· 348
均衡効果（equilibrium effect）·················40
均質性 ································· 292
近接性 ································· 277
近隣········· 49, 140, 265, 269, 355, 359, 362
近隣の社会経済的剥奪スコア ··················115
空間ダービンモデル ························ 363
クラスター無作為化デザイン ·················· 45
クロスオーバー ····························171
クロス分類マルチレベル分析 ················ 366
グロスマンモデル ·········191-193, 216, 235
クロスレベル交互作用··················139, 361
計画対象期間（time-horizon）·················30
景気後退····················201, 214-219, 221-225
景気循環······ 76, 191, 193, 214, 215, 217-222, 224
傾向スコア ··························· 139, 213
傾向スコアマッチング ·········139, 206, 207, 209
経済学 ··············· 20, 44, 340, 345, 368, 374
計量経済学 ····················· 6, 206-210, 247
ゲーテッドコミュニティ ·······················123
ゲーム理論 ································· 359
結合型ソーシャル・キャピタル
··················· 349, 350, 351, 355, 376
欠落変数（omitted variables）··················46
限界収益 ································· 113
現金給付プログラム··························· 32
健康格差 ··········· 4, 25, 26, 28, 41, 126, 172
健康ストック ···················· 192, 193, 231
健康の勾配 ································· 26

索引 | 385

検出力 ･･････････････････････････78, 208
建造環境（built environment）･･････････10
コアモデル･･････････････････････････311
公共財 ････････････････････････････ 345
公共財ゲーム ･･････････････････････ 359
公衆衛生学 ･･････････････････････ 340
高ストレイン･･････････154-157, 159, 169, 175
構成概念妥当性 ･･････････････････ 288
構成効果（compositional effect）････16, 20
構造的差別 ････････････････94, 96, 97
構造的ソーシャル・キャピタル ･･････････373
構造方程式モデル ･････････････････ 140
交通手段 ･･････････････････････64, 284
公的扶助 ･･･････････････････････138
行動規範 ････････････････････277, 343
行動的側面 ･････････････････････ 276
行動変容 ･････････････14, 15, 28, 313
行動変容プログラム ･････････････････ 283
勾配（gradient）･･････････････････25, 44
交絡････････････････････43, 46, 131
コーピングスタイル ･･････････････････ 284
呼吸器疾患 ･･･････････････････298, 372
国際比較研究 ･･････････････138, 232, 244, 247
国民健康栄養調査（National Health and
　Nutrition Examination Survey：NHANES）
　･････････････････････････････42
互酬性 ･････････････276, 363, 365, 373
国家（body politic）････････････････96, 97
固定効果モデル･･････････････72, 133, 207
孤独･････････････････199, 262, 268, 296
孤独感･･････････････280, 288, 295, 299
子ども期 ･･････16, 42, 262, 267, 283, 286
コミュニタリアン ･････････････････352, 374
雇用の不安定性･･････157, 190, 198, 225-228, 242
雇用保障制度 ･････････････････208, 231
コルチゾール ･･･････････38, 131, 280
根源的原因理論（fundamental cause theory）
　･･････････････････････････28-31
混合研究法 ･･･････････････････････119
コンボイ・モデル（convoy model）･･･････ 271

さ

財････････31, 65, 74, 75, 192, 193, 280, 341
災害･･････････････････････339, 344, 373
財産 ･･････････25, 31, 34, 63, 64, 73, 195, 201
サウジー ･･････････････････････ 347

搾取･･･････････････････････････33
差分の差分法／差分の差分分析 ･･････6, 45, 206
差別･･･････････8, 10, 93-97, 157, 376
差別経験 ･････････････････････93, 94
サポートの定義 ･･･････････････････ 271
産業化 ･････････････････････157, 274
残差交絡 ･････････････････････133
三次のつながりによる影響 ･････････････343
ジェンダー差別 ････････････････････93
時間依存性交絡 ･･･････････････････36
時間差 ･････････129, 130, 134, 209, 217
識字率 ･･･････････････････････49, 139
時系列分析 ･･････････････････129, 214
資源理論（resource theory）･････････ 271
自己効力感･････････････281, 283, 284, 344
事故死 ･･････････････････････････74
仕事と家庭の葛藤／仕事－家庭葛藤
　（work family conflict）･････････ 162-167
仕事のコントロール ･･････････ 156, 159, 161, 165
仕事の要求度 ･･･････････････153, 174, 198
自殺論 ･･･････････････････････ 266
視床下部－下垂体－副腎（HPA）軸 ･･････ 296
地震 ･････････････････････････ 339
自然実験 ･･･････････････41, 64, 66, 203
自尊感情 ･･････････････ 268, 281, 284,
自尊感情サポート ･･･････････････ 275
失業手当 ･･････････････････････138
実行機能 ･･････････････････278, 306, 307
疾病の伝播 ･･･････････････269, 272, 279
ジニ係数 ･････････115, 127, 132, 136, 139
資本 ･･･････････ 192, 341, 346, 352, 353
資本主義 ･･･････････････････････31, 378
シミュレーション ･･････68, 115, 116, 122, 309, 312
市民権 ･････････････････････････94
社会階級（social class）･･･････31, 32, 81, 96
社会階層の上方移動 ･･･････････････38
社会学 ･･･7, 9, 16, 20, 44, 191, 195, 262, 266, 340
社会格差 ･･････････････････26-29, 34, 62
社会関係･･････ 262-264, 267-270, 274, 280, 283,
　287-289, 292, 296-298, 302, 306, 315, 340, 341
社会緊張理論（social strain theory）･･････125
社会経済的状況
　（socioeconomic status：SES）･･････ 25-41,
　43-45, 60, 64, 73, 74, 77, 79, 81, 172
社会構造･･･････････4, 7, 94, 264, 266, 269
社会参加･･････････111, 199, 222, 277, 367-369

社会資源 ························ 265, 270
社会実験 ······························78
社会人口学的要因 ···················302
社会的強化 ·························342
社会的凝集性（social cohesion）
············112, 123, 266, 346, 356, 360, 371
社会的凝集性アプローチ ·········355, 356, 378
社会的孤立 ··············· 14, 262, 270, 285, 286
社会経済的地位（socioeconomic position：
SEP）·························33, 173
社会的接触（social contact）·········299, 314
社会的紐帯 ··264, 270, 275, 278, 288, 289, 298, 300,
304-307, 313, 314
社会的伝播（social contagion）······ 343, 345
社会的統合（social integration）·····3, 198, 262,
266, 284
社会的排除 ·························347
社会的文脈 ········· 9, 14, 94, 158, 272, 351, 366
社会的流動性 ·····················125, 135
社会統制（social control）····· 14, 343-345, 348,
356, 361
社会への関与 ··············· 274, 277, 278, 281
社会剖検（social autopsy）·················361
社会保障受給資格 ···················224
社会保障制度 ·············· 65, 208, 215, 374
就学前教育 ·········· 50, 54, 55, 57, 62, 79
宗教団体 ··························271, 288
集合的行動（collective action）··· 40, 345, 357,
364, 376
集合的効力（collective efficacy）
··············· 343-345, 355, 356, 362, 364, 376
囚人のジレンマ ·····················359
集団免疫 ···························345
収入弾力性 ··························76
十分原因（sufficient causes）·············82
集約データ（aggregate data）·············221
手段的サポート ·········· 275, 284, 289, 307, 342
首尾一貫感覚（sense of coherence：SOC）
···································278
主要な動機づけシステム（primary motivation-
al system）·····················267
準拠集団（reference group）······ 120-122, 143
準実験 ········· 47, 64, 67, 69, 239, 377
上位到達可能性（upper reachability）····· 353
障害者差別 ························93
消化器疾患 ··························298

条件付き現金給付制度 ····················40
条件付き現金給付
（conditional cash transfer：CCT）······69
条件付きロジスティック回帰モデル··········141
情緒的サポート ····· 275, 276, 279, 285, 288, 294,
300-304, 307, 342, 354
衝突·················· 274, 280, 288, 296
情報的サポート ···················· 275, 276
上流 ············· 266, 272, 274, 285, 315
ジョーンズに追いつけ効果 ··········· 116, 119
除外制約 ···························368
職位 ············· 25, 26, 153, 172, 173, 300
職場 ············· 150, 156-160, 265, 364-366
所属 ·········8, 265, 270, 278, 282, 344, 355
所属機関 ···························265
ショック ················ 189, 200, 201
所得移転政策 ·························196
ジョン・ヘンリズム（John Henryism）仮説·38
神経組織の回復 ·····················287
人口寄与危険度 ·····················156-158
新自由主義 ························142, 374
人種差別 ············· 49, 50, 93, 96, 347,
人種差別法 ··························94
親族 ·················264, 265, 348, 349
人的資本 ·········· 32, 190, 191, 193-198, 341, 377
信頼（trust）········ 268, 347, 349, 356-359, 361,
363-365, 368, 369, 371, 372
信頼ゲーム ·····················144, 359
信頼性（trustworthiness）················358
心理学的経路 ·····················281, 283
心理生物学的プロセス················ 272, 274
数学モデル ·················272, 279, 309
ストレッサー·················· 5, 94, 96, 97, 215
スパニングツリー（spanning tree）····· 311, 312
スピルオーバー ·····················171
スピルオーバー効果 ···················345
性行動 ·················8, 53, 281, 282, 308, 309
政策的意含 ··············· 190, 196, 199
政治学 ·······················20, 340
生態学的錯誤（ecological fallacy）···········16
性的指向差別 ·························93
性的ネットワーク ·············272, 308, 309, 311
生物学的埋め込み（biological embedding）·· 274
生理学的経路 ·········· 36, 281, 285, 313
生理学的システム ···················278
セグリゲーション ···················375

索引 ｜ 387

絶対所得効果 ····················· 112, 115, 122
全死亡 ················· 285, 297, 300, 304, 360
先住民 ·································· 93
全ソーシャルネットワーク分析
　（whole social network analysis）······· 354
前提要件 ·································· 48
全ネットワーク分析 ··················354, 355
早期教育 ······························ 53-56
相互依存 ································· 276
操作化 ·······························175, 369
操作変数法 ······················ 6, 59, 367
相対順位 ·······························141, 142
相対所得 ············ 116-118, 120, 122-124
相対的剥奪 ·························117-123, 143
相対的満足 ································ 120
創発特性（emergent properties）········· 343
ソーシャルミクシング ···················· 308
即時リスク（immediate risk）モデル········ 36
測定誤差 ································· 36
測定方法 ·············· 174, 287, 291, 353
ソシオセントリックアプローチ ···········261, 263
組織における公正（organizational justice）
····························· 151, 162
存在論的安心 ····························· 126

た

待機リスト（wait list）····················45
第三の道 ································· 373
胎児期 ···························16, 17, 37
退職 ················· 194-199, 206, 224, 235-243
宝くじ ················ 29, 64, 65, 72-75
多重度 ································· 292
地域組織 ················339, 345, 356, 367
地域の平均介入効果
　（local average treatment effect）······82
地位の非一貫性理論
　（status inconsistency theory）··········37
遅延割引（delay discounting）··········· 44, 82
紐帯 ·········· 9, 264, 292, 300, 350, 354-356, 364
強い紐帯 ································· 342
強いつながり ··············· 281, 300, 342
デモンストレーション効果 ········ 116, 117, 119
テロメア ··············· 5, 18, 19, 286
伝播モデル ······························ 279
到達可能性 ······························ 292
都市化 ·······························274, 287

トラウマ ································· 280
努力・報酬不均衡（effort/reward imbalance）
··························· 151, 159-162, 175

な

内生性 ·······················366, 367, 370
内的整合性 ·························174, 288
認知機能 ·· 51, 79, 224, 238-240, 278, 297, 305-307
認知的ソーシャル・キャピタル ············· 373
認知的側面 ······························ 276
認知的予備力 ·····················305, 307
認知レジリエンス ························· 305
ネイティブ・アメリカン ···················· 74
ネガティブな人間関係 ··········274, 281, 288
ネットワーク・キャピタル（network capital）·· 341
ネットワーク構造 ··········265, 274, 292, 309
ネットワーク指標 ·················271, 299
ネットワーク・ソーシャル・キャピタル ····· 353
ネットワークの多様性 ···············314, 342
ネットワークの閉鎖性（network closure）· 344
ネットワーク分析 ···· 265, 279, 282, 292, 307
年齢差別 ·································· 93
ノード ································· 292

は

パーソナリティ心理学 ···················· 358
バイアス ········· 46-48, 64, 78, 202, 214, 238, 360
バイオマーカー ···············130, 131, 261
ハイリスク・ストラテジー ··········· 6, 12, 13
波及効果 ········ 40, 125, 190, 222, 245, 362, 371
橋渡し ······171, 276, 279, 311, 342, 349, 351, 370
橋渡し型ソーシャル・キャピタル ·· 349, 355, 376
パッシブ群 ···············154, 155, 198
ハブ ································· 312
犯罪抑止力 ······························ 344
犯罪 ·········· 54, 57, 59, 361, 362, 364
反事実モデル（counterfactual model）·· 38, 41
非自発的な失業 ··········202, 204, 205, 208
人と人の接触 ········ 274, 278, 279, 281, 291, 308
皮肉な敵意（cynical hostility）··········· 358
避妊 ································ 297, 308
非認知機能 ······························ 57
非標準的な勤務スケジュール ······· 151, 167, 168
肥満に対する偏見（fat bias）··············43
病因期（etiologic period）··············316
病因期間 ···················16, 17, 209

評価的サポート ・・・・・・・・・・・・・・・・・・・・ 275, 294
費用便益分析 ・・・・・・・・・・・・・・・・・・・・・・・・・・54
貧困との戦い（War on Poverty）・・・・・・・・ 56, 58
ファヴェーラ ・・・・・・・・・・・・・・・・・・・・・・・・・・・139
封筒落とし ・・・・・・・・・・・・・・・・・・・・・・・・・・・・359
フードスタンプ ・・・・・・・・・・・・・・・・・ 33, 138, 143
負荷・・・・・・・・・・・・・ 151, 172, 238, 286, 305, 350
不完全就業 ・・・・・・・・・・・・ 225, 228, 229, 230, 242
復興 ・・・・・・・・・・・ 339, 340, 344, 350, 352, 373
物質的資源 ・・・・・・・・・・・・・ 269, 274, 280, 281
物質的剥奪 ・・・・・・・・・・・・・・・・・・・・・・ 11, 197
ブラック・レポート ・・・・・・・・・・・・・・・・・ 41, 62
フラミンガム研究・・・・・ 261, 282, 316, 346, 355, 367
フリーライダー（タダ乗り）問題 ・・・・・・・・・ 344
文化・・・・・・・・・・・・・・・・・・・ 7, 9, 15, 125, 274
文化の合意 ・・・・・・・・・・・・・・・・・・・・・ 118, 119
文化的資本 ・・・・・・・・・・・・・・・・・・・・・・・・・・341
文化的調和 ・・・・・・・・・・・・・・・・・・・・・ 118, 119
文脈効果（contextual effect）・・ 16, 20, 122, 123,
　　　　　　　　　　　　　137, 141, 216, 360
文脈効果仮説 ・・・・・・・・・・・・・・ 122, 123, 128, 139
ヘッドスタート（Head Start）・・・・・・・ 56-58, 244
ペリー就学前教育プロジェクト
　（The Perry Preschool Project）・・・・・・・・54
変化による変化（change-on-change）・・・・・ 134
ポジション・ジェネレーター ・・・・・・・・・・・353, 354
ポジティブな感情 ・・・・・・・・・・・・・・・・・・・・・283
母乳育児 ・・・・・・・・・・・・・・・・・・165, 232, 233
ポピュレーション・ストラテジー・・・・・・・・6, 12, 13
ホメオスタシス ・・・・・・・・・・・・・・・・・・・・・・267
ホモ・エコノミカス ・・・・・・・・・・・・・・・・・・・118

ま

前向きコホート研究 ・・・・・・・・・・・・・・・・・・・ 298
マクロ社会的プロセス ・・・・・・・・・・・・・・・・・・272
マルクス主義 ・・・・・・・・・・・・・・・・・・・31, 33, 81
マルチレベル回帰モデル ・・・・・・・・・・・・・・・・126
未観察の異質性 ・・・・・・・・・・・・・・・・・・・・・・134
ミクロ経済理論 ・・・・・・・・・・・・・・・・・・・・・・・76
密度・・・・・・・・・・・・・・・・・・・・・・・・・・292, 313
民族・・・・・・93, 121, 221, 286, 312, 340, 346, 349, 376
民族紛争 ・・・・・・・・・・・・・・・・・・・・・・ 340, 350
無作為化比較試験・・ 40, 45, 47, 53, 56, 69, 79, 158,
　　　　　　　　　180, 204, 262, 304, 315
村八分 ・・・・・・・・・・・・・・・・・・・・・・・ 345, 347

メタアナリシス ・・・・78, 127, 128, 133, 136, 140, 151,
　　　　　　　155-157, 169, 210, 226, 263, 298
メディケイド ・・・・・・・・・・・・・・・・・・・・・・・・・138
免疫機能 ・・・・・・・・・・・・・・・・・・・・・・・ 314, 315

や

薬物使用 ・・・・・・・ 53, 74, 130, 279, 281, 282, 297, 313
役割・・・・・・・・・・・・・・・・・・・・・・・163, 277, 341
有閑階級の理論 ・・・・・・・・・・・・・・・・・・・・・・116
有機的連帯（organic solidarity）・・・・・・・・・・ 265
有向非巡回グラフ
　（causal directed acyclic graph：DAG）・・・・46
誘導期間 ・・・・・・・・・・・・・・・・・・・・・・・・・・ 134
幼児教育 ・・・・・・・・・・・・・・・・・・・・・ 32, 56, 57
予測因子 ・・・・・ 82, 238, 278, 284, 299, 304, 307, 369
欲求の創造 ・・・・・・・・・・・・・・・・・・・・・・・・・117
弱い紐帯 ・・・・・・・・・・・・・・・・・・・・342, 354, 376
弱いつながり ・・・・・・・・ 270, 271, 276, 280, 342

ら

ライフイベント ・・・・・・・・・・・・・・・・・・・・・・ 285
ライフコース ・・・・・・ 5, 16-18, 20, 34-38, 40, 51, 201,
　　　　222-225, 267-269, 271, 274, 276, 285-287
ライフコースアプローチ ・・・・・・・・・・・・・・・・・ 262
リーマンショック ・・・・・・・・・・・・・・・・・・112, 378
リコマネットワーク研究（LNS）・・・・・・・・・309, 313
離散時間ハザードモデル ・・・・・・・・・・・・・・・・129
リスク行動・・・・・・・・ 14, 166, 282, 288, 313, 373
リスク蓄積モデル ・・・・・・・・・・・・・・・・・・・・・・36
リスク連鎖モデル ・・・・・・・・・・・・・・・・・・・・・・36
リソース・ジェネレーター ・・・・・・・・342, 353, 354
りぷりんとプログラム ・・・・・・・・・・・・・・・・・・371
流用可能な社会組織 ・・・・・・・・・・・・・・・・・・・ 345
臨界期 ・・・・・・・・・・・・・・・ 17, 36, 269, 286
臨界期モデル ・・・・・・・・・・・・・・・・・・・・・・・・・36
倫理的配慮 ・・・・・・・・・・・・・・・・・・・・・・・・・・78
例外 ・・・・・・・・・・・・ 10, 75, 135, 136, 141, 214, 231
レジリエンス ・・・・・・・・・・・・・・・281, 287, 305, 307
連結（connectedness）・・・・・・・・・・・・・・278, 285
連帯・・・・・・・・・・・・・・・・・・・・・・276, 346, 347
老化・・・・・・・・・・・・・・19, 223, 236, 238, 285-287
老化現象の加速 ・・・・・・・・・・・・・・・・・・・ 285, 286
ロビー活動 ・・・・・・・・・・・・・・・・・・・・・・・・・ 339

わ

ワーク・ライフ・バランス ・・・・・・・・・ 157, 159, 173

編者紹介

リサ・F・バークマン
Harvard T.H. Chan School of Public Health
Thomas D. Cabot Professor of Public Policy, Epidemiology, and Global Health and Population
Harvard Center for Population and Developments studies, Director

イチロー・カワチ
Harvard T.H. Chan School of Public Health
John L. Loeb and Frances Lehman Loeb Professor of Social Epidemiology

M・マリア・グリモール
University of California, San Francisco
Associate Professor in the Department of Epidemiology & Biostatistics

監訳者紹介

高尾総司 (たかお・そうし)
岡山大学学術研究院医歯薬学域　疫学・衛生学分野　准教授

藤原武男 (ふじわら・たけお)
東京医科歯科大学大学院医歯学総合研究科　国際健康推進医学分野　教授

近藤尚己 (こんどう・なおき)
京都大学大学院医学研究科　社会疫学分野　主任教授
東京大学未来ビジョン研究センター　特任教授

訳者紹介

第1章
鈴木越治（すずき・えつじ）　岡山大学大学院医歯薬学総合研究科　疫学・衛生学分野　研究准教授
道端達也（みちばた・たつや）　倉敷医療生活協同組合　玉島協同病院
三橋利晴（みつはし・としはる）　岡山大学病院　新医療研究開発センター　助教
谷原真一（たにはら・しんいち）　久留米大学医学部公衆衛生学講座　主任教授

第2章
芝孝一郎（しば・こういちろう）　Assistant Professor, Department of Epidemiology, Boston University School of Public Health
齋藤順子（さいとう・じゅんこ）　国立がん研究センター　がん対策研究所　行動科学研究部　研究員
長友　亘（ながとも・わたる）　千葉大学　学務部　教育企画課　教育情報基盤係
柳澤（杉田）綾子（やなぎさわ[すぎた]・あやこ）　東京大学大学院医学系研究科　公衆衛生学分野
山口麻衣（やまぐち・まい）　東京大学大学院医学系研究科　博士後期課程健康科学・看護学専攻
本庄かおり（ほんじょう・かおり）　大阪医科薬科大学医学部　社会・行動科学教室　教授

第3章

芝孝一郎（しば・こういちろう）　Assistant Professor, Department of Epidemiology, Boston University School of Public Health

第4章

井上陽介（いのうえ・ようすけ）　国立国際医療研究センター　臨床研究センター　疫学・予防研究部　予防医学研究室長

増田理恵（ますだ・りえ）　東京大学大学院医学系研究科　健康科学・看護学専攻（保健社会行動学教室）博士後期課程

田中宏和（たなか・ひろかず）　国立がん研究センター　がん対策研究所　予防検診政策研究部　統計解析研究室　研究員

第5章

小林朋子（こばやし・ともこ）　岡山大学大学院医歯薬学総合研究科　疫学・衛生学分野　客員研究員

松山祐輔（まつやま・ゆうすけ）　東京医科歯科大学大学院医歯学総合研究科　国際健康推進医学分野　助教

岩佐賢一（いわさ・けんいち）　奈良県立医科大学　精神科　後期研修医

野口正行（のぐち・まさゆき）　メンタルセンター岡山（岡山県精神保健福祉センター）　所長

坪谷　透（つぼや・とおる）　東北大学大学院歯学研究科　歯学イノベーションリエゾンセンター　助教

第6章

村山洋史（むらやま・ひろし）　東京都健康長寿医療センター研究所　研究副部長

野中久美子（のなか・くみこ）　東京都健康長寿医療センター研究所　研究員

箕浦　明（みのうら・あきら）　昭和大学医学部　衛生学公衆衛生学講座　助教

南　潮（みなみ・うしお）　鳥取短期大学幼児教育保育学科　准教授

池内朋子（いけうち・ともこ）　東京都健康長寿医療センター研究所　非常勤研究員

藤原佳典（ふじわら・よしのり）　東京都健康長寿医療センター研究所　研究部長

第7章

伊角　彩（いすみ・あや）　東京医科歯科大学　東京都地域医療政策学講座　寄附講座助教

雨宮愛理（あめみや・あいり）　京都大学大学院医学研究科　社会疫学分野　研究員

田淵貴大（たぶち・たかひろ）　大阪国際がんセンター　がん対策センター　疫学統計部　副部長

白井こころ（しらい・こころ）　大阪大学大学院医学系研究科　社会環境医学（公衆衛生学）講座　特任准教授

第8章

高木大資（たかぎ・だいすけ）　東京大学大学院医学系研究科　保健社会行動学分野　講師

中村早希（なかむら・さき）　株式会社 Kids Public　産婦人科統括部　助産師

小林由美子（こばやし・ゆみこ）　東京大学大学院医学系研究科　健康教育・社会学分野

山口美輪（やまぐち・みわ）　国立研究開発法人医薬基盤・健康・栄養研究所　国立健康・栄養研究所　国際栄養情報センター　国際栄養戦略研究室　室長

社会疫学〈上〉
©Soshi Takao, Takeo Fujiwara, & Naoki Kondo, 2017　　　NDC361／xxi, 391p／22cm

| 初版第1刷 | —— | 2017年9月20日 |
| 第3刷 | —— | 2022年9月 1 日 |

編者	————	リサ・F・バークマン／イチロー・カワチ／M・マリア・グリモール
監訳者	————	高尾総司／藤原武男／近藤尚己
発行者	————	鈴木一行
発行所	————	株式会社 大修館書店
		〒113-8541 東京都文京区湯島2-1-1
		電話03-3868-2651（販売部）　03-3868-2297（編集部）
		振替00190-7-40504
		[出版情報]https://www.taishukan.co.jp

装丁者	————	小口翔平＋三森健太（tobufune）
印刷所	————	三松堂
組版所	————	明昌堂
製本所	————	牧製本印刷

ISBN978-4-469-26829-4　　Printed in Japan
Ⓡ本書のコピー、スキャン、デジタル化等の無断複製は著作権法上での例外を除き禁じられています。本書を代行業者等の第三者に依頼してスキャンやデジタル化することは、たとえ個人や家庭内での利用であっても著作権法上認められておりません。